正誤表

誤

129頁　（2）民間の禁煙運動の歴史とその評価　3行目　日本キリスト教婦人嬌風会

130頁　13行目　日本キリスト教婦人嬌風会

148頁　2　禁煙・嫌煙運動の成立　7行目　日本キリスト教婦人嬌風会

485頁　向井常博（医学監修者）略歴　5行目　2005年（平成14年）佐賀大学理事・副学長

正

右3頁の3カ所　**日本キリスト教婦人矯風会**

485頁　**2005年（平成17年）佐賀大学理事・副学長**

禁煙・受動喫煙教育新論

―21世紀家庭・学校・地域社会からのアプローチ―

医学監修者の言葉

前佐賀大学医学部教授
医学博士　向井常博

松尾正幸先生がこの度『禁煙・受動喫煙教育新論―21世紀家庭・学校・地域社会からのアプローチ―』を上梓された。先生は教育学の学者であり、その傍ら45年という長きにわたり、禁煙運動ならびに禁煙教育に携わって来られた。先生は、日本の禁煙活動が市民レベルでの禁煙活動に始まり、ついで全国禁煙・嫌煙運動連絡協議会の設立、平成に入り受動喫煙防止を謳う健康増進法の制定に至ったタバコを巡る日本の反喫煙の歴史をつぶさに見て来られた筋金入りの禁煙・嫌煙論者です。

先生のタバコに関する人生最大の出会いは、昭和54年4月10日の佐賀大学教育学部教授会での禁煙の決議である。当時全国の大学では、もうもうたるタバコの煙の中で教授会が行われていた時代であり、NHKの全国版ニュースとして全国にテレビ放映されたそうである。これがきっかけとなり、禁煙活動が全国に広がったと述懐しておられる。

この本は5部で構成されている。教育学者らしく、禁煙・受動喫煙教育に関する教育原理から始まり、歴史、家庭、学校、地域社会における禁煙・受動喫煙教育と、全体が教育で貫かれ、かつ教育と運動を一体的に把握し考察が加えられているところに特徴がある。

当然のことながら、禁煙・受動喫煙教育を語るにはタバコが人体に与える影響を知っておく必要があり、この本には医学的内容が多く含まれている。先生は教育学者でありながら、タバコに関する医学論文を数多く読まれ、よく理解しておられる。それがこの本には適切に反映されている。

平成29年12月

佐賀大学名誉教授
前佐賀大学医学部長
前西九州大学学長

禁煙運動団体からのメッセージ

一般社団法人日本禁煙友愛会
代表理事　清水篤志

【Ⅰ】この度、松尾正幸先生が、禁煙・受動喫煙防止教育に関する本を上梓されることになりました。日本でも、２０２０年の東京オリンピック開催に向けて、オリンピック開催した都市にならい、東京都はもとより、国会においても受動喫煙防止法案の検討が行われております。

こんな時こそ、松尾先生の本は日本における禁煙・受動喫煙防止教育への指針となり、たばこの無い社会づくりに寄与するものと期待いたします。

【Ⅱ】一般社団法人日本禁煙友愛会は初代会長小坂精尊氏が10名の仲間と昭和30年8月26日に任意団体「禁煙友愛会」を設立、以降ボランティア活動を中心として「禁煙憲章の制定」を始め〝禁煙　身のため人のため、禁煙で尊い命を守りましょう〟を禁煙標語に活動を継続、今日長野県を中心として、本部を伊那市に置き県下40支部を中心として日々活動しており、「長野県健康長寿プロジェクト」事業にも少なからず貢献しているものと自負しております。

平成25年に一般社団法人日本禁煙友愛会として法人格を取得し、定款に従い、喫煙により人体に及ぼす弊害を撲滅することに賛同する者を会員として、積極的に社会福祉事業を推進すると共に喫煙弊害思想の高揚を図り、以て地域住民の福祉向上と健康推進に寄与すべく、事業を実施しております。

松尾先生が早くから我々と同じ志のもと活動されていたことを知り、今回の本の出版に賛同し、本が発売された際には当会会員のみならず禁煙・受動喫煙防止に関心のある教育者・医師に推薦し購入を呼びかけ、当会の活動に大いに活用させていただきます。

平成30年3月10日

〒396-0015
本部　長野県伊那市中央　四六〇五-八　伊那商工会館内
一般社団法人日本禁煙友愛会
TEL（0265）78-3502
FAX（0265）78-4543

受動喫煙防止（非喫煙者保護）市民運動団体からのメッセージ

非喫煙者を守る会
代表理事　黒木　俊郎

1　この度、松尾正幸先生が、禁煙・受動喫煙防止教育に関する本を出版されることになった。21世紀になってオリンピックを開催した都市では、すべて受動喫煙防止立法を整備し、オリンピックの会場内を禁煙にして開催している。

そのため、日本でも、２０２０年の東京オリンピック開催に向けて、国会でも東京都議会でも受動喫煙防止法案の検討が行われている。

このような時代背景において、松尾先生の本は、極めてタイムリーであり、日本における受動喫煙防止教育の発展に寄与することが期待される。

2　非喫煙者を守る会は、１９７７年（昭和52年）に、日本で最初の受動喫煙防止運動団体として、札幌で設立された。その運動は、たちまち全国に波及し、旅客機や鉄道・バスなど公共交通機関での禁煙、病院や学校の敷地内禁煙などを実現し、大きな成果を挙げることができた。

当時佐賀大学助教授であった松尾正幸先生は、早くからこの運動に共鳴され、１９７９年（昭和54年）には、佐賀大学教育学部教授会を禁煙とすることを提案され、禁煙決議を勝ち取ったばかりか、これに関する論文を執筆され、他大学の教授会の禁煙にも大きな影響を与えた方である。

3　非喫煙者を守る会は、今回の松尾正幸先生の本の出版に賛同し、これが発売された際には、当会会員のみならず受動喫煙防止教育に関心のある教育者・医師に推薦し、購入を呼びかけるものである。

平成30年1月16日

〒060-0042
札幌市中央区大通西10丁目南大通ビル7階
黒木法律事務所内
非喫煙者を守る会
TEL（011）251-5863
FAX（011）251-3802

まえがき

この書物を手にした若者たちには信じられないであろうが、昭和時代においては、冷暖房のために閉鎖された国鉄列車内では、モウモウたるタバコの煙の中で旅行し、通勤や通学を余儀なくされた。このモウモウたるタバコの煙の苦しさに耐えかね、〝喫煙を遠慮して下さいませんか〟と周囲の喫煙者に願い出たら、それこそ怒鳴《どな》り付けられ、最悪の場合は暴力をふるわれ、生命の危険さえ感じたものである。これが今から40数年前の昭和の時代の鉄道列車内のタバコの煙をめぐる現実であった。

本書（第七章　第二節　168〜169頁）において、禁煙をお願いし、怒鳴り返され、罵声をあびせられ、くやしい体験を弁論大会で訴えた和田廣治《ひろじ》氏（富山市、当時27歳、自治体職員）の福井県内国鉄列車内での体験事例が報告されている。重複をいとわず再度紹介しよう。

急行列車に乗っていた私は、そのとき風邪《かぜ》をひいていました。そこで私は、近くでタバコを吸う人達に、「タバコを吸わないでほしい」と、頼んでまわりました。そこでそのうちのひとりと口論になりました。40歳位の男性が、「吸うことは俺の勝手だ。禁煙でないところで吸ってなぜ悪い。いやならとなりの車輛へ行け」とどなり返してきました。

お互いの声が大きくなったころ車掌がやってきました。私はホッとしました。しかし私の期待は、車掌の口から出た言葉で見事に裏切られました。「他の乗客の迷惑になるから、タバコがいやならほかの車輛へ移ってくれ」、「喫煙者のサービスのためだ。ほかの車輛へ移ってくれ」と、くり返すのです。相手の男性までが大声で私に言いました。「いやだったら汽車に乗るな。」

私はなさけない思いで、もとの場所にもどりました。すると少し前にタバコを消してくれた人が私をなぐさめてくれました。「あんた、口ゲンカだけでよかったね。東京ではケガをした人もいるそうだよ。」

平成29（2017）年現在、JR車輛は禁煙になり、駅舎内やプラットホームさえも禁煙ゾーンに指定され、誰一人として喫煙する者はいない。前述の和田廣治氏の弁論大会は、昭和55（1980）年4月6日の『世界保健デー弁論大会』であるから、和田廣治氏の体験は今から約37年前の出来事である。これからも明白なように、日本社会はここ約40年の間に、タバコの喫煙行動に関して大革命が発生したのである。この変革は、まさに〝静かなる社会革命〟とも言うべき革命であった。この喫煙（タバコ）戦争は、戦士間の物理的激突もなく、誰一人として戦死しなかったが、しかし、40数年間にわたる非喫煙者と喫煙者の間で戦われた戦争、しかも静かな戦争であった。この喫煙（タバコ）戦争は、平成14（2002）年の受動喫煙防止法とも言うべき「健康増進法」の制定・公布によって、非喫煙者側の勝利のもとに終結した。

本書は、非喫煙者と喫煙者の間におこなわれた昭和から平成の時代の〝喫煙（タバコ）戦争〟の戦闘記録書でもある。この〝喫煙（タバコ）戦争〟には、実に多数かつ多様な戦士らが参戦した。多数、多様な研究者達が、〝喫煙（タバコ）〟に関する優れた研究論文や研究成果を発表した。我々非喫煙者側の戦士達は、それらの研究論文や研究成果を必死で学び、その知識を武器にして、この〝喫煙（タバコ）戦争〟を戦い抜き勝利を得た。

それ故、この〝喫煙（タバコ）戦争〟に参戦したこれらの研究者達の研究論文や研究成果を顕彰し、記録する事は重要かつ必要である。禁煙・受動喫煙教育側の戦士達は、どのような考えで戦場に行き、どの様な研究論文や研究成果を武器にし、どの様に戦ったのか。

本書の記述の中に、この〝喫煙（タバコ）戦争〟の天王山とも言うべき昭和50年代、60年代の研究論文や研究成果が多く登場するのは、理の当然な事である。各方面の優れた研究者達が〝喫煙とタバコ〟に関するすばらしい研究論文と研究成果を発表し、我々を援助してくれた。〝喫煙（タバコ）戦争〟は、言論戦争、価値観戦争、人生観戦争、知識戦争、科学戦争でもあり、これらの戦いにおいて、決定的に重要なのは、武器としての科学的知識である。筆者は、この時の研究者の研究論文や研究成果を顕彰し、記録として残しておく為にも、本書の記述の中で引用・参考文献として意図的に利活用した。

最後に、本書の題名を『禁煙・受動喫煙教育新論』と敢えて新論と名づけた理由について述べたい。本書は、この方面におけるこれまでの類書とは異なる四つの特徴を持っている。

1番目の特徴は、本書が医師（医学者）と教師（教育学者）、活動家の三者のコラボ（共同作業）作品である事である。向井常博氏は、医学監修者として、医師、医学者の立場から、本書の製作に終始積極的に参加していただき、助言、批判、修正の労をとってもらった。筆者は、教育学研究者として、約40数年間にわたり大学及び附属学校園長として教育界で仕事をして来た。また、前記の本職のかたわら、一市民として禁煙・嫌煙（受動喫煙防止）市民運動に40数年間参加し活動して来た。

2番目の特徴は教育の概念の広さである。「教育」とは、「人が人に影響を与える作用」と理解したい。それ故、教育と運動の両作用は一体的、同義語的に理解される。すなわち、禁煙教育と禁煙運動、嫌煙運動と嫌煙教育、受動喫煙（防止）運動と受動喫煙（防止）教育、非喫煙者保護運動と非喫煙者保護教育は、一体的、同義語的に理解されている。

3番目の特徴は、生涯教育の視点から、タバコの害を人間の生涯に渡って考究している点である。タバコの害が発生する時期に注目して、人間の一生（生涯）を、受胎・出産・誕生期、乳幼児期、幼児期、児童期、青少年期、壮年期、老年期と把握し、それぞれの段階でのタバコの害をタバコ病として考察し、タバコの害が最も深刻化し、死に至った段階をタバコ死とみなしている。

4番目の特徴は、教育の場を学校教育に限定せず、家庭、学校、地域社会の三つの領域に設定している点である。それ故、教育者と被教育者は、家庭、学校、地域社会にそれぞれ存在している事になる。人間は家庭教育、学校教育、地域社会教育の三つの場において教育されるというのが本書を貫く教育哲学である。

本書の読者が、21世紀の家庭・学校・地域社会の各現場で、禁煙の運動と教育において、受動喫煙防止の運動と教育において、非喫煙者保護の市民運動と教育において、この書物を利活用してもらえるならば、筆者にとっては、これほどの喜びはない。

禁煙・受動喫煙教育新論　目次

第二十章　自動車運転とタバコ
—八千万非喫煙者の立場からの21世紀交通安全対策への提言—　431

第Ⅰ部

21世紀家庭・学校・地域社会における禁煙・受動喫煙教育

―貫ぬく教育原理と支える理論―

第一章　アヘン・タバコ・マリファナ喫煙の原理

―タバコはマリファナより健康には有害―

人体の健康に対しては、アヘン吸煙・タバコ喫煙・マリファナ喫煙の順に有害である。マリファナについての科学的研究の進展とともに、内外の人々はマリファナについての真実と正しい科学的知識を獲得しつつある。

衆知の如く日本は、マリファナ喫煙に対して世界でもきわめて厳しい態度をとっている国である。政府と国民は、このような厳しいマリファナ対策の現状維持を希望する場合、タバコ対策にも今以上のはるかに厳しい態度をとることが必要不可欠である。そうしないと、日本の実情を知った世界の国民から物笑いの種になり、近年勢力をましつつある内外のマリファナの愛好家や解禁論者達からその対策の矛盾を突かれ、彼らへの説得力を弱め、ひいては近い将来にマリファナ対策の変更を余儀なくさせられる事態に直面するかもしれない。

タバコはマリファナより健康に有害であるというタバコ喫煙の本質的、基礎的、根本的原理を開陳する事が、この章の目的である。

第一節　煙を体内に吸引する行為

人類は遠い昔から煙を体内に吸引する行為を続けてきた。そのために利用されてきたのは、ケシ、タバコ、大麻《たいま》の3植物である。中央アジアに栽培起源をもつ大麻は、4000年以上も前から陶酔《とうすい》材料として利用されてきた。ギリシア人は、2000年前にケシからアヘン（阿片）を製造しており、メキシコ及び西インド諸島では、1300年前にタバコ喫煙の風習をもっていた。

アヘンとはケシの乳液をかためたものである。ケシの未熟果実に傷をつけ出てくる乳液を乾燥さしたものが生アヘンであり、これを吸煙用に加工したものが吸煙用アヘン（別名調整アヘン）である。なぜ人間はアヘン吸煙をするのか。それはアヘンの主成分であるモルヒネを体内にとり入れるためである。

モルヒネは、鎮痛《ちんつう》作用と同時に不快な感覚を忘れさせ快感をもたらす。そのため習慣性になり、モルヒネ中毒を引き起こす。歴史上国民的規模でモルヒネ中毒になった国は中国である。中国では18世紀にアヘン吸煙が盛んになり、19世紀にこの悪習は全国に広まり、最もひどい時には国民の１割が中毒になったと言われている。富者は自宅に吸煙室を作り、貧者は街頭のアヘン窟《くつ》に行き、寝台に横たわり長い煙管（キセル）の先端の小穴に調整アヘンをさし入れ、灯火に近づけて深く肺に吸ったと言われている。

なぜ人間はタバコの煙を吸うのであろうか。喫煙行動を、ある物質を求めての行為と理解すれば、それはタバコに含有されているニコチンを求めるためである。タバコ喫煙の最初の動機は、好奇心や大人の模倣であろうが、やがてニコチンに対する依存性が確立された人にとっては、タバコ喫煙（ニコチン摂取）は鎮静《ちんせい》効果と覚醒《かくせい》効果をもたらすからである。

なぜ人間はマリファナの煙を吸うのであろうか。マリファナとは、大麻の花や葉を乾燥させて喫煙用に加工した大麻タバコの名称である。大麻に含まれているテトラハイドロカンナビノール（tetrahydrocannabinol：THC）を求め、それによってもたらされる陶酔性を得るために マリファナ喫煙行為を継続させるのである。

第二節　麻薬とマリファナ

麻薬という名称は大麻からおこったものであり、麻薬とは、「微量で強い鎮痛・麻酔作用をもち、使用者に習慣性や惑溺《わくでき》性をもたらし、使用を中絶するとき激しい禁断症状を起こす薬物」と定義されている。日本では現在麻薬としては、

㋑　ケシからとれる麻薬（アヘン、モルヒネ、ヘロイン）、

㋺　コカ葉からの麻薬（コカイン）、

㋩　大麻から造られる麻薬、

(二) 化学的に合成される合成麻薬（LSD）、

の4種類が指定されている。アヘンの中に含量9～14パーセントの割合で含まれている主成分がモルヒネであり、これから更に精製されたのがヘロインで、後者になるほど中毒性や副作用が激しく、その使用は人間を廃人同様にするため各国が製造、所持、販売、使用を厳禁している。その次に中毒性、副作用が強いのがコカインであり、その次が合成麻薬（LSD）であろう。

さて、マリファナ（大麻タバコ）であるが、これは中毒性、副作用、人体への有害性の諸点で他の3種の麻薬とは性格を異《こと》にしている。一般には、麻薬の語源にもなり、れっきとした麻薬に指定されており、取り締まりも厳しいため、他の麻薬同様人間の肉体と精神にきわめて有害であると信じ込まれているのではなかろうか。しかし、マリファナの活性成分であるテトラハイドロカンナビノールの薬理作用は、タバコのニコチンよりもはるかに弱いものであると[1]いうのが薬理学的研究の結論である。

また、医学的見地から見れば、「マリファナは精神及び身体を含む健康問題で良くない場合があるが、相対的な害では、それはアルコールかタバコより極めて害が少ない[1]」のである。

第三節　タバコはマリファナより有害 ―人体実験による科学的研究の結果―

1．はじめに

日本では昭和23年制定の大麻取締法により、大麻の所持、栽培等の取扱いが厳しく規制されており、その違反者には所持5年以下、密売7年以下の懲役刑が課せられる。この現実から、国民の大多数は、マリファナ喫煙は人体にきわめて有害であると思われていると想像される。なぜならば、法律でかくも厳しい取り締まりをしている場合、その背後にはたいてい、その規制対象物の使用が国民の健康にきわめて有害であるという医学的根拠が存在するからである。

医学的にみて、あるいは国民の健康破壊から考えてみて、マリファナ喫煙とタバコ喫煙ほど国民に誤解されている行為はない。日本においては、体制側により、マリファナ喫煙の有害性が不当かつ必要以上に強調されており、タバコ喫煙は逆に、その有害性が意図的に無視ないしは軽視され続けている。もうこの辺で国民にタバコ喫煙とマリファナ喫煙についての科学的知識を知らせるべきであり、その上で国民の判断をあおぐべきである。以下においては、マリファナ研究の世界的権威であるアメリカのアンドリュー・T・ワイル氏の研究成果及び研究論文の忠実な紹介を通して、マリファナ喫煙に関する科学的知識を提供し、タバコとマリファナをめぐる論議の材料を提供したい。

2．A・T・ワイル氏の略歴と新聞記者インタビュー

アンドリュー・T・ワイル氏は、１９４２年生まれのアメリカ人であり、新進気鋭の民族薬理学（ethno-pharmacology）の研究者であり、また中毒研究の第一人者でもある。彼は、ハーバード大学、同医科大学院を卒業し、その後ハーバード大学研究員（民族薬理学）、アリゾナ大学保健科学センター助教授（中毒研究）等を経て、これらの研究により医学博士の学位を得ている。彼の名を高らしめたのは、１９６８年、ボストン大学医科大学院時代に大学と政府を説き伏せ全米に先がけてマリファナの科学的人体実験を敢行して、マリファナの人体への影響を詳細に研究したことである。彼の主著としては、１９７２年に30歳の時に出した『ザ・ナチュラル・マインド』（邦訳＝東京・草思社）があげられる。この書物は、「ドラッグと意識に対する新しい見方」という副題がついており、マリファナ啓発書の古典と評価されている。[2]

彼は１９７９年5月末に、二つの目的で来日した。一つは、文通で知り合った日本の美術家の京都地裁でのマリファナ裁判に弁護側証人として出廷することであり、もう一つは、１９７９年6月、東京の日仏会館で開催された「大麻の有害性をめぐる学術討論会」にパネリストとして参加するためである。来日に際して、毎日新聞社の関　元記者が同氏にインタビューし、その会見の様子を、「マリファナはコーヒーより安全というアメリカの民族薬理学者」というタイトルで、昭和54年6月４日の毎日新聞「ひと」欄に紹介している。インタビューの記事を関氏とワイル氏（W）の対談調に再現し紹介してみよう。

関：マリファナの人体実験の研究結果についてお聞かせ下さい。

W：マリファナは、酒、タバコはもとよりコーヒーよりはなお安全な向精神薬であるという確信は今日まで変わっていない。

関：マリファナの人体への悪影響については？
W：マリファナが身体に悪いとすれば、吸いすぎると呼吸器がヒリヒリすることぐらい。
関：脳細胞や染色体を損傷するとの主張がありますが？
W：臨床的な根拠がない。
関：日本の厚生省の『大麻』というパンフレット（1976年版）には、マリファナによる外国の「死亡例」が索引されていますが？
W：そんなの聞いたことがない。
関：アメリカのマリファナ喫煙率はどのくらいですか？
W：全人口の三分の一がマリファナ経験者。1割が常用者である。
関：アメリカのマリファナ対策の現状について？
W：アメリカでは、タバコ1箱分ぐらいのマリファナ単純所持は、交通違反並みの軽い罰金刑にし前科にしないという非犯罪化が11州で実施され、うちアラスカ州では、マリファナの自家栽培は合法化されている。
関：マリファナ対策の今後の動向について？
W：全米的な非犯罪化はあと5年ぐらい後かな。
関：つまり、1960年代のマリファナ世代が社会を牛耳るころということですか。マリファナの最も賢明な規制法は？
W：放っておくことです。しかし商品化を許す合法化には反対です。向精神薬は創造的な意識高揚の手段として節度をもってたしなむべきである。
関：中毒研究者として自分で経験されたことは？
W：専門家の倫理から、酒からヘロインまで自分で試したが、身体にも社会にも最悪のドラッグは酒だ。自分は菜食主義者でヨガをよくするが、ヨガによる意識高揚は、マリファナなきマリファナ経験者さ。

3．A・T・ワイル氏の論文の紹介

「マリファナ取締法の非現実性―医学上の危険小さく、法律上の危険大きい―」と題するA・T・ワイル氏の論文（毎日新聞社編集委員、関　元氏訳）は、昭和54年6月19日の毎日新聞に掲載されたものである。毎日新聞社の東京本社及び佐賀支局のご好意により、そっくりそのまま転載を許可してもらった。ここに関係諸氏に対して心から謝意を表する次第である。

役に立つ植物

マリファナ、つまり大麻は過去何千年も我々人類とともにあり、今後もあり続けるだろう。この植物は大そう役に立つ植物で、我々に食用の種、油、繊維、医薬、そして陶酔材料を提供してきた。この陶酔性が近年大麻の悪名を高めたのである。大麻の煙を吸ってくつろぎ、いい気分になり、また感覚の変化を得ることは世界各地の古来のしきたりで、多くの文化の中で許されてきた。工業先進国がその使用を厳しい法律によってやめさせようとし出したのは１９３０年代からにすぎない。こうした法律はひどい失敗だった。そんな法律が制定された所ではどこでもマリファナ喫煙は激増し、マリファナを犯罪とする事は使用者個人にも社会にも有害となってきた。

米国に大半の責任

世界各国のマリファナ取締法の制定の大半に責任があるのは、残念ながら、わが祖国アメリカである。マリファナがアメリカに侵入したのは第一次大戦以降だが、これを持ち込んだのはメキシコ人労働者と黒人の音楽家たちだった。マリファナは少数人種、下層階級、社会のはみ出し者のドラッグであって、金のある白人の本流社会は彼らを危険視していた。権力の地位にある者は、マリファナ自体が医学的に危険であると思い込むことによって、マリファナを使う者への恐れを正当化しようとした。マリファナは殺人草であり、犯罪、暴力を誘発し、もっと危険なドラッグを使うようにさせ、また中毒性があるなどと彼らは思い込み、そんな恐怖談に基づく法律を全米に張りめぐらし、さらにアメリカの麻薬当局は宣教師的熱狂をもって、他国をおどしたりすかしたりして、マリファナ使用撲滅のため同様の法律を制定させ、国際協定に調印させた。

この状態が一変したのは１９６０年代にヒッピーが出現し、ベトナム反戦運動が成長して、あっという間にマリファナ喫煙を白人中産階級の子弟に広めたからだ。医師や弁護士や銀行家や裁判官や代議士の息子も娘もマリファナを吸い出しては過酷な法律の犠牲者となった。彼らの大勢が逮捕され、刑務所入りした者もあった。そこではじめて権力の座にある者がマリファナ恐怖談に疑いを持ちはじめた。

1968年、私はボストン大学医科大学院で、十分にコントロールされた状態における初のマリファナ人体実験を行った。私は精神科医と薬理学者と共同作業を行った結果、マリファナ恐怖談の一部を暴《あば》き、また他の研究者のマリファナ研究をうながす事ができた。マリファナに関する新しい情報が現れるにつれ、アメリカ国民の中からマリファナ取締法の改正を要求する者が増え始めた。

11州で非犯罪化

それから11年後の今日、アメリカの法律は改善されたが、まだまだ十分とはいえない。今アメリカでは、カリフォルニアのような大州を含め11州でマリファナは非犯罪化されている。これはマリファナを使う者を捕まえても交通違反なみの罰金刑で済ませ、重大な前科にはしないというものだ。11州のうちアラスカ州では、個人使用に限りマリファナをいくら大量に所持、栽培しても全面的に合法であるとされている。総じてこれら11州のマリファナ非犯罪化はよい結果を生じている。マリファナ使用が激増したこともなく、裁判所も警察も、もっと重大な犯罪に目を向ける余裕ができた。

アメリカでマリファナ取締法の改正が進んできたのにはいくつかの理由がある。まず60年代の子供たちはいま30代で、社会の本流に復帰している。今日彼らは前途有望な若手裁判官、議員、医師、弁護士、そして言論人である。彼らがもうマリファナを吸わないとしても、彼らはその有益な経験を覚えており、旧来の取締法が間違った考えに基づいていることを知っている。次に大勢の尊敬すべき科学者が世間に対し進んで立ち上がり、マリファナに関する真実を述べてきた。また多くのジャーナリストも進んで真実を書いてきた。

だがマリファナ問題はアメリカおよび世界でなお激論の種となっている。権力の座にあるお年寄りの中には、マリファナには未知の部分もあるから法律を変えるべきではないという者もまだ少なくない（ところがこの人たちは、アメリカが何も知らないでマリファナ取締法を制定し、それがトラブルの種になっている事実にはほおかむりなのだ）。だがマリファナは今や人類史上最も研究され尽くした薬物の一つなのだ。我々はマリファナをペニシリンよりもよく知っている。過去10年来マリファナについては数百万言が費やされている。残念ながら米政府はなお研究費の大部分をマリファナのアラ探しをする学者にばかり出している。アラ探しはマリファナが脳を損なわないかとか、遺伝的悪影響がないかとかいうものだが、いくらそんなことをいっても臨床的証拠が何も出て来ないのだ。

やっかいなのはマリファナが多分に政治問題であって、医学もまた人間の他のなりわい同様、政治に汚染されるのを免れないということだ。政治がいかに薬物の研究を左右するかは科学者でない者には中々わからない。

たとえば研究者は常に実験方法を好きなように決める事ができる。薬物の悪い面を探す方法をも、よい面を探る方法をも決めることができる。マリファナが心理的にも肉体的にも人間にどんなに益になるかの研究には米政府は金をほとんど出していない。マリファナは直前の記憶を妨げると反対者の多くは主張する。マリファナは現在に注意を集中するのに役立つと賛成者は言う。現在に一念を集中するのはよい事だと禅は教えるではないか。実験の方法によって、マリファナは直前の記憶を妨げる悪玉にも、現在に注意を集中させる善玉にもなりうる。

マリファナは最も安全な薬物の一つで、その毒性はアルコールやタバコよりはるかに低いと私は信じている。そうかといってマリファナの過用、乱用、愚用はあり得ない、と言う事にはならない。しかしマリファナの医学上の危険はまるで小さい。それに引き換え世界の大抵の所でマリファナの法律上の危険は極めて大きい。マリファナの重大性を誇張する法律は、マリファナ使用者を不当に傷つけるばかりでなく広く順法精神を低下させることにより社会にも損害をもたらす。今のマリファナ取締法は役に立たない。取締法があろうと大麻を吸いたい人は吸うのだ。マリファナの現状を改める最善の道は、それに対しいたずらに目くじら立てる事をせず、マリファナに関する真実の情報を世間に知らせる事である。

我々は今後とも大麻と共に生き続けねばならない。マリファナはなくならない。マリファナと人間との関係を改めるためには、我々は非現実的な法律を清算し、マリファナに対する世間の不安を取り除くよう務めねばならない。同時にマリファナの害に関する研究とマリファナの益に関する研究との均衡を計り、均衡のとれた情報を若い人に提示する教育計画を組まねばならない。これらの変化がアメリカ同様、日本その他の国々にも向こう何年かのうちに起こる事を私は望む。

4．諸外国のマリファナ及びタバコ対策

世界の先進工業諸国がマリファナの使用を厳しい法律で禁止したのは、1930年代からである。以来今日まで程度の差こそあれその禁止法を修正し、マリファナ喫煙を非犯罪化又は合法化した国は、アメリカ（11州のみ）、イタリア、ユーゴスラビア、デンマーク、オランダの諸国である。以上の諸国以外でも、マリファナ喫煙の非犯罪化・合法化への動きが活発化しつつある。前者の諸国からアメリカとイタリアを、後者の諸国からイギリスを、最後に国連を取り上げて、マリファナ対策とタバコ対策を概観してみたい。

(1)　アメリカとイタリアにおける対策

アメリカにマリファナが侵入したのは第一次世界大戦以後であり、これをもちこんだのはメキシコ人労働者と黒人音楽家たちであった。権力の地位にあった白人社会の指導者たちは、当時少数人種、下層階級とみなした彼らを危険視し、同時にマリファナ自体も医学的に人体に危険であると思いこみ、さっそくマリファナ取締法を制定し使用を禁止した。以来アメリカの当局は、宣教師的情熱でもって世界各国の当局者に働きかけたりなだめすかしたりして、マリファナ撲滅のための取締法を制定させ国際協定に調印させてきた。アメリカが、世界各国のマリファナ取締法制定の総元締国と称されるのもここにある。しかし皮肉にも、マリファナ取締法を制定した多くの国々ではどこでもマリファナ喫煙が激増し、特にその先頭に立ったアメリカで顕著であった。

アメリカのマリファナ研究の権威アンドリュー・T・ワイル氏の言葉を借りれば、1979年当時で、「アメリカ全人口の三分の一がマリファナ経験者であり、一割が常用者である」(3)と言う状況である。しかし現在アメリカでは、マリファナに対する当局の対策及び社会の常識が大きく変化しつつある。これらの変化は、二つに大別できる。一つはカリフォルニア州に代表されるマリファナ使用の非犯罪化である。すなわちマリファナを使用する者を捕まえても交通違反なみの罰金刑で処理し、重大な前科にしないという方向である。他の一つは、アラスカ州にみられる合法化への方向である。アラスカ州では、個人使用に限りマリファナをいくら大量に所持、栽培しても全面的に合法であるとされている。

これら11州におけるマリファナの非犯罪化、合法化は、総じてアメリカ社会によい結果をもたらしている。[4] この処置によりマリファナ使用が激増した兆候はなく、かえってマリファナの持っていた神秘性と秘密性を薄め、マリファナの値段が安くなり密売・密輸入のうまみをなくし、裁判所と警察にもっと重大な犯罪にエネルギーを集中させる余裕を与えている。アメリカのマリファナ研究者の中には、「アメリカ全土におけるマリファナ使用の非犯罪化は、1985年までに達成されるであろう」と予想する人すら出現している。

さて、21世紀初頭すなわち2010年段階におけるアメリカのマリファナ対策の現状は、どの様になっているのであろうか。マリファナ使用の非犯罪化を達成した州は、全米50州中13州である。これらの13州では、自己使用目的の小量（1オンス約28g以下）の所持が罰金刑の対象になっている。もちろん、これらの13州でも「1オンスを超える量の所持」、「大麻樹の所持」、「大麻の栽培」、「大麻の販売・輸送・配布」、「所持量にかかわらず、販売目的での所持」などは重罪であり、懲役刑が科される。

イタリアにおける現行法では、マリファナを自分が使用する目的で所持していても罪には問われない。このようなイタリアでも、マリファナやハシシュ（大麻樹脂）の栽培や譲渡も含めた自由化の主張が最近目立ちつつある。[5] デモや集会を含めた一大キャンペーン運動を展開中の例として、新左翼政党の一つである急進党があげられる。急進党は離婚法や中絶法の制定など市民の権利拡大闘争に大きな実績を挙げる一方、原発問題や食糧危機などに警告を発し続けている特異なイタリアの政党である。その党首であるジャン・ファーブル書記長は、ローマのナボナ広場でのデモと集会に先だつ前日（1979年10月5日）記者会見を行った。

その席上、「マリファナもハシシュも麻薬ではなくタバコや酒よりも中毒性は少ない」と述べ、マリファナ喫煙を自分から実行する一方、周りの人々にも一服どうぞと勧めた。同書記長は記者会見を見守っていた警察官にも1本差し出したが、さすがに彼はこの段階で逮捕された。警察の逮捕の理由は、「マリファナを自分が服用するために所持しているだけでは罪にならないが、ファーブル書記長は他人にも勧めた。これは麻薬の譲渡を禁じた法律に違反した」と言うものであった。

さて、アメリカやイタリアのタバコ対策はどんな状況であろうか。結論的に言えば、マリファナとは逆にタバコの医学上の有害性が注目され、タバコに対する法的規制が一段と強化されつつあるのが一般的動向である。

アメリカでは、州際通商委員会、民間航空委員会、連邦取引委員会などの連邦機関レベルにおいて、あるいは多くの州レベルや地方自治体レベルにおいて、喫煙規制対策が強化されてきている。

連邦レベルでの代表的規制例としては、1970年4月、当時の大統領リチャード・ニクソンによってサインされた「公衆健康喫煙法」の発効があげられよう。この法律によって1971年1月から紙巻タバコのコマーシャルは、テレビとラジオにおいて全面的に禁止された。タバコの消費量を減少させ国民の健康のこれ以上の悪化を防ぐためである。

州レベルにおいては1978年8月段階で全米50州のうち33州が、公共の場所での喫煙制限に関する何らかの法律を制定している。たとえば、ミネソタ州では1975年に、公衆の健康、快適さ及び環境を守ることを目的として喫煙制限法「きれいな屋内空気法」を制定しているという具合である。ミネソタ州ではこの法律により、キャバレーやバー以外の人の集まる場所はすべて禁煙になったと極論される程である。少くとも公共の場所や集会での喫煙は原則的に禁止され、許可された指定の場所でしか喫煙できなくなっている。

地方自治体レベルの喫煙規制例として、イリノイ州のシカゴ市を紹介してみよう。シカゴ市は公共の場所での喫煙を禁止し、違反者のための「喫煙裁判所」を1976年に設置しており、ここで25ドルの罰金を課している。

以上アメリカの様々の喫煙規制法を紹介してきたが、これらの違反者に罰が課せられることは言うまでもない。違反した場合の罰金は、州や自治体によって異なるが、大体10ドルから百ドルの間であるようである。とにかくアメリカにおける喫煙規制の現状は、日本人の想像を越え〝すさまじい〟の一語につきるようである。(6)

もちろんアメリカのこのような動向に対する反対運動(反禁煙運動)も根強い。たとえば1978年ケンタッキー州の議会に提案された、ニコチンやタールの量による累進課税、有害表示の強化、喫煙場所の規制を主軸とするケネディ法案の廃案決定がそれである。このような処置は、タバコ生産州において顕著である。衆知の如くケンタッキー州は、タバコが州農業生産額の最上位を占めている州であり、タバコ産業が極めて強い政治的影響力をもっている州である。政治的、経済的理由が医学的理由より優先された結果である。むしろこのようなタバコ生産州の議会においてさえも、タバコ喫煙規制法案が提出され審議された事実に感銘を覚える次第である。民間の反禁煙・嫌煙運動団体も登場しつつある。たとえばテキサス州の『狂信者と戦う人民同盟』もその一つである。[7] 愛煙家からなるこの反禁煙運動団体は、「喫煙者の人権も守れ」をスローガンに活発に活動している。私個人としては、喫煙者の人権も守れと主張せざるを得ない程に禁煙・嫌煙運動が力強く進展している状況にあると理解している。

最近のアメリカのタバコ規制の動向は、どうなっているのであろうか。2009年にアメリカ全土を対象にした「家庭禁煙及びタバコ規制法（Family Smoking Prevention and Tobacco Control Act）」が、大統領署名によって発効した。この法律によって、連邦食品医薬品局（FDA）は、タバコ規制に関する多くの権限とその強化の機会を与えられることになった。タバコに関する規制は、衰えてはいないようである。

イタリアも喫煙規制には熱心な国である。たとえば、1976年6月に禁煙法を制定し、病院、学校、劇場、駅、公共輸送機関など公共性の強い場所での喫煙規制を実施し、違反者には3500円から4000円の罰金を課しているなどはその一例である。また1977年からタバコ自動販売機によるタバコ販売を禁止しているのも注目される。この処置は、1934年に制定された16歳以下にはタバコを売りつけてはいけないと定めた法律を根拠に、ジェノバの裁判所が下した「タバコ自動販売機は違法である」という判決を契機に実行されたものである。[8]

(2)　イギリスにおける対策

イギリスでは、1979年時点では、マリファナは麻薬の一種とみなされており、マリファナ喫煙行為は一応不法行為と認定されていた。しかし、マリファナ規制緩和への動きは、イギリスとて例外ではないようである。西日本新聞社ロンドン特派員柏木記者は、イギリスでのマリファナ合法化への最近の胎動を同紙に詳細に報告している。[9] 英連邦のリーダー、かつての植民地宗主国そして現在の有力な先進国の一つであるイギリスが、マリファナ合法化に踏みきれば、他国への影響は計り知れないものがある。

イギリス国内でのマリファナ常用者の数は今のところ正確な数は不明である。イギリスの有力新聞『ガーディアン』は、1979年当時で、「ロンドンの保守党青年部の会員の4割がマリファナを吸っており、その副会長も常用者の一人だが、マリファナを吸っていることによる批判は部の内外ともにない」と指摘し、マリファナ常用が社会的にも悪とみなされなくなりつつある変化を伝えている。(10)

イギリスの麻薬研究協会はこうした変化を踏まえ、マリファナ合法化の是非について調査し、その結論を1979年8月14日の報告書で発表した。同報告書は断定的結論こそ避けているが、「マリファナを悪とみなさない風潮はここ数年極めて顕著で、近い将来合法化についての強力な圧力が出て来、これをかわし切れなくなるだろう」とし、それ故「近い将来合法化は避けられなくなるかもしれない」ので、その時の合法化のあり方や合法化した場合の国民の反応などを次のように予想し報告している。

それによると、合法化されればその消費は一時的にしろ現在の2倍に増え、常用者の四分の三は個人用として自分の庭でマリファナを栽培するだろうし、それを政府が制限するのは困難であろう。しかし合法化の数年後にはマリファナのもつ〝神秘性〟が薄れてしまって、タバコや酒と同類に見なされて消費も減ってくる。マリファナがタバコや酒以上に人体を衰弱させるという科学的証拠は今までのところ全くなく、合法化のメリットとしてマリファナの値段が安くなり密売や密輸入がなくなる。合法化する場合は、1週間一人当たりのマリファナ供給の上限を定めて販売するのが望ましい。生産と販売は商業レベルでタバコ産業と酒産業がかかわりを持つようになるだろうが、宣伝は制限する。消費者への販売はパブ（居酒屋）など特定の店に限るべきで、マリファナを吸ったあとの車の運転は別途道路交通法で規制すべきであるとしている。

イギリスの麻薬研究協会の報告書はこれまでの慣例からも、イギリス政府のマリファナ対策に大きな影響を与えるものと予想される。この報告書はあくまでも将来の予想と構想を答申したにすぎないが、その答申内容はある意味では過激的？でさえある。なぜならマリファナの非犯罪化はおろか、所持、栽培、商品化さえも許す完全なる合法化を構想しているからである。

21世紀の初頭2010年段階での、イギリスのマリファナ対策の現状を記しておきたい。2004年に大麻（マリファナ）の違法薬物としての分類が、クラスB（アンフェタミンなどと同等）からクラスCに下げられ、個人使用量相当の所持は取り締りの対象外となっている。労働党と保守党双方の支持により、大麻の所持は「逮捕できる罪状」ではなくなり、大麻の所持は違法ではあるものの非刑罰化された。この変更は、警察当局がその他の犯罪に人的資源を投入できるように配慮された結果であると言う。

次に、イギリスの最近のタバコ対策を概観してみよう。１９７７年イギリス政府は、タバコ業界との合意のもとに、１９８０年までのタバコ政策を、以下の4点に渡って一括発表した。[11]

(イ) 高度のタール含有銘柄の税金を引き上げ、広告を即時禁止し、１９７８年いっぱいで生産打ち切りとする。
(ロ) 中～高度のタール含有銘柄の物は１９７８年末までに広告を中止し、新製品の製造を禁止する。
(ハ) 電車、バス、空港、劇場その他公共の場所での禁煙区域を拡大する。
(ニ) タバコの箱に記載される政府の警告文「喫煙はあなたの健康に有害」を「喫煙はあなたの健康に著しく有害」に変える。

イギリス人は慣習法を尊重する国民であると言われるが、この伝統はタバコ対策にも受けつがれている。イギリスでは非喫煙者の健康を守る公共の場所での喫煙規制は、法律制定による規制よりはむしろ宣伝と教育による啓蒙活動を通して実施されている。政府も積極的で政府機関の一つである保健教育委員会は、イギリスの民間の反喫煙市民団体であるアッシュ（ＡＳＨ：Action on Smoking and Health：喫煙と健康に関して行動する会の略称）と協力して、禁煙・嫌煙のための教育や宣伝活動を精力的に展開している。もちろんイギリス政府は、このアッシュに対してその活動費の9割を援助している。

１９７７年にイギリス政府が発表した向う3年間のタバコ対策は、どの程度実行され効果をあげているのであろうか。公共の場所での禁煙区域の拡大を例にとっても、対策は着実に実行されているようである。たとえば、ロンドン名物の二階建てバスは、これまで2階はすべて喫煙自由だったが、１９７９年5月現在では二階の後部座席のみに喫煙場所が限定されている。国鉄は喫煙車輌と非喫煙車輌との割合が半々であったが、近く政府方針にそって非喫煙車輌の割合を75パーセントに増加させる予定であり、ロンドンの地下鉄も喫煙車輌を全体の2割に減らす計画である。[12]

喫煙者天国であった当時の日本では想像もできないことである。日本とは逆に、イギリスの喫煙者の権利を守る愛煙権市民運動の必要性を心配してやりたいくらいである。事実、行きすぎであるという意見も発表されている。イギリスの市民自由監視委員会は、「あまりにも多くの制限は、喫煙という個人の権利の侵害につながりかねない」という意見であり、タバコ広告委員会は、「すでに喫煙者には多くの制限が課されている。他人に迷惑をかけなければ、好きな時に、好きな場所でタバコを吸うことは個人の自由にまかされるべきだ」と批判的見解を述べている。[13]

イギリスの医師会はどんな意見であろうか。ロンドン王立内科医学会は、「公共の場所において非喫煙者のために適切な配慮がなされているかどうかをみた最近の調査では、イギリスは欧州20カ国のうちで17番目に位置していることが示された」[14]とし、「喫煙の制限は過去5年間に、公共輸送機関、ほとんどの劇場、多くの映画館、そして少数のレストランでより広く加えられるようになってきたが、それでもなお不十分である」[15]と評価している。

２０１０（平成22）年時点でのイギリスの喫煙規制の現状は、どうなっているのであろうか。結論を先に言えば、屋室内空間全面禁煙にまで進展している。２００７（平成19）年7月2日の佐賀新聞の記事を次に紹介しよう。

英中南部のイングランドで一日、パブやレストラン、オフィスなど公共の屋内空間を禁煙とする禁煙法が施行された。北部のスコットランドと北アイルランドでは既に実施されており、これにより、英全土の屋内が全面禁煙になった。吸えるのは個人の自宅と屋外だけ。オフィス内に喫煙室を設けることもできないため、愛煙家は一服するためには、外に出なければならない。日本に置き換えれば、この状態は、居酒屋、バー、キャバレー、パチンコホール、飲食店、レストラン等のすべてが全面禁煙になってしまったことに匹敵する事態である。

以上、イギリスのマリファナ対策とタバコ対策を概観してきたが、その動向は、次の様に要約できる。マリファナ規制は、確実に緩和されつつあるが、他方、タバコ規制は、増々厳しくなりつつあると。イギリスにおいては、近い将来、マリファナとタバコと酒は、まったく同列の商品として国民の前に現れてくる可能性さえある。

(3) 国連における対策

これまで欧米先進諸国でのマリファナ規制緩和とタバコ規制強化の動向を、アメリカ、イタリア、イギリスを例にとり紹介してきた。次に、国連を舞台にしたこれらの対策について概観してみたい。

国連は麻薬や向精神剤の規制について、「1961年麻薬単一条約」と「1971年向精神剤条約」の二つを成立させている。両条約では、アヘン・モルヒネ・ヘロイン、コカイン、マリファナ、幻覚剤、覚せい剤、鎮静剤、睡眠剤、精神安定剤の広範囲に渡る薬物規制を取り決めている。さて、今後の国連レベルにおける薬物規制の方向はどのように向くであろうか。麻薬を専門に取り扱う国連機関である国連薬物乱用統制基金（ＵＮＦＤＡＣ）と国連経済社会理事会麻薬委員会麻薬部の担当責任者の次の見解[16]は、今後の方向を端的に示唆していると思われる。

㋑　これまでは国連はヘロイン撲滅を優先させてきたが、これからは１９７１年条約の向精神剤の規制が重要になるだろう。

㋺　条約中の薬物の中で最も危険度の少ないのはマリファナであり、マリファナは吸煙する限り、今日の使用状況下におけるタバコや酒よりはるかに害が少ない。

前述したごとく、マリファナを合法化、非犯罪化した国は、１９８０年現在私の知るかぎりではまだ世界で５カ国である。これ以外の国でもマリファナ取り締りを緩和したり、緩和の方向に歩み出した国は多くあらわれつつあり、今後は増々ふえるであろう。今のところ、これらマリファナ緩和国はおおむね欧米先進諸国に限られているのが現状である。これに対し、マリファナ緩和に反対論を唱え続けている国々も存在する。

インドに代表されるアジア諸国や中東諸国である。言うまでもなくこれらの国々はマリファナの本場とみられ、第一次産品としての大麻生産国である。マリファナ緩和反対論の背後には、経済的利害が存在するものと思われる。他国でのマリファナ緩和は他国でのマリファナ生産を促し、ひいては自国でのマリファナの価格を低下させ、輸出量を減少させるからである。マリファナ対策をめぐるこの２グループの対立は、もう一つの国連麻薬関係機関である国際麻薬統制委員会（ＩＮＣＢ）の態度に忠実に反映されている。この委員会は、今でも明確な根拠を示さぬまま、とにかく全体の意見としてマリファナ緩和に反対であるという立場にとどまっている。

次に国連でのタバコ対策に移ろう。国連でのタバコ対策は、世界保健機関（ＷＨＯ）を中心に、反喫煙政策が精力的に展開されている。まさに国連では、ＷＨＯを先頭に〝タバコの害との世界戦争〟が進行中である。ＷＨＯは１９７５年に、『喫煙とその健康に及ぼす影響』（邦訳『タバコの害とたたかう世界』財団法人結核予防会）というＷＨＯ専門委員会報告書を公刊した。そして、現在までに分かっているタバコの害の全貌とそれに対する戦いの作戦・戦略を各国政府に勧告している。更にＷＨＯは１９７９年にも、喫煙制圧に関するＷＨＯ専門委員会報告書『喫煙流行の制圧』（邦訳：財団法人結核予防会）を公刊し、喫煙制圧のための具体的対策活動を提案している。

WHOは、1980年の活動目標を、喫煙流行の制圧にしぼることを決定した。1980年をいわばWHOの「禁煙説得年間」にしようと言うわけである。〝喫煙か健康か、あなたはどちらを選ぶか〟という世界保健デー（4月7日）の標語をみても、WHOがいかにタバコの害を憂慮しているかが分かろう。世界の先進加盟国の中で、このWHOの勧告と提案に一番不熱心なのは日本政府だけであると断言できる。また、最近の国連の反タバコ政策に、国連食糧農業機関（FAO）や国際労働機関（ILO）が参加しつつあることも注目される。農業生産物としてのタバコの葉、タバコ喫煙に伴う室内労働環境汚染問題が、重要な話題となりつつある現状を反映した動きであると解釈できる。

5．日本のマリファナ及びタバコ対策—その矛盾と今後の課題—

(1)　大麻の栽培と利用

栃木県鹿沼市や同県上都賀郡粟野町は、全国の大麻の9割を生産する大麻の里である。戦後大麻の需要は化学繊維に押されて、減少の一途をたどりつつある。作付面積は昭和初期には全国で約7300ヘクタールあったが、昭和54年はわずかに約50ヘクタールに減少している。大麻は古来からいろいろ利用されてきた。種子は採油用に用いられ、セッケンやペンキなどの製造原料となったし、また小鳥のエサや七味トウガラシにも利用されている。茎は繊維採取に利用され昔は、ロープ、漁網、釣糸、カヤ、織物、畳の裏糸などに使用されていた。現在でも、下駄の鼻緒の芯、神社の鈴の綱、大相撲の横綱の綱などに使用されている。

(2)　マリファナとタバコ対策の現状とその問題点

日本のマリファナ対策法としては、大麻取締法（昭和23・7・10・法一二四）がある。この法律は大麻の栽培や研究者を免許制にし、免許者以外の大麻の栽培、輸出入、所持、譲受、譲渡、使用を厳禁している。罰則はきわめて厳しく、栽培、輸出入の違反者には7年以下の懲役、それ以外の違反者には5年以下の懲役刑が課せられる。昭和53年に大麻取締法違反で検挙された者は1070名である。この数は氷山の一角でしかなく、逮捕者数は年々激増し今後も増大していくと予想される。このような厳しい取締法の存在にもかかわらず、マリファナを喫煙したい人の数は年々増加しつつあり、そのため密売の末端価格は急上昇中である。

大麻の主産地、栃木県の粟野町では、年間約3万本の大麻草が盗まれていると言う。3万本の大麻草があれば約9万本の大麻タバコ（マリファナ）ができ、密売の末端価格は昭和54年当時で約3億円である。[17] ちなみにこの大麻草3万本から本来の目的である繊維を採取した場合、大相撲の横綱の綱ができるだけで金額にして約20万円にしかならないと言う。すなわち、大麻草をマリファナ喫煙用に使用すれば1本1万円になり、本来の目的に使用すれば1本7円にしかならないわけである。このまいけばマリファナは暴力団の有力な資金源になるのは必至である。

次にこのような大麻取締法を維持し、違反者を逮捕する根拠について考察してみよう。日本の警察当局は、「外国では大麻乱用がヘロイン等のより協力な麻薬乱用への踏み石になっていることにかんがみ、警察では欧米にみられるような麻薬禍の我が国での発生を未然に防止すべく、今後とも厳しい姿勢で取り締まりに当たる」[18]事を表明している。いわゆるこれが、「マリファナは犯罪や暴力を誘発し、もっと危険な麻薬を使うようにさせる」と言う〝踏み石〟理論である。ここで注目しておきたい事は、大麻を取り締まる論拠として、大麻使用がもたらす医学上、健康上の危険ではなく、〝大麻の乱用がヘロインなどのより強力な麻薬の使用に結びつく〟という理由をあげている点である。事実、マリファナがタバコや酒以上に人体に有害であるという科学的証拠は現在のところ全くない。[1][19]

次に大麻解禁運動家の主張を聞いてみよう。近年、大麻解禁を要求する声が増大している感がするが、その最も象徴的出来事が第1回世界マリファナ会議の開催である。この会議は昭和55年2月8日から3日間、オランダのアムステルダムにおいて大麻解禁を要求する世界の学者、医者、法律家などが集まって開かれた世界会議である。日本では、京都府宇治市広野町丸山七八番地、画家芥川　耿《こう》氏（当時47歳）が大麻解禁運動を展開中である。芥川氏は昭和52年8月、大麻を自宅で栽培した容疑で京都府警保安課に逮捕され、現在「大麻吸飲は個人的趣味であり、大麻取締法は基本的人権を侵す」と京都地裁にて憲法論争を展開中の話題の人物である。芥川氏らに代表される大麻解禁論者の主張は、次のように要約される。

㋑マリファナはタバコや酒よりはるかに健康上の害は少ない。タバコや酒は健康に極めて有害であり使用したくない。

㋺健康を守るためにタバコからマリファナへと喫煙の趣味を変更したい。

㋩本人はもとより他人の健康に対してもタバコほどにも害のないマリファナ喫煙を禁止しているのはおかしい。マリファナ愛好者の健康を追及する権利を阻止している。我々はタバコ喫煙者とは異なり、誰にも迷惑をかけずに自分の部屋でひっそりとマリファナ喫煙を楽しんでいるにすぎない。

㊁大麻（マリファナ）の使用者はより強力な麻薬の使用者へとエスカレートするという警察当局の論拠は、根拠に乏《とぼ》しくまやかしである。タバコや酒並にしたらよい。タバコや酒をたしなむ人々がより強力な麻薬の使用者にエスカレートしないのと同様の現象は、マリファナ愛好者にもあてはまる。取締法は密売価格の暴騰や密輸の発生などむしろマイナス面が多い。

㋭法律上の危険は、医学上、健康上の危険をうわまわってはならない。医学上、健康上害のないジュースを飲んでも法律上の危険はなく、社会的に失脚もしない。しかし、医学上、健康上害のないマリファナの使用は、逮捕され社会的に失脚させられる。これはおかしい。

㋬このような矛盾と不合理は、大麻取締法の存在に帰因している。この法の存在は、マリファナ愛好者の基本的人権を侵害している。

読者諸氏は、この様に主張する大麻解禁論者の見解にどう反論されるのであろうか。大麻解禁論者の味方をするわけではないが、特に㊁の主張は、外国の薬物乱用研究の成果を見る限り、一笑に付すべき問題ではないと思われる。国民の約40％が大麻の使用経験があると言われているイギリスでは、入り口（ゲートウェイ）麻薬理論には否定的な意見が支配的であると言う。大麻よりも、タバコとアルコールの方が槍玉にあがっているようである。薬物乱用諮問委員会会長、ロンドン大学名誉教授マイケル・ローリンズ氏は、「若い頃のニコチンやアルコールの使用は、続く薬物の乱用に対してカナビズ（大麻）に比べはるかに広い入り口である。」と語っている。２００５年のイギリス国会下院科学技術委員会の第5回報告書は、「われわれには、大麻のゲートウェイ理論を支持するいかなる証拠も発見できなかった。」と結論ずけている。また、これらの研究に先立つ

1997年のWHOの報告書でも、「大麻使用者の大半は、他の非合法な向精神薬の使用へと進まない」としている。
次に、日本のタバコ対策を概観してみよう。日本のタバコ喫煙に関する法令には、次の様なものが存在する。

ⓐ 未成年者喫煙禁止法。

ⓘ 自動車運送事業等運輸規則（昭和31年　運輸省令第四十四号）。
第三十三条で、タクシー等の乗務員は、旅客の現存する車内で喫煙してはならないと規定。

ⓤ 興行場法施行条例。
各県にて制定されており、佐賀県の場合、昭和23年、佐賀県条例第五十四条にて制定されている。ここで、映画館等の入場者は観覧席で喫煙してはならない事が規定されている。

ⓔ 建築物における衛生的環境の確保に関する法律施行令（昭和45年　政令第三〇四号）。
第二条に建築物環境衛生管理基準として、浮遊粉じん量と一酸化炭素含有率が規定されている。これはタバコ喫煙規制を目的とした法律ではないが、タバコの煙により大部分のビルが環境衛生基準をオーバーしている。

ⓞ 健康増進法（平成14年8月2日法律第百三号）
平成15（2003）年5月1日より施行されたこの法律は、第五章第二節において、受動喫煙の防止（第二十五条）の条項を持っている。

　第二十五条　学校、体育館、病院、劇場、観覧場、集会場、展示場、百貨店、事務所、官公庁施設、飲食店その他の多数の者が利用する施設を管理する者は、これらを利用する者について、受動喫煙（室内又はこれに準ずる環境において、他人のたばこの煙を吸わされることをいう。）を防止するために必要な措置を講ずるように努めなければならない。

この法律は、建物内完全分煙化、敷地内禁煙化を促進したが、施設管理者に対しては努力義務を課しているにすぎない点が今後の課題となろう。

　このような法令が存在するものの名ばかりで無視され続けてきたことは、日常の我々の経験が雄弁に物語っている。日本は法治国家であるが、ことタバコに関しては、行政当局、警察、国民のすべてが順法精神は極めて低い。なぜかタバコに関しては、法律をやぶり無視しても、日本社会では許容されるのである。日本が現在でも喫煙者天国とみられ、世界の中でのタバコ後進国と評価され、日本人がスモーキング・アニマルと呼ばれる所以《ゆえん》である。世界の先進諸国は、タバコに関する広告規制、公共の場所での喫煙規制、有害表示の義務化等を法律でもって早期に実施しているが、日本はこれらの諸国に比べれば対策は後《おく》れている。世界の先進諸国では、マリファナ喫煙に対しては緩和の方向をたどっており、タバコに対しては厳しい規制を強化しつつある。日本はまったく逆で、マリファナに対してだけ世界一厳しく、タバコに対しては極めて寛容である。我が祖国日本を世界の笑われ者にしてはならない。

(3) 日本のマリファナ対策とタバコ対策の課題

日本の今後のマリファナ対策とタバコ対策には、次のような諸方向が考えられる。

(イ) マリファナ合法化

これには3段階が考えられる。第1段階は、小量のマリファナを自分が使用するためにのみ所持してる場合は罪には問わない。マリファナ単純所持合法化である。第2段階は、個人使用のための自家栽培の合法化である。第3段階は、タバコや酒並の商品化まで許す、マリファナ完全合法化である。現在のところ、第3段階まで許可した国はない。

(ロ) マリファナ非犯罪化

マリファナ喫煙行為を刑法に規定する刑罰の対象とせず、交通違反並の反則金を支払う行政罰の対象とみなす。

(ハ) 大麻取締法の罰則緩和

これには、法改正による罰則規定の緩和と大麻事犯の裁判での判決緩和がある。

(ニ) 大麻取締法の罰則緩和、プラスタバコへの規制強化

(ホ) マリファナ対策現状維持、プラスタバコへの規制強化

(ヘ) マリファナ対策とタバコ対策の現状維持

現在世界の先進諸国で、マリファナ喫煙者が激増している事は衆知の事実である。残念ながらこの傾向は当分の間持続する

ものと想像される。良かれ悪しかれ、アメリカは日本の将来の姿を先取りしているように思われる。もしそうだとするならば、今日アメリカが直面させられているマリファナ対策問題は、遅かれ早かれ我々日本社会の課題として登場してくるであろう。もちろん、外国の動向に盲従する必要はない。日本には日本の事情があり、日本独自のマリファナ対策が存在しうるかもしれない。日本は古来から麻薬には、特にアヘンには、極めて厳しい国であった。このことが、マリファナ喫煙にも極めて厳しい態度をとらしめる結果となっていると思われる。そのため、マリファナ喫煙常習者の割合は、欧米諸国に比べて極めて低率であり、これはまことに喜ばしい事である。

ちなみに、２００８年の調査によれば、欧州（ヨーロッパ）成人における大麻の生涯使用者（今までに一回でも使用した事のある者）は７１００万人で、欧州人口の22%にものぼっているほどである。この様な大量の大麻使用者が存在する現状に、欧米の警察と司法当局が、犯罪撲滅に追い付けない事情にあるのも紛れもない事実である。

幸いにも日本はまだそこまでには至っていないので、できればマリファナ対策は、現状維持で行きたいというのが国民の一般的見解であるかもしれない。ただし、このためには、国民の健康にとって、マリファナよりも何十万倍も、いや比較できないくらい有害なタバコへの規制強化を忘れてはならない。同時にまた、マリファナ以上に人体や健康に有害な鎮静剤、睡眠剤、精神安定剤の使用や乱用に対しても、厳しい規制を設《もう》け、向精神剤の乱用や薬物依存に対しても、今以上の厳しい態度をとる事が必要不可欠である。

このような対策を取った後のマリファナ対策現状維持ならば、世界の良識を納得させる事ができ、諸外国に新たな感銘さえも与えるかもしれない。しかし、もし、タバコの健康上の有害性に目をつむり、タバコには極めて寛容な態度を取り続け、タバコほどにも健康被害のない麻薬であるマリファナ（大麻タバコ）喫煙にのみ厳しく対処しようとすればどうなるのであろうか。おそらく、マリファナ合法化、マリファナ非犯罪化、タバコ規制強化の対策を取る諸国から、その対策の基本理念について疑問と冷笑を受けるであろう。また、「法律上の危険は、健康上の危険を上回ってはいけない」と主張する国内外のマリファナ解禁運動家やマリファナ愛好者達から、その対策の矛盾や非合理性をつかれ、彼らを勇気ずける結果しかもたらさないであろう。マリファナ対策現状維持を希望するかぎり、その最低条件として、タバコへの多方面に渡る規制強化、タバコ喫煙行為への厳しい規制及び現存するタバコ喫煙規制諸法令の遵守《じゅんしゅ》が必要不可欠である。日本のマリファナとタバコをめぐる今後の対策の方向は、前述した対策㈡から対策㈭の間にあるような気がする。

注

（1）ウイリアム・L・ダン著『喫煙行動』（たばこ総合研究センター訳）人間の科学社、1975、14頁。
・毎日新聞（昭和46年6月19日）、（昭和55年3月11日）
・全米科学アカデミー医学研究所は、大麻使用による副作用は他の医薬品で許容されている副作用の範囲内にあるとしている。
・イギリスの研究団体であるベックリー財団（Beckley Foundation）は、2008年に、「大麻は精神及び身体を含む健康問題で良くない場合があるが、相対的な害では、それはアルコールかタバコより極めて害が少ない」とする論文（2008年10月3日、AFPBB）を発表している。

（2）アンドリュー・T・ワイル著『ナチュラル・マインド―ドラッグと意識に対する新しい見方―』（名谷一郎訳）、草思社、1979。

（3）毎日新聞（昭和54年6月4日）

（4）毎日新聞（昭和54年6月19日）

（5）西日本新聞（昭和54年10月6日：夕刊）

（6）牧野賢治著『タバコロジー：嫌煙・禁煙・あなたの健康』、毎日新聞社、昭和53年、227頁。

（7）西日本新聞（昭和52年12月18日）

（8）久野綾子編集『おんなの反逆』第18号、名古屋市瑞穂区熱田東町、堀田団地4の704発行 1978、48～49頁。
・朝日新聞（昭和52年7月11日）

（9）西日本新聞（昭和54年8月14日）

(10) 西日本新聞（昭和54年8月15日）
(11) 久野綾子編集、前掲誌、48頁。
・毎日新聞（昭和52年3月10日）
(12) 西日本新聞（昭和54年5月24日）
(13) 西日本新聞（昭和54年5月24日）
(14) 英国王立内科医学会著『喫煙をとるか健康をとるか―英国王立内科医学会第3回報告―』（富永祐民・黒石哲生・小川　浩・清水弘之訳）、財団法人結核予防会、昭和54年、137頁。
(15) 英国王立内科医学会著、前掲書、126頁。
(16) 毎日新聞（国連を見直すシリーズ第20回：昭和55年3月11日）
(17) 朝日新聞（昭和54年7月8日）
(18) 警察庁編『警察白書』（昭和54年版）、大蔵省印刷局、昭和54年、169頁。
(19) 西日本新聞（昭和54年8月15日）

第二章　21世紀家庭・学校・地域社会における禁煙・受動喫煙教育の方法原理

これまで考察してきた様に、タバコ喫煙はマリファナ喫煙よりも人体の健康に遥《はる》かに有害である。それ故に、欧米先進諸国は、マリファナ喫煙には規制を緩和し、タバコ喫煙に対しては規制を益々厳しくしつつある。日本はマリファナ喫煙には規制が厳しいが、タバコ喫煙規制は、欧米先進諸国に比べるとまだまだ不十分である。

21世紀の日本における家庭・学校・地域社会における禁煙・受動喫煙教育は、以下に示す四つの方法原理に立脚して実践されなければならない。

第一節　健康破壊、タバコ病、タバコ死の観点から、タバコ喫煙を認識すべきである

日本において、医学者の立場からタバコ病という言葉を初めて提案されたのは、大阪大学医学部内科学教室の山村雄一教授であろうと思われる。山村博士は、１９６７年に「タバコ病という疾病の提案―内科医の立場から―」という論文を科学雑誌に投稿されている。(1) 以来、国立がんセンター研究所疫学部長の平山　雄博士、アメリカのハーバード大学のマクマーホン（Mac Mahon）教授らの国内外にわたる医学関係者によって、「タバコ病」、「タバコ死」についての理論化の努力がなされて来た。(2)

病気というものは、原因、宿主、環境の三側面からとらえることが可能である。だとすると、タバコ病とは、原因（紙巻タバコ喫煙が主である）、宿主（喫煙者の喫煙開始年令、タバコ煙の吸入習慣の有無、吸い残しの長さ、体質、性格、性別など）、環境（大気汚染、職業、食習慣など）の諸要素を基盤として引き起こされる病気と定義され、タバコ死は、タバコ病の最終段階、最重症段階と定義されよう。

タバコが健康に害があるのではないかと疑われ始めたのは、肺ガンの増加が目立つようになった20世紀に入ってからの事で

あり、本格的な研究が開始されたのは、1950（昭和25）年以降であると言われる。以来今日まで多くの研究がなされ、特にガンとタバコの関係についての医学的解明がなされつつある。一般的に、ガンが発生する要因として、食事35％、喫煙30％、感染症10％と推測されているようだが、国立がんセンターの疫学部長平山 雄博士は、「ガンの半分はタバコが原因で、食物に関係あるものは3割、職業性のものは1割程度である」[3]とガン発生に対するタバコの寄与率を高く推定されている。

昭和30（1955）年代から昭和50（1975）年代にかけて、当時の日本専売公社のタバコ販売促進のためのスローガンは、「今日も元気だ、タバコがうまい！」であった。日本各地の多くの場所において、この看板や広告に出合ったものである。多くの日本国民は、この宣伝広告に少しの疑問も持たず、まるでタバコ喫煙が元気と健康の源《みなもと》でもあるかのように錯覚して来た。本当はこのスローガンの「が」という文字を、「か」や「す」に置き換えねばならない。すなわち、「今日も元気だ、タバコがうまい！」は、「今日も元気だ、タバコすうまい！」が、医学的、科学的見地からの真実である。タバコを買わず、タバコを吸わないからこそ、今日も健康であり元気でいられるのである。20世紀の日本国民の喫煙観の中には、健康破壊、タバコ病、タバコ死の観点は、まったく欠落していたのではなかったか。

日本専売公社は、男性喫煙者の減少をカバーするために、新たなタバコ消費者として、日本の若い女性にターゲットを絞《しぼ》り、懸念の企業努力と販売活動を行って来た。そのスローガンは、「タバコは動くアクセサリー」であった。昭和30年代から昭和40年代にかけて、若い女性を対象に、若い美人モデルを登場させ、いわゆるアクセサリー喫煙を宣伝した。若い美人モデルとして当時人気のあった池内淳子、香川京子、白川由美、浅丘ルリ子、浜 美枝などの美人女優が喫煙しているポーズをポスターに登場させ、汽車や電車の中で、女性週刊誌や婦人雑誌の中で、広告や宣伝を繰り返した。これらの広告や宣伝は、タバコを吸っている女性を励まし、喫煙の害を憂慮している医療、保健従事者に対する挑戦であった。だが、健康破壊、タバコ病、タバコ死の観点からタバコ喫煙をとらえる視点がまったくなかったため、長い間国民からの疑問や抗議の声もあがらなかった。

未成年者への学校での禁煙教育は、どのようであったであろうか。日本の未成年者への伝統的禁煙教育のスローガンは、「タバコは大人になってから」、あるいは「タバコは成人になってから」である。次頁下段写真資料①を見てもらいたい。筆者が、佐賀県内の当時の国鉄の駅舎内に掲示してあった2種類のポスターを撮影したものである。佐賀県の関連諸団体の名誉のために敢えて述べるが、このポスターは佐賀県だけでなく、昭和50年代から昭和60年代にかけて、全国的規模で一般的に広く掲示されていた中・高校生への禁煙教育のためのポスターであると理解してよい。

大人（成人）の真似《まね》をしたい、タバコの煙を鼻から出したくて得意がりたい、タバコへの好奇心が人一倍強い中・高校生にとって、この禁煙教育ポスターは、無力、いや有害でさえある。実際は、中・高校生に喫煙を奨励しているのに等しい。また、暗黙の内に「大人（成人）になったらタバコ喫煙をしてもよろしい」と言っているのと同じである。このポスターを掲示した当時の責任団体は、佐賀県青少年育成県民会議、佐賀県高等学校生徒指導連盟、佐賀県中学校生徒指導連盟である。断わっておくが、これは佐賀県の関係者、関係団体のレベルが低いという問題ではない。

当時は日本全体がこのようなレベルであり、このような問題意識しか持っていなかったのである。大人（成人）になってからも、未成年者の時も、健康を守るために喫煙をしてはいけないと指導すべきである。このような未成年者への学校での禁煙教育には、健康破壊、タバコ病、タバコ死という深刻な観点は、まったくゼロである。健康破壊によるタバコ死の現実については、次の様な関係機関やこの方面の権威ある医学者の警告を示すだけで十分であろう。

「喫煙か健康か、選ぶのはあなた」を1980年のスローガンに決定した世界保健機関（WHO）は、1980年4月7日の世界保健デーに世界の全国民に向けて、「喫煙が引き金となって、アメリカで毎年35万人、イギリスで毎年5万5000人も死亡している」とショッキングな研究調査結果を示し、世界の愛煙家に、「断固として禁煙に踏み切るよう」呼びかけた[4]事を記憶している人は多かろう。21世紀初頭の2002年、WHOは、「喫煙を原因とする世界の推計死亡者数は、2000年において420万人とされ、2025~2030年には年間1000万人に達し、そのうち700万人は発展途上国での死者数と予測

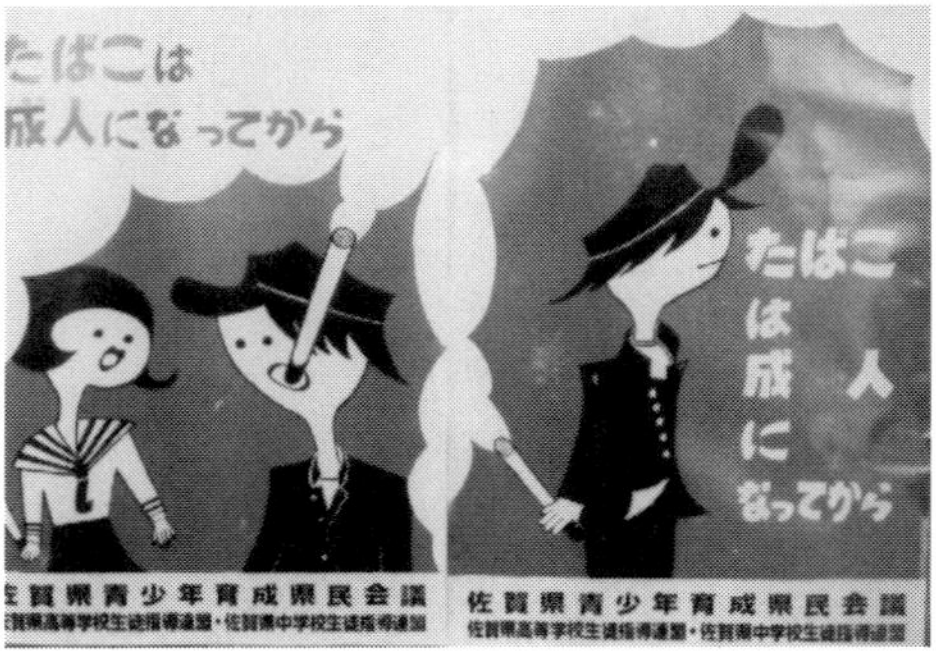

写真資料① 中・高生への禁煙教育ポスター
―タバコは成人になってから―
（国鉄佐賀線東佐賀駅にて筆者撮影：昭和61年）

されている。」(WHO, The Tabacco Atlas, 2002, P. 36) とその報告書で述べている。

当時、国立がんセンター疫学部長であった平山　雄博士の研究によれば、タバコを吸ったがためにむざむざ死んだ人の数(タバコによる超過死亡)は、日本で年間約18万人にも達すると言う。平山　雄博士の著書は言う。「ところで、1年間に何人がタバコのために死ぬか。タバコを吸ったために死ぬ人の総数は、肺ガン死亡者の7倍だと言われる。昭和58年には、肺ガンで2万6000人以上が死亡したと推計されるから、その7倍の約18万人がタバコのために命を落としているわけだ。(5)」前述のWHOのイギリスのタバコによる超過死亡5万5000人は、日英の人口比を考えると恐ろしい程一致する。現在は交通戦争の時代でもあると言う人は多い。交通事故で死亡する人数は、平成21(2009)年度で4914人であり、最も多かった昭和45(1970)年度ですら1万7000人台である。死者数で換算すると、タバコで死んだ人の数は、交通事故死亡人数の10倍から37倍にも達する。

アメリカが行ったベトナム戦争での米軍人の戦死者数は、16年間の全期間で総数5万8209人であり、最も多い昭和43(1968)年度で1万4592人、1年間の平均戦死者数は5707人に過ぎない。だとすると日本は、死者数で換算すると、ベトナム戦争レベルの戦争を昭和58(1983)年当時12～32個も展開していた事になる。まさにタバコ戦争、タバコ戦死、タバコ死という言葉が率直に実感できよう。

第二節　非喫煙者を守るために、副流煙による受動喫煙の被害に注目すべきである

20世紀までの禁煙教育は、主として喫煙者を対象とした、主流煙による能動的喫煙の害に注目したものであった。喫煙者は能動的に喫煙し、タバコからでる主流煙を肺臓内に吸い込み、そして再び空気中に排出する。一方、タバコの先端からは、タバコの紫煙(すなわち副流煙)が絶えず立ち昇って、室内や車内の閉鎖空間に充満し拡散している。喫煙者と非喫煙者が閉鎖空間に共存している場合、非喫煙者は否応《いやおう》なく閉鎖空間に充満し拡散した副流煙と排出された主流煙を吸い込まざるを得ない。なぜならば、人間は呼吸をしなければ生きていけないからである。非喫煙者は否応なく副流煙と排出された主流煙を肺臓内に

吸い込まざるを得ない、すなわち受動喫煙を強制されるわけである。非喫煙者からもニコチンが検出される事実が、受動喫煙の存在を証明している。

パッシブ・スモーキング（Passive Smoking）とは、受動（的）喫煙と和訳され、自分自身はタバコを吸わないのに、他人の吸うタバコの煙を受動的に、間接的に、二次的に吸い込むことを強制させられている状態を言い表す言葉であり、自らの意思により嗜好としての喫煙を行う能動（的）喫煙（アクティブ・スモーキング：Active Smoking）の対立概念である。この概念は人により、国により受動（的）喫煙、不本意喫煙、二次喫煙、間接喫煙等と様々に呼称されている。

紙巻タバコの煙の中には、燃焼によって発生した４０００種類以上もの化学物質が存在していると言われる。この化学物質は、発がん物質、腫瘍創始物質、発がん促進物質、繊毛細胞障害物質、膀胱発がん物質、有害物質（一酸化炭素、アンモニア、窒素酸化物など）の６種類の成分からなる。紙巻きタバコの主流煙と副流煙の物理化学的特性の比較研究を行ったアメリカを始めとする世界の数多くの研究によれば、なんと発がん物質を始めとする有害物質は、副流煙の方に何倍も多く含まれている事が明らかになったのである。これらの有害物質を強制的に吸わせられる我々受動（的）喫煙者（いわゆる非喫煙者）は、たまったものではない。いや、怒りさえ覚える。筆者の親類や友人の中で、非喫煙者なのに、肺がんになった女性が複数存在した。その都度、どうしてタバコを吸わないのに、肺がんになったのだろうといつも疑問を持っていたが、受動喫煙の概念によって、その疑問が氷解した。彼女らは夫の喫煙によって、受動(的)喫煙者となっていたのである。思えば彼女らの夫は例外なくヘビー・スモーカーであった。ヘビー・スモーカーの夫と何十年も一緒に生活をしていたのである。何十年間も受動喫煙による被害を受け続けて来た、受動喫煙者であったのである。

平成20（２０１０）年9月28日厚生労働省研究班によって、受動（的）喫煙による日本人の死亡被害が、年間６８００人にものぼると言う驚くべき、いや衝撃的研究結果が発表され、翌日全国の各新聞に一斉に報道された事は、まだ記憶に鮮明に残っている国民も多いと思う。次に、佐賀新聞におけるその報道記事(6)を紹介しよう。

表① 年間の受動喫煙による被害

	男性（うち職場）	女性（うち職場）
肺がんで死亡	600 (400)	1,600 (300)
虚血性心疾患で死亡	1,600 (1,400)	3,100 (1,500)
合計	2,200 (1,800)	4,600 (1,800)

※単位は人，数字はすべて概数　厚生労働省研究班の研究(2010)

受動喫煙が原因で肺がんや心臓病で死亡する成人は、国内で毎年約６８００人に上がるとの推計値を厚生労働省研究班が９月28日に発表した。女性が約４６００人と被害が大きく、全体のうち半数以上の約３６００人は、職場での受動喫煙が原因と見られると言う（64頁表①参照）。

主任研究者の望月友美子国立がんセンタープロジェクトリーダーは、「年間の労災認定死が約１０００例であることを考えると、甚大な被害だ。行政と事業者は、労働者の健康を守る責任があることを認識すべきだ」と話している。研究班は、平成17（２００５）年に実施された受動喫煙状況に関する調査を基《もと》に、タバコを吸わない成人約７６００万人のうち、女性（約４８００万人）の約30％と男性（約２８００万人）の約６％は家庭で、女性の約20％と男性の約30％は職場でそれぞれ重複して受動喫煙にさらされていると推定した。受動喫煙により、肺がんや虚血性心疾患などの病気になる危険性が１・２〜１・３倍になることが国際機関や同センターの疫学調査により明らかになっており、受動喫煙によって増えるリスクから死者数を推計した。その結果、肺がんで死亡した女性（年間約1万８０００人）の約８％と男性（同４万９０００人）の約１％、虚血性心疾患の女性（同約３万４０００人）の約９％と男性（同約４万２０００人）の約４％の計約６８００人は受動喫煙が原因と判断した。

まさに、驚くべき受動喫煙の被害である。考えて見てほしい。毎年約６８００人の非喫煙者である日本人が、喫煙者である日本人が吸うタバコの煙の害が原因で死亡しているのである。ちなみに、、平成21年の日本の交通事故死者数は４９１４人である。交通事故死亡者の１・38倍の人達が、他人が吸うタバコの煙で殺されているという事実と現実を決して忘れてはならない。平成14（２００２）年8月2日に健康増進法（平成14年法律第一〇三号）が制定・公布され、翌年5月1日より施行された。この法律の第二十五条において、受動喫煙の防止が次の様に明記されている。

第二十五条　学校、体育館、病院、劇場、観覧場、集会場、展示場、百貨店、事務所、官公庁施設、飲食店その他の多数の者が利用する施設を管理する者は、これらを利用する者について、受動喫煙（室内又はこれに準ずる環境において、他人のタバコの煙を吸わされることをいう）を防止するために必要な措置を講ずるように努めなければならない。

１日も早く、受動喫煙規制対策の実施を、努力義務から義務に強制強化して、違反者には罰則を科すべきである。平成29

（2017）年現在、受動喫煙防止対策は、依然として努力義務段階のままであり義務化、罰則化も未《いま》だに達成されておらず、実行性の担保及び被害防止の観点から見る時、極めて不十分である。

21世紀の反喫煙教育においては、非喫煙者の保護を目的とした喫煙規制、室内空気汚染の元凶としての副流煙、労働環境汚染源としてのタバコ喫煙への認識が不可欠である。タバコの煙から逃げる、タバコの煙を遠ざける、タバコの煙から避難する嫌煙（避煙）教育、受動喫煙を防止する教育、すなわち受動喫煙教育の視点が必要である。その点でも、21世紀の反喫煙教育は、禁煙・嫌煙教育又は禁煙・受動喫煙教育でなければならないのである。

第三節　全ての人間を禁煙・受動喫煙教育の対象としなければならない

20世紀までの禁煙教育の主たる対象者は、未成年者喫煙禁止法が対象とした未成年者であった。学校段階で示せば、中学校生徒と高校生に対する禁煙教育が主であった。21世紀の禁煙・受動喫煙教育の対象は、乳幼児、幼稚園児、小学生、中学生、高校生、大学予備校生、大学生、大学院生、成人社会人、老人が考慮されなければならない。学校段階で言えば、幼稚園、小学校、中学校、高校、大学予備校、大学を禁煙・受動喫煙教育の視野に入れておかねばならない。

21世紀の禁煙・受動喫煙教育においては、人間の受胎・妊娠・誕生から死までをも対象とした、生涯教育の視点からの考察と配慮が必要である。学校における21世紀の禁煙・受動喫煙教育においては、幼稚園と小学校、大学が新たな注目を注がれなければならない。中学生と高校生のみを対象とした禁煙教育では、余りにも遅すぎるし、大学生を対象としていないという点で余りにも早すぎる。大学1、2年生は、多くはまだ未成年者であり、禁煙教育の一大盲点であった。大学側も一般社会も、大学生であるという理由で、タバコと酒には極めて寛容であったが、深く反省すべきである。予防医学の観点から、費用対効果の観点から、幼稚園や小学校の段階から、禁煙・受動喫煙教育を開始すべきである。

北欧のスウェーデンでは、タバコの奴隷になってしまった大人（成人）の禁煙・受動喫煙教育よりも、まだタバコに汚染されていない幼稚園児や小学校児童の禁煙・受動喫煙教育に努力を集中して効果をあげている。幼稚園や小学校での禁煙・受動喫煙教育教育が成功すれば、家庭での子供に対する禁煙・受動喫煙教育が成功すれば、これらの子供たちが大人（成人）になった時に、タバコの被害から解放された理想的社会が実現するという発想に立脚しているのである。

大学での禁煙・受動喫煙教育の取り組みはどうだったのであろうか。残念ながら、常に社会の動きから遅れていたと思われる。筆者の知る限りではあるが、全国の国立大学（当時）・学部の中で最初に教授会禁煙を審議・決議・宣言したのは、佐賀大学教育学部であった。今（平成29年）を遡《さかのぼ》る事38年前の昭和54（１９７９）年４月10日の教授会において、会議中における喫煙問題が議題として取り上げられ、審議の結果、会議中における禁煙が圧倒的多数で決議された。この事は当時としては社会的ニュースとなり、新聞やテレビニュースとして全国的に報道された程である。当時の大学の教授会は、医学部の教授会ですら、濛《もう》々たるタバコの煙の中で会議をし、この事に何の疑問をも感じていない時代状況であった。

この佐賀大学教育学部教授会禁煙決議についての報告書は、非喫煙者を守る会会報『のんすもーかー』第５号（昭和54年12月５日発行）に掲載され[7]、更に、非喫煙者を守る会（本部：札幌市　代表理事　黒木俊郎）の手によって、全国の主要な大学教授会に贈呈された。そのためか、筆者宛てに、全国の大学教授会の議長（学部長）から、問い合わせや教授会禁煙決定を知らせる手紙を多数頂いた事を記憶している。

以来、教授会禁煙の流れは、佐賀大学の他の学部へ、他の大学の医学部、歯学部、薬学部、教員育成大学・学部、農学部等へと、正《まさ》に燎原《りょうげん》の火のように全国の大学・学部へと広がっていった。教授会禁煙決議が一番難行し、遅れたのが法学部教授会であった。難行した法学部教授会では、例外なく、「嫌煙権は存在するのか否か」の論議になり、議論が沸騰《ふっとう》した様である。正確な調査があるのか知らないが、おそらく、全国の国公私立の大学のほとんどの教授会が会議中禁煙であると思われる。いや、教授会禁煙でない大学・学部こそが、ニュースになってしまうご時勢になってしまったのである。

健康増進法の制定・公布・施行も、大学における禁煙・受動喫煙教育に大きく貢献している。平成15（２００３）年５月１日の施行以来、その第二十五条において、受動喫煙の防止が施設管理者の努力義務となった。多くの大学は校舎内完全分煙体制を確立し、更に、平成29年現在、全国の４年制大学の約25％ぐらいが、大学敷地内禁煙を宣言し、その数は増大しているとマスコミは報じている。

大学の中には、更に進展した禁煙・受動喫煙教育の新しい取り組みを開始した大学・学部も出現しつつある。多くの大学は、校舎内禁煙が最低レベルの対策であるが、遂にと言おうか、ようやくと言おうか、将来の職業倫理育成の観点から、喫煙者の入学お断りの大学・学部が出現した事は注目に値する。熊本市の私立崇城《そうじょう》大学の薬学部が、平成23（２０１１）年度の入学試験の要項に、「喫煙者の入学お断り」の文言を盛り込んだ。[8] 学生の多くが薬剤師をめざすなど、健康にかかわる学問を学ぶ以上は、タバコを吸わないほうが望ましいと教授会が判断した。全国的にも珍しい取り組みと言う。崇城大学入試課によると、要項の注意事項欄に記していると言う。

受験生の大半は、喫煙が法で禁じられている10代だが、浪人生などの成人もいるため、「タバコを吸わない人に入学してほしい」という姿勢を見せるのが狙いと言う。非喫煙者のみを受験資格にしたり、入学後の誓約を求めたりするものではないと言う。崇城大学薬学部は、平成20（２００８）年度から構内を全面禁煙とし、喫煙する在学生には医療機関の禁煙外来と連携して指導して来たと言う。この様な動きは、今後ますます強まると思われる。医学部、歯学部、保健学部、教員養成学部など、医療、健康、教育に携わる職業人を養成する大学・学部は、職業倫理として禁煙を守る人間を育成するためにも、崇城大学薬学部の英断を学んでほしいものである。

第四節　家庭・学校・地域社会の場で、禁煙・受動喫煙教育は、体系的に実施しなければならない

禁煙・受動喫煙教育の対象に乳幼児、幼稚園児、小学生、中学生、高校生、大学（浪人）生、成人社会人、老人の全ての人間が考慮されなければならない事は、別の表現を借りれば、これらのすべての人間が生活するすべての場所、すなわち、家庭、学校および社会の場で禁煙・受動喫煙教育が実施されなければならないという事を意味する。教育の場、教育の種類を家庭教育、学校教育、社会教育に3分類すれば、21世紀からの禁煙・受動喫煙教育には、学校教育の他に、新たに家庭教育と社会教育におけるそれが登場しなければならない。ここで意味する社会とは、近隣社会、地域社会、国家社会、国際社会など、家庭や学校以外の社会の総称である。20世紀までの禁煙教育は、未成年者喫煙禁止法を根拠に、学校教育の中でも、主に中学校と高校

において実施されて来たと言ってもよかろう。

しかし、21世紀からの禁煙・受動喫煙教育には、家庭と社会（職場、会社、公共の施設や場所等）も重要な考察対象にならなければならない。学校教育の場においては、これまで軽視あるいは無視されて来た感のある幼稚園、小学校、大学予備校、大学における禁煙・受動喫煙教育も重視されなければならない。

21世紀における禁煙・受動喫煙教育は、家庭において、学校においては幼稚園・小学校・中学校・高校・大学予備校・大学において、社会において、乳幼児から老人まで、受胎・妊娠・誕生から死亡までの人生の全生涯に渡る生涯教育の視点から、一貫的かつ体系的に考察・実施されなければならない。

注

（1）山村雄一著「タバコ病という疾病の提案──内科医の立場から──」、『自然』、第22巻第4号、中央公論社、1967年。
（2）タバコ病、タバコ死の概念については、本書の第四章の「タバコ病・タバコ死の理論」において詳述されているので参照されたい。
（3）川野正七著『恐るべきタバコ公害』（増補改訂版）、九州禁煙協会、1978年、3頁。
（4）読売新聞（昭和55年4月7日）
（5）平山　雄著『読むだけで煙草がやめられる』、潮出版社、昭和59年、47頁。
（6）佐賀新聞（平成22年9月29日）
（7）松尾正幸著「大学教授会における禁煙決議とその後の経過──佐賀大学教育学部の場合──」《全国大学教授会へのアピール》非喫煙者を守る会編『のんすもーかー』、会報第5号、非喫煙者を守る会発行、昭和54年、6～12頁。
（8）朝日新聞（平成22年9月8日）

第三章　タバコ百害無益論

第一節　タバコの無害論、有益論、百害無益論

1．タバコの無害論、有益論の系譜

埼玉大学の茨木俊夫氏の調査によれば、タバコの有害性に関する情報を理解する事ができない者、あるいは無視する者、更には強固な意志で吸い続ける者は、全喫煙者の中の3割にすぎず、残りの7割はできればやめたいと思いながら吸っている者であると言う。

アメリカのダニエル・ホーン博士の調査によれば、常習的に喫煙するアメリカ人のうちで、タバコがうまく快適で楽しむに値すると考えている者は全体の14パーセントにすぎず、残りの86パーセントはやめたくてもやめられぬ哀れな存在であると言う。[1]日本の喫煙者の3割、アメリカの喫煙者の14パーセントにあたる、いわゆる〝ひらきなおり喫煙者〟が、無害論、有益論の提唱者ないし支持者である。無害論、有益論も素朴なものから科学的によそおったものまで多様であるが、喫煙者、非喫煙者を問わず共通しているのは、タバコの有害性を認めていないか、認めたくない、あるいは害よりも益の方が自分には多いという態度をとっている事である。

(1)　人生宿命論

この立場を支持する人は次のように主張する。

〝タバコの味が悪くなる事は考えない事にしている。人生にはタバコの問題よりももっと大切な事が沢山ある。このストレスの時代、それを乗りきるのに我が心の友「タバコ」を人生の伴侶とし続けて何が悪い。少しでも長生きする事だけが能じゃない。好きな事をやり楽しんでこそ充実した人生である。

命の事を考えても、今晩にでもその辺を歩いていて交通事故で死ぬかもしれない現代社会だ。健康の事だけ考えても世は公害時代。たとえタバコを慎んだとしても、排気ガスや都会の汚れた空気がどんどん肺の中にとび込んでくる。有害論者諸君、ドブの中を泳ぎながら誰がうがいをしますか？〟

このような人は世の中には案外多いものである。知性と教養のある人にさえ、このような人生観を植え付けたのはニコチンの仕業《しわざ》である。

(2)「御上《おかみ》」信頼論

昔から日本人の意識の底には、「御上《おかみ》（政府、国家、役所）のする事にまちがいはない、さからわずにただ従っていればよい」という〝御上《おかみ》絶対意識〟が流れ続けていると言われる。この考えのタバコ版が「御上《おかみ》」信頼論である。

〝タバコは有害であると言うが、何でも度が過ぎれば害になる。塩や砂糖だって取り過ぎれば健康に有害である。要は適度に節煙する事だ。第一、言われているような害があるなら、政府自ら売るはずがない。たとえあったとしてもたいした害ではないからだ。政府も言っているように「健康のために吸いすぎに注意」すれば良い。吸いすぎなければ害は無い。私は有害論者の言う事より政府を信頼する。〟

外国では、政府が必死になって国民にタバコをやめさせようと努力しているのに。

(3)　有害不確定論

この論者は、タバコは健康への害を与える〝容疑者〟でしかなく、まだ確定した〝犯人〟ではないと主張し必死で安心しようとする。

〝いろいろ言われる害の中で医学的に立証されている害もないのである。あくまでも疫学的にデーターの上で表れるだけであり、容疑者の域を今だ脱し得ていないのである。もっと簡単に言えば、これこれの病にかかった人で喫煙者の方が非喫煙者より多いと言う事である。それでは喫煙と病との因果関係は、というと全く霧の中、なのである。……中略……事実として現在、喫煙の有害性、有効性については医学者の間で意見のわかれているところである。もちろん多くの病の容疑者としての立場は全く変わっていないが、吸いすぎさえ注意していれば効用の方が優先される、と述べる学者も多いのである。それはかえって余計な負担をせおってまで禁煙する必要はない、あるいはかえってその方が悪い、と言うわけである。……中略……こうした中で確かに言える事は、無理にやめる方がよっぽど悪い、と言う事である。現代社会はストレスのかたまりとも言われ、そのためおこる病気が多い。そうした中で本来それをいやすためのタバコが、逆にストレスを多くし、それが引き金となって高血圧、胃潰瘍、ぜんそく、ノイローゼといった病気を誘発する恐れがある、と言うのである。[2]〟

(4) 不可知論

これは〝容疑者〟であることも、いや害さえも認めることができない立場にある人によって展開される論理である。日本専売公社がこの論理の総本山である。喫煙の害があるかどうか不明だという理論のより所となっているのが、1971(昭和46)年の専売事業審議会での吉田富三氏ら5名の特別委員の次のような〝喫煙の健康への影響についての考え方〟である。

〝肺がん死亡者に紙巻たばこの重喫煙者が多くみられると言う統計的、疫学的事実が指摘され、また、心筋硬塞、狭心症などの心臓障害についても、同様の問題がある。一方、病理学的には肺がんの発生と喫煙との因果関係などについて今後の研究に待つべきものが多く、また、心筋硬塞などの疾患についても、喫煙と血管の器質的変化との直接的因果関係などにおいてなお研究の余地が残されている。

以上のように、疫学的立場と病理学的立場との間には、なお一致しない点もあり、これに臨床医学的立場からの観点を加えれば喫煙と健康の問題は簡単に結論づけられる問題ではない[3]……〟

しかしながら、その後現在では、世界の多くの研究機関や研究者たちは、喫煙による肺がんの発生を確実という表現で評価している事を付記しておきたい。

(5)　有益論

これはニコチンに対する依存性が確立してしまい、いわばニコチン中毒者になりはててしまった愛煙家諸氏によって主張される論理である。これは更に次の三つに分類できる。

㋑　心理的有用論

〝タバコを吸うと心が鎮まり、ゆったりとした気持ちになりますので、忙しい時ほど吸いますね。〟

〝僕はもう吸わなかったら精神不安定なんです。もう効用や魅力を越えて生活必需品になってしまいました。〟

〝用談中の話の間《ま》に一服やると気分がおちついて話の主導権も握れるんです。また接客中の話の間を微妙に調和させてくれるのがタバコです。〟

〝人間関係、仕事、接客などストレスが多い。そんな時にタバコが何よりも効果があります。〟

たしかに、タバコはニコチン中毒になってしまった人にとっては有用であろう。ちょうど麻薬中毒者が麻薬を使用すると、おちつき安定してくるように。これらの心理的有用論者は、マリファナ喫煙者のまったく同様の論理にはどう対処するのであろうか。精神の集中、創造的音楽や芸術活動のためにマリファナ喫煙が必要だと主張するマリファナ解禁論者たち。しかも彼らは、他人に迷惑をかける事なく自分の部屋でひっそりとマリファナ喫煙を楽しむ場合がほとんどである。しかも健康への害はタバコよりはるかに少ない。しかし、マリファナ喫煙者は警察に逮捕されブタバコに入れられる。

心理的有用論者のマリファナ喫煙に対する見解をぜひ聞きたいものだ。「タバコを吸うと精神的に安定し仕事がはかどる」と言うあるジャーナリストの主張に、「君、それ自体がすでに異状なのだよ」と指摘したと言う大島　渚映画監督の一言が、これらの心理的有用論者への適切な答えであろう。

㋺　医学的効用論

西洋でも日本でも、タバコは最初は医薬品として愛用されたと言う。万病の薬としてのタバコという考えは現代にはなかろう。しかし現在でもまだ、タバコは医学的に効用があると信じかつ公然と主張している人もいる。この様な人は、犯罪的ですらある。一般的に、自分のしている事とそれに対する態度がくい違っている状態を、心理学では「認知的不協和」の状態にあると言っている。この状態にあると、人は普通強い緊張を感じ、何とかしてこれを克服し、認知的協和の安定した状態になろうと努力する。タバコの場合だと、「タバコを吸っている」事と、「健康を害するかもしれない」という考えが同時に存在するような時である。この時、人は喫煙をやめるか、喫煙をやめないで、「タバコは健康にも効用があるのだ」と自分に言いきかせながら合理化を行う。後者の人々は、医学的にも喫煙は安全だと思い続け、そのような信念を裏づける情報をさがしまわり安心しようとする。次に、そのようにして得た医学的情報をちりばめた医学的効用論の一例を紹介しよう。

〝実験的には高血圧の場合のニコチンによる降圧作用が確認されているし、疫学的には脳卒中による死亡頻度の低いことが証明されてもいる。また現代病の一つといわれるパーキンソン病についても、喫煙者の方がはるかにかかりにくいと言われ、これは米英などにおける大規模な調査でも明らかにされている。こうした目に見える効用も徐々に明らかにされているのだが、その理由はまだ分かっていないのが現状である。よくタバコをやめたら急に太り出した、と言うのを耳にする。これはまだその理由を出すまでにはいたっていないが、タバコをやめたための副作用、とでも書いておこう。

ニコチン中には血液内の糖漢《ママ》度を高める作用がある。これは研究の結果明らかにされている。このためタバコを吸うことによって空腹感を緩和させるという作用が生じ、食欲を減退させる事にもなる、と言うのである。現代人は栄養を必要以上に取り過ぎている、と言われている。またそれに対する運動不足も言われている。こうした意味では喫煙が、結果的に必要以上の栄養の吸収をさまたげている、という事になるのである。だが医学的な根拠については今だに定説はない。内分泌学的には、肥満者が肥満解消のために喫煙をこころみても、何ら影響は及ぼさない、という報告もある。[4]〟

(八) 社会的効用論

社会の中に存在するものはそれだけの合理性と正当な理由を持っている、タバコが社会から決してなくならず、これだけ多数の人間が喫煙しているのはそれだけの効用があるからだ、と主張する人は多い。この主張者の中には、タバコは人体に有害である事を積極的に承認し、いや〝毒だから吸うのだ〟と主張する人も多い。このような人は、その害を補うに値する社会的効用があると考えているのである。1972(昭和47)年に日本専売公社によって設立された財団法人「たばこ総合研究センター」は、タバコの持つこのような社会的効用を総合的に研究する組織である。

同センターは、「これだけ多数の人が喫煙しているのに、それが生存上、どのような役割も果たしていないというような事はあり得ない」という前提のもとに、「タバコの生存に及ぼす社会的効用の研究」に一生懸命とりくんでいる。この立場の人々が主張するタバコの社会的効用は、会社、国家、社会、法律などの複雑な組織体や環境の中に、人間がスムースに適応していくための最も手軽で有効な手段となっている点にあるようである。この点に社会の中で占めるタバコの役割と意義を認めているようである。集団や組織に適応していくための方法は他にいっぱい存在するのに、なぜ有害であると言われる喫煙という行動によってのみ達成されるのであろうか。その理由としては、手間がかからない、一人で手軽にできる、安価である、仕事を続けながらでもできる、負担の軽い行為であるわりに効果が大きいなどがあげられている。

2. タバコの無害論、有益論への評価

さて、以上の無害論や有益論はどのような背景から提出されたのであろうか。タバコは人体に有害であると理解しながらも、ニコチンへの依存が確立してしまった人々は喫煙行為を快適なものと感じ、タバコを手離すことはできない。この場合、喫煙者は明らかに心の中に矛盾を感じ（分かっちゃいるけどやめられない……)、きわめて不安定な精神状態におちる。このような不安定状態は心理的にも負担が大であり、したがって、矛盾を解消しようと努力する。喫煙行為を中止するか喫煙行為を合理化するか、有害情報を無視するかの三つの方法がある。後二者の努力の所産が有益論や無害論の提唱であると考えられる。このような喫煙者の一連の努力行為を説明してくれるのが、フェスティンガー（L. Festinger）によって提唱された〝認知的不協和理論〟である。[5] 彼の認知的不協和理論は次の二点に集約されよう。

ⓐ　人の知識や信念とその行動との間に生ずる矛盾（不協和）は、本来不快な性質のものであり、したがって人はそれを低減することによって協和を回復するよう動機づけられる。

ⓑ　それでも不協和が存在する時は、それを低減する試みだけでなく、不協和を増大させるような状況や情報（知識）を進

んで回避したり無視したりしようとする。

ⓐから出てくるのが合理化（肥満の防止、社会的効用、心理的効用等の強調）の努力であり、その所産が有益論の構築である。ⓑから出てくるのが有害情報（知識）の回避やそれへの不信、批判であり、その努力の結果が無害論の構築である。

タバコ無害論、タバコ有益論に代表されるような、科学的、医学的証拠に対する反論や攻撃は、科学そのものに対する攻撃、理性そのものに対する攻撃にほかならない。少なくとも理性ある人々のする事ではない。ましてや科学者がやる事では断じてない。なぜならば、疫学、臨床医学、実験医学的な研究原理に対するあからさまな攻撃に他ならないからである。利益を目的とする者による科学への攻撃は、アリストテレスやガリレオの時代からおこなわれてきたし、現在もおこなわれている。現在、最も典型的におこなわれているのが、タバコ産業（企業）や一部のニコチン中毒者からの攻撃である。しかし、これら科学への攻撃は、自らの重みによって自壊してしまうことは、歴史が雄弁にも証明してくれている。タバコ会社、専売公社、一部喫煙者らのタバコ無害論とタバコ有益論の主張は、まさに、企業的、私的、個人的利益を擁護するための〝へりくつ〟、〝ひらきなおり〟にすぎない。

3. タバコ百害無益論

タバコ百害無益論とは、「タバコは百害あって一利無し」を本質とし、前述したタバコ無害論や有益論（心理的有用論、医学的効用論、社会的効用論）に不賛同・対立する考え（論）である。以下、このタバコ百害無益論が立脚する医学的根拠を、がん、心臓、呼吸器に限定して論述・考察する。

第二節　がんとタバコ

1. がん死亡の急増（現在は死因第1位）[6]

国民の死因順位でこれまで昭和25年以来ずっと第2位を占めてきた「がん」が、早ければ昭和55年から第1位であった「脳卒中（脳血管疾患）」を追い抜いてトップになりそうであるというニュースは、新聞にも発表されて[6]衆知のことと思う。国立がんセンター研究所の平山　雄・疫学部長の予測で明らかになった（図①）もので、もしこの予測が適中すれば[6]、世界でも例外的な「がん死亡1位」の国になる[6]。欧米先進国では死因順位はがんが心臓病（心臓疾患）に続いているところが多いが、がんがトップの国はない。１９７８（昭和53）年の人口10万人対死亡率は、がん１３１・２に対して脳卒中は１４６・２である。逆転現象がおこりうる背景としては、喫煙による肺がん、脂肪のとり過ぎによる乳がん、腸がんなどが増えているのに対し、塩分摂取量の減少や冷蔵庫の普及などにより、牛乳、乳製品、緑黄野菜を多く食べるようになったことから脳卒中が減っていることが挙げられると言う。

図①〈脳卒中・がん死亡率の年次変化と予測〉

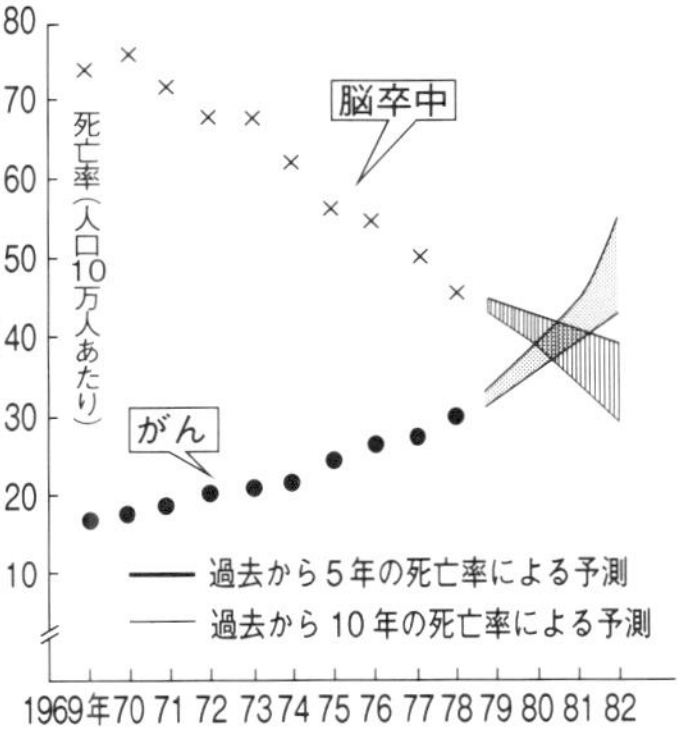

2. がんの危険因子タバコ

１９７５（昭和50）年12月8日から12日までの５日間、世界保健機関（ＷＨＯ）の環境がん原物質監視方法の会議がスイスのジュネーブで開催された。日本からは前述の平山　雄博士が出席され副議長となり疫学部門を担当された。その際、討議で平山氏を最も強く印象づけたのは、「まず最大原因は紙巻きタバコ喫煙と、出席者の誰もが指を折ったことだった[7]」と言う。それ故、がんに関する学会やシンポジュームでは、「喫煙問題」がしばしば話題になる。たとえば、筆者の手元には１９７６年4月末ニューヨークで開催された第３回「がんの発見と予防国際シンポジウム」の課題研究発表一覧表があるが、その12分科会のうち第7分科会が〝喫煙〟を課題として六つの研究発表（表①）が行われていると言う次第である。

がん対策の一つである〝がん手術の進歩〟は、もはや行き着くところまできて、これ以上の発展は望み得ないと言われる。だとするとあとは、〝効果ある制がん剤の開発〟と〝発がん環境の改善によるがん予防〟に期待するしかない。特に後者の対策こそが、安あがりで、効果的かつ基本的対策である。世界保健機関及び西欧先

表①　“喫煙”第７分科会　座長：L.L. Terry

（1）喫煙の予防：E.L. Wynder
（2）喫煙開始の社会的，心理的側面：D.Horn
（3）喫煙制限による肺がん予防：L.M. Ramstron
（4）成人における喫煙の予防：N.C. Delarue
（5）危険性の少ない紙巻タバコ：G. Gori
（6）禁煙の効果：L. Garfinkel

進諸国政府も、「がん対策の第一歩は喫煙対策である」と努力を傾けているのも十分に納得のいくところである。

タバコといえばすぐに肺がんを思い浮かべる人は多い。しかしタバコは肺がんだけの危険因子ではない。日本では平山　雄氏らが1965年10月～12月に、40歳以上の成人26万5118人の健康調査を行い、生活環境因子別人口を把握したのち、現在までその中から死亡を追跡観察されている。1965年から1975年までに、この集団から2万7993人が死亡し、そのうちがんは7377人であった。喫煙者と非喫煙者のがんによる死亡比をみると（表②）、タバコは肺がんだけでなく他の多くのがんの危険因子であることが理解できよう。

［平山 雄『予防ガン学』(1977)94頁より一部抜粋］

表②　喫煙による年齢標準化死亡比
（非喫煙者を 1.0 として）

	年齢標準化死亡比	有意性
全死因	1.22	＊＊＊
全ガン	1.62	＊＊＊
口腔ガン	7.04	＊＊＊
食道ガン	2.57	＊＊＊
胃ガン	1.51	＊＊＊
大腸ガン		
直腸ガン	0.91	
肝臓ガン	1.60	＊＊＊
膵臓ガン	1.83	＊＊＊
喉頭ガン	13.59	＊＊＊
肺ガン	3.64	＊＊＊
前立腺ガン	1.41	＊
腎臓ガン	1.11	
膀胱ガン	0.98	

＊5%，＊＊1%，＊＊＊0.1%以下の危険率で有意

3．タバコは原爆並みのがん発生率

タバコの恐ろしさが理解できない人のために、もっと分かりやすい研究成果を紹介しよう。これは1979年9月27日から東京で開かれた日本癌《がん》学会第38回総会で、国立がんセンターの平山　雄疫学部長によって発表された、放射線被ばくの発がん危険率を基準にしてタバコの危険率を計算したユニークな研究である。〝紙巻きタバコを毎日8・3本吸う人は、広島、長崎の原爆被爆者が浴びた平均放射線被ばく量である86ラド（放射線量の単位）と同じくらいの発がん危険率があり、35本以上のヘビースモーカーなら、400ラド以上の放射線を浴びた爆心地から1キロ程度の所にいた人と同じくらいの危険率がある〃というのが研究の結論である。(8)

「放射線の低線量被ばくが恐ろしくないと言うのでは決してない。放射線に勝るとも劣らないほど喫煙による発がんの危険性が高いと言いたいのです。日本人は原爆を憎みながら、なぜ、同じように健康に害のあるタバコを憎まないのかと訴えたいのです」とは、平山疫学部長の弁。欧米諸国が国を挙げて禁煙政策に取り組んでいるのに、何もせずにいっこう喫煙率が減らない日本の現状を告発するため、あえてこうした方法を選んだと主張される。

平山疫学部長は１９６５年から現在まで、全国６県約26万５０００人の40歳以上の成人のがん追跡調査を行っており、既に1万人のがん死亡者の調査データを持っておられる。そして、このがん死亡者の生活習慣の分析から、タバコが肺がん、喉頭《こうとう》がんをはじめ、各種のがん発生の有力な容疑者であり、喫煙本数とがん発生危険率との間にはっきりと比例関係があることを突きとめられている。

一方、放射線被ばくによる発がんの危険率については、広島、長崎の11万人の被爆生存者の30年間に及ぶ詳しい追跡調査が放射線影響研究所によって続けられており、被ばく量が多いほど発がん率が高いというはっきりした結果が出ている。平山疫学部長はこの二つの調査結果をつき合わせて計算したわけだ。その結果、毎日16・6本タバコを吸う人の全がん発生率は、２００～３９９ラドの放射線を浴びた人と等しく、非被爆、非喫煙の一般の人より1・4倍も発生率が高く、毎日8・3本吸う人は、被爆者の平均被爆線量とされている86ラドと等しく、一般人よりがん発生率は1・2倍高いことが明らかになった。また被爆者に発生しやすい白血病と喫煙者に発生しやすい喉頭《こうとう》がんについて、同様に比較してみると、毎日13・8本喫煙する人が喉頭がんになる率と、２００～３９９ラド浴びた人が白血病になる確率がほぼ等しく、一般人の12倍高いことが分かった。さらに、両調査からタバコ1本当たりの発がん危険率を放射線被ばくの危険率に換算したところ、タバコ1本が1～4ミリラドの被ばく線量に相当することが分かったという。

図②　１日喫煙本数別肺ガン標準化死亡率

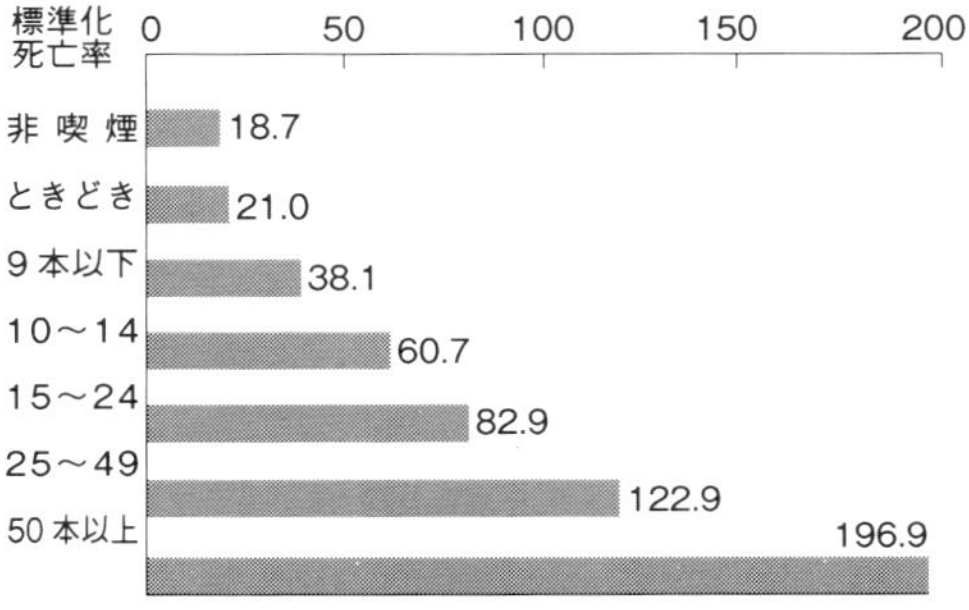

［平山 雄氏らの研究（計画調査 1966～75，男）による］

図③　喫煙開始の年齢別肺ガン標準化死亡率

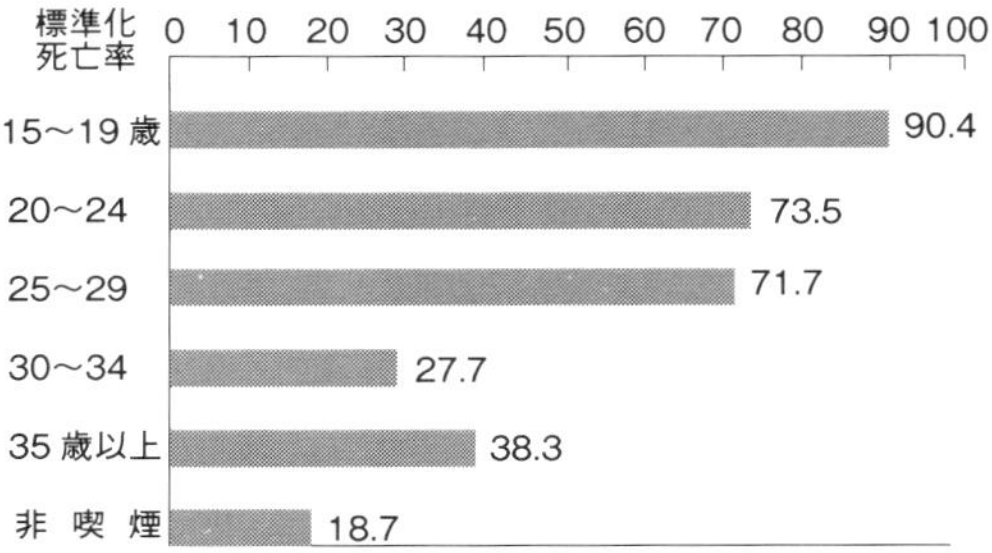

［平山 雄氏らの研究（計画調査 1966～75，男）による］

4．肺がんとタバコ

タバコと肺がんの関係についてはあまりにも有名であり、今さら私が説明するまでもなかろう。ここでは、以前紹介した平山博士の26万5000人を対象にした10年間にわたる追跡調査結果を図示するにとどめたい。喫煙量が増加するにしたがって危険性も増大し（79頁図②）、また、喫煙開始年令が早いほど危険性が高くなる（79頁図③）という量と反応との関係が明瞭にあらわれている。

また、禁煙したら年数がたつにつれ肺がんで死亡する危険性が減少することも、イギリスのドール氏らの研究で確認されている（図④）。

第三節　心臓血管疾患とタバコ

1．高位の死因順位（現在は第2位へ）

昭和53（1978）年版『厚生白書』によれば、心臓疾患は、脳血管疾患、悪性新生物（がん等）につづいて死因順位は3

図④　喫煙をやめてからの年数と肺癌死亡率の関係
（イギリスのドール氏らの研究による，1976年）

［富永祐民「タバコと呼吸器」、『からだの科学』1980, No. 93, 日本評論社、91頁を参考に作製］

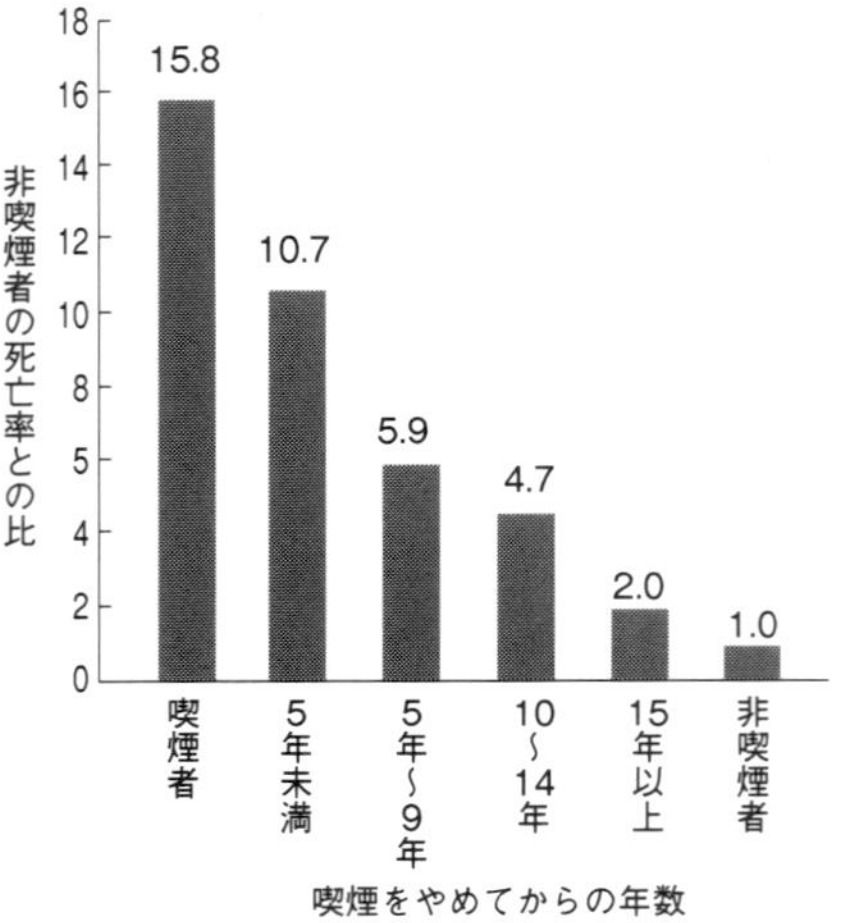

図⑤　非喫煙者の場合を1.00とした喫煙者の死亡比
1966～1973年,計画調査(日本29保健所管内の265,118人についての8年間の観察　平山ら)による

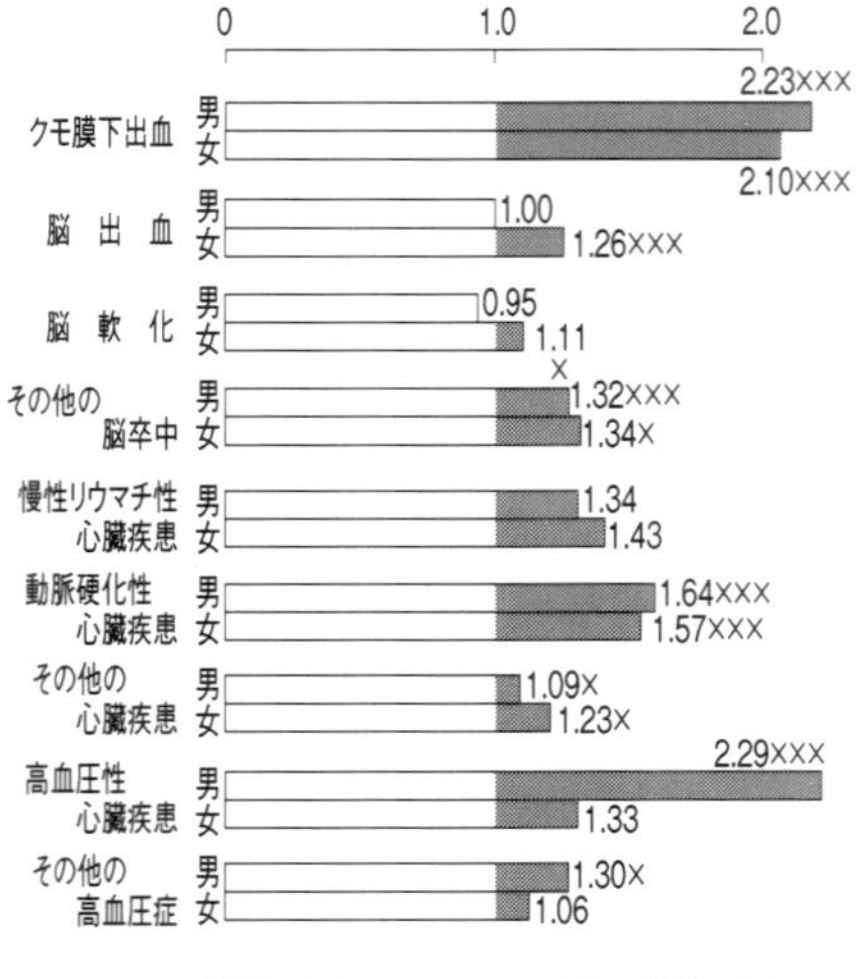

×5%以下の危険率で有意　　×××0.1%以下の危険率で有意

位であり、人口10万人対死亡率は91・２であり、死亡数の15パーセントを占めていた。西欧先進国では、心臓疾患はいぜんとして死因の第1位を占めている。心臓血管疾患は図⑤に示すごとく、タバコと密接な関連をもっている。

なお、当時から約40年後の現在（平成29年）、日本人の死亡原因は1位悪性新生物（ガン）、２位心臓疾患、３位肺炎、４位脳血管疾患、５位老衰と大きく変化した。心臓疾患が脳血管疾患を抜いて２位になった事が注目される。

図⑦　英国医師の研究　年齢別，喫煙カテゴリー別男子非喫煙者と現喫煙者の冠動脈性心疾患死亡

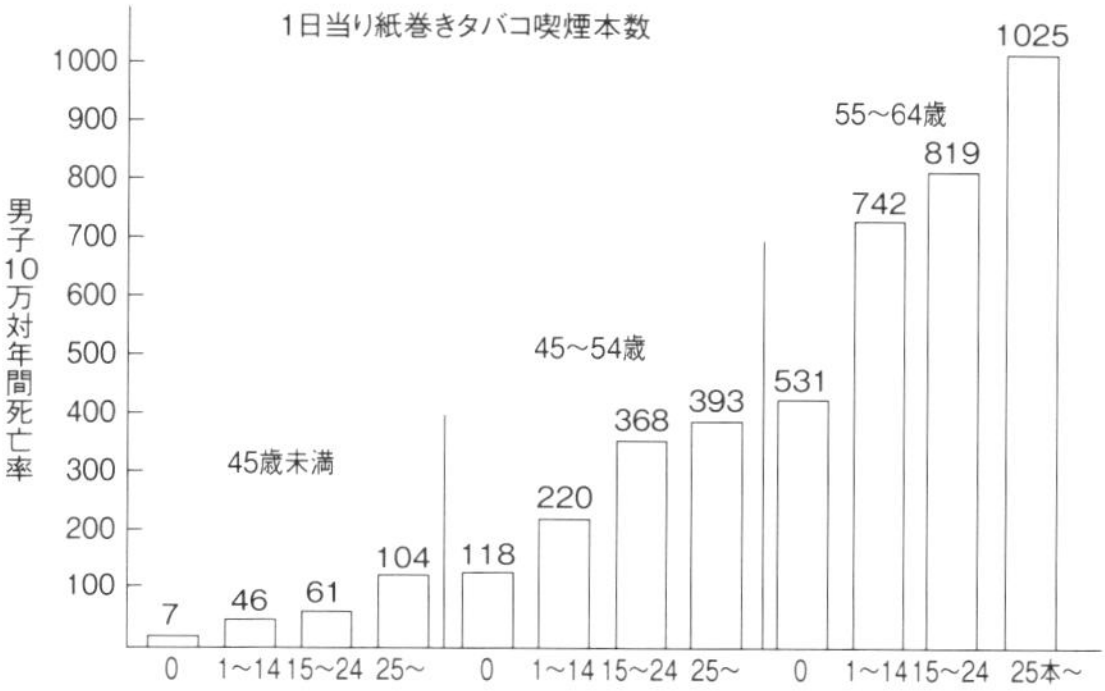

非喫煙者と比べた喫煙者の相対危険度は加齢とともに減少するが、喫煙に関連した死亡数は増加する。（ロンドン王立内科医学会第3回報告（1977）:Dool,RとPeto,R.（1976）の研究より）

図⑥　冠状動脈

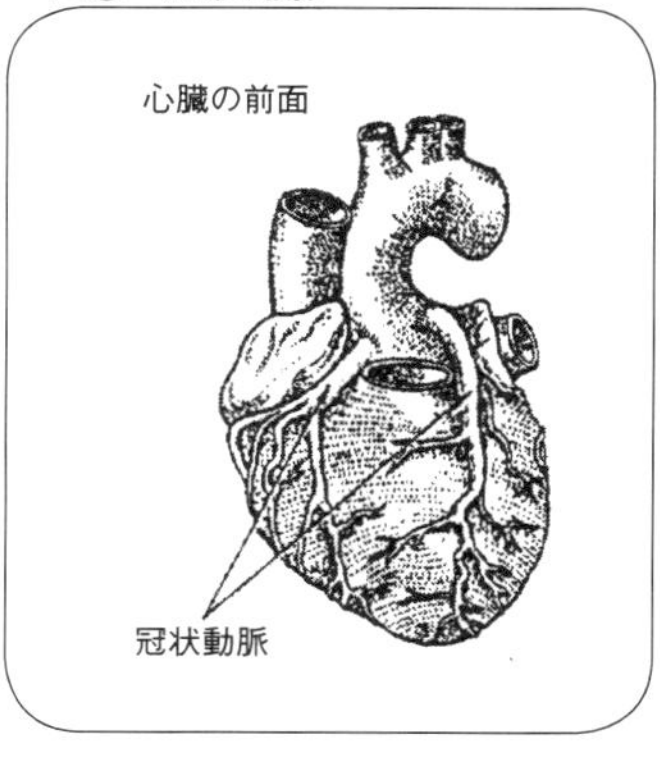

２．冠動脈性心疾患とタバコ

心臓は厚い器官なので、内腔にある血液から栄養が浸透するだけでは足りず、自分自身を養うための血管を必要としている。この血管が冠状動脈であり、図⑥に示すごとく左右に存在する。冠動脈性心疾患とは、心臓の栄養をつかさどるこの冠状動脈の血行障害によっておこる疾患であり、狭心症と心筋硬塞《こうそく》病が代表的である。英国王立内科医学会報告書は、タバコと冠動脈性心疾患との関係を次のように述べている。[9]

喫煙者は非喫煙者に比べて冠動脈性心疾患死亡の危険性が高く、喫煙の量が多ければ多いほどその危険性も高い。英国の医師での研究においては、ヘビースモーカーは非喫煙者に比べて致死的な発作《ほっさ》をおこす危険性がはるかに高く、特に45歳未満では相対危険度が15倍も高い（81頁図⑦）。この危険性は65歳以上では比較的低いが、同報告書はその理由の一つとして、紙巻きタバコ喫煙に特に感受性の強い人々が漸時消失していくことをあげ

ている。日本では冠動脈性心疾患による死亡率は英国より低いが、平山　雄氏による調査では図⑧に示すごとく、喫煙者は男女とも冠動脈性心疾患（動脈硬化性心臓疾患）死亡の危険度が、非喫煙者より50パーセント以上も高いことが明らかである。ここでも図⑧に示すごとく、量と反応の明確な関連が存在する。もし喫煙を中止したら、冠動脈性心疾患の危険性は減少するであろうか。タバコを吸い続ける者に比べて、禁煙にふみきった者の危険性は低くなることが、内外の研究で明らかにされている。[10] しかしそれでも、非喫煙者にみられる程度の低い危険性に近づくためには、10年以上はかかるようである（図⑨）。

図⑨　前軽度喫煙者とヘビースモーカーにおける冠動脈性心疾患死亡の危険性の減少（ハモンドとガールフィンケルによる）軽度喫煙者，ヘビースモーカー共に，禁煙後10～20年で，非喫煙者とほとんど変わらないところまで危険性が着実に下降していることを示している。（出典：英国王立内科医学会報告，1979，76頁より）

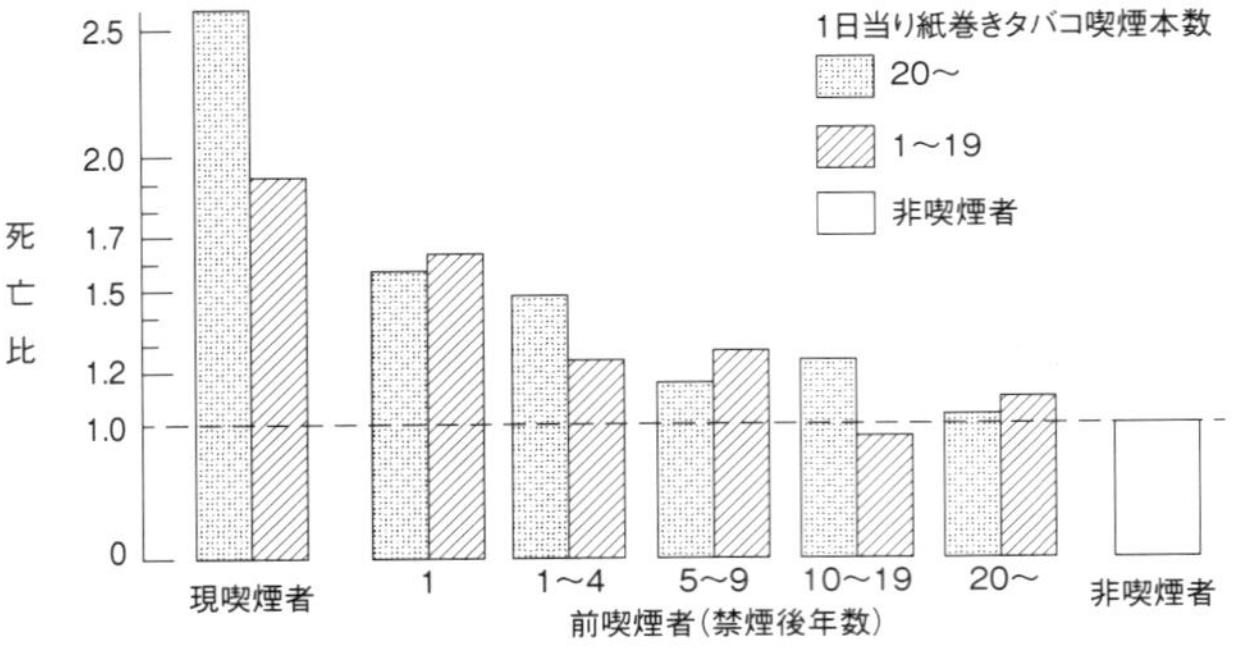

3．狭心症及び心筋梗塞と冠動脈硬化

冠動脈性心疾患の代表が狭心症と心筋梗塞である。狭心症とは冠動脈の硬化により、その内腔が狭くなり、必要に応じて十分な血液をを心筋に供給できな

図⑧　動脈硬化性心臓疾患標準化死亡比、男
1966～73年（平山氏らの計画調査による）

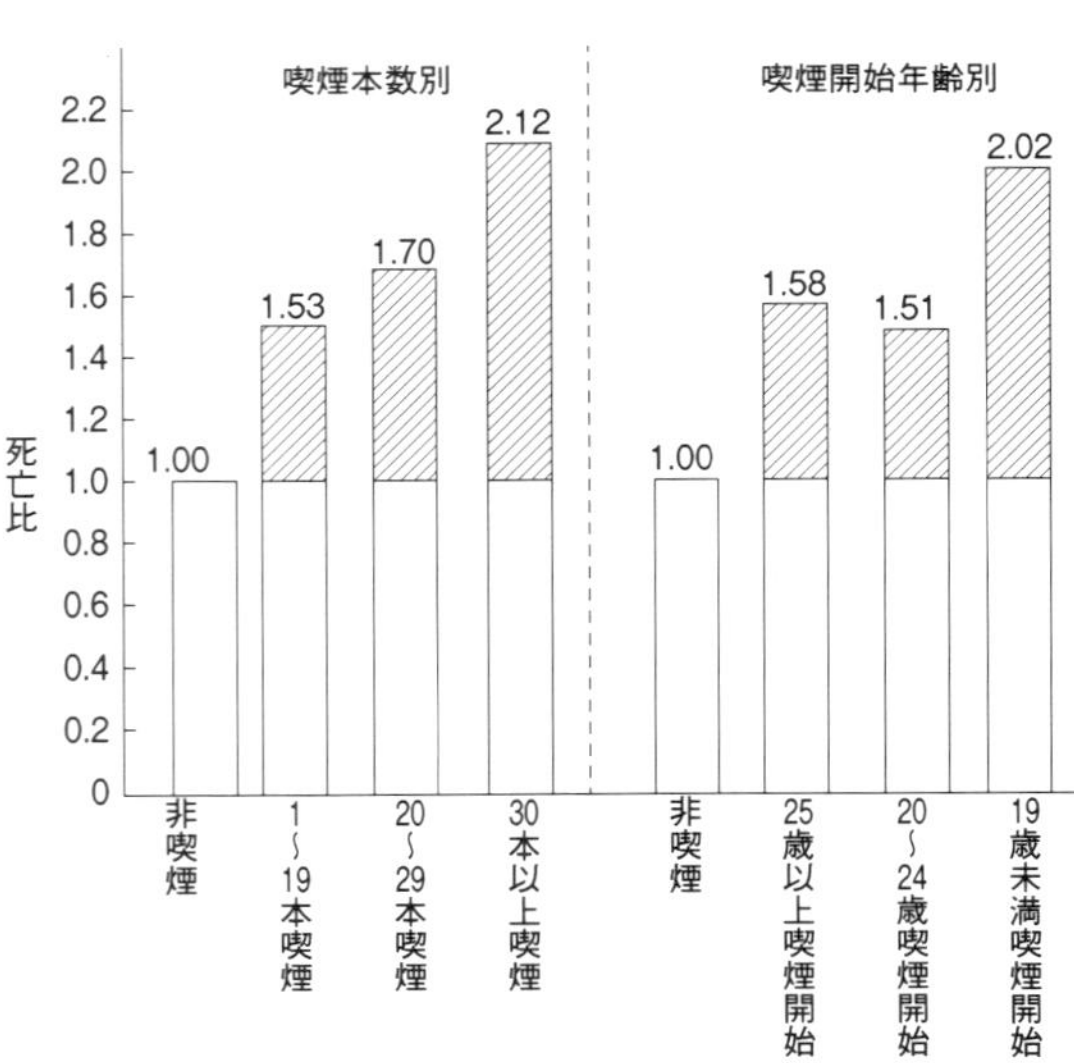

くておこる病気である。狭心症は、急に胸をおさえつけられたような苦しさと痛みがある。心筋梗塞とは冠動脈硬化のあったところに血栓が生じ、そのため心筋の壊死《えし》（組織の一部が生命を失った状態）がおきたものである。一般に心筋梗塞は、狭心症の症状の激しいものと理解されており、呼吸困難が加わり、激しい苦痛のためにショック死することがある。これらの病気は共に、動脈硬化、なかんずく冠動脈硬化が主原因である。

図⑩　紙巻きタバコの喫煙，血清コレステロール及び拡張期血圧別にみた冠動脈の最初の大きな発作の10年間発生率，30～59歳のアメリカ白人男子
（資料：Inter−Society Commission for Heart Disease Resources, Circularion,42(6):A54(1970).）

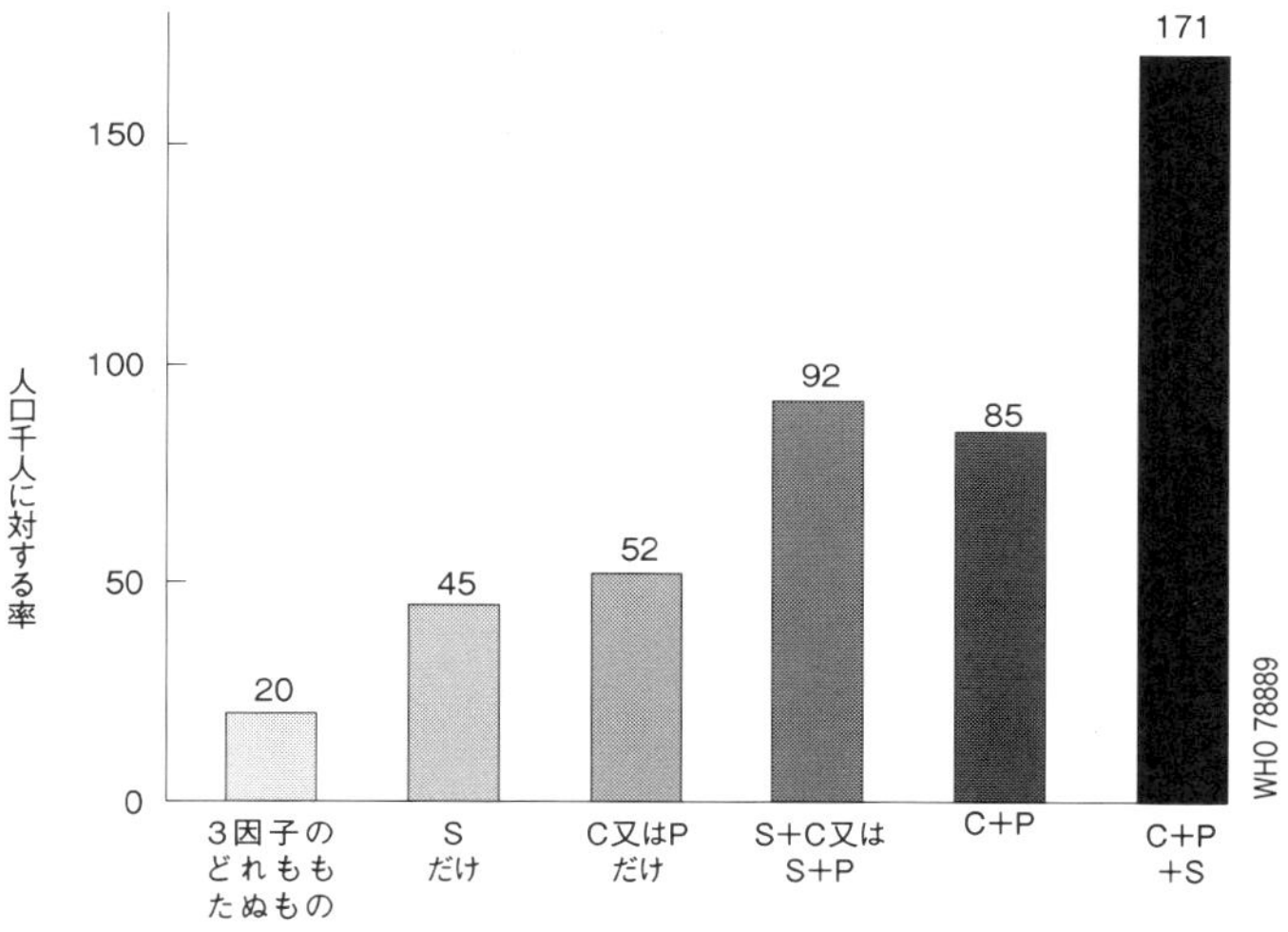

S＝紙巻きタバコ喫煙，本数は問わない
C＝血清中コレステロール2.5g／ℓ以上
P＝拡張期血圧12.0kP
注：最初の大きな冠動脈発作とは，致死的及び非致死的心筋梗塞及び冠動脈性心臓疾患による急死，率は年齢を訂正したもの。

アメリカの心臓学会は、動脈硬化を促進させる因子として、表③に示す10個の因子をあげている。この諸因子の中でも、タバコは高血圧症や高脂血症と並んで、動脈硬化の3大危険因子であることは、もはや常識である。このことは当然冠動脈硬化にもあてはまる。喫煙という因子は、高血圧と高脂（コレステロール）血症の2因子と重なると、相乗的に重なりあって作用することが研究[11]で明らかにされている（83頁図⑩）[11]。タバコは冠動脈性心疾患の3大危険因子の一つであり、しかも自分の意志により明日からでも確実に除去できる因子である。喫煙者の禁煙を切望する。

表③　動脈硬化促進因子

①高血圧症	⑥誤った食事
②高脂血症	⑦遺伝
③喫煙	⑧痛風
④肥満	⑨運動不足
⑤ストレス過剰	⑩糖尿病

4. タバコと狭心症及び心筋梗塞発作のメカニズム

どうして喫煙は狭心症や心筋梗塞を引き起こすのであろうか。どうもニコチンと喫煙で発生する一酸化炭素（CO）が主たる犯人であるようだ。これらの関係を図示すれば図⑪のごとくなる。

図⑪　タバコと狭心症,心筋梗塞の関係

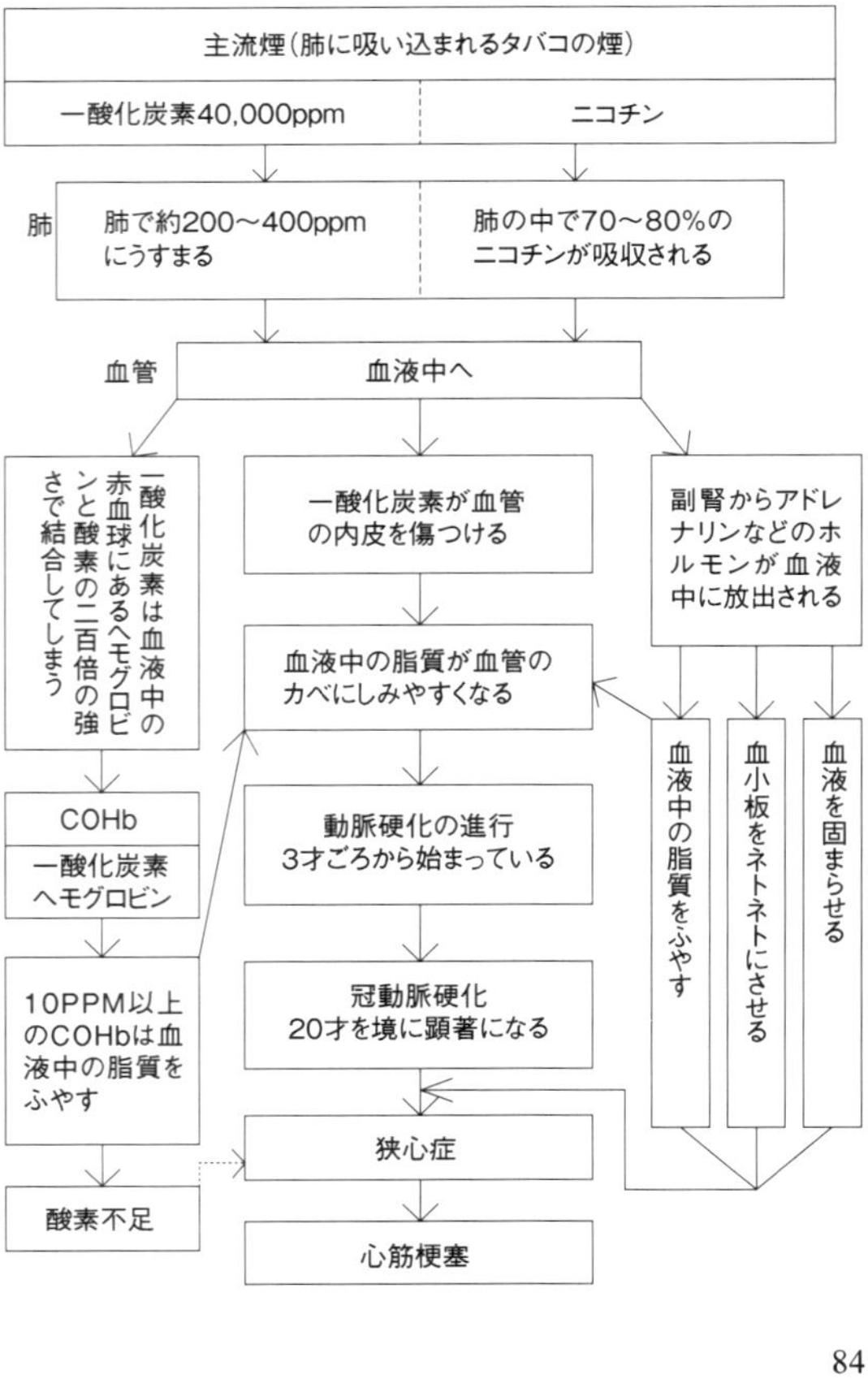

第四節　呼吸器疾患とタバコ

1. 喫煙行為と呼吸器

肺がん以外のタバコが影響している代表的な呼吸器系疾患として、気管支疾患では慢性気管支炎を、肺疾患では肺気腫《はいきしゅ》を取り上げて考察してみたい。喫煙という行為は煙を体内にとり入れる行為である。しかもこの煙は、発がん物質も含んだきわめて有害な煙である。喫煙者の呼吸器は、いわばこの有害なタバコの煙の通る〝人体のハイウェー〟である。危険でないはずがない。事実、喫煙は呼吸器系気管に重大な損傷を与えている。

2. 慢性気管支炎とタバコ

気管支は肺に空気を供給する管《くだ》であるが、これにタバコの煙などによる刺激や感染が加わると慢性炎症がおこり、元来なら無菌的な気管支内が多数の細菌の巣となってしまう。そうなると、まず咳《せき》と痰《たん》が増加してくる。これがしばしば〝タバコのみの咳《せき》」と呼ばれている症状である。初めのうちは白い痰《たん》ですむが、感染が強くなると黄色い痰が多量に出るようになり、冬期にはしばしば発熱をもたらす。慢性気管支炎の定義は必ずしも一様ではないが、一般に、「過去６ヵ月間以上毎日、咳、痰が続いている者」とか、「１日の喀痰《かくたん》量が非常に多く、胸部X線、特に気管支造影で局在性ではない病的所見を認めるもの」などと定義されている。

常俊義三氏は、１９６８年、大阪府と兵庫県の40歳以上の住民２万９２３８名を対象に慢性気管支炎の住民調査を行っておられる。[12] これによると、慢性気管支炎の有症者率は図⑫に示すごとく、男女とも年齢および喫煙量とともに増加し、男子の１日21本以上喫煙者、女子の１日11本以上喫煙者の有症率は、同年齢群の非喫煙者に比べ、それぞれ３～４倍、５～６倍も高い。この結果は諸外国の報告とほぼ同様である。慢性気管支炎は、国の内外において病気欠勤の主要原因と指摘されている。たとえば、イギリスでは、慢性気管支炎は毎年３０００万作業日に及ぶ病気欠勤の主要原因とみなされている。[13]

図⑫　年齢・喫煙量別慢性気管支炎有症者率
（常俊義三の研究（1968）による）

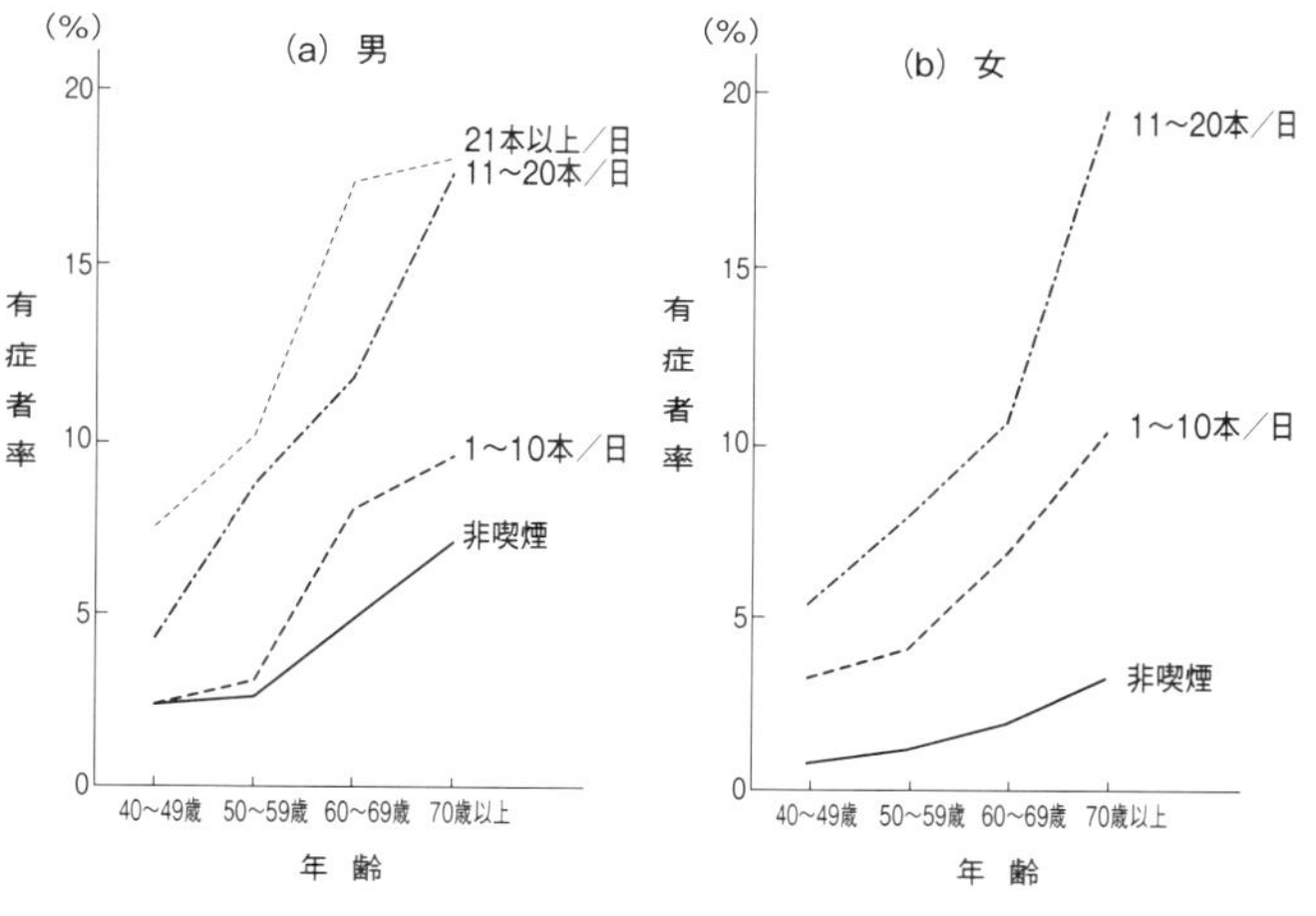

図⑬

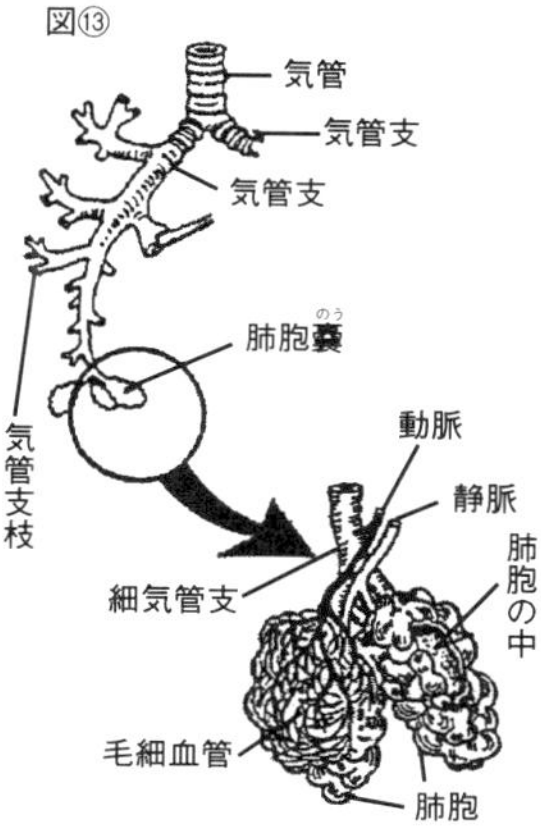

３．肺気腫《はいきしゅ》とタバコ

この病気は慢性閉塞性肺疾患と言って、日本及び外国でも、最近非常に注目されている病気の一つである。肺というところは、酸素を吸い込み炭酸ガスを吐き

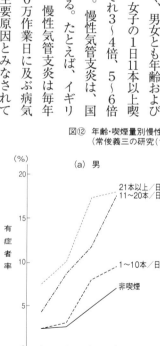

出すところである。我々が空気を吸い込むと、空気は口と鼻の穴からはいり、のどの奥から喉頭、気管を経て気管支にはいる。気管支はさらに気管枝、気管支枝とだんだんに枝わかれして細くなり、空気はついに肺胞嚢《のう》と呼ばれる小さい袋にはいる(85頁図⑬参照)。肺胞の集合体が肺胞嚢である。肺胞はごく小さいもので、その数は7億5000万個もあると言われている。肺胞は、肺胞膜と呼ばれるうすい膜でできており、肺は無数の肺胞の集まったものであるといってよい。肺をたとえてみれば、それはちょうど弾力性のあるスポンジのようなものである。肺というスポンジが膨らむ時に空気とともに酸素がはいり、縮んだときに炭酸ガスが空気とともに押し出されるという仕組みである。ところで、肺気腫という病気をごく簡単に説明すれば、その弾力性のあるスポンジのような肺が、古くなったスポンジのように弾力性がなくなってしまうのである。気管の慢性の炎症とか細菌による感染のために、肺の弾力性は失われることになる。

その結果は悲惨なものである。肺を顕微鏡で調べてみると、肺胞と肺胞との間にある壁(これを中隔《ちゅうかく》と呼ぶ)が破壊され、小さな多くの肺胞のかわりに、一つの大きな肺胞のようになってしまっている[14](図⑭参照)。このような障害を受けた肺胞は、正常な働きをすることができず潰《つぶ》れてしまう。この肺胞中隔《ちゅうかく》の変化が一ヵ所に起こると、連鎖反応のように他の肺胞へと広がっていくから深刻である。では、肺気腫に侵された患者はどうなるか。酸素が十分に吸い込めなくなる。当然のように、体内には炭酸ガスがたまってくる。息苦しく、これは大変な苦しさである。だから肺気腫にかかっている人は、ハアハア、ハアハアと短く激しく呼吸をする。ふつう正常な人は、1分間に14〜15回くらいの割で呼吸をするが、肺気腫の患者は20回も30回も呼吸する。そうしなければ、体内の炭酸ガスを外に吐き出せな

図⑭　健康人と肺気腫患者の肺胞

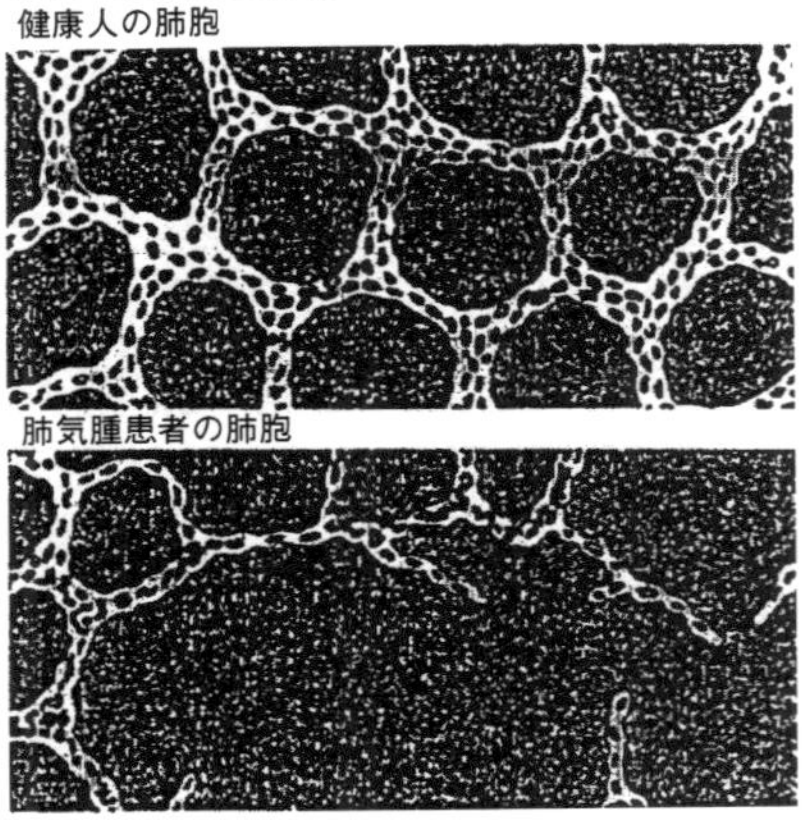

図⑮　喫煙量別肺気腫死亡率

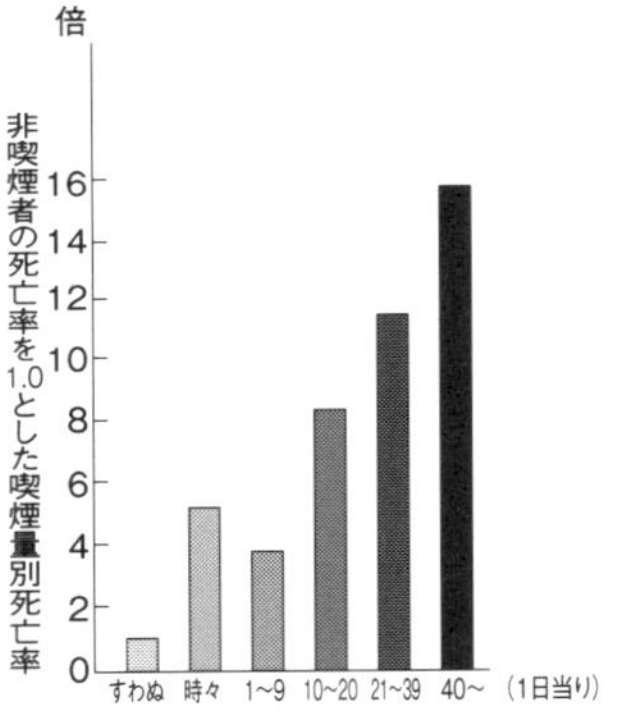

(米国国立衛生研究所(Dorn)の研究,1954年〜1962年)

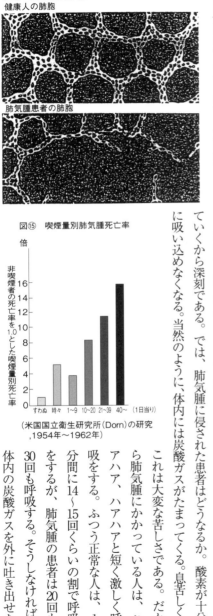

いからである。

この肺気腫は、一般には35歳をすぎたころからかかる病気と言われている。そして、肺がんと同様、女性よりも男性に多いし、さらに、タバコを吸う人のほうが圧倒的に多くかかっているし、死亡率も圧倒的に高い[15]（86頁図⑮参照）。もちろん、大気汚染やスモッグによる罹患《りかん》もあるが、とにかくヘビースモーカーにこの病気は多いと断言できる。国立がんセンターのグループによる研究でも、肺気腫にかかっている人がタバコを吸うと、症状がまたたく間にひどくなるし、タバコをやめると症状は目に見えて軽くなることが分かっている[16]。

４．大気汚染よりタバコが危険

多くの人々は、肺がん、呼吸器病、その他の病変が起きる主因子は、自分の喫煙習慣よりは大気汚染であると依然考えている。そうでないことは、多くの研究で明らかにされている。大気汚染が病変をひきおこしうる因子であるとしても、喫煙と比べるとそれは小さな因子にしかすぎない[17]。以上は、世界保健機関（ＷＨＯ）の公式的結論である。

同じ事は、英国王立内科医学会報告書でも述べられている。同報告書は、慢性気管支炎の原因として、喫煙、大気汚染、職業性粉塵曝露《ふんじんばくろ》（アスベストや綿塵《わたごみ》などの）、社会階層、遺伝因子（体質）の五つをあげ、「今日、紙巻きタバコ喫煙は、慢性気管支炎としばしばこれに合併する肺気腫の原因の最も重要な因子である」[18]と結論ずけている。これらの結論は多くの調査で明らかにされており、常俊義三氏らの〝喫煙と大気汚染の慢性気管支炎の有病率に及ぼす影響〟についての研究もそのうちの一例である[12]。これらの一連の諸研究からも分かるように、喫煙者においては、気

図⑯　大気汚染の程度別にみた喫煙量別肺がん死亡率（男性）
―尼崎・西宮での調査（鈴木，平山，一杉）―
（平山　雄「喫煙と健康問題の未来学的展望」，『自然』第22巻，第3号（1967）19頁より）

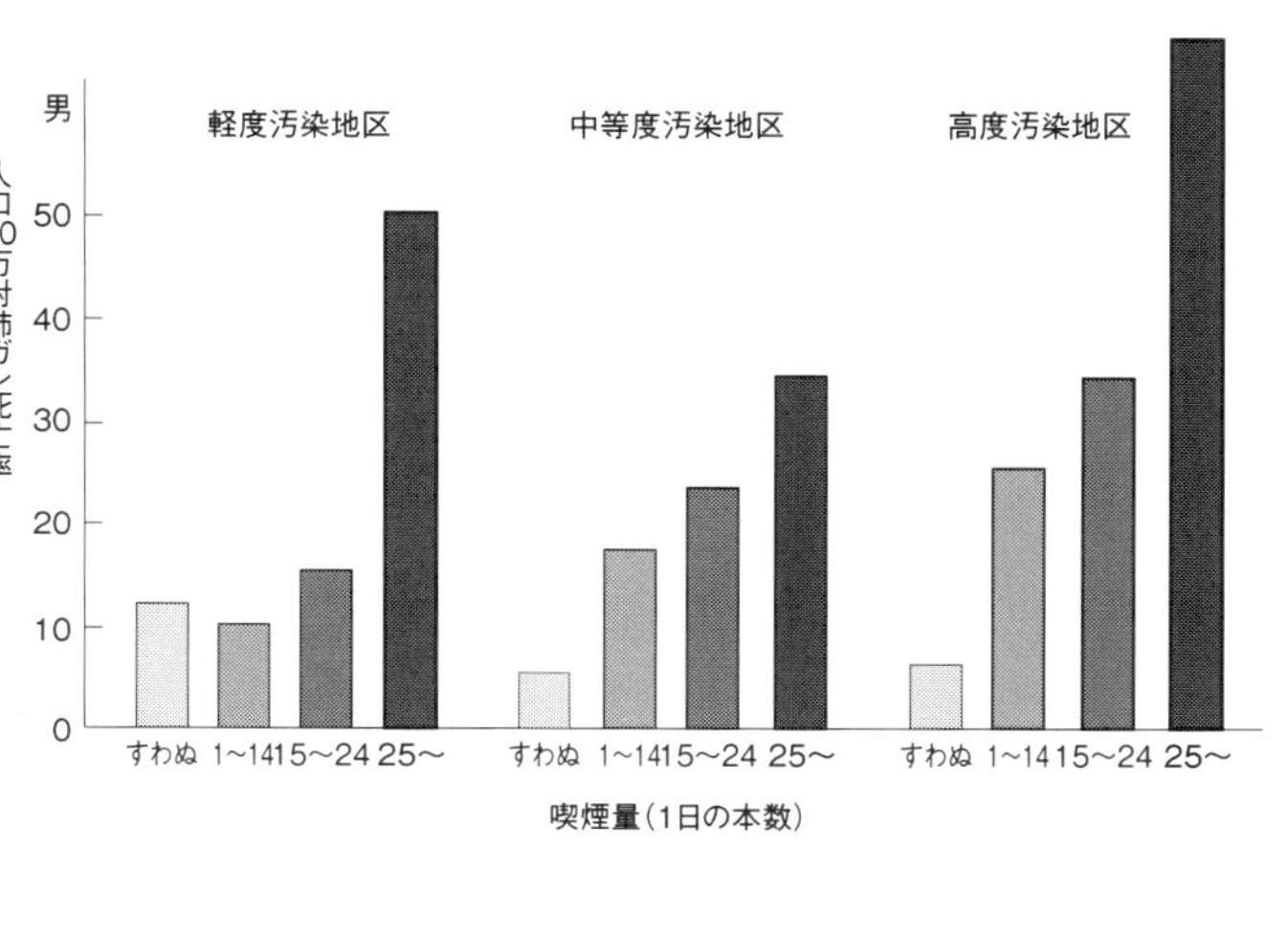

管支炎の頻度は加齢とともに増加し、特に大気汚染の程度が強い地域に顕著である。非喫煙者においては、気管支炎の有病率は低く、大気汚染によってもわずかに影響を受けるだけである。

日本においても、大気汚染、喫煙量、肺がん死亡率との関係についての研究がなされているが、同様の結果がでている(19)（87頁図⑯参照）。肺がん死亡に関しては、男女とも大気汚染よりもむしろ喫煙の有無がより重要な危険因子となっている。

日本で施行されている公害健康被害補償法では、大気汚染と関係する指定疾病として、1979年現在、慢性気管支炎、肺気腫、喘息《ぜんそく》、喘息性気管支炎が認定されている。これらの認定患者の中には、喫煙されている人もかなりおられるようであるが、これらの人々はただちに禁煙してほしいと思う。タバコを吸いながら認定をうけるのは、これまでの研究結果から考えても不合理である。このように私が主張すると、愛煙家である大気汚染系認定患者から、「公害で私たちの体をこんなにした上に、私たちの唯一の楽しみであるタバコさえも奪うのか」と言う反論を受けるのは必至であろう。しかし、その意見は喫煙者患者のわがままである。やはり絶対に禁煙しなくてはならない。健康回復のために最善の努力をすべきである。

第五節　タバコ百害無益論と喫煙者レーサー論

このようなタバコの有害性についての明白な証拠があるにもかかわらず、多くの喫煙者は、それを信じなかったり、認めなかったり、拒否したり、無視したりするであろう。あるいは、次のように反論さえしてくるかもしれない。「それはあくまでも危険性の問題である。喫煙者全員がなったり、タバコを吸えば必ずなるというのなら話は別だが。他人はともかく自分は大丈夫だと思う。それに私はヘビースモーカーでも健康で長寿を全うした人を身近に知っている」と。しかし私は、次のように答えたい。「あなたこそが危険なのだ。あなたは、喫煙のために早死した膨大な数の愛煙家仲間のことを忘れているか、気付かずにいる」と。

〝危険性の増大〟の意味をこれらの楽天的愛煙家に理解させるよい例がある。自動車レーサーの多くは、引退するまで生き残るが、彼らが自動車事故で死ぬ危険性は、普通のドライバーよりもはるかに高い。同じく、多くの愛煙者も長生きするけれども、喫煙に関係のある疾患で早死する危険性は非喫煙者よりずっと大きいのである。喫煙することは、普通の自動車ドライバーでありながら、自動車レーサーの危険性をひき受けることに匹敵する危険行為なのである。

イギリスの医師の死亡に関する最新の報告では、紙巻きタバコの喫煙者10人中、2･5人から4人が喫煙のために死亡すると推定されている。[20]「喫煙か健康か、選ぶのはあなた」を1980年のスローガンに決定した世界保健機関（WHO）は、4月7日の世界保健デーに、「喫煙が引き金となって、アメリカで毎年35万人、イギリスで5万5000人も死亡している」[21]とショッキングな調査結果を示し、世界中の愛煙家に「断固として禁煙に踏み切るよう」呼びかけた事を思い出してほしい。国立がんセンター疫学部長の平山　雄博士の研究によれば、タバコを吸ったためにむざむざ死んだ人の数（タバコによる超過死亡）は、日本で年間10万人にも達すると言う。[22]タバコほど有害な商品はない。タバコは、正しく使用しても必ず被害が発生する唯一の危険商品である。それ故に、少くとも心からの感謝の気持ちをあらわす、他人への謝礼としてのタバコ贈与の習慣は、今後はやめるべきである。アメリカでは現在でも、〝ライバルにはタバコを吸わせろ〟〝タバコで殺しても罪にはならない〟というブラック・ユーモアが流行しているほどである。

「タバコは百害あって一利無し」、「タバコ百害無益論」こそが現在でも社会的に容認され得る考え（論）である。タバコ喫煙の被害や有害性がこれだけ明らかになっている以上、いまどきタバコを吸うのは、半分自殺行為でさえある。「喫煙は緩慢《かんまん》な自殺行為であり、緩慢な殺人行為です」という関西福祉大学の学内禁煙キャンペーンは、真実である。

注

（1）中田光雄著『タバコはやめられる』海文堂。昭和42年、125～126頁。
（2）楊　白卿著『よみがえれ愛煙家たち』株式会社ドウ企画、昭和54年、112～113頁。
（3）専売事業審議会特別委員報告（現物より抜粋、現物には、1971年3月2日の日付と上田英雄、近藤宏二、曽田長宗、宮城音弥、吉田富三の5名の連署あり）。
（4）楊　白卿著　前掲書、110～111頁。
（5）L・フェスティンガー著『認知的不協和の理論』（末永俊郎訳）、誠信書房、1965年。

(6)朝日新聞　昭和54年8月5日。予測は適中し、昭和56年から死因の第一位となり現在に至っている。
(7)平山　雄著『予防ガン学』新宿書房　1977年　78頁。
(8)西日本新聞　昭和54年9月21日。
(9)英国王立内科医学会報告『喫煙をとるか健康をとるか』財団法人結核予防会、昭和54年、70〜71頁。
(10)英国王立内科医学会報告　前掲書　76頁。
(11)喫煙制圧に関するWHO専門委員会報告『喫煙流行の制圧』財団法人結核予防会　昭和55年、20頁。
(12)常俊義三著「大気汚染と慢性気管支炎」『大阪大学医学雑誌』、20、1968、367〜386頁。
(13)英国王立内科医学会報告　前掲書　81頁。
(14)林　高春著『五日でタバコをやめる本』光文社、昭和46年、50〜51頁。
(15)平山　雄著「喫煙と健康問題の未来学的展望」、『自然』第22巻、第3号、20頁。
(16)平山　雄監修・解説『徹底取材!!これがたばこ病』婦人生活社、昭和51年、119〜121頁。
(17)喫煙制圧に関するWHO専門委員会報告　前掲書　33頁。
(18)英国王立内科医学会報告　前掲書　87頁。
(19)平山　雄著　前掲論文　19頁。
(20)英国王立内科医学会報告　前掲書　42頁。
(21)読売新聞　昭和55年4月7日。
(22)平山　雄監修・解説　前掲書　223頁。

第四章　タバコ病・タバコ死の理論

第一節　タバコ病とタバコ死は存在する

新聞の死亡欄をみても夕バコ病で死亡したという報道記事に出くわした事はない。また、自殺死、焼死、溺死《できし》という言葉はよく聞くが、タバコ病、タバコ死と言うのは耳にしない。私は今までに、職場の同僚、近所の知人、親戚の人など多くの死に直面してきた。その時、故人がヘビースモーカーであったり愛煙家であったりした場合には、私はいつも心の中でひそかに、「彼を死に追いやった諸原因は何か。そうだ、彼はタバコで殺されたのだ。彼はタバコ病になりタバコ死させられたのだ」と自問自答したものであった。そして、そんな時は必ず、故人に対して禁煙への説得行為をやらなかった自分にうしろめたさを感じた。素人の経験と直感で、タバコ病とタバコ死の概念を構想していたのであるが、最近、医学界でも喫煙の健康に及ぼす影響を総括してタバコ病と要約すべきではないか、という主張がされるようになって来た。

日本において、医学者の立場からタバコ病という言葉を初めて提案されたのは、大阪大学医学部内科学教室の山村雄一教授であろうと思われる。山村博士は、１９６７年に、「タバコ病という疾病の提案―内科医の立場から―」という一文を科学雑誌に投稿されている[1]。以来、国立がんセンター研究所疫学部長の平山　雄博士、アメリカのハーバード大学のマクマーホーン(MacMahon)教授らの国内外にわたる医学関係者によって、理論化の努力がなされて来た[2]。

以下においては、主として平山　雄博士が発表されたタバコ病やタバコ死に関する諸研究を私なりに解釈し、私見を交えながら紹介することにより、タバコ病及びタバコ死に関する読者の理解と共感を得たい。

第二節　タバコ病の概念

1. 病気の集合論的考察

タバコ病という言葉や概念を考察する前に、職業病、公害病、性病、生活習慣病、風土（地方）病などと言う世間に既に定着してしまった病気を思い出してもらいたい。我々は、病気についての集合論的発想には意外と慣れているのである。これらの言葉は、労働状況、社会現象、行為、病気対象者、地域などの視点から、さまざまな病気を総称したものである。たとえば、職業病とは、労働者が従事している労働（職業）の中に含まれる有害因子（有害物質）によって障害を受けた結果起きる疾病につけられる総称である。職業病という病気があるのではなく、具体的にあるのは、塵肺症《じんぱい》、潜函病、けい肺症、白ろう病などである。しかし、これらの病気は、職業を主たる危険因子として発生する病気であり、その点では、確かに職業病は存在し、職業病という言葉は、症状の実態と原因を適切に示す有効な概念である。

公害病とは、人為的に引き起こされた水質汚濁による病気（水俣病、イタイイタイ病）と大気汚染による病気（慢性気管支炎、気管支ぜん息、ぜん息性気管支炎）などの総称である。公害病は存在し、公害病という把握の仕方は、現代社会においてはきわめて有効な理解の方法である。性病とは、不特定多数（?）の異性とのセックスの快楽とひきかえにもらう病気であり、具体的には、梅毒、りん病、軟性下疳《げかん》、そ径《けい》リンパ肉芽腫《にくげしゅ》という病気になってあらわれる。性病という病気は存在し、実際、性病科専門の病院すらある。これらは、共に、有害な環境状況、有害物質、病原菌などによって発生した病気である。タバコ病という言葉も、以上のような背景のもとに考察するとより安易に理解できるのではなかろうか。

2. 山村雄一氏のタバコ病の概念

まず、山村博士の構想する〝タバコ病〟の概念を紹介しよう。山村博士は、前記の論文において、次のように述べられている。

「私は喫煙の問題を臨床医学で取扱う場合の思考の進め方として、〝喫煙病〟あるいは〝タバコ病〟という一つの疾病の存在を想定し、現在までいろいろな疾病の誘因の一つとして考えられていたタバコというものが人体におよぼす影響を、総括的に考えていく立場を提案したいのである。…中略… タバコを外因性の毒性物質としてみていき、呼吸器、循環器、消化器などへの影響を総括的に研究していく意義は大きいと考える。

つぎに〝タバコ病〟の病態論であるが、ここでもう一度、私の提案する〝タバコ病〟というのは、既存の疾病である肺ガンとか胃潰瘍とか心筋梗塞とかをさすのではないことを強調しておきたい。これら既存の疾病は〝タバコ病〟の続発症とみなすべきである。…中略…要するに〝タバコ病〟の病態論はいまだ研究の余地を大いに残しているといえるが、現在までばらばらに研究されていた観のある喫煙による病態を統一的な視野から研究していく事は、意義ある事と考えられる。(1)」

3. 平山　雄氏のタバコ病の概念

山村博士の〝タバコ病〟の病態論を更に緻密化し、体系化したのが平山博士である。両者は表現こそちがえ基本的には同一の考えであるといってよい。平山博士は次の様に主張される。

「喫煙状態別に〝健康者〟の大集団を追跡観察することにより、喫煙量が増大するほど死亡率が高くなり、病臥《びょうが》率も高くなることが認められる。その理由は、肺・喉頭《こうとう》・食道・肝臓・膵《すい》臓・膀胱《ぼうこう》などのガン、動脈硬化性心臓疾患、慢性気管支炎、肺気腫、胃潰瘍などの諸疾患の罹患《りかん》率が喫煙群に高いためであることが判明している。喫煙はこれらの疾患のそれぞれにおいて重要発生原因の一つとなっているという見方を一歩進めると、タバコ病という病気があり、その臨床的表現が上記の諸疾患であるという概念が生まれてくる。

病気の分類は、原因が判明すれば、細菌感染症や、各種中毒の場合のように原因別に概念を整理するのが、理論的にも実際的にも適当と考えられるので、喫煙の健康に及ぼす影響を総括してタバコ病または喫煙病と要約すべきではないかという主張が生まれた。(3)」

そして、平山博士は、上図のようにそのタバコ病の概念を整理される。図①は集合論的見方である。肺ガンの大部分に喫煙が原因的に関係している。胃潰瘍にも喫煙は関係している。慢性気管支炎にも動脈硬化性心臓病にも関係している。そこで、その喫煙に関係している部分だけを円

図①　タバコ病の集合論的見方

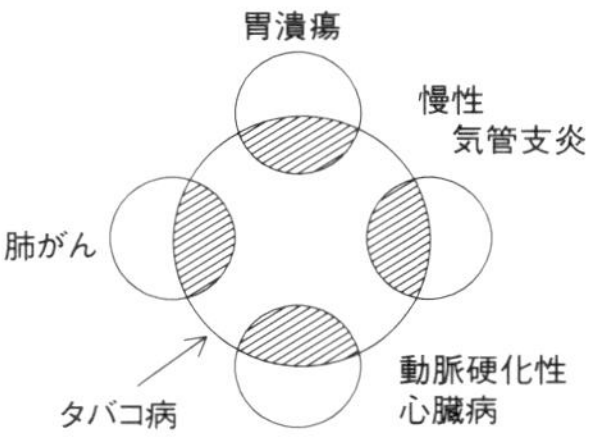

で囲んでみると、図①のようになり、ここにタバコ病という概念が成立する[3]と主張されるのである。タバコは、喫煙されるばかりでなく、かまれたり、かがれたりする。それ故、タバコ病は、世界的視野の中で表①のように分類できよう。

病気というものは、原因、宿主、環境の3側面からとらえることが可能である。だとすると、タバコ病とは、原因（紙巻タバコ喫煙が主である）、宿主（喫煙開始年令、タバコ煙の吸入習慣の有無、吸い残しの長さ、体質、性格、性別など）、環境（大気汚染、職業、屋内居住環境、食習慣など）の諸要因を基盤としてひきおこされる病気であると定義されよう。

第三節　タバコ死の概念

タバコ病というのは、1本の紙巻タバコを喫煙すればただちに症状があらわれる病気ではない。タバコの害が顕在化して、喫煙者の人体に器質異常をもたらし、それが原因で死亡する（タバコ死）危険ラインに到達するには、かなりの期間が必要である。

一般的に、肺がん発症の危険ラインは、1日の喫煙本数と喫煙年数の積であるブリンクマン指数（ＢＩ）が400ラインをオーバーした時であると言われている。たとえば、1日に20本の紙巻タバコの喫煙者は、タバコ病によるタバコ死の危険ラインに到達するには、20年間の喫煙経験を要するという具合である。この特徴が、多くの人々が、タバコ病とタバコ死の存在に気づくことを妨げているのである。

図②を見ていただきたい。これは、タバコ病という症状の進展具合を図示したものである。[3] つまり、タバコ病にも、無自覚・無症状の軽症なものから、

図②　タバコ死への病状変動的見方

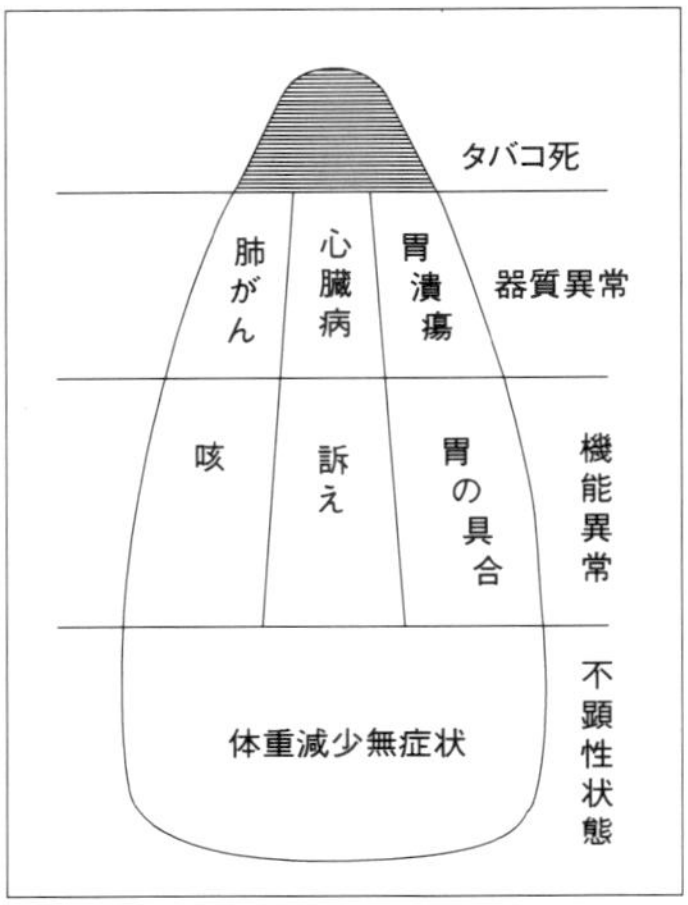

表①　タバコ病の世界的視野からの分類

- タバコ病（Tobacco disease）
  - 喫煙病（Smoking disease）
    - 紙巻タバコ病（Cigarette disease）
    - 葉巻病（Cigae disease）
    - パイプ病（Pipe disease）
  - かみタバコ病（Chewing disease）
  - かぎタバコ病（Snuffing disease）

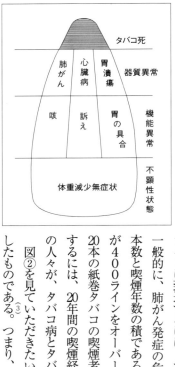

タバコ死という最も重症なものまであるという考え方である。すなわち、タバコ病という氷山の頂点にタバコ死があり、これは肺がん死亡、心臓病死亡、胃潰瘍死亡などから構成されている。さらに、タバコ死の底辺には、肺がん、心臓病、胃潰瘍などの病気が存在して、器質異常を示している。さらに、その前段階では、胃の具合が悪い、咳《せき》やたんが出るなどの機能異常を訴え、さらに、その底辺には、軽い健康異常を感じるという具合である。

さらに、この考えを一歩進めると、図③に示すように、タバコ病に関する自然史的見方が生まれてくる。(3) これは、タバコ病を潜伏期、不顕在期、顕在期の三期症状を呈する病気としてとらえ、最終期に不可逆的な器質異常をひきおこし、やがてタバコ死に到るとする考え方である。

以上から、タバコ死の概念は、タバコ病の最終段階、最重症段階と定義する事ができよう。読者諸氏は、このような、タバコ病とタバコ死の発想及びその存在を承認なさるであろうか。おそらく、以下の研究を検討されたら全員が承認されると確信する。

図③　タバコ死への自然史的見方

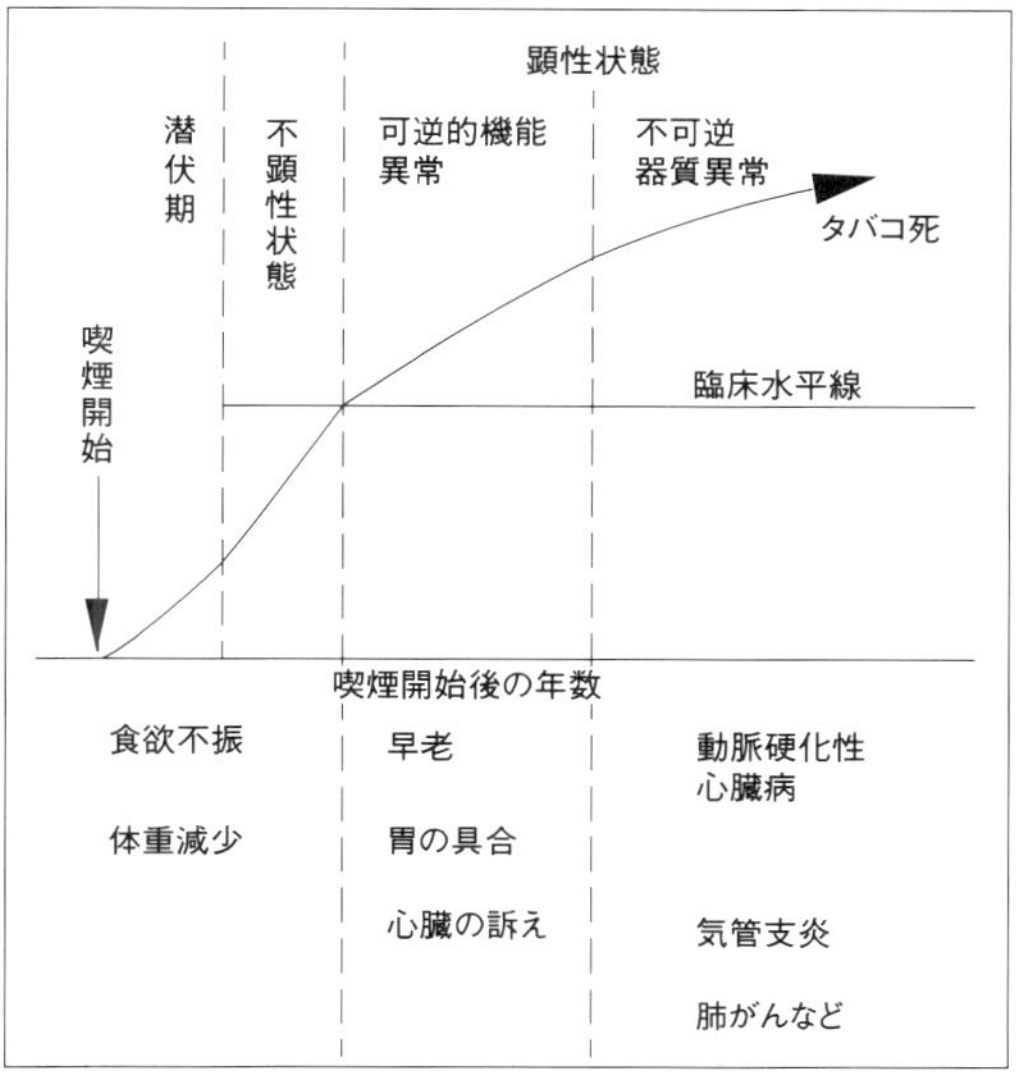

第四節　タバコ死の実態数
—日本・アメリカの試算例—

1．タバコによる超過死亡

タバコを吸っても吸わなくても、肺がん、心臓病、胃潰瘍などで死ぬが、その死亡した人数から、統計的に、「これだけはタバコを吸ったがための死亡人数」を計算する事ができる。疫学研究、医療経済学、医療統計学の進展の成果である。この数をタバコによる超過死亡数と称し、ほぼタバコ死の実態数に等しいとみなしてよい。タバコによる超過死亡数、タバコ死の実態数とは、ほかの飲酒や食生活、労働などはいっさい無視して、喫煙をしていなかったならば、ただそれだけで「死をまぬがれたはずの人数」の事である。もっと端的に言えば、タバコが直接の原因で死亡した数、タバコだけによって殺された数と言ってよい。

2. 日本のタバコ超過死亡数の試算

日本における医療経済学（保健経済学）の第一人者である前田信雄氏（現国立公衆衛生院社会保障室長）は、表②に示すような計算手順でもって、悪性新生物（がん）ほか5疾患だけについての、タバコ超過死亡総数、4万2090人を導き出している。この計算には、国立がんセンター平山　雄氏のデータ、特に、非喫煙者死亡一に対する喫煙者の死亡比が用いられている。ちなみに、平山氏のこのデータは、世界保健機関（WHO）の専門委員会報告書でも引用され、規模と厳密な研究方法により、高く評価されている[4]世界的研究データである。

この試算[5]では、悪性新生物（がん）による超過死亡が一番多い。これには、肺がん、気管支がん、口腔がん、その他のがんが含まれている。第2位に多いのは動脈硬化性心臓病であるが、この計算では約3000人台で、悪性新生物に比べると一段と少ない人数となっている。脳血管疾患死亡の全体は17万人もあるが、死亡比は1・03であるため、つまりパーセンテージでは、1・5パーセントだけ超過となるため、超過死亡人数は2603人となっている。

さて、前田氏の試算は、あくまでも5疾患だけに限定してのものである。この他にも、肺気腫や気管支炎などの呼吸器系疾患、十二指腸潰瘍などの消化器系疾患と、喫煙に関係する多くの疾患が存在する。タバコと関係ない病気を探すのに苦労するほどである。いったい、日本においては、全体としてどれくらいタバコによる超過死亡数があるのであろうか。国立がんセンター

表②　死亡数,喫煙に起因する超過死亡数（1976年,疾病別）
（平山　雄氏のデータを用いて、前田信雄氏が作成）

	〔A〕15歳以上人口の総死亡数（人口動態統計）	〔B〕非喫煙者死亡1に対する喫煙者死亡の比	〔C〕両群の死亡の和（1+B）	〔D〕喫煙だけによる超過死亡比（B−1）	〔E〕喫煙だけによる死亡の全死亡に対する割合（D／C×100）	〔F〕喫煙に起因する超過死亡の実数（A×E×1／100）
悪性新生物	139,413人	1.62	2.62	0.62	23.7%	33,041
高血圧性疾患	19,823	1.20	2.20	0.20	9.0	1,784
動脈硬化性心臓病	12,234	1.64	2.64	0.64	24.2	2,960
脳血管疾患	173,528	1.03	2.03	0.03	1.5	2,603
胃潰瘍	5,221	1.97	2.97	0.97	32.6	1,702
合計						42,090

疫学部長の平山　雄氏は、これまでのあらゆる研究データを動員して、１９７６年（昭和51年）頃のタバコによる超過死亡を、すばり年間10万人と算定されている。(6)

３．アメリカのタバコ超過死亡数の試算

アメリカ合衆国における部分的超過死亡数の試算としては、１９７６年のカリフォルニア大学のシュバイツァー博士らの研究がある。彼は、がん（20）、心臓病などの循環器（25）、呼吸器の病気（40）、事故（火災のみ）（１）の四つをとりあげている（数字は、喫煙だけによる死亡の全死亡に対する割合であり、単位はパーセントである）。これから計算して、４死因における喫煙による死亡だけで、約10万人と彼は推計している。(7)

シュバイツァー博士の10万人というタバコによる超過死亡数の試算対象は、あくまでも4死因に限定されたものである。それでは、アメリカ合衆国におけるタバコによる超過死亡数の総数は、いったいどれくらいに達するのであろうか。この事についての現在知り得る信頼のおける調査結果としては、世界保健機関（ＷＨＯ）の研究がある。(8)世界保健機関は、タバコに関するこれまでの研究調査データを駆使して、すばり、「喫煙が直接の死因で死ぬ者の総数が、アメリカ合衆国では、年間34万６０００人(9)」と推計している。

４．タバコ死の検討と評価

次に、日本とアメリカのタバコ超過死亡数について、比較検討してみよう。日本の人口は約1億１２００万人（１９７５年）、アメリカ合衆国は2億１２００万人（１９７４年）であり、アメリカが日本の約2倍であると考えてよい。そうすると、日本のタバコ超過死亡数（約10万人）に比べて、アメリカのそれ（約35万人）が、3・5倍とあまりにも多くなっていることに疑問をもたれ、ひいては、タバコ超過死亡数の試算に信頼をなくしてしまう読者もおられるのではないかと想像される。

しかし、タバコ超過死亡数の割合は、その国の死因順序、喫煙習慣、民族の体質、食習慣、平均寿命等の多様な要素のからみ合いのもとに異なり、特色があるのがむしろ当たり前であると思われる。たとえば、１９７４年当時の人口10万人対死亡数

の死因順序は、日本では、脳卒中（164）、がん（122）、心臓病（90）の順である。これがアメリカでは、心臓病（343）、がん（170）、脳卒中（98）と、順位及び死亡率（数）もがらりと変わるのである。脳卒中死亡に対するタバコの死亡寄与率は、日本の研究によると1・5パーセントの低率であるが、心臓病になると日本（アメリカ）では24・2（25）パーセント、ガンでは23・7（20）パーセントになるのである。このように寄与率が高率の心臓病がアメリカで第1位の死因を占めている事、しかもその死亡数が日本の約4倍にも達する事、更に、タバコの死亡寄与率が最も高いと言われる（シュバイツァーの前記研究で40パーセント）呼吸器系病気の死亡率（数）は、欧米が日本よりはるかに高い事などが試算数の相違となって表れたと思われる。

日本人と欧米人の喫煙様式の違いも、タバコ超過死亡数の相違に影響していると思われる。一般に口腔より流入する主流煙中のニコチンやタール量は、口腔喫煙では数パーセントが体内に残留するにすぎないが、肺臓喫煙では95パーセントが体内に残留することが知られている。欧米に比べ、日本人では肺臓喫煙は少なく、1962年の平山 雄氏の調査では13・3パーセントにすぎない[10]。一方、欧米では肺臓喫煙者が非常に多いと言われている。たとえば、イギリスのリミングトン（J. Rimington）の調査によれば、喫煙者の85パーセントが肺臓喫煙者であるという具合である。このように、欧米の喫煙者の圧倒的多くの人々が、日本人の喫煙者に比して非常に危険な喫煙法を採用しているのである。この事もタバコ超過死亡数の比率の相違になって表れているものと思われる。

第五節　タバコ死と戦争死の比較研究

1．ベトナム戦死者数の35倍

1965年3月8日、アメリカ海兵隊3500人が南ベトナム（当時）のダナン海岸に上陸した。この出来事は、アメリカがベトナム戦争において、始めて地上戦闘を開始したという意味において、ベトナム戦争史上重要な事件である。以来、毎年アメリカ軍派兵は増加され、最高時には54万人にも達したことはまだ記憶も新しいところである。アメリカ軍派兵が増加するにつれて、アメリカ軍兵士の戦死者数も着実に増加し、地上戦開始以来、１９６７年までの戦死者数は2万人にも達したのである。特に、１９６７年と言う年は、ベトナム戦争史の中で重要な年である。一つは、アメリカ国民の反戦感情が最高調に達した年である。１９６７年4月15日、初めて全国的規模の反戦デモが行われた。１９６７年10月になると、反戦デモは更にもりあがり、ついに3万５０００人のデモ隊が国防総省（通称ペンダゴン）を包囲して、ベトナム戦争中止を要求したのである。

もう一つは、１９６７年は、地上戦闘が激化し、それ故に、アメリカ軍兵士の戦死者数が激増し、最高調に達した年である。前記のアメリカ反戦意識の高揚と反戦デモの高まりは、戦死者数の増加の反映である。これ以上、アメリカの青年を死なすなというスローガンは、１９６７年における戦死者数の急激な増加の結果生まれて来たといってもよい。

さて、全国的規模で反戦デモがくりひろげられた、１９６７年のベトナム戦争最大の激戦期のアメリカ軍兵士の戦死者数は、どのくらいであると読者は想像されるであろうか。当時の南ベトナム派遣軍司令官ウエストモーランド将軍の信頼できる報告によれば、１９６７年1年間のアメリカ軍兵士の戦死者の総数は９０００人である。[11]

一方、97頁に前述したように、世界保健機関が発表した、アメリカ合衆国における最近1年間のタバコ死の数は、何と、年間34万６０００人である。[9] 実に、タバコ死者数は、ベトナム戦死者数の35倍である。見方を変えて表現すれば、タバコ死の数は、ベトナム戦争級の戦争を、同時に35もやっているのに匹敵する戦死者数である。アメリカが同時に世界でベトナム戦争級の戦争を35回もひきおこしたら、アメリカ国民はおろか世界の人々は、アメリカは気でも狂ったのかと騒ぎ、大変な反戦デモがくりひろげられるにちがいない。しかし、タバコ死にはデモさえ起こらない。

2. 日本のタバコ死数は、交通事故死の11倍

日本においては交通戦争という言葉がよく国民の間で使用されている。たしかに実感である。昭和54年版『警察白書』によれば、昭和53年に発生した交通事故による死者数は、８７８３人である。死者数については、その後減少傾向が続き、平成27年度４１１７人、平成28年度３９０４人まで減少している。

日本におけるタバコ死の数は、国立がんセンター疫学部長の平山　雄氏の試算（推計）では、年間10万人ぐらいであることは、

すでに97頁において前述した通りである。[6] なんと、タバコ死の数は、昭和50年代当時で交通事故死数の11倍である。交通戦争という言葉を使用して、官民一体となって死亡数の減少に努力しているが、それより何倍も多く国民を殺しているタバコに対しては、なぜか皆んな無関心である。不思議でならない。

3. タバコ死の評価

以上、タバコ死をベトナム戦争や交通戦争での戦死者数との比較のもとに考察して来た。これらタバコ超過死亡数を、タバコ死を、読者はどのように評価され、どんな感想をもれたであろうか。

古代ローマの哲学者であり政治家でもあったセネカ（Seneca）は、「個人の犯す殺人は犯罪であるのに、国家による大量の殺人は光栄とされる」と言ったが、まさに、このセネカの言葉は、タバコの製造と販売が国家の手で行われていた（公営）日本にあてはまる。[12]

タバコによる日本国民の生命と健康の破壊は無視され、専売益金等による財政収入への寄与のみがさも得意気に語られている（実際は、タバコによる収益よりも、タバコ消費による損失の金額の方が大きいのであるが）。アメリカ合衆国は民営であるので、セネカの言葉は、「個人の犯す殺人は犯罪であるのに、タバコによる大量の殺人は合法とされる」と言い変えることができよう。アメリカ合衆国政府も、しかし、タバコ死の実数に気づき、現在、必死になって国民にタバコを吸わせないよう、反喫煙政策を遂行していることは衆知の事である。

タバコ死は、国家が犯す、あるいは、タバコ産業が犯す殺人である。タバコ死は、喫煙者自らが進んでおかすスローモーションの自殺死である。どうしてそんなに死に急ぐのか。かけがえのない生命と健康をどうしてそんなに粗末に扱うのか。

注

（1）山村雄一著「タバコ病という疾病の提案―内科医の立場から―」『自然』第22巻第4号、中央公論社、1967年 18〜19頁。

(2)平山　雄著「日本民族の危機！　喫煙対策の緊急性を訴える―タバコによって日本人の健康水準は急激に低下している―」『毎日ライフ』1978年11月号、毎日新聞社、20～24頁。
・平山　雄著『流行するタバコ病』健友館、昭和55年。
・平山　雄監修・解説『徹底取材!!これがタバコ病』婦人生活社、昭和51年。
(3)平山　雄著　前掲論文（1978年）22～23頁。
(4)WHO専門委員会報告『タバコの害とたたかう世界』（翻訳　平山　雄）、財団法人結核予防会、昭和51年、13頁。
(5)前田信雄著「喫煙の経済的損失―喫煙の経済学(2)―」、『健康保健』1979年2月号、39頁。
(6)平山　雄監修・解説　前掲書、223頁。
(7)前田信雄著「喫煙による健康障害とその損害―喫煙の経済学―(1)」、『健康保険』1978年12月号、135頁。
(8)読売新聞　昭和55年4月7日。
(9)朝日新聞　昭和55年4月14日。
(10)岩井和郎他著『喫煙の医学的問題―内外の研究と展望―』、財団法人結核予防会、昭和55年、114頁。
(11)NHK取材班『あの時世界は……磯村尚徳戦後史の旅Ⅲ』日本放送出版協会、昭和54年、288頁。
(12)日本専売公社は、1985（昭和60）年に民営化され日本たばこ産業株式会社となる。しかし、この会社は、財務省所管の特殊会社であり、財務大臣（日本国政府）が全株の33・35％を持つ主要株主である。

第五章　パッシイブ・スモーキング（受動喫煙）の理論

タバコはつい最近まで社会的に容認された嗜好品《しこうひん》として取り扱われてきた。それ故に、タバコをめぐる諸問題はもっぱら個人的趣味・嗜好の問題及びこれに対する不当な干渉として理解されたり、喫煙者個人の健康・衛生問題としてのみ処理されてきた。人間誰しも自分の行為が他人に悪影響、害、迷惑を与えていないと確信している場合は、自分の行動を変えようとはしない。この事は、ニコチンの薬理的効果によりタバコへの依存性がすっかり確立してしまった愛煙家諸氏において一層顕著である。

これまで喫煙者達は、反喫煙運動家及びその支持者達に対して、「あなた達非喫煙者に何か具体的な形で悪い影響を与えている事が証明されないかぎり、私は私の価値観に従う権利がある」と厳《おごそ》かに宣言してきたものである。しかし、今日では日本及び世界の研究者たちは、非喫煙者に対するタバコの煙の害を科学的、論理的に実証できるレベルに到達している。もし先ほどの宣言がうそでないなら、いやしくも理性ある人間でありたいと希望するなら、喫煙者の喫煙行為は一定の制限と修正を余儀なくさせられている。以下において提供する知識が、良識ある喫煙者の行動変容に役立つことを切に希望する次第である。

第一節　パッシィブ・スモーキングとは？

人間を分類する試みは、古来からいろいろと試みられてきた。男性と女性、お金持《かねも》ちと貧乏人、資本家と労働者、上戸《じょうご》と下戸《げこ》等がそれである。タバコに関しては従来、喫煙者と非喫煙者という分類がよくなされてきた。しかしこの分類は、厳密に言えば正しくない。タバコの煙を吸わない人間はこの世に一人も存在していない事が明らかになり、新たな区分けが必要になった。これをひきおこしたのがパッシィブ・スモーキングの概念の登場とその承認である。

パッシィブ・スモーキング（Passive Smoking）とは、受動（的）喫煙と訳され、自分自身はタバコを吸わないのに、他人の吸うタバコの煙を受動的に、間接的に、二次元的に吸い込む事を強制させられている状態を言い表す言葉であり、自らの意志により嗜好としての喫煙をおこなう能動的喫煙（Active《アクティブ》 Smoking《スモーキング》）の対立概念である。この概念は人により、国によって、受動（的）喫煙、不本意喫煙（Involuntary Smoking）、二次喫煙、間接喫煙等と様々に呼称されている。

１９５４（昭和29）年にドイツの医学雑誌に初めて受動（的）喫煙という言葉が登場して以来、今日まで、受動（的）喫煙とその健康障害についての内外の調査研究は、著しい発展をしてきた。日本ではもっぱら、「嫌煙権」、「嫌煙運動」、「嫌煙教育」という言葉が昭和40年代以降使用されて来て一般的でなかったが、平成14（２００２）年健康増進法が制定・交布され、国民の注目と関心を集め広く知られる言葉となった。健康増進法は第二十五条において受動喫煙の防止を掲げ、受動喫煙を「室内又はこれに準ずる環境において、他人のたばこの煙を吸わされることをいう。」と定義している。我々人間は、社会を形成しその中で集団生活をしている。喫煙者との共働や共同生活を余儀なくさせられる。閉鎖された生活空間の中で喫煙者と同室するかぎり、タバコの煙に汚染された空気を吸い込む事を強制させられる。右下のマンガにみられるような配慮を喫煙者がしてくれる（不可能であり、まさにマンガ的）か、あるいは喫煙室を設置したり、喫煙空間を限定しないかぎり、非喫煙者はタバコの煙から逃れる事はできない。

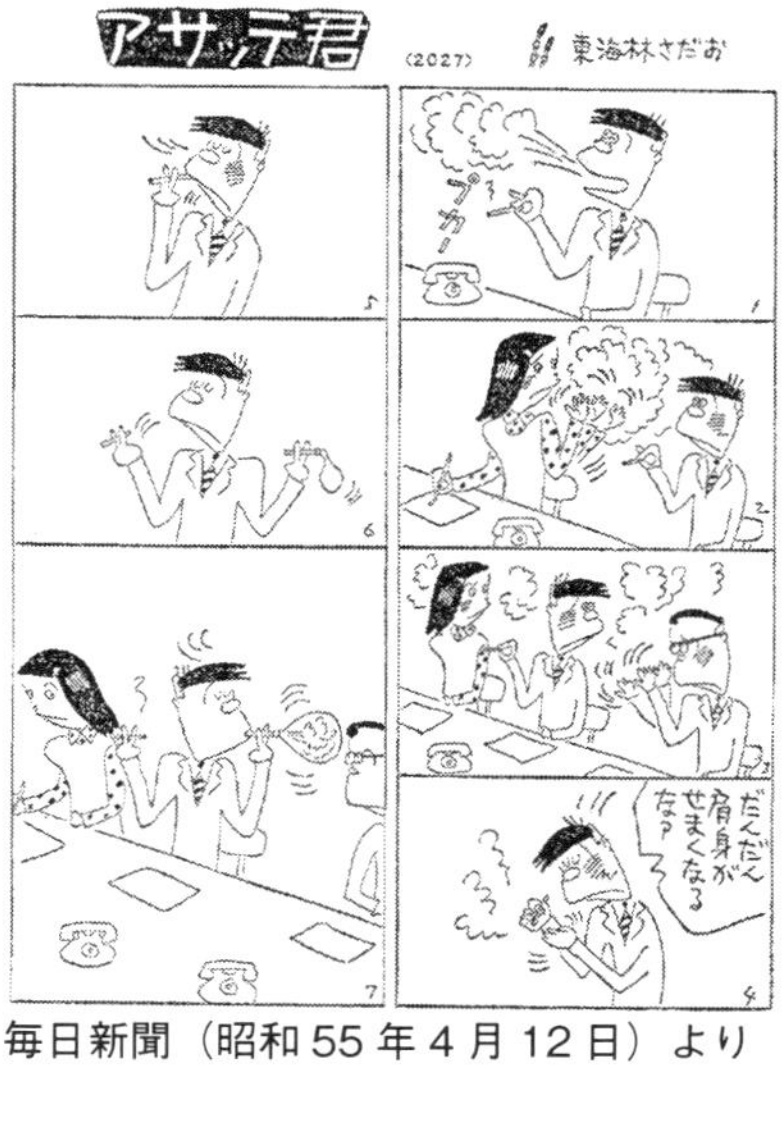

毎日新聞（昭和55年４月12日）より

日本では、職場を始めとし家庭や公共の場所において、７０００万人の非喫煙者が３５００万人の喫煙者のために、受動的喫煙を強制させられ日夜苦しめられていた。このことは、右下のマンガが書かれた昭和55年当時、社会的発言力が大きく、社会、職場、家庭での権力を掌握していた成人男性の約四人に三人が喫煙者であった事に起因している。[1] 彼らが非喫煙者に配慮する事は、とりもなおさず自己の喫煙欲望を制限する事になり、彼らはそんな事をしたくないので、沈黙し、無関心をよそおっていたのである。このような非喫煙者にとっての深刻な事態も、受動的喫煙についての知識が普及し定着すればある程度の改善が期待されるかもしれない。〝人間社会においては非喫煙者は存在せず、すべての人間は喫煙者たるを避け得ない。我々には受動的喫煙者であるか能動的喫煙者であるかの差しかないのだ〟という発想の大転換が必要である。そのためにも、パッシィブ・スモーキング（受動的喫煙）についての知識は不可欠である。

第二節　主流煙、副流煙及び剰余煙の研究

1．平均的喫煙様式

喫煙者諸氏は自分の吸うタバコの煙及びその行先について思いを巡らした事がおありであろうか。受動的喫煙を理解するためには、次のような基礎知識が必要である。

タバコの煙は主流煙（mainstream smoke）と副流煙（sidestream smoke）に大別される。主流煙とは、点火部からタバコ自体を通過して喫煙者の口腔に達する煙であり、副流煙とは、点火部から立ち昇る煙である。そして、閉鎖された空間においては、主流煙と副流煙は空気中で混合されて剰余煙（second-hand tabacco smoke）を構成する事になる。能動的喫煙の有害作用はもっぱら主流煙が主であるが、受動的喫煙の場合は、喫煙者が吐き出す主流煙の一部とともに、副流煙がより重要な役割をはたす事になる。その理由の一つを以下に示そう。

日本における平均的喫煙者の紙巻タバコ喫煙様式では、一服当り吸煙平均時間2・1秒、36・3秒間の間隔で、吸殻の長さは両切タバコで平均3・39センチ、フィルター付タバコで平均4・12センチまで吸煙を繰り返すことが明らかになっている。(2) もちろん、吸煙をする時以外は、タバコの燃焼持続によって副流煙が発生し続けることは言うまでもない。このような条件で紙巻タバコが喫煙される場合、国立公衆衛生院での実験結果では、喫煙終了までにほぼ十服を要し、平均３１５秒が費される。(3) これから吸煙にあてられる21秒を除くと、２９４秒間は副流煙が立ち昇っている計算となる。(3) このことから読者は、非喫煙者（喫煙者本人も）が換気の悪い閉鎖空間で暴露《ばくろ》されるタバコ煙（剰余煙）に占める、副流煙の比率がかなり大きいものである事を(3) 理解されたと思う。

2．主流煙と副流煙の成分分析比較

前項で、副流煙の比率がかなり大きいという数量的関係が明らかとなった。しかし、受動的喫煙の真の理解のためには、タバコ煙に対する質的分析が不可欠である。紙巻タバコの煙の中には、燃焼によって発生した４０００種以上もの化学物質が存在していると言われている。この化学物質は、表①に示すごとく6種類の生物活性に分類できる。[4] また、タバコの煙はガス相（気体）と粒子相（タール）に大別でき、これらに含まれる主要な有害成分としては、現在のところ、表②と次頁表③のようなものがあげられており、[4] まだ多数の未確定有害物質が存在しているものと想像されている。まさに点火された紙巻タバコは、４０００種類以上もの既知の化合物と、未知の恐ろしい（?）化合物を発生させる有害な化学工場又はその煙突と表現されよう。次に、主流煙と副流煙に含まれている成分の比を示せば次頁表④の通りである。[4]

表①　生物活性とその記号

発がん物質	C
膀胱発がん物質	BC
腫瘍創始物質	TI
発がん促進物質	CoC
繊毛細胞傷害物質	CT
有害物質	T

表②　紙巻タバコ煙のガス相成分に含まれる主要有害物質　（新鮮タバコ煙）
（WynderとHoffmanの研究より）

物質名	生物活性	シガレット１本当たり収量	
		範囲：報告例	米国シガレット
ジメチルニトロサミン	C	1-200　ng	13 ng
エチルメチルニトロサミン	C	0.1-10　ng	1.8 ng
ジエチルニトロサミン	C	0-10　ng	1.5 ng
ニトロピロジリン	C	2-42　ng	11 ng
その他のニトロサミン（４種）	C	0-20　ng	?
ヒドラジン	C	24-43　ng	32 ng
ビニールクロライド	C	1-16　ng	12 ng
ウレタン	TI	10-35　ng	30 ng
ホルムアルデヒド	CT,CoC	20-90　μg	30 μg
シアン化水素	CT,T	30-200　μg	110 μg
アクロレイン	CT	25-140　μg	70 μg
アセトアルデヒド	CT	18-1,400 μg	800 μg
窒素酸化物（Nox）	T	10-600　μg	350 μg
アンモニア	T?	10-150　μg	60 μg
ピリジン	T?	9-93　μg	10 μg
一酸化炭素	T	2-20　mg	17 mg

これからも明らかなように、有害物質は副流煙の方に何倍も多く含まれているのである。これらの有害物質を強制的に吸わせられる我々受動（的）喫煙者（いわゆる非喫煙者）は、たまったものではない。いや、怒りさえ覚えるほどである。

第三節　タバコ煙に対する反応調査研究
―人々はどのように感じるか―

換気状態が不良な、いわゆる閉鎖された生活空間（しめきった室内や車中など）で喫煙が行われている場合、喫煙者本人は気づかなくても（いや本人も気づいてはいるが）、逃げ出したり、退去することができずに同席や在室を余儀なくさせられた非喫煙者は、まず心理的に不快感を覚える。次に、

表③　紙巻タバコ煙の粒子相成分に含まれる主要有害物質（新鮮タバコ煙）

（WynderとHoffmanの研究より）

物質名	生物活性	シガレット1本当たり収量		物質名	生物活性	シガレット1本当たり収量	
		範囲:報告例	米国シガレット			範囲:報告例	米国シガレット
ベンゾ(a)ピレン	TI	0.5−2ng	20 ng	3および4−メチルカテコール類	CoC	30−40 μg	32 μg
5−メチルクリゼン	TI	5−40 ng	20 ng	その他のカテコール類（4種以上）	CoC	?	?
ベンゾ(j)フッ化アンセン	TI	ng 5−80	0.6 ng 10	未知のフェノール類および酸類	CoC	?	?
ベンツ(a)アントラセン	TI	ng ?	ng 40	N-ニトロソノルニコチン	C	100−250 ng	250 ng
その他の多環式芳香族炭化水素（20種以上）	TI	3−10	?	その他の非揮発性ニトロサミン類	C	?	?
ジベンツ(a,j)アクリジン	TI	? ng	ng	β-ナフチルアミン	BC	0−25 ng	20 ng
ジベンツ(a,h)アクリジン	TI	0.7	8	その他の芳香族アミン	BC	?	?
ジベンツ(c,g)カルバゾール	TI	ng 50−200	? ng 0.7	未知のニトロ化合物	BC	?	?
ピレン	CoC	50−250ng	ng	ポロニウム210	C	0.03−1.3 pCi	?
フッ化アンセン	CoC	10−60 ng	150 ng	ニッケル化合物	C	10−600ng	?
ベンゾ(g,h,i)ペリレン	CoC	? ng	170 ng	カドミウム化合物	C	9−70 ng	?
その他の多環式芳香族炭化水素（10種以上）	CoC	1−10	30	砒素	C	1−25 μg	?
ナフタレン類	CoC	0.3−0.9 μg	? μg	ニコチン	T	0.01−2.0 mg	1.5 mg
1−メチルインドール類	CoC	μg	6 μg	その他のタバコ・アルカロイド類	T	0.01−0.2 mg	0.1 mg
9−メチルカルバゾール類	CoC	0.005−0.2 μg	0.8 μg				
その他の中性化合物	CoC	40−460	0.1	フェノール	CT	10−200 μg	85 μg
カテコール	CoC	μg	? μg	クレゾール類（3種）	CT	10−150 μg	70 μg

タバコ煙に汚染された空気を吸い込みたくないという気持ちがあるため、無意識のうちに呼吸抑制が発生する。更に、タバコ煙中の刺激性有害物質であるアクロレイン、アルデヒド類、アンモニア、ニコチンなどにより、眼、鼻、咽頭などの粘膜部に違和感や疼痛《とうつう》を覚え、涙やせきがでたりして苦しめられ、泣かされる事は、我々非喫煙者が常日頃経験している事実である。

気づかずにか、あるいは気づいていても平気でタバコをふかす喫煙者

表④　紙巻タバコの主流煙と副流煙の物理化学的特性の比較

	化合物	主流煙（mg／本）	副流煙（mg／本）	副流煙／主流煙　比	摘要
A	一般的特性シガレット1本当たり				
	発煙持続時間	20 秒	550 秒	27	
	燃焼タバコ量	347	411	1.2	
	粒子数	1.05×10^{12}	3.5×10^{12}	3.3	
B	粒子相				
	タール（クロロホルム抽出物質）	20.8	44.1	2.1	
		10.2	34.5	3.4	フィルター・シガレット
	ニコチン	0.92	1.69	1.8	
		0.46	1.27	2.8	フィルター・シガレット
	ベンゾ(a)ピレン	3.5×10^{-5}	13.5×10^{-5}	3.7	
	ピレン	13×10^{-5}	13×10^{-5}	3.0	
	フェノール類	0.228	0.603	2.6	
	カドミウム	12.5×10^{-5}	45×10^{-5}	3.6	
C	ガスおよび蒸気				
	水	7.5	298	39.7	主流煙中の3.5mgおよび副流煙中の3.5mgは粒子相に存在する
	アンモニア	0.16	7.4	46	
	一酸化炭素	31.4	148	4.7	
	二酸化炭素	63.5	79.5	1.3	
	窒素酸化物	0.014	0.051	3.6	

国際基準に従った主流煙捕集による分析値はタバコ湿度 10%

（アメリカ保健教育福祉省資料より）

表⑤　タバコ煙による臭気と人体への生理的影響度の調査結果

（樽崎正也氏の研究による）

時間		２０	３０	５０	６０	７５	９０	１０５分
温度／湿度		22℃ ／ 54.5%	22.2 ／ 55.5	22.3 ／ 55.5	22.0 ／ 56.0	22.1 ／ 56·0	22.2 ／ 56.5	22.3 ／ 56.7
CO濃度		10.5ＰＰＭ	11.0	11.5	12.0	12.0	13.5	15.0
塵埃		0.72	0.82	1.04	1.15	1.42	1.74	2.16
在室者	喫煙者				目がちかちか	頭がいたい		
		2	2	3	3	4	4	4
		0	2	3	3	3	3	3
		0	2	2	2	3	3 少し頭おもい	4
				におい感じる		目がいたい	少し頭いたい	
		においない	少しにおいある	少し頭いたい	目がいたい	頭がいたい	頭おもい	4
		2	3	4	4	4 目がいたい	4	
		2	2	3	3	3	4	4
		3	3	3	4	4目がいたい	4	
		1	2	2	3	3	3	7
	非喫煙者	3	4軽い頭痛			5耐えがたい	6頭強くいたい	4
		3	3			3	4少し頭いたい	4
		2	2	3	のどがいたい	4	4	4
		3頭おもい	3	3	4	4目がいたい	4	
		3少し頭おもい	3	3.5	4	4.5	5	
入室者		におい感じるが特に気にならない。	少しけむい。 においは不快ではない。 目が少しショボショボする。	入る時、においきつい。 頭がいたくなる感じ。 のどがいたい。 少し気分が悪い	においがはっきりわかる。 また、きつい。 長くいると目がいたい。 はっきりとひどいとわかる。	目、頭がいたいなみだ出そう。 のどがすごくいたい。 ずいぶんひどい状態。	鼻につき、いたい。 長くおれない。 一段ときつくなる。 非常に不快。	頭がきゅうとする。 息をすると悪い感じがする。 入るとすごくのどがいたい。

に対して、この時ほど怒り、無神経、あわれさの入り混った複雑な感情をいだく時はない。ごく普通の会議室で、会議中に喫煙が行われた場合、同室者達はタバコの煙をどのように感じるであろうか。このことについての実験研究が、大阪大学工学部建築工学教室の楢崎正也《ならさきまさや》教授によって行われたので、その結果を紹介したい。[5]

次頁図①に示すように、空気調和機（ルームエアコン）が設置された床面積43・5平方メートルのビルの会議室（換気回数は1時間に1・2回）に、被験者男子15名（うちタバコ愛用者10名）と実験者5名が入室し、実験開始後45分間は常に2名が、それ以後1時間は常に4名が喫煙している状況をつくった。[6]そしてこの間、室内空気の一酸化炭素ガス、炭酸ガス、浮遊粉じんの濃度、温度、湿度を遂次側定した。また被験者には15分間隔で、その時のタバコ煙による臭気や生理的反応の程度を記録してもらった。更にタバコ非愛用者(非喫煙者)の女子5名が15分間隔で数分間入室し、その時の室内空気の臭気や生理的反応の程度を口頭で報告してもらったと言う。実験条件、会議条件も我々の日常経験する、ごく普通の条件であると思われる。

室内空気に対する臭気の程度と生理的反応についての実験結果は、前頁表⑤に示す通りである。表中の数値は、ヤグロー(Yaglou)の5点スケール法に基づく刺激の強さを表すものである。参考のために、数値0から5までの表す示性語と反応を表⑥に示しておく。

これらの諸表から、読者はどんな感想をもたれるであろうか。非喫煙者である被験者男子五名と入室者女子5名の反応を一人一人確認していただきたい。それから、加害者である十名の喫煙者諸氏の反応も確認しておいてもらいたい。それから、この実験は、健康な成人を対象にしたものである事も忘れないでもらいたい。それから105分間という限られた会議時間の条件下である事も記憶しておいてもらいたい。

図①　会議室の平面図と換気経路

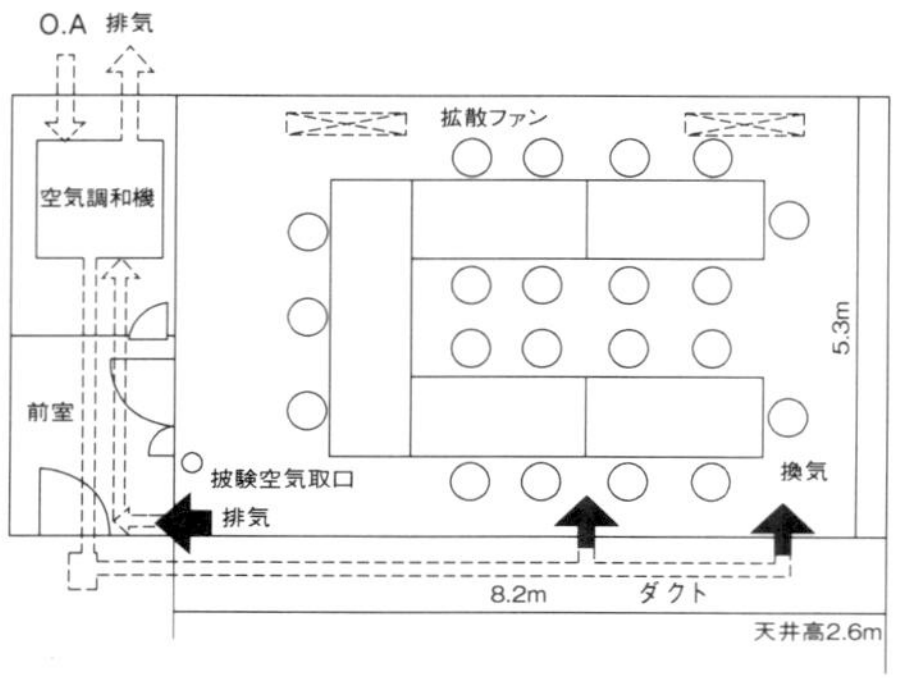

表⑥　臭気スケール

臭の強さの指数	示性語	反応
0	無臭	まったく感知しえない
1／2	最小限界	きわめて微弱で訓練されたものにより嗅ぎ出しうる
1	明確	正常人に容易に嗅ぎだしうるが不快ではない
2	普通	愉快ではないが不快でもない、室内での許容の強さ
3	強し	不快である。空気は嫌悪される
4	猛烈	猛烈であり、不快である
5	耐ええず	嘔吐を催す

もし、この会議室と同条件下の部屋の同室者の中に、病気で体調をくずしている人、タバコ煙に対し極めて強い感受性を持っている人、ぜん息や気管支炎などの呼吸器系病気をもっている人、高血圧や心臓疾患系の病気をもっている人、病後の回復が不十分だったりなどの病弱な人、老人、子供、赤ちゃんがいらたどうであろうか。考えるだけでも恐ろしい、非人道的な行為といわずして何といおうか。しかし、現実には、このような事が全国的規模で行われている。理性と良識と社会的地位もある喫煙者によって、平然と合法的に。

我々非喫煙者だって、タバコの煙に汚

染されていない新鮮な空気を吸う権利をもっている。タバコの煙に汚染されていない会議室で会議する権利をもっている。このようなタバコ煙の充満した会議室で、公害、健康、人権擁護、人間愛、良き市民的資質育成などの会議をしてきたのが、我々日本人ではなかったのか。またそれを許してきたのが我々の日本社会ではなかったのか。これはもう悲劇を通りこして喜劇、マンガ的ですらある。

（浅野牧茂氏らの研究による）

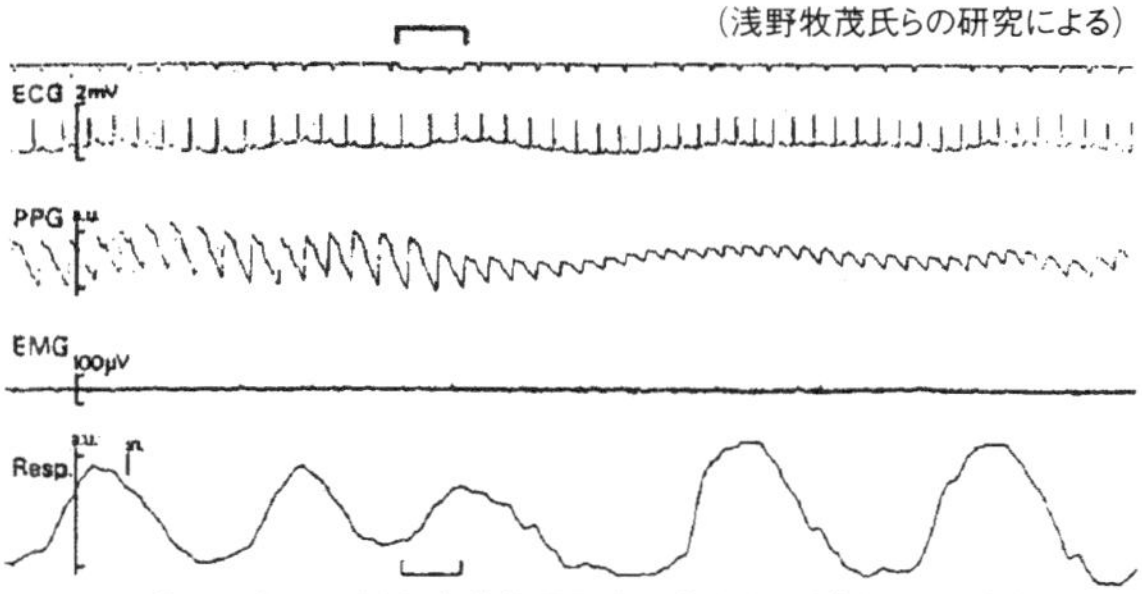

図②　シガレット副流煙経鼻的吸入時の呼吸循環系指標にみる変化
上から時標（1秒感覚），ECG:心電図，PPG:指先光電脈波，EMG:
雛眉筋筋電図，Resp:呼吸曲線，〕印は副流煙吸入（2秒間）を示す。
順次に，心拍数の増加，手指末梢血管収縮，眉間の雛寄せ，呼吸運動抑制が，副流煙吸入によって生じていることがわかる。

第四節　日本における受動喫煙の実験研究

前記の研究は、パッシイブ・スモーキング（受動的喫煙）に対する建築工学からのアプローチであり、被験者の反応も主観的、感覚的側面に限定されたものであった。最近、公衆衛生学や生理学の方面から、受動的喫煙によってこうむる諸被害を数量的、可視的、客観的に証明する研究が発表されている(4)ので紹介してみたい。

1. 副流煙吸入による具体的生体変化

主流煙、副流煙、あるいは両者の混合煙である剰余煙を問わず、タバコ煙の吸入は、非喫煙者にとって自覚的に不快で受忍限度を越えるばかりでなく、目に見えない体の細部において、様々な生理的悪影響と変化を引き起こす。具体的に述べれば、眼、鼻、喉《のど》などの粘膜を刺激し、これらの諸器官に異和感や疼痛《とうつう》をもたらし、さらに無意識のうちに呼吸抑制を引き起こし、末梢《まっしょう》血管収縮、血圧上昇、心拍数の増加や減少などの諸反応を引き起こす。経鼻《けいび》的吸煙により引き起こされるこれら一連の諸反応は、鼻咽頭《びいんとう》粘膜に分布する三叉《さんさ》神経を通して行われる鼻咽頭反射による生理的な反応であり、呼吸及び循環機能に複雑な変化を引き起こす事が解明されている。

これらの諸反応は、特に刺激の強い副流煙の吸入の場合に顕著に現れる。わずか2秒という副流煙の経鼻的な一過性の吸煙によってさえも、前頁図②に示されるように、呼吸抑制とこれに相伴う心拍数増加、末梢（皮膚）血管の収縮がおこり、そして、刺激により眉《まゆ》をしかめるために、皺眉筋《すうびきん》から誘導した筋電図に変化を確認することができる。(4) この実験は、2秒間の副流煙吸入という条件のもとになされたのであるが、我々が日常経験しているものは、もっと過酷である。家庭において、会議中の室内において、あるいは旅行、通勤、通学の列車の車輌内において、左右前後から長時間にわたって、もうもうたる副流煙が我々に連続的に襲いかかっているのである。

2. 剰余煙吸入による具体的生体変化

換気不良な空間内で大量のタバコ煙に曝露《ばくろ》される非喫煙者は、通常、喫煙者から排出された主流煙の一部と副流煙の混合煙である剰余煙の吸入を強制される。ここに受動的喫煙の典型事例が成立する。愛煙家と同席した人が受動的喫煙により、医学的にどんな痛手を受けるかを総合的に調べた実験の分析結果が、国立公衆衛生院生理衛生学部の浅野牧茂室長らによって1

図③ 心臓が受ける 影響

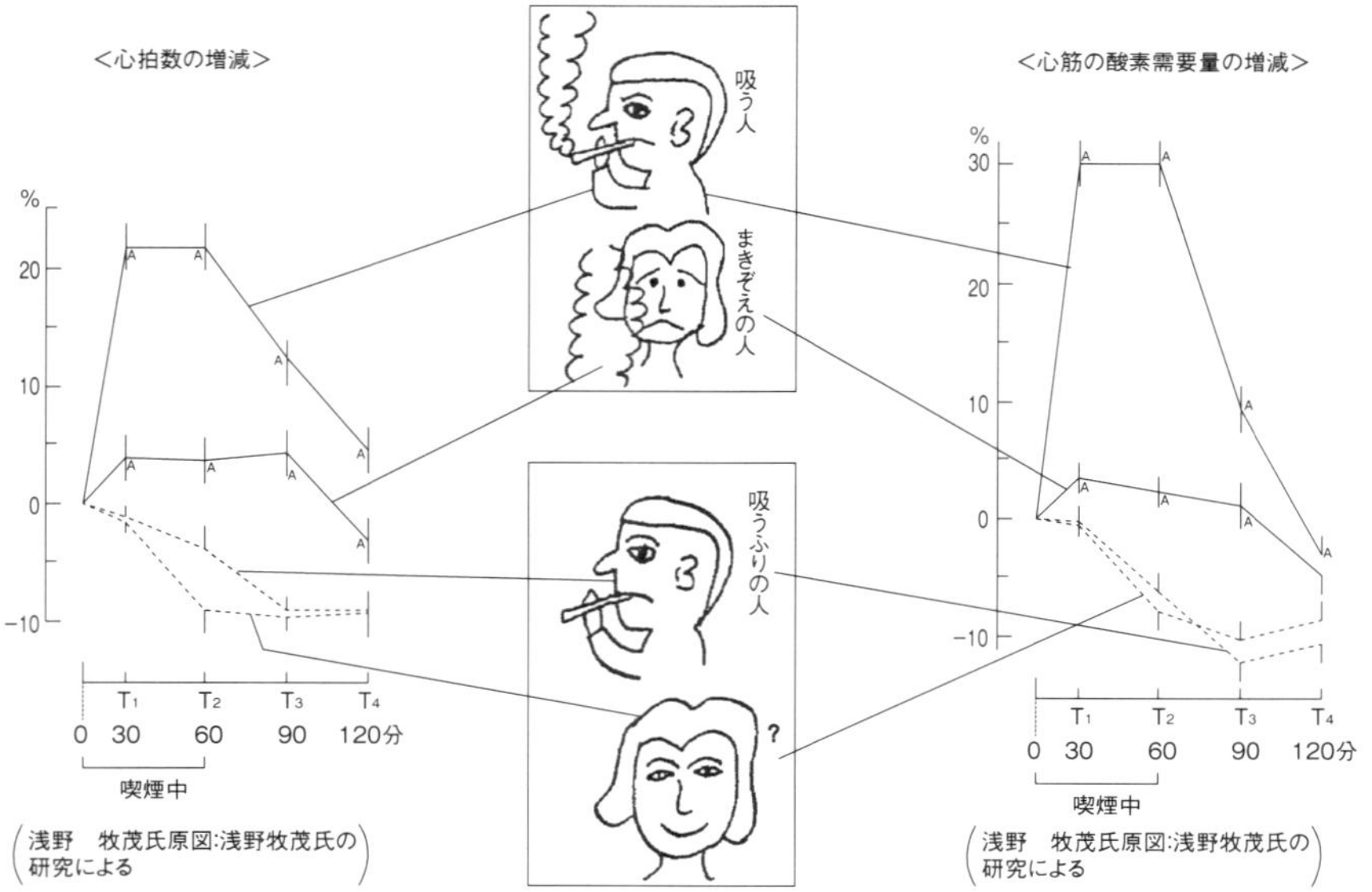

（浅野 牧茂氏原図:浅野牧茂氏の研究による）

（浅野 牧茂氏原図:浅野牧茂氏の研究による）

年がかりでまとめられている。この研究結果は、すでに学術雑誌[3][4]や新聞[7]でも紹介され、ご承知の読者もあろうが、今一度分かりやすく紹介してみたい。

それによると、そばでタバコの煙をやむなく吸わされている人の心臓はドキドキがふえ、心筋は酸素不足気味、おまけに血液の酸素運搬《うんぱん》能力も鈍《にぶ》るなど、愛煙家たちの数々の罪状が明らかになっている。タバコの煙には、ベンッピレンなどの発がん物質、ニコチン、アンモニア、アクロレイン、ホルマリンの仲間であるアルデヒド類、青酸化合物、窒素酸化物、ヒ素、カドミウム化合物などの多様の有害物質が含まれている事は、すでに前述した通りである（１０５頁の表②、１０６頁の表③参照）。まきぞえでタバコの煙を吸わされる人の健康に良いはずはない。だが、どれだけの害があるのか、これまで総合的かつ実証的な研究はなされた事がなかったのである。

モルモット役をつとめたのは、昭和大学のお医者さんのタマゴたち十二人の学生。小さめのマイクロバスに、二人の愛煙家と乗り合わせたら……という想定のもとに実験は行われた。5立方メートルのビニールテントの中では、ほんものの愛煙家とタバコを吸うロボット「スモーキングマシーン」が、それぞれ1時間に5本のペースでピースを合計10本吸った。30分後には、室内の一酸化炭素は13ｐｐｍという高濃度にはね上がった。この中に入れられている非喫煙者は、たまったものではない。

１１０頁の図③は、愛煙家本人と、同室した非喫煙者の心臓に関するデータである[8]。個人差があるといけないので、喫煙・非喫煙6組の学生が同じ実験を行い、その平均を取ったものである。ごらんのように、影響は、吸っている本人だけでなく、同室の人にまで及んでいる。だが、この変化は、変なビニールのテントに入れられ、いろいろ測定されたための心理的な影響かもしれない。そこで、同じビニールテントに、全く同じ条件で、タバコを吸うふりだけをする人と非喫煙者を入れて測定した。

グラフの点線はその結果である。静かにすわっているせいで、両者とも心拍数や酸素需要量はかえって減っている。この実験で、タバコの影響がさらにはっきりした。つまり実線と点線の差が、タバコの煙の仕業《しわざ》というわけである。

タバコの煙には、また有害な一酸化炭素もたっぷり含まれている。一酸化炭素は、酸素の約２００倍も血液のヘモグロビンと結びつきやすい。一酸化炭素に捕《つか》まえられたヘモグロビンは、酸素を運ぶ能力を失ってしまう。このような変化を手がかりに調べたところ、そばの愛煙家が10本タバコを吸えば、まきぞえを食った人は、１本タバコを吸ったのと同じ影響を受けることが明らかになった[9]。これとほぼ同様の結果は、世界保健機関（ＷＨＯ）の喫煙制圧に関する専門委員会、英国王立内科医学会の研究でも明らかになっている。

この実験では、テントの下から空気が流れこみ、１時間に１回の割合で空気が入れ替わるようになっていた。しかし、夏と冬は、冷暖房のために換気をしない部屋や乗り物がふえ、換気条件はもっと悪くなる。また、この実験のモルモットは、あくまでも、若く、健康で、体力のある20代の若者であることを忘れてはいけない。心臓の弱い人や心臓疾患のある人、高血圧症の人、花粉症などのアレルギー性疾患のある人、タバコ煙への感受性の強い人、ぜん息や気管支炎などの呼吸器系疾患をもっている人、病気あがりの病弱な人、老人、乳幼児などはもっとひどい影響をこうむる事は確実である。ちなみに、筆者の場合、健康な時でさえもそばでタバコを吸われると、鼻、喉《のど》に異和感と疼痛《とうつう》をおぼえ、長時間にわたると気分が悪くなり頭痛を覚える。この苦しみは、おそらく経験者でないと理解してもらえないと思う。肉体的、医学的、健康的、年令的にハンディキャップをもった人々に、受動的喫煙を強制することは、傷害罪すら成立するほどの立派な犯罪であると言っても過言ではない。

これだけの科学的研究成果が明らかになった以上、今後は、宮城音弥《みやぎおとや》（当時、東京工大心理学教授）氏らに代表される文化的知識人と称される人々の次のような見解を放置・容認してはならない。

「他人に害毒を与えぬかぎり、その人間が喫煙によって生命を縮小することをあえて抑圧する必要もないといえるのではなかろうか。人間の行動その他のうちに、他人に害を与えるものと他人に害を与えぬものがある。伝染病は明らかに他人に害を与える。自殺は、まず、その本人だけのことであって、他人への害はないといってよい。麻薬は、その常用それ自身は、元来、他人になんの影響も与えないが、それによって精神異常を生ずるといったことによって、かなり大きな社会的副作用をもつ。これは、ちょうど犯罪のなかに、窃盗や殺人のように被害者のある犯罪と、トバクのように被害者のない犯罪があるのに類似する。個人主義的価値観によると、被害者のある犯罪こそ真の犯罪であって罰すべきものであり、被害者のない犯罪は、副作用がないかぎり罰すべきものではない。タバコの場合も同様ではなかろうか。本人の生命や健康は、社会がそれによって被害を受けないかぎり、本人に任せておいて、干渉すべきではないということができる[10]。」

タバコは喫煙者本人にのみ害を与え、非喫煙者（他人）には害を与えず、社会も被害をうけないという主張は、もはや最近の科学的研究により完全に論破されたと言ってよい。ちなみに、宮城音弥氏は、喫煙の害があるかどうか不明だと言う、いわゆる不可知論（本書72頁参照）のより所となった、かの悪名高き1971（昭和46）年の専売事業審議会特別委員報告を提出した五委員のうちの一人である。宮城氏は、有害論を主張した曽田長宗（公衆衛生学）委員に強く反対し、結果的に、専売公社が不可知論で有害論を押し切るための側面的援助をした委員であったと評価されている人物である。

第五節　受動喫煙研究の今後の課題

1．非喫煙者の肺がん発症との関係

肺がん患者の一割前後が非喫煙者であるという事実を取り上げて、〈タバコを吸わなくったって、人間は肺がんになるんだ〉と主張し、安心（？）して喫煙を続ける愛煙家は多い。なるほど、男子非喫煙者の人口10万人対肺がん死亡率は、日本で14・8人（1日25本喫煙者で67・6人）、アメリカで12・8人（1日40本以上喫煙者で264・2人）という具合である。喫煙者に比べて圧倒的に少ないけれども、たしかに非喫煙者にも肺がん発症がみられる。

しかし、読者の中には、前記の愛煙家の主張が誤りであることにすでにお気づきの方もあろうと思われる。このような愛煙家諸氏の主張は、受動的喫煙についての知識が欠落しており、その存在をまったく無視しているのである。この世の中には、純粋な意味での非喫煙者は存在していない。いや存在することができないと言ってよい。本当にタバコの煙を肺に入れたことのない人、つまり、受動的にすらタバコの煙を吸ったことのない人は、この世の中にはおそらく存在しないと断言できる。生まれてすぐにカプセルにはいり喫煙者から隔離された人、喫煙者との接触を避けるべく山奥で孤立的に生活する人をのぞいて、すべての人々は、能動的喫煙者か受動的喫煙者であるかのどちらかである。

イギリスのラッセル（M.A.H.Russell）らの研究[11]によれば、大都市（ロンドン）居住者のほとんどすべての非喫煙者は、一生の

間を通して、常時測定可能なレベルのニコチンを体内に有しており、これがもっぱら受動的喫煙に由来していることが明らかにされている。超過密社会の日本では、おそらくもっと顕著に表れるであろう。日本における研究によれば、１日８時間の受動的喫煙（家庭、通勤時間、職場での労働時間を考えれば、大部分の人は、おそらく平均16時間の受動的喫煙を強制されていると想定される）によって、体内に残留するタールは、紙巻タバコ1本の主流煙中のタールの24％に相当すると言われる。(11)

ドイツのリキント（F.Lickint）は、１９５４（昭和29）年世界で最初に非喫煙者の肺がん発症に受動的喫煙が関与している可能性を示唆し、非喫煙者の肺がん発症研究の先駆者となった。１９６４（昭和39）年に、ガルスキノバ（V.Galuskinova）は、受動的喫煙のなされている現実的環境におけるタバコ煙中の3・4ベンツピレンを測定し、受動的喫煙と発がんが関係しうることを指摘している。すなわち、タバコ煙の充満した社交室内の3・4ベンツピレン濃度は、戸外での測定値の約4倍から10倍という濃度に達するばかりでなく、タバコ煙には、他の多くの発がん物質や発がん促進性物質が存在し、相加的、相乗的に有害作用を強化することを指摘している。(11)

たしかに、能動的喫煙者に比べたら、受動的喫煙者が体内に取り入れる有害物質、発がん物質、発がん促進物質の量は少ないであろう。しかし、少ないからと言って安心し軽視してはいけない。なぜなら、我々は量の多少よりも、各個人のもっている感受性や体質等を問題にしなければならないと考えるからである。例えば、酒（アルコール）を考えてみよう。一升酒を飲んでも酔わずにケロリとしている人もいる。だが一方では、さかずき一杯の酒、いや奈良漬一切れで真っ赤になり、フラフラに酔う人も存在する。酒が飲めない人、酒に弱い人、アルコールの感受性が強い人、アルコールを体質的に受け付けない人にとっては、量が少ないからといって安心して体内に入れるわけにはいかないのである。これらの下戸《げこ》たちにとっては、量の多少よりも、アルコールの存在及び摂取そのものが悪、危険そのものである。

国立がんセンターの平山　雄氏の報告(12)によれば、昭和40年代当時、国際がん学会は、〝同じくタバコを吸っても、肺がんになりやすい人となりにくい人がいるのではないか〟という問題で沸いていたそうである。これは、前がん原物質を活性化して、がん原物質にする酵素の一つであるＡＨＨ(13)という酵素の誘導性が、人によって違うことに注目した研究であると言う。(12)簡単に述べれば、芳香族の炭化水素が体に入ってきた時に、細胞に作用してそれを活性型にする酵素が誘導されてくるが、その誘導のされ方が人によって違うのである。非常に誘導されやすい人、されにくい人があると言うのである。活性型にさえしなければ、発がんの点は問題にならないのでないかというのが基本的な考え方である。

誘導されやすいかされにくいかは、メンデルの法則に従う遺伝因子に支配されていると言う。そうなると、同じくタバコを吸っても、特に肺がんになりやすい人、なりにくい人を見分けうるのではないかという夢のような事が言われはじめ、1974（昭和49）年10月、イタリアのフローレンスで行われた第11回国際がん学会でも、この問題がずいぶん激しく討議され、その後も研究が進められているそうである。[12] まだまだ基礎研究が必要な分野で、実用化には日時を要すると考えられるが、少なくともこういう新しい考え方が登場してきた事は、受動的喫煙、なかんずく非喫煙者肺がんを考える際に重要視されるべきである。

もし私が、そしてあなたが、きわめて肺がんになりやすいAHHという酵素の誘導性が強かったり、がん原物質に対する感受性がきわめて強い人間であったとしたら……。受動的喫煙によって肺がんにならないという保証がどこにあろうか。肺がんになりやすいかどうかは、今のところまだ予測はできないと言う。肺がんになってみて、初めてなりやすい体質であったと分かる。もう、その時はおそい。誰をうらむ（?）事もできず……。非喫煙者（受動的喫煙者）でありながら、肺がんになったり、肺がんで死んでいった人々は、ひょっとしたら、そのような人々であったかも知れない。受動的喫煙と肺がん発症の原因論的関係の更なる解明は、今後の重要な研究課題の一つである。

2．非喫煙者である家庭の主婦の肺がんの研究

女性の肺がんが急増しているのは世界的傾向であるが、ここで特に注目したいのは、タバコを吸わない家庭の主婦の肺がん発症である。筆者の周囲にも、多数の事例を認める事ができる。私はそのような事例に出くわした場合、その主婦の主人（夫）が喫煙者であるかどうかを調査する事にしているが、今までのところ主人は例外なく喫煙者、しかもヘビー・スモーカーである。これはあくまでも私の数少ない経験からの判断であり、一般化は危険であるが、「タバコを吸わないのに肺がんになった主婦を調べたところ、その夫はすべてヘビー・スモーカーであった」[14] と言うがん研究者の調査もあるので、まんざらあたっていないわけではないと思っている。

なぜ、主婦の受動的喫煙が深刻に考えられ、今後もっと研究されなければならないのであろうか。夫がスモーカーであれば、毎日、毎日、部屋を煙だらけにし、家庭の主婦は、その夫と結婚生活を送っている間中、このタバコの煙を吸わされる運命におかれる。それこそ、夫のタバコの煙は、主婦の寝室まで侵入し、寝むっていてもおそいかかってくるのである。もし、この主婦が職業婦人であったとしたらどうであろうか。家では夫のタバコの煙に苦しめられ、通勤列車では乗客のタバコの煙に、職場では同僚のふかすタバコの煙に苦しめられるのである。まさに、このような婦人は、1日中受動的喫煙を強制させられる事になる。これは人権問題ではなかろうか。タバコを吸わない主婦の肺がんは、周囲の男性喫煙者のタバコの煙と何らかの関連があると思われる。今後の科学的研究が期待される重要な領域である。[15]

3. 健康成人の実証的研究

これまでの受動的喫煙の研究は、その影響や被害についても、短期的、一時的なものに限られ、しかも心理的不快感や生理的変化の研究に終始していた感があった。しかし、アメリカのカリフォルニア大学医学部の長期にわたる受動的喫煙被害に関する健康成人の実証的研究[16]では、中年男女の2100人の被験者の内、受動喫煙者の約1割が肺機能障害を受けている事、喫煙者と同室で共働する非喫煙者は、肺臓喫煙をしない喫煙者か肺臓喫煙はするが1日11本以下の紙巻タバコを喫煙する喫煙者と、まったく同程度の肺末梢部の損傷をひき起こす事が公表された。[16]

現実の社会生活においては、多くの人々が、人体実験のモルモット役を引き受けさせられている事実があり、日夜タバコの煙に苦しめられている。これらの人々を一刻も早く助け出すためにも、そしてまた、受動的喫煙の害を説得的、実証的、可視的に理解させるためにも、カリフォルニア大学医学部に続く勇気ある実証的研究（あくまでも、社会的に許容される範囲内でという条件が課せられるが）が望まれている。

4. 健康弱者の被害についての具体的研究

受動的喫煙の影響や被害についての研究は、これまで健康成人をモルモット役にしてなされてきた。それ故、その研究結果は、健康である成人にしかあてはまらないものである。しかし、健康人と病人、大人と子供、乳幼児、老人、赤ちゃんとでは、その影響はずいぶん違うはずである。今後は、受動的喫煙の被害が一層深刻であると想像される、これらの健康弱者についての研究が課題とされよう。

もちろん研究に際しては、非人道的な人体実験にならないよう十分な配慮が必要である事は言うまでもなかろう。しかし、ここで忘れてならないのは、これらの健康弱者は、毎日の社会生活の中で、ひどいのは病院（病室）の中でも、現実に一種の人体実験を経験させられている事である。実証的（実験的）という言葉に研究者は無条件的にひるんではいけない。社会的に許容される実験条件内での、被験者の人権に十分配慮した受動喫煙についての具体的実証的被害研究は十分に可能であると思われる。

5. 特殊な受動喫煙の研究

非喫煙者が自らの意志に反してタバコの煙を吸入する本来の意味での受動的喫煙とは違うが、今後、もっと注目され研究されねばならない、特殊な受動的喫煙とも称すべき次の三つの研究領域が存在する。

(1) 胎児の被る《こうむ》害

妊娠中の女性が喫煙した際に（特に妊娠４ヵ月以降）、急性及び慢性的に胎児が被る《こうむ》様々な生体的影響も、一種の受動的喫煙による被害と考えてよかろう。人の出生に先立つ９ヵ月間のその歴史は、恐らく出生後の80年間の人生全体の歴史にも匹敵する程重要であろうと思われる。出生に先立つ胎児の９ヵ月間における、母親の能動的喫煙と受動的喫煙による胎児への被害研究は、我々に課せられた今後の課題の一つである。

(2) 母乳を通しての乳児への害

愛煙家である母親の母乳を通しての、乳幼児のニコチン摂取も、今後注目される必要がある。授乳中の母親が喫煙者である場合、母乳中にはかなりのニコチンが含まれることになる。それ故、当然乳児はニコチンの影響を受ける事になる。喫煙している母親にとってはたいした量のニコチンではなくても、体重の少ない赤ちゃんにとっては、重大な影響を与えうる量のニコチンであるかも知れないからである。

(3) 輸血を介しての喫煙の害

通常の受動的喫煙と全く異なるのは、この場合、影響をこうむる人が、何らかの傷病を持っており、しかも重病かあるいは肉体的、健康的な著しいハンディキャップを負っている事である。これまで輸血に際しては、我々献血者はせいぜい酒に注意したぐらいである（輸血前には、血をもらう相手のことも考えて酒は飲むまいと）。しかし、今後は、タバコにも注意する必要がある。特に採血関係者、血液センター関係者は注意しておく必要がある。おそらく、近い将来、何らかの対応策が必要になって来るであろうと思われる。非喫煙者が供血者であっても、一酸化炭素へモグロビンはゼロレベルではないが、常習喫煙者の場合、喫煙直後では、非喫煙者の数倍に及ぶ高レベルとなる。このような喫煙供血者からの血液を輸血すると、特に重症の心臓疾患や呼吸器系疾患の患者の場合、所期の目的が十分に達成されないばかりか、危険でさえあることが１９７４年に外国の研究者によって指摘されている。これも今後の研究課題の一つであろう。

注

（1）昭和50年～60年代当時の成人男性の喫煙状況。平成29年のたばこ産業（ＪＴ）の調査によると成人男性の平均喫煙率は28・2％である。これは昭和40年以降のピーク時（昭和41年）の83・7％と比較すると、51年間で55・5ポイント減少した事になる。

（2）杉　三郎、玉置英之助著「たばこと喫煙の諸問題」、『喫煙と大気汚染の医学』（金原出版所収）１９７０年、１１６頁。

（3）浅野牧茂著「非喫煙者に及ぼす喫煙の影響」、『日本胸部臨床』第36巻、第10号、１９７７年、７１３頁。

（4）浅野牧茂著「喫煙の生理衛生学」、『公衆衛生』、第43巻、第11号、１９７９年、７６５～７７５頁。

(5) 樽崎正也著「喫煙と室内空気汚染」、『空気清浄』、第14巻、第4号、１９７６年、12〜22頁。
(6) 各種会議の実態調査によれば、15人程度の会議では、常時２人の喫煙が一般的であると言われている。
(7) 朝日新聞、昭和52年6月26日「みんなの健康」欄。
(8) 浅野牧茂著「Passive Smoking—その環境と生体影響」、『医学のあゆみ』、第１０３巻・第6号、昭和52年、４９０頁。
(9) 浅野牧茂著　前掲論文　『医学のあゆみ』　４８６頁。
(10) 山村雄一著「タバコ病という疾病の提案—内科医の立場から—」、『自然』、第22巻・第4号、１９６７年、26頁。
(11) 浅野牧茂著　前掲論文　『医学のあゆみ』　４９６頁。
(12) 平山　雄著『ガン予防：その方法と対策』講談社、昭和53年、１４４〜１４５頁。
(13) ＡＨＨ（芳香族多環炭化水素水酸化酵素）
(14) 川野正七著『恐るべきタバコ公害』　九州禁煙協会、１９７8年、10頁。
(15) 平成20（２０１０）年9月28日、厚生労働省研究班によって、受動喫煙による日本人の死亡被害が年間６８００人にものぼると言う驚くべき研究結果が発表（本書64頁参照）された。この研究では、受動喫煙によって肺がんで死亡する女性は、年間で１６００人にも達すると報告されている。
(16) この研究の詳細は、ニューヨーク・タイムズ社によって、１９８０年、3月26日付で、「スモーカーが大勢《おおぜい》いる部屋で仕事をして、他人のタバコの煙を吸っていると、肺機能障害を起すなど極めて有害である事を医学者達が解明」という長いタイトルのもとに報道された。

第Ⅱ部
禁煙・嫌煙（受動喫煙）運動の歴史

第六章　禁煙・嫌煙（受動喫煙）運動の歴史

第一節　禁煙・嫌煙（受動喫煙）の運動と教育についての定義 ―運動と教育の一体性―

この書物においては、「教育」の概念を二つの側面（点）において、従来の慣例的理解より幅広く解釈している。教育、教育者と言う言葉は、学校教育、学校教師に限定されるべきではないというのが、本書を貫く基本的「教育」観である。

第1点は、教育の水平的拡大解釈である。教育作用とは、他人に影響を与えたり、あるいは、他人から影響を受けたりする作用であると定義される。教育をこのように定義すれば、教育は、社会のあらゆる領域にわたって普遍的に存在していると言えよう。端的にいえば、二人の人間が出合った瞬間から、好影響か悪影響を与える作用が発生し、教育作用が発生するのである。

第2点は、教育の垂直的拡大解釈である。人間の一生のうちで、教育はいつから開始され、いつ終結されるのかと大学生に質問すると、時々、幼稚園に入園したときが始めであり、高校や大学を卒業した時が終りであるという返答をうけ驚くことがある。この大学生は、教育を学校教育に限定している。今まで得た最高の返答でも、人間の出産（誕生）からその人の死亡まで教育は行われますというものであった。

人生の教育の開始を、出産直後の親子の出合いに求めるこの見解は、タバコの害の問題に無関心な人の教育開始観である。禁煙・嫌煙運動に関心をもっている人は、ためらわずに教育の開始を精子と卵子が受精した受胎時におく。一人の女性が妊娠した、受胎した瞬間から教育が開始されるのだ。これを胎教という。

胎教教育思想は、東洋において、特に中国や日本の社会において昔から存在したたし、現在でも通用している。その女性が喫煙者であれば、ニコチンと一酸化炭素を含んだ酸欠状態の血液を送り、胎内の赤ちゃんの成長と発達に悪い影響を与えているという意味において、彼女はすでに悪い教育を行っている悪い教育者であるのだ。

タバコは、人間の受胎から、成人し喫煙し、やがて健康障害を起して喫煙死（タバコ死）に至るまでかかわる点で、人間の一生の開始から終末までかかわり合いを持っている嗜好品である。タバコの害の問題を考えることは、人生や教育の問題を考えることであると言っても過言ではない。世の中には、過去及び現在において、国家、団体、個人によるさまざまな運動が存在したし、また展開されている。これらの運動は、国家、団体、個人の別を問わず、教育運動としてとらえることができ、これらの運動主体は、まぎれもなく教育者（教育主体）として理解することができる。これらの運動体が存在すること自体が、周囲の人や関係者に、善かれ悪しかれ影響を与えるからである。

国家が未成年者喫煙禁止法を制定する事は、国家による未成年者への禁煙運動の提唱と理解でき、国家が教育者となった、未成年者を対象とした禁煙教育と受け止める事ができる。禁煙運動団体の活動は、団体（教育者）による国民を対象とした禁煙教育の実践である。父親が息子に、タバコは健康に害があるから自分は吸わないと説明した行為（行動）は、父親（教育者）による息子への立派な禁煙教育の実践例である。家庭内で母親と娘が協力して喫煙者である父親にお願いし、室外のベランダでの喫煙を約束させた行動は、家庭内における小さな嫌煙（受動喫煙）運動の成功例であり、家庭内における父親への嫌煙（受動喫煙）教育の実践例である。

禁煙運動、禁煙教育は、タバコ（喫煙）の害の知識を教え、喫煙者の減少（非喫煙者の増加）をめざす運動（教育）と定義される。嫌煙運動、嫌煙教育、受動喫煙運動、受動喫煙教育は、四者同義一体であり、タバコの煙の害や受動喫煙についての知識を教え、非喫煙者保護をめざす運動（教育）と定義されよう。

両者は、対象（喫煙者と非喫煙者）と結果（タバコ消費量の減少、喫煙者率の減少等）に多数の共通点を持つが、めざす目標に最も大きな相異がある（禁煙運動は喫煙者の減少を、嫌煙運動は非喫煙者の保護をめざす）と言えよう。

第二節　禁煙運動の歴史とその評価

１．外国の禁煙運動の歴史とその評価

南米原産と言われるタバコは、コロンブスの新大陸発見（１４９２年）により、西インド諸島から梅毒と共にヨーロッパに

持ち帰ったおみやげ品であり、たちまちにして全世界に普及した。外国タバコ問題に関する内外の研究成果の分析と要約から、外国禁煙運動の歴史については、左記の㋑〜㋦の事項が指摘できる。

㋑ 西欧為政者（国家、政府）の禁煙政策の理由としては、火災の防止、喫煙による出産率の低下、国民道徳への配慮、「モーゼの第七戒」への違反、[1]未成年者の保護、国民の健康への切なる配慮、タバコ煙による室内空気汚染等があげられた。

㋺ 西欧為政者の反喫煙運動は、禁煙運動と嫌煙運動の両面を発生初期から堅持していた。たとえば、西欧において、反喫煙運動を展開した最初の為政者であるイギリスのジェームズ一世（1603〜25年）は、1604年の初頭に公表したそのタバコ排撃教書において、「食事にさいして、秩序と慎みのあの祭壇において何が不作法といって、空気を汚し、料理を不潔にし、タバコ嫌いの人の胃をダメにしてしまう例の細い管、あれをあちこちくわえ回ること以上に無作法なものがあろうか？」[2]と論じ、タバコ煙による悪臭と空気汚染を非難している。

㋩ 反喫煙運動を熱心に展開した為政者は、タバコ嫌いの為政者である。彼らは、非喫煙、反喫煙側の国民からは、国始まって以来の学のある国王と称賛されるが、愛煙国民からは、気まぐれでタバコも吸えない腰抜け野郎とののしられる傾向にあった。

㋥ 禁煙令を実施した為政者は、名君や暴君とは無関係である。名君も実施した例があり、暴君も実施した例がある。

㋭ 頑としてタバコを吸わない為政者が、政治の場で自らの立場を擁護し、反喫煙政策をとるならば、政治家としての自己の名声を減少させる可能性が大である。自国からタバコを追放しようと試みた為政者は、例外なく苦い思いを味わされている。

㋬ 為政者の反喫煙政策は、一般的に破綻をきたす場合が多い。むしろ為政者の喫煙奨励策の方が国民に受け入れやすいようである。

㋣ 反喫煙政策を採用した為政者の後に、ある期間をおいて必ず愛煙家の為政者が登場している。彼らは例外なく、今までの反喫煙政策をすべて廃棄するか、無効にしている。

㋠ 17世紀後半になると、それまでの禁煙政策を一掃する愛煙政策が登場している。18世紀以後は、為政者の公然たる禁煙政策はもはや実行不可能となり、為政者は、むしろ喫煙奨励策に傾斜していく。

㋷ 民間団体や個人による愛煙運動は早くから存在したが、反喫煙運動はそれに比べて不振であった。民間団体による禁煙運動は、国家がタバコ税収入に注目して、喫煙を奨励しだした後に出現する傾向にある。

㋦ 喫煙者は、為政者のいかなる苛酷な弾圧や迫害にもひるむことなく喫煙をしつづけてきた。いかなる禁煙運動、いかなる強力な反喫煙運動を展開しようとも、人間がタバコの存在を知ってしまった以上、タバコは世の中から消滅することはないであろう。これは、歴史の法則の一つであるかもしれない。

2. 日本の禁煙運動の歴史とその評価

(1) 為政者の禁煙運動の歴史とその本質

① 徳川幕府の禁煙政策とその特色

芥川龍之介は、その短編小説『煙草と悪魔』において、天主教の伴天連《バテレン》（恐らくは、フランシス上人《しょうにん》）が日本につれてきた悪魔が、どこからか持ってきたのが煙草であると記している。日本へのタバコ伝来には種々の見解が唱えられているが[3]、ポルトガル人やスペイン人たちを通して日本にもち込まれたものであり、彼らは貿易と同時に、キリスト教の普及と宣伝をも兼任していた事実を考えると、タバコの日本伝来とその普及に、キリスト教が一役買ったことは間違いないと思われる。

さて、日本において初めて禁煙令が公布（施行）されたのは、徳川幕府の初期で、慶長12（１６０７）年7月か、おそくとも慶長13（１６０８）年10月であるとみてよい。イギリス国王ジェームズ一世が、タバコ排撃教書を公表し、禁煙・嫌煙運動を開始したのが１６０４年である。しかしこのタバコ排撃教書は、法令ではない。これは、国王の反喫煙政策施政方針書か、あるいは、国王個人のタバコ排撃論を披歴したタバコ論難書とも言うべきものである。外国における禁煙令の最初のものは、１６１１年、トルコのアフメット一世（１６０３～１７年）によって出された禁煙令であると言われているから、日本の為政者は、世界で最初に本格的禁煙令を公布した事になる。

徳川幕府の禁煙令に関する記述や研究を紹介しながら、日本における為政者の禁煙令施行動機の一端を解明してみたい。幕末に出された『政事録』や『君臣言行録』という書物に、「慶長12年7月人々蛮語ニキセルト云フモノヲ懐中シテ競フテ烟ヲ吹キケレバ無益ノモノナリトテ堅ク之レヲ禁セラル」という記述がある。[4] 慶長13年10月には「此ニ、三ヵ年貴賤上下となくたはこと云ふものを翫弄レ諸病平癒の為めとは云へとも却て之れを吸ひしものは悶絶して頓死するものあり依て再たひ禁止せらる」という記述がある。[4] また、慶長14年4月には、江戸の城内においてタバコをのむことが厳禁され、同年7月には、火災の危険がある、不経済であるという理由から禁煙令が出されている。[4] さらに、慶長15年10月の禁煙令は、駿府城の台所からタバコの不始末により火事が発生したのが直接の原因とされ、そしてこの時以来、喫煙の禁止ばかりでなくタバコの耕作売買をも禁止している。[4] 以後、慶長17年、元和元年（１６１５）、元和2年、3年、4年、5年と、喫煙だけでなくタバコ耕作売買をも禁止した禁煙令を幕府はたびたび公布している（以上傍点筆者）。

中央政府だけでなく、地方の各諸藩も幕府にならって、頻繁にタバコに関する禁令を出している。[4] 火災、無益、不経済、悶絶頓死《もんぜつとんし》がその理由とされているが、禁煙令公布の主要な動機は、第1が経済的理由、第2が火災予防で、第3は国民の健康の害であるといってよかろう。少なくとも経済的理由が最大の動機であった事は、まちがいなかろう。この事は、喫煙のみならずタバコ耕作売買をも禁止した法令をたびたび執拗に出している事からも明らかである。

為政者が禁煙令を公布したのは、タバコの栽培が米その他の五穀の生産に支障をきたし、ひいては為政者側の年貢米収入の減少に結果するからである。[4] 為政者の経済的利益が損なわれるから禁煙令を実施したのである。タバコ栽培を奨励する場合も、殖産興業政策の一環として、農民の収益増加という経済的視点から行われた。農民の収益増加は、為政者側の租税収入増加をもたらすからである。

徳川幕府は、喫煙を奨励する場合も禁止する場合も、経済的利益を最優先させた。徳川家の歴代の将軍は、その点、為政者としては賢明で抜け目がなかったようだ。将軍自らも禁煙し、喫煙しないことを徳川家の家憲（家訓）とした。しかし将軍の中にも、長い間続いた「徳川家の将軍は禁煙」という家憲（家訓）を守れない者が出てくる。家憲（家訓）を破り徳川家の将軍として初めてタバコを吸ったのが、歴代将軍中最も怠惰《たいだ》、病弱、無能と評された九代将軍徳川家重（１７４５～６０）であったのは、十分に納得のいくところである。[4] 九代将軍家重以後、日本国中誰もが大手を振って喫煙できるようになった。以来、徳川幕府は、禁煙令を一切出していない。[4]

②　明治政府の禁煙政策とその本質

日本近代国家成立以後の為政者（政府）の喫煙政策は、明治時代に完成されたといってよい。明治以後の政府の喫煙政策の本質は、愛煙政策、喫煙奨励政策であるといってよかろう。明治５（１８７２）年には、東京の新橋と横浜間に初めて鉄道が開通するが、政府は、さっそく汽車に「吸煙車」（喫煙車輛）を設けて国民への喫煙サービスを開始する。アメリカの鉄道に、初めて喫煙車が設けられたのが、１８６８（明治元）年であるから、政府の愛煙・喫煙奨励政策は世界でも早いと言える。明治９（１８７６）年になると、政府はタバコに課税することを開始し、この年度で当時の金額で53万９９４８円という収益を手に入れている。これは当時の政府総収入の１パーセントにも満たない金額であるが、明治16（１８８３）年には、タバコの印紙税を卸売定価の約１割に引上げたりして、そしてまた値上げと消費量増加により、タバコからの収益金は国家財政の大きな収益源となり、やがては毎年国家歳入の１割位までを占めるようになっていくのである。

政府は、日清戦争（１８９４〜５）後、財政収入の立直しを図り、微税関係の法令整備にとりかかるが、当時極めて増大していたタバコの消費に注目しないはずはなかった。明治31（１８９８）年、政府は、日清戦争後の財政上の必要から葉煙草専売法を実施した。更に、明治37（１９０４）年の日露戦争のための戦費調達の必要から、同年にタバコの製造から販売までを国家が独占する煙草製造専売制度を実施するまでになった。このような政府（国家）に反喫煙政策がとれないのは、当然の事である。

しかし、このような政府にも、禁煙政策を採用し禁煙運動を展開しなければならない事態がやってくる。日清、日露の両戦争を契機に、国民の間に喫煙の風習が流行して、明治20年代後半頃からは小学生の間にまで流行する。この当時の小学生の喫煙はかなりひどかったようで、華族の子弟を教育する学習院では、１８９３（明治26）年12月、学習院長田中光顕子爵の名で禁煙令を出している程である。[5] ついに文部省も、訓令を出して小学校における禁煙教育を開始せざるを得なくなる。明治27年

8月29日、文部大臣井上毅の名前で出された訓令は、次のように述べている。「第八　小学校ニ於テ生徒ハ喫烟スルコト及烟器ヲ夾帯スルコトヲ禁スヘシ」（文部省訓令第六号）と。

明治30年頃になると小学生たちが、学校では勿論のこと登下校時にまでタバコをふかしながら歩くことは珍しい光景ではなく、あのお堅い慶応義塾でさえも、明治32年4月に、「休み時間喫煙室で吸うことを許すほかは他の場所では一切吸ってはならない」という規則を定めたほどである。(6)

どうしてこうも小学生にまで喫煙の風習がひろまってしまったのであろうか？　タバコの健康への害がまた一般的に知られていなかった事、政府の愛煙奨励も一因ではあろうが、タバコメーカーの宣伝合戦が最大の原因のようである。タバコメーカーが販売量を増大させるために誇大宣伝や景品付タバコ販売を行い、特に、自転車という景品をつけた事が、小学生をしてタバコに走らせたようである。(7)あるタバコメーカーが一等は自転車がもらえるくじ付き販売を行ったところ、小学生に爆発的人気となり、タバコを買って吸い、中毒をおこす小学生が現れ、社会問題となったと言われている。(7)

このような社会状況の中で政府は、ついに未成年者のみに限定した反喫煙政策を実施せざるをえなくなる。明治33（1900）年のスイスに次いで世界で2番目に早い「未成年者喫煙禁止法」の制定がそれである。未成年者喫煙禁止法の制定は、政府の今までの国家政策、なかんずく喫煙政策と利害反するものであった。それ故、政府もこの法律の制定には消極的であったようだ。

また国民の中には、法制定に伴う国庫収入減から積極的に反対運動を展開した人もあったようだ。明治33年2月20日の東京朝日新聞は、貴族院における討議の模様を伝え、「伊沢修二君は喫煙取締りの必要を説きたる後この頃本員らの宅に未成年者の喫煙を禁ずれば年に20万円の損失を来すべしとのすり物を寄せたる者あり、これはケシカラヌ、20万円位にてアタラ有為の未成年者を売らんとするかとどなり……同案は殆ど満場一致を以て原案を可決せり」と報じている。それでは、政治家と政府は、未成年者の健康を真に案じてこの法律を制定したのであろうか？　断じて否である。衆議院では、「近年小学校の子供で輸入の巻煙草を吸う者が日々増加している。このような神経を麻痺し知覚を遅鈍にするものを、苟《いやしく》も国庫の補助を受けている学校の生徒がたしなむのは実に宜しくない。喫煙者と非喫煙者では体位の点でも前者が劣るという結果が現れており、このままに棄置けば我帝国人民は立派な軍人たるに不適当となってしまうから、すべからく禁止すべきである」という発言(8)が示しているように、未成年者の健康より富国強兵策の観点がより優先されて可決されたのである。

貴族院でも、「喫煙の為に体力が弱まり強い兵隊が得られなくなる」[8]、「幼年者が煙草を吸ふため肺が悪くなり、徴兵に取られぬようになっては甚だ憂ふべきことである」[8]から満場一致で可決したのである。国庫収入も大切であるが、富国強兵策にそった強い兵隊づくり、強健な軍人の育成がより重要であると判断したから、この法律を制定したのである。強い軍人や軍隊をつくるのがこの法制定の基礎的、根本的第一動機なのである。真に、国民の健康、とりわけ、未成年者の健康と健全育成を第一目的として、この法律が制定されたものでないという事実は、再度強調しておきたい。

以上からも明らかなように、日本の為政者の喫煙政策は、徳川幕府にしろ明治政府にしろ、為政者側の経済的利益、国家的利益が最優先された。西欧為政者が自らの反喫煙政策の理由（口実）とした、チャールズ一世（1600―1649年）の《国民の道徳と健康への切なる配慮》にも、ジェームズ一世の嫌煙思想にもそこには国民の健康、とりわけ未成年者の健康を最優先する思想や考えを読みとる事はできない。現在の日本政府も、日本の政治家も、日本の為政者の伝統的喫煙政策を忠実に継承していると言えば言い過ぎであろうか。

(2) 民間の禁煙運動の歴史とその評価

国民の健康への配慮を第一動機とした禁煙運動は、民間団体の社会改良運動の一端として開始されたといってよい。

タバコの日本への伝来とキリスト教とは関係があることはすでに述べたところであるが、禁煙運動もキリスト教と密接な関係をもっている。明治19（1886）年、キリスト教徒である婦人たちを中心にした日本キリスト教婦人矯風会が、矢島楫子女史を会長にして東京に設立された。この団体は、アメリカのニューヨークで明治11（1878）年に創立された禁煙協会（アンチ・タバコ・ササイアティ）に次いで、世界で2番目の本格的な民間禁煙団体である。創立以来、この団体は、男女の道徳水準の向上と平等、公娼制度廃止、禁酒禁煙運動、婦人参政権獲得運動、売春防止法制定運動、人権と平和の確立等のために、精力的に、それこそ宣教師的情熱をもって闘ってきた。現在も、全国各地に支部をもち、約5000人の会員を擁し、『婦人新報』という機関紙を定期的に刊行して活動を続けている。[9] この民間禁煙運動団体が出現してすでに130年近くにもなるのである。

次に、当時日本での代表的禁煙団体であった日本禁煙協会[10]（白石尚会長）の発足をみてみよう。キリスト教の一宗派、セブンスデー・アドベンチスト教団は、〝人は心も体も健康でなければならないし、大切にしなくてはいけない〟という発想で、禁酒・禁煙を宗教活動に取り入れて戦後まもなく活動を開始した。この運動が、昭和41（1966）年の同協会の創立へと結果したのである。

このように、日本における最も古い歴史をもった、あるいは、最も代表的民間禁煙団体である前述の2団体は、キリスト教と関係をもっていた。その点では、禁煙運動と宗教活動は密接な関係をもっていたのである。キリスト教（宗教）と禁煙とが結びつくのは、次の二つの理由からであろうと思われる。第1は、タバコは健康を害するという点で、生命を神聖なものとする宗教の原則に反するという理由である。第2は、タバコを吸わずにいられないという欲望や習慣にとらわれた人では、やはり宗教の原則である、個人の自由な意志が否定されるという理由があげられよう。

もちろん、現在日本で活動中の禁煙運動団体のすべてが宗教と関係をもっているわけではない。日本禁煙貯蓄連盟[11]（三木与三治会長）、日本禁煙友愛会[12]（小坂精尊会長）等の民間禁煙運動諸団体は、その前身においても、発足においても宗教とは無関係である。

以上の事からも明らかなように、民間禁煙運動団体である日本キリスト教婦人嬌風会から、日本禁煙協会、そして日本禁煙友愛会、日本禁煙貯蓄連盟への歴史的流れは、道徳倫理向上運動、政治運動、婦人解放運動、宗教活動、禁酒運動、禁煙運動の6ファクターから、宗教活動、禁酒運動、禁煙運動の3ファクターへ、更に、禁煙運動のみの1ファクターへの活動範囲の限定と要約できよう。禁煙運動から、婦人解放運動、政治活動、宗教活動、禁酒運動の側面を切り取っていく過程として理解できる。活動範囲を禁煙運動一本にしぼるということは、とりもなおさず、国民大衆への開戸解放である。男女の別、政治信条の別、宗教の相違、適度の飲酒の有無を問わず、国民の禁煙運動への結集を可能にしていく過程であったと評価されよう。

以上は、民間団体による禁煙運動であるが、一国民による禁煙運動もみてみよう。

この方面における禁煙運動は、医学者（なかんずくガン研究者）や公衆衛生学者らの著作・研究発表・講演等の諸活動によってなされてきた。昭和29（1954）年頃から、これらの医学研究者は、〝肺ガン予防は喫煙対策から開始されるべきである〟、

〝ガン対策は喫煙制圧から出発する〟と声をからして行政側や国民大衆に対して主張しつづけて来た。たとえば、当時、国立がんセンター疫学部長であった平山　雄博士は、昭和30年代と言う早い時期に、そのうつぼつたる気持ちを、「肺ガンの疫学」と題する論文で次のように訴えておられる。

「予防医学の本領は、悲劇の来らざる内に防ぐことにある。わずか6年間に2・4倍という激増趨勢があるにもかかわらず、現在の肺ガンまんえん度の低きが故をもって、本問題の公衆衛生的対策樹立は尚早とする者は、誠に予防医学に縁なき徒というべきである。しかもきわめて有力な発ガン要因として〝巻煙草喫煙《まきたばこきつえん》〟が挙げられている今日、国民的快楽の故をもって、強いて眼を覆い無関心を装う輩は、誠にその精神的怠惰性を非難されてしかるべきであろう。識者はよろしく本問題の理性的解決を計るべきである。(13)」

以上、国民の健康を守るという視点から、反喫煙運動の最終目標ともいうべき禁煙運動を勇気をもって、早くから実行してきたという点で、これらの民間の禁煙運動は高く評価されるべきである。しかし、その献身的努力にもかかわらず、その成果が必ずしも十分に結実せず、つい最近まで〝笛吹けど踊らず〟という観があったのも事実である。最近の日本における反喫煙運動の高揚は、嫌煙運動市民団体の出現と活躍に負うところが大であったといっても過言ではなかろう。明治時代からの努力にもかかわらず、民間禁煙運動が今一歩の飛躍的発展を勝ち取れなかった原因として、次のような事が指摘できるのではなかろうか。

㋑　日本のこれまでの民間の反喫煙運動には、嫌煙の側面が皆無か、またはきわめて希薄であった。そのため、非喫煙者の大多数を反喫煙運動に結集させることができなかった。

㋺　日本の民間禁煙運動団体のイメージは、その発足の歴史を反映してか、禁酒・禁煙、純潔、宗教的といった禁欲主義的な堅苦しいものであった。そのため、適度に酒好きで、好色な、かつあまり宗教心も持たない圧倒的大多数の平凡な庶民たちが敬遠してしまった。このような愛すべき平凡な市民達の反喫煙のエネルギーを爆発させるためには、嫌煙運動市民団体の出現が必要であったのである。

注

(1) モーゼへの第七戒は、汝姦淫する勿れ。禁欲、欲望への理性的制御の啓示を示す。

(2) G・P・エーシュトルフ著『紳士はタバコがお好き』(新井靖一訳)、ブリタニカ出版、1979年、145頁。

(3) 日本への伝来は、ヨーロッパへの伝来の数10年後、おそらく種子島に鉄砲が伝来し(1543年)、フランシスコ・ザビエルが鹿児島に上陸した(1549年)天文年間ではなかったかと推測されている。

(4) 宇賀田為吉著『タバコの歴史』、岩波書店、111～119頁。

(5) 日本キリスト教婦人矯風会編『禁煙運動の歴史』、日本キリスト教婦人矯風会、1980年、4頁。

(6) 明治32年4月16日付時事新報

(7) 牧野賢治著『タバコロジー：嫌煙・禁煙・あなたの健康』毎日新聞社、昭和53年、170頁。

(8) 佐々木　敏著「未成年者喫煙禁止法の成り立ちとその普及」、月刊生徒指導編集部編集『喫煙問題にどうとり組むか』(所収)学事出版、1975年、105～108頁。

(9) 東京都新宿区百人町二の二三の五。

(10) 横浜市旭区上川井町八四六番地。現在の本部所在地は、東京都立川市高松町3の21の8で、会長は山地《やまじ》　宏《ひろし》氏である。

(11) 姫路市東延末七六の六。

(12) 長野県伊那市錦町三三九二。平成30年現在の本部所在地は、(〒396-0015)長野県伊那市中央四六〇五の八伊那商工会館内にあり、会長は清水篤志氏である。

(13) 平山　雄著「肺ガンの疫学」、『日本公衆衛生雑誌』2巻1号、昭和30年1月(所収)。

第三節　嫌煙運動の歴史とその評価

１．外国における嫌煙運動の歴史と現状

外国、特に欧米における喫煙との戦いは、アンチ・スモーキング（Anti-smoking）、すなわち反喫煙という言葉で表現されている。欧米では、反喫煙運動、反喫煙団体と常に反喫煙というレベルで発想し、反喫煙を更に禁煙と嫌煙に分化して考える発想、なかんずく、嫌煙運動（団体）というものを独自に観念する発想は一般的ではないようである。欧米における反喫煙運動は、常に禁煙運動と嫌煙運動の両側面を含んでおり、両者を区別し、分離してはいない。

反喫煙（禁煙・嫌煙）という図式が欧米人の発想なのである。欧米における反喫煙団体の名称も「喫煙と健康の会」（Action on Smoking and Health　略称ＡＳＨ、イギリス）とか、「反喫煙全国委員会」（フランス）という風である。もちろん、これらの団体の活動が、禁煙運動と嫌煙運動を一体的に展開していることは言うまでもない。

このような欧米の特色は、過去の反喫煙運動史研究からも言えそうである。世界で最初に反喫煙運動を展開した為政者である、イギリス国王ジェームズ一世（１６０３〜２５在位）は、即位し権力を手にするや、《喫煙反対者、もしくは、タバコの濫用についての国王の諧謔《かいぎゃく》》と題するタバコ排撃教書（タバコ論難書）を公表した（１６０４年）。彼は、この教書で、国民や臣下に禁煙を呼びかけるばかりか、タバコをイギリスから放逐《ほうちく》することも意図した。禁煙、タバコ放逐という彼の反喫煙政策の重要な柱の一つが、嫌煙思想なのである。彼は、タバコの煙が他人に与える害について次のように述べている。

「食事にさいして、秩序と慎みのあの祭壇において何が不作法といって、空気を汚し、料理を不潔にし、タバコ嫌いの人の胃をダメにしてしまう例の細い管、あれをあちこちくわえ回ること以上に無作法なものがあろうか？　こんな気違いざたがすっかり根をおろしたものだから、勇気ある男たちすら変わり者と思われないように、この気違いざたに合流し、忌むべき習慣に一緒になってふけってしまう。これは、他人のニンニクの口臭にがまんがならず、いやいやながら自分もニンニクを食べた男に似ている。(1)」

以上、ジェームズ一世の反喫煙運動、反喫煙論にもみられるように、欧米では、反喫煙を禁煙と嫌煙にことさら分化して考

える発想はなく、両者を一体化して反喫煙のレベルで考えている。それ故、以下においては、外国の反喫煙団体や政府が、タバコの煙の有害性に注目し、非喫煙者保護のためにおこなっている運動や政策を、嫌煙運動と解釈して論を進めていきたい。

日本では、喫煙問題についての関心は低く、昭和50年代になって、嫌煙権とか嫌煙運動、非喫煙者保護等の言葉がマスコミに登場するようになった程度である。しかし、外国、とりわけ欧米先進諸国のこの方面への関心は高く、国際的レベルでの会議も開かれており、当時の日本は、まだ発展途上の位置にあった事も事実である。

喫煙に関する第1回のヨーロッパ会議が世界保健機関（ＷＨＯ）の後援のもとに、１９７１（昭和46）年に西ドイツのハンブルグにおいて、「喫煙と健康」をテーマに開催されている。第2回目のヨーロッパ会議が、１９７８（昭和53）年8月、オランダのロッテルダムにおいて「喫煙と社会」をテーマに開かれ、世界25ヵ国の代表が出席し、タバコの喫煙者と非喫煙者に及ぼす深刻な害とその対策について討議した。この第2回の会議には、日本の嫌煙運動団体と禁煙運動諸団体は、市民のカンパと協力により、初めて三人の代表を派遣することができたが、これは、日本の反喫煙運動史上画期的な事である。[2]

以上は、民間レベルでの喫煙に関する国際会議であるが、次に国際連合の一機関であるＷＨＯにおける非喫煙者保護運動を紹介したい。ＷＨＯは、１９７５（昭和50）年に『たばこの害とたたかう世界』という専門委員会報告書を出し、非喫煙者を有害なタバコ煙から保護するために、「意志に反してタバコの煙にさらされること」という項目のもとに、次のように加盟国に要望している。

「生命にかかわる主な病気に関する限り、喫煙の害は喫煙者本人に限られているといって差支えないのですが、喫煙者が出す主流煙や副流煙の煙に換気の悪い部屋でさらされる非喫煙者、つまり自動車の中とか、小さな事務室など、閉ざされた換気の悪いところで、喫煙者の煙に包まれている人たちは、有害なほどの濃度の煙を吸う可能性があります。

特に、一酸化炭素の濃度は、工場などの安全基準を超えることもありえます。この程度の濃度では、直ちに生命が脅威にさらされることはないにしても、（たとえば、自動車の運転の際、特にアルコールを飲んでいる場合には）運動神経を損うことがあるし、冠状動脈に障害のある人には、心臓に悪い影響を及ぼすこともあり得ます。

タバコの煙で汚染された空気によって非喫煙者は不快になります。しかも多くの国々では、非喫煙者は増加しています。タバコの煙の濃い空気を吸って喘息の発作が起こることもまれではありません。そのほかにアレルギー疾患をもつような敏感な人たちも、汚染空気に悩まされいろいろな症状を起こします。タバコの煙のあるところにいると、タバコを吸わない人でも血液や尿の中から測定可能なほどのニコチンが検出されます。

タバコを吸う親を持つ幼児は、そうでない幼児に比べて、胸部疾患にかかり易いのです。両親の呼吸器に対するかかり易さを補正しても生後1年の間に、２倍も気管支炎や肺炎にかかることが、最近明らかになりました。

両親が喫煙している場合、子供は出生前だけではなく、出生後1年以内にも重症な病気にかかる危険性が高いのです。いくつかの国では、多くの人が集まる場所では、喫煙を禁止しようという運動が、さかんになりつつあります。タバコを吸わない人たちが、タバコの煙で汚染されていない空気を吸う権利の確保をめざすものです。(3)」

更に、１９７８（昭和53）年5月、ＷＨＯ第31回総会は、１９７８年から１９８３（昭和58）年にかけての活動方針の中で、喫煙に対する効果的な施策を進める役割を果たすため、ＷＨＯ加盟国に4項目の勧告をしたが、その第3項目には、「タバコ煙によって汚染されていない空気を享受する非喫煙者の権利を守ること」が述べられている。

以上のことからも明白なように、タバコの煙《けむり》問題は、公衆衛生上の重要問題として、ＷＨＯの緊急の課題となっており、ＷＨＯの反喫煙政策の重要な支柱の一つは、タバコ煙暴露《えんばくろ》から非喫煙者を守る非喫煙者保護運動、いわゆる嫌煙運動であることが理解されるであろう。このようなＷＨＯの勧告に従い、その加盟国の中には、公共の場所での喫煙の禁止や制限をおこなう国々が、資本主義や社会主義の体制を問わず多数出現しつつある。前述のＷＨＯ報告書中に「いくつかの国では、多くの人が集まる場所では、喫煙を禁止しようという運動がさかんになりつつあります。」とあったが、非喫煙者保護のために公共の場所での何らかの喫煙規制をもうけている〝いくつかの国〟としては、ソ連、チェコ、ルーマニア、ブルガリア、ポーランド、ベルギー、ポルトガル、トルコ、スエーデン、フィンランド、フランス、アメリカ、イタリア、西ドイツ、マルタ、メキシコ、ニュージーランド、イギリス、ノルウェー等の諸国があげられ、今後ますますこのような国の数は増加するであろうと思われる。

これらの国々は、三つのグループに分類できる。イギリスに代表されるような法的規制による喫煙制限を設けていない国、フランスに代表される法律による規制を実施している国、ブルガリアに代表される職場においても法的喫煙規制を実施している国の三グループである。

資本主義国のフランスでは、1976（昭和51）年7月に、タバコの宣伝・広告に関する規制を目的にした「タバコ中毒撲滅法」(4)が制定された。1977年9月には、喫煙が健康に有害な結果をもたらす公共の場における喫煙禁止に関する政令、いわゆる「喫煙禁止令」(4)も制定された事は、新聞等で知っている人も多いと思う。

次に、社会主義国家の例として、ブルガリアの非喫煙者保護対策をみてみよう。この国は、他国に先んじて1969（昭和44）年という早い時期に、「タバコ煙の有害作用の抑制に関する法令」を制定施行している。この法令において、喫煙者と閉鎖された空間内で同席する非喫煙者の健康障害防止のために、工場や事務所等のすべての職場で喫煙者に対して、「書面による非喫煙者の同意が得られない限り職場内での喫煙は禁止、妊娠中あるいは育児中の母親がいる場合は、たとえ同意書があっても職場内での喫煙は禁止」(5)を命じている。

以上、フランスとブルガリア政府における非喫煙者保護運動、すなわち嫌煙運動の一部を垣間見たのであるが、読者の中には、法律まで制定しなくてもと思われた方も多いと思う。日本に比べて公衆道徳がはるかに高いと言われているフランスでさえも、いやヨーロッパ諸国でさえもこうである。また読者の中には、これらの諸国がタバコの煙に神経質すぎるのではないかと思われる方も多いと思う。しかし、近年のタバコの害に関する研究に接した研究者、とりわけ、医者、公衆衛生学者、病理学者等にとっては、ごく常識的な当然の政策にすぎないのである。

政府が医学的、公衆衛生学的研究成果を尊重して、その方向にそって政策を決定した結果でしかないのである。両国政府は、国民に喫煙を禁止しているのではない。そんな事は出来もしないし、喫煙する権利は保護され、尊重されなければならない。ただ、他人に害を与えて喫煙してはいけません、喫煙する時は、場所、時、場合の、すなわち、喫煙のT・P・Oを考えなさいと注文がつけられているにすぎないのである。当然の事柄ではないか。喫煙という趣味・嗜好は、他人を巻き添えにし、害を与えてまで楽しむものではない。何人《なにびと》も、清浄な空気を汚染し、それを非喫煙者に強制的に吸わせる喫煙の権利はもっていない。

他人に迷惑や健康上の障害を与えない仕方で、自由に、たっぷりと喫煙を楽しんで下さいと注文しているにすぎない。当時は、フランスも、日本と同様タバコは専売であった。だから専売という事は、即反喫煙運動に対してブレーキになるとは限らない事が、フランス政府の政策によって理解されたと思う。

当時、日本がタバコの問題と取り組むのが難しいのは、タバコの専売制度を敷いているからだと主張する人々がいたが、必ずしもそうではない。逆に、スウェーデンなどでは、国の専売にした方が営業の自由等を考えると喫煙を制限しやすいと、民営から専売に切りかえようとしているくらいだからである。要はその国の政府と国民が、タバコの害についてのどのような知識や認識を持っているかである。問われているのは、政府、政治家、国民の質である。その国の喫煙政策（対策）は、政府と国民の環境保全意識、人権意識、権利意識、人命尊重意識のリトマス試験紙である。国家にとっても、一個人にとっても、タバコに対してどういう行動をとるかは、その国家、個人の思想、価値観、生き方を検証する踏絵となりつつある。

２．日本における嫌煙運動の歴史と現状

(1)　日本人と煙《けむり》〈日本好煙史概論〉

タバコの煙や工場の煙突の煙を問わず、煙に対する反応は、一般的に日本人より欧米人の方がはるかに厳しいようである。日本民族は、煙それ自体に対しても、煙を排出する人に対してもきわめて寛容な民族であったと言ってよい。稲作民族のため、食事の用意は常に煙を伴うからであろうか。とにかく日本民族は、煙及び煙を出す人をプラスのイメージでみつめてきた。

古くは、天皇が民のかまどから煙が立ちのぼっている光景をみられて、人民の安寧と国家（社会）の繁栄をお喜びになられたという話がある。ごく最近まで、工場の煙突の煙は、社会や会社の繁栄のシンボルであった。八幡製鉄所の煙突から排出される七色の煙は、八幡市民の誇りであったばかりでなく、国家の繁栄の象徴とみなされ、国民の自慢の種であった。「あんまり煙突が高いので、さぞやお月さん煙たかろ」という炭坑節も、巨大な煙突をもちモクモクと煙を出す三池炭鉱株式会社の繁栄を誇示するのに力点がおかれており、お月さんの嫌煙権の尊重や媒煙による大気汚染への心配はみられない。やはり、煙に対して好イメージをいだいている。

「人を煙にまく」と言うが、まかれる人をあざけりこそすれ、煙にまく人を決して批難していない。煙にまく人をプラスのイメージで評価している。このように、日本民族は煙によって家族、会社、工場、国家社会の繁栄を確認し安心するという発想のパターンを、古くから心の底に持ち続けてきた。そして現在も、この発想パターンから解放されてはいないようである。この発想は、喫煙問題にもそっくりそのまま持ち込まれている。たとえば、読者は有名な日本専売公社のPRキャッチフレーズ「今日も元気だ、タバコがうまい」（昭和33年）をご存知であろう。これほど日本の喫煙者を安心させ、元気づけ、喫煙を奨励する名文句？を私は知らない。事実このキャッチフレーズは、タバコ消費量増加に多大の貢献をした名文句であったと言われている。日本人の発想パターンをみごとにとらえている。日本人の心に素直にはいっていき、いつのまにかタバコを吸っているから健康なのだという気持ちにさせるのである。事実、今でも「本当にそうだ、元気な時にはタバコがうまいのだ。私にとってはタバコは、健康であるかどうかを知るバロメーターである。自分の健康状態を確実に知るために吸っているのだ」とまじめな気持ちで主張する愛煙家は多い。これなども、タバコの煙によって喫煙者本人の身体の健康（繁栄）を確認しているわけであり、煙による確認・安心パターンの喫煙版である。閑話休題。話は少しそれるが、このキャッチフレーズ中の「が」を「か」に変えて実行する事こそが医学的に真実であり、合理的であることは言うまでもなかろう。(6)

煙を直接にとりあげたPRキャッチフレーズだってある。「紫煙に憩う近代美をあなたのものに」（昭和27年）、「煙りのダイヤモンド」（昭和53年）がそれである。煙ということば自体が宣伝文句の一部になり得る事実こそ、日本人の煙に対する意識を端的に示している。日本人の煙に対する楽観的態度や無関心さを見抜いて、日本専売公社もタバコの被害防止対策はタバコの吸がらと灰だけに限っている。当時の日本専売公社が国民のタバコへの批判を恐れて申しわけ程度に展開していた「スモーキング・クリーン（Smoking Clean）」運動は、タバコ吸がら投げ捨て防止運動であり、タバコ煙からの空気のクリーン化にはまったく無頓着で眼中にさえなかった。日本において長い間嫌煙運動が起こらなかったのも無理はない。

(2)　嫌煙運動団体の出現とその主張の三源流

煙というものを、個人、家庭、会社、工場、国家等の健康や繁栄確認のための手段とし、煙にきわめて寛容であった日本人も、高度経済成長に伴う大気汚染の拡大・深刻化に伴い、煙に対して警戒心を持ちつつある。このような世の中の変化を反映して出現した反喫煙市民運動団体の一つが、タバコの煙に的をしぼった嫌煙運動市民団体である。１９７０年代の世界における反喫煙運動の一大特色は、非喫煙者の健康を守ることに熱心な事であるが、日本にもそのような市民運動団体が出現したのである。

日本における反喫煙運動史に永久に残る快挙である。１９７７（昭和52）年発足の非喫煙者を守る会、[7] 翌年発足した嫌煙権確立をめざす人びとの会、[8] タバコの害を追放する人びとの会、[9] のいわゆる嫌煙市民運動団体御三家の出現である。これらの団体の主張をみてみよう。まず最初に、これら諸団体の活動スローガンを検討してみよう。次のようなものがあげられている。

㋑　タバコの煙は吸殻と一緒に持ち帰りましょう。

㋺　きれいな空気はみんなのもの。

㋩　嫌煙：タバコの煙がにがてです。今しばらくの間タバコを御遠慮下さいませんか。

㊁　喫煙は自殺行為である。我々を自殺の巻添えにするな！

㋭　まっぴら御免、煙害による肺がん心中。

㋬　タバコの煙も工場の煙もいやだ！

㋣　せまい車内です、タバコは御遠慮ください。

㋠　非喫煙者が汽車の中でも職場でも、安心して深呼吸ができるような社会をつくりあげよう！

㋷　非喫煙者の権利回復を！

㋦　喫煙にもルール、野放しの喫煙に規制を！

これらの諸スローガンは、「非喫煙者の権利章典」[10] ともいわれているA、B、Cの〝非喫煙者の三つの権利〟を主張したものであると理解されている。

A《きれいな空気を吸う権利》

非喫煙者は、有害で刺激的なタバコの煙から解放されたきれいな空気を吸う権利を有する。この権利と喫煙する権利とが矛盾衝突するときは、この権利が優越する。㋑、㋺、㋩がその具体的表現（主張）である。

B《遠慮せずに発言する権利》

非喫煙者は、礼儀正しくなければならないが、しかし断固として、タバコの煙に対して感じる自分の不快で否定的な反応を表明する権利を有する。非喫煙者は、喫煙者が同意を求めずにタバコに点火する時に抗議の意思を述べる権利を有する。㋩、㋥、㋭、㋬、㋣がその具体的表現（主張）である。

C《行動する権利》

非喫煙者は、喫煙者による空気汚染を防止、減少させ、公共の場所での喫煙制限を追及する目的をもって、個人またはグループとして、立法手続き上の手段、社会的圧力、その他の正当な手段を通じて行動する権利を有する。㋠、㋷、㋦がその具体的表現（主張）である。

次に嫌煙運動諸団体の規約をみてみよう。例えば、非喫煙者を守る会の定款第三条は、会の目的を次のように定めている。非喫煙者のA、B、Cの三つの権利が保証されている点に注目されたい。

「この会は、喫煙のもたらす弊害と、煙草による空気の汚染により、非喫煙者の人権が著しく侵害されている事実を広く世に訴え、喫煙者の意識の向上と喫煙マナーの確立をはかるとともに、政府、地方自治体、その他公共機関に、喫煙に対する法的規制や非喫煙者保護政策を実施させ、もって非喫煙者の権利を擁護することを目的とする。」

以上、スローガンと規約を紹介したわけであるが、嫌煙運動市民団体の最大の特徴は、非喫煙者の持つ三つの権利を基礎に、なによりも非喫煙者保護を目的にしている事であろう。この事が、タバコの喫煙者への健康上の有害性から、喫煙者に対して「タバコをやめなさい」と説得する禁煙運動市民団体との大きな相違である。嫌煙運動（家）は、タバコが人体に有害であるからといって、喫煙者が自らの責任のもとに個人の趣味・嗜好の一様式として、喫煙を楽しむのを否定しない。喫煙をするのは自由であり、個人の趣味・嗜好は自由だからである。

嫌煙運動（家）が主張しているのは、「喫煙者の皆さん、他人に迷惑をかけないように喫煙を楽しんで下さい」、「趣味・嗜好は他人に迷惑をかけ害を与えてまで楽しむものではありません」という事なのである。すなわち、今まで無制限に放置され野放し同然であった喫煙の自由を、非喫煙者の〝タバコの煙に汚染されない空気を吸う権利〟を侵害しない範囲でのみ許される喫煙の自由へと置き変える運動が嫌煙運動なのである。他の嗜好品と異なりタバコという嗜好品は、逃げだす事のできない、出席を義務づけられた会議や仕事の場で、あるいは利用せずにはいられない公共施設や公共輸送機関内で四六時中楽しまれ、しかもその際閉鎖された空間内で必ず有害なタバコ煙を発生し拡散させる。

閉鎖された室内や車内でのタバコの空気汚染の程度とその健康被害の実態は、国内外の公衆衛生学者を始めとする医療関係の研究者によって明らかにされているように〝すざましい〟ばかりである。酒は液体（固体）であり意志によって拒否できるし、しかも仕事や会議中に楽しまれる事はまずない。しかし、タバコの煙に汚染された空気だけは拒否できない。なぜならば、我々非喫煙者は呼吸を停止する事が出来ないのだ。しかも、我々は逃げ出す事も出来ないし、公共施設や公共輸送機関を利用せざるを得ない。ここにタバコ煙問題が発生するのだ。我々非喫煙者だって、「タバコの煙に汚染されていないきれいな空気を吸い」、「健康で文化的な最低限度の社会生活を営み」、「他人から健康を侵害されない」、「より良い環境を享受する」権利を持っている。「よろしい。私はあなたの喫煙の権利を認め、尊重しよう。ただし、あなたのはき出すタバコの煙は、私の鼻先で止めてください」、「タバコを吸うのは自由ですが、煙をはき出すのは自由ではない」、「タバコの煙をもち帰れる方は、自由に喫煙してください」というタバコの煙にまつわる非喫煙者の主張と叫《さけ》びは、タバコの煙がいかに非喫煙者に肉体的、精神的苦痛を与えているかを物語っていると言えよう。このような非喫煙者の要求も、日本の歴史が始まって以来、つい最近の1977（昭和52）年にやっと主張できるようになったにすぎないのである。

もちろん、このような非喫煙者の権利主張もおのずから限度があることも事実である。社会には多様な考え方や価値観を持っている人々が存在しており、個人の権利は尊重されねばならないし、現実には財政上の制約もあるからである。個人生活と社会生活、個人の趣味・嗜好と公共の福祉の視点から、これらの兼合いをどうするか、喫煙者と非喫煙者がお互いにどの程度まで妥協し合い、ゆずりあうかが大切な事である。喫煙者と非喫煙者との間での長い時間をかけた率直な対話が不可欠であろう。とりあえず、嫌煙運動団体は発足当初から、次のような場所で非喫煙者の嫌煙権を保証する運動を展開した。

ⓐ　病院、療養所、保健所、学校等その本来の建前と理念から喫煙を拒否しなければならない、いわゆる絶対的禁煙場所

ⓑ駅、図書館、劇場、市民会館等の公衆が利用する公共施設やバスや汽車等の公共輸送機関内における相対的禁煙場所（喫煙を許可する場所を特別に設け、それ以外の所では禁煙とする場所）

ⓒ逃げ出すことが出来ない、在室や出席を義務づけられる会議や仕事の場所

これらの場所での喫煙規制もあくまでも目標であり、その実現のためには長期にわたる努力が必要とされる事は言うまでもない。初期の運動の成果として、やっと国立の病院や療養所で喫煙場所の限定が開始された事が指摘される。

さて、このような嫌煙運動団体の主張と活動は、国民にどのように評価されているのであろうか。昭和53年4月8日〜10日に3000名の男女を対象に実施された毎日新聞の「タバコ全国世論調査」は、表①のように伝えている。この全国世論調査で、国民の64％が嫌煙運動の主張に肯定的であり、日常的にタバコを吸っている人々でも59％の人々が共鳴していることは、一種の驚きでさえある。今まで喫煙者天国であり、非喫煙者の願いが一切無視されてきた現実への理解からであろうか。

表①　毎日新聞タバコ全国世論調査

最近は、タバコを吸わない人の権利を守る運動がさかんで"嫌煙権（けんえんけん）"という耳新しいことばもよく聞かれます。あなたはタバコの被害を受けている人たちのこうした権利の主張に共鳴しますか。

	全体	吸っている	吸っていない
共鳴する	22	15	28
ある程度共鳴する	42	44	40
あまり共鳴しない	24	27	22
共鳴しない	9	13	5
その他・無回答	3	1	5

（数字はいずれも％）

(3)　嫌煙運動の歴史的意義と評価

嫌煙運動については、善意や悪意をもって様々に評価されているようである。以下において、善意をもってこの運動の持つ歴史的意義について述べ、私なりの評価をしたい。

ⓐ予防医学への第一歩を国民大衆が自発的に市民運動として組織した。

今まで日本の民衆は、健康問題に関して教育されっぱなしであった。しかし我々平凡な市民だって、健康問題、健康教育に関して医者や教師と同じくらい重要な役割を発揮する事ができるのだ。今後は、ガン学者や公衆衛生学者の努力に答え、彼らを勇気づけ、激励し、ひいては医療関係者を逆に教育していく民衆へと成長していかねばならない。嫌煙運動市民団体は、そのような民衆像への第一歩を踏み出した。

ⓘ喫煙問題の解決法に始めて勝ち負けなし法《かま》を導入した。

今までの喫煙問題の解決は、勝ち負け法に立脚していた。多数の非喫煙者は、喫煙者の欲求を満足させる事により、すなわち喫煙者に敗北する（負ける）事により問題を解決してきた。これに我慢ができない人は、禁煙運動に参加し、喫煙者を禁煙させ、喫煙者に勝利する事によりタバコの煙を始めとする諸被害を防止しようとした。嫌煙運動は、喫煙室を設置したり、喫煙空間や喫煙時間を制限する事により、両者は共存できる事を提案した。この事により両者の欲求は共に満たされる。しかし両者とも負けはしなかったし、勝ちもしなかった。

㋒　喫煙問題に関する討議のテーブルに、多くの非喫煙者を引っ張り出した。

今までの喫煙問題は、喫煙者に喫煙を断念させる事が中心であった。その点で喫煙者が主たる対象であり、非喫煙者は無視された存在であった。喫煙は喫煙者本人の健康ばかりでなく、同室を余儀なくされた人々にも強制的に喫煙させ（煙を吸わせ）、健康障害を与える。これらの科学的研究成果を国民大衆に知せ、非喫煙者大衆を立ち上がらせた功績は大である。

㋓　喫煙者をも仲間に入れた新型の反喫煙運動を提唱した。

嫌煙運動と言うこれだけの運動団体は、外国にはみられない。外国では嫌煙は禁煙と一体的に理解されてきた。それ故、外国の反喫煙運動は、喫煙者の協力は得られにくい側面をもっている。日本の嫌煙運動団体には、多数の喫煙者が入会し、喫煙者の立場から意見を述べ、貴重なアドバイスを与えている。たとえば、非喫煙者を守る会の定款第四条では、「この会は、前条の趣旨に賛同する非喫煙者及び喫煙者によって組織される」と明記し、喫煙者をも多数仲間に入れている。

㋔　イヤ！　嫌い！　という文化を公然と主張し、これらに市民権を与えた。

日本には、多くの人々が心の中でイヤだ、嫌いだと思っていても、それを言葉や行動で表明をし、解決のために仲間と共に市民運動をおこすという発想（伝統）は、きわめて希薄か皆無であった。言いたい事も言わず忍従とあきらめの中で口をつぐんでしまい、結局は黙殺され、無視されてきたのがこれまでの日本国民の現実の姿ではなかったか。我々日本人が、イヤ、嫌いという本音を主張できなかったからこそ、不幸や戦争という破滅への道に突き落されたのではなかったか。イヤなものはイヤだ、嫌いなものは嫌いだと素直に叫《さけ》んでいたら、ひょっとしたら戦争という時代への流れをくいとめる盾になれたのではなかったか。イヤなものはイヤだ、嫌いなものは嫌いだとあけっぴろげに素直に発言する市民運動、イヤ！　嫌い！　という文化をつくるための掘り起こし作業、これが嫌煙市民運動である。もちろん、イヤ、嫌いという発言や行動も、公共の福祉や共同の社会生活という立場から厳しく吟味される必要があり、社会的常識やルールから逸脱したものであってはいけないのは言うまでもない。

㋕ 国民に建前と本音のへだたりを指摘し反省する機会を与えた。

喫煙は、学歴、思想、地位、社会的立場を問わず、知行一致が最もなされていない領域である。労働者の労働条件の改善を叫びながら一方で狭い室内で喫煙をし、ぜん息気味の同僚の労働環境を悪化させる労働組合活動家たち。健康を大切にせよと教壇から生徒に説諭し、その舌の根もかわかぬうちに平然とタバコをくゆらす教師たち。かぞえあげればきりがない。言っている事とやっている事との矛盾や乖離《かいり》に気がついていない知識人があまりにも多い。喫煙に関してその人がいかなる行動をとっているかを観察する事によって、その人の思想や主張が本物であるかどうかが分かる。嫌煙運動は、国民に、指導者に、「現代の新しい踏み絵」を突き付けたのである。

㋖ 過密社会日本に適した、日本人が健康に生きのびるための新しい社会常識を提案した。

狭い国土に狭い敷地、狭い住宅に狭い部屋、これらの狭い空間の中にひしめきあう人口。このような現象を呈している過密社会日本にとって、喫煙に関する場所や時間の制限は、我々日本人ができる限り快適な生活空間を共有するための、我々日本人が生存するための、必要不可欠の社会常識、エチケット、社会規範、ルールである。嫌煙運動は、過密社会日本が生きのびるための国民的処方箋を、国民自らが提案している市民運動と理解したい。

㋗ 反喫煙運動を市民運動として結実させ、多くの国民に市民運動の意義を理解させ、その参加の場を与えた。

今までの反喫煙運動は、宗教家、教育者、研究者、医者等国民の一部の人々によって行われてきた。市民運動も一部の先進的、自覚的市民層によって組織され運営されてきた。嫌煙市民運動は、今まで市民運動に無縁、無関心であった多くの平凡な市民たちをもそれに結集させた。孤独な群衆にしかすぎない一市民たちでさえ、良きリーダーと組織体さえ持てば、社会の常識を変え、社会を変革する事さえもできるという実感と自信を与えたその意義は大である。

㋘ タバコ問題を、公害問題、環境問題、公衆衛生問題、国家財政問題等の新たな視点から見直す機会とその必要性を提案した。

今までタバコ問題は、喫煙者本人の健康障害問題、あるいは個人の趣味・嗜好の問題と考えられ、せいぜい未成年者の非行にかかわる教育問題としてしか取り上げられて来なかった。反喫煙運動の推進のための根拠として、従来から禁煙運動団体が立脚してきた「タバコ有害論」のほかに、更に「タバコ公害論」を提起し、運動をすすめている嫌煙運動は、日常の生活環境問題や公害問題の解決が重要な課題となっている日本の今日的状況からみて、大きな意義を持っているものと思われる。

(こ)　社会体制を越えた地球市民的規模での、市民主導の国際的連帯の可能性を示唆してくれた。

非喫煙者保護市民運動は、社会主義社会や資本主義社会という社会体制の相違を問わず、地球上で精力的に展開されている。人間を分類する視点は、資本家階級と労働者階級、富者と貧者だけではない。人間を喫煙者と非喫煙者、能動喫煙者に二分類するこの嫌煙市民運動は、新たな国際的連帯を創造するエネルギーを持っている。喫煙と健康世界会議、喫煙に関するヨーロッパ会議等すでに国際的規模での会議を催し連帯を強めているのがその兆候である。

注

（1）G・P・エーシュトルフ著『紳士はタバコがお好き』（新井靖一訳）、ブリタニカ出版、1979年、145〜146頁。
（2）白石　尚（日本禁煙教会）、藤巻　和（嫌煙権をめざす人びとの会）、五十嵐真一（ノースモーキングクラブ）の三氏である。
（3）WHO専門委員会報告『たばこの害とたたかう世界』（翻訳　平山　雄・厚生省公衆衛生局）、財団法人結核予防会、昭和51年、22〜23頁。
（4）タバコの害を追放する人びとの会編著『嫌煙・禁煙―公害よりこわいタバコの害―』たばこの害を追放する人びとの会発行、1979年、69頁〜72頁。
（5）浅野牧茂著「受動喫煙をめぐって」、『労働の科学』第34巻第9号（所収）、1979年、65頁。
（6）「が」を「か」に変えると、〝今日も元気だ、タバコかうまい（買うまい）〟となる。
（7）札幌市中央区大通西10丁目南大通ビル7階　黒木法律事務所内。
（8）東京都新宿区若葉一の十　大洋ビル東京デザイン内。

（9）名古屋市瑞穂区熱田東町堀田団地四の七〇四。

（10）1974年1月、米国ガン協会、医学教育機関、連邦厚生省などの公共機関から成る「喫煙と健康に関する全米連絡協議会」が、非喫煙者の権利として世に問うたもの。嫌煙権という発想の源流として、この文書は歴史的価値を持つと評価されている。

第四節　禁煙・嫌煙運動の成立

１．反喫煙運動の最終段階

欧米における反喫煙運動は、禁煙運動と嫌煙運動の両側面を併せ持っており、これらの両側面は一体的なものとして活動してきた。これまでの日本における反喫煙運動は、タバコによる喫煙者自身への健康障害を心配した、いわゆるタバコ有害論に立脚した禁煙運動が主体であり、タバコの煙による非喫煙者への被害除去を目的とした嫌煙運動の側面が希薄であった。日本における嫌煙運動の発生は、１９７０年代後半まで待たねばならなかった。嫌煙運動の出現は、従来の禁煙運動にも新たな活力を与え、反喫煙運動を一層強固なものにした。ここに日本の反喫煙運動は、外国における反喫煙先進国並みに、禁煙と嫌煙という二大支柱を確立したのである。

反喫煙問題を考える際には、未成年者、非喫煙者、タバコをやめたいと思いながらもやめられずにいる〝葛藤喫煙者〟、タバコの健康への害など無視して、好きなタバコで死ぬなら本望とうそぶき喫煙をしつづけている〝ひらきなおり喫煙者〟の四者を考慮しなければならない。従来の禁煙運動は、これら四者のうち非喫煙者への配慮が手薄であり、〝ひらきなおり喫煙者〟への対策は無力でさえあった。すなわち、禁煙運動は、「禁煙したらどうかだと？　私の健康などほっといてくれ、よけいなお節介だ。私は肺ガン覚悟で喫煙している」と主張する喫煙者には手が出せず、放置せざるを得なかった。一方、嫌煙運動は、喫煙者対策、なかんずく葛藤喫煙者対策が手薄であり、葛藤喫煙者に援助の手をさしのべ、彼らを禁煙に導びく手助けをして、反喫煙運動の陣営に招き入れるという吸引力に欠ける弱点がある。しかし、この葛藤喫煙者対策は、反喫煙運動においてはきわめて重要である。喫煙者の中でも、タバコの有害性に関する情報を理解することができない者や、これらの情報を意識的に無視する者、更には強固な意志で吸い続けている者、いわゆる〝ひらきなおり喫煙者〟の割合はせいぜい三割にしかすぎず、残りの七割は、できれば禁煙したいと思いながら喫煙している〝葛藤喫煙〟者であると言われている。(1)このような多数の良心的（？）喫煙者を放置して置くのはもったいない事である。しかし、嫌煙運動は、ひらきなおり喫煙者に対しては、私的大気汚染者、室内空気汚染者、タバコ公害発生源者として断固糾弾し、喫煙空間と喫煙時間に制限を設け、他人に迷惑と健康被害を与えない仕方で喫煙してもらうという効果的な対策をもっている。また、未成年者への反喫煙対策は、両者にはほとんど相違はないと思われる。このように、禁煙運動と嫌煙運動の両者のもつ共通点、強みと弱みを認識し、相補性の原理のもとに協力しあえば、一層強力な反喫煙運動が展開できる事は確実である。各国の反喫煙運動は、独自性と特色を持ってよい。禁煙運動団体と嫌煙運動団体が独自の組織をもって存在している事が、日本の反喫煙運動の特色であり、ひょっとしたら長所であるかもしれない。

両組織は合体する必要はなく、あくまでも並存し、協力し合い、共闘を組めば良いのである。ある時は、嫌煙運動団体が前面に出、ある時は禁煙運動団体がリードを取り、ある時は、両者が一体となって活動するという様に。喫煙規制をおこなえば、禁煙空間と禁煙時間の拡大により、喫煙量が減少し、やがて禁煙者が続出するようになる事は、我々の経験が示すとうりである。また逆に、禁煙者の割合が増大すれば、喫煙規制も一層やりやすくなり嫌煙運動も発展する。禁煙運動と嫌煙運動は、それぞれの持ち味と独自性を堅持しつつも、協力し、助け合い、団結しなければならない。この方針の上に構築される禁煙・嫌煙運動こそが、反喫煙運動の最高かつ最終段階である。

2. 禁煙・嫌煙運動の成立と展開
―未成年者には禁煙で、成人には嫌煙で―

禁煙運動指導者と嫌煙運動指導者は、反喫煙運動の大道である禁煙・嫌煙運動に向けて、力強い第一歩を踏み出した。タバコの害の追放をめざす全国各地の禁煙団体と嫌煙団体の11グループが、1978（昭和53）年4月6日、東京都杉並区の東京衛生病院で一堂に会し、「全国禁煙・嫌煙運動連絡協議会」(2) を結成したのである。この日は、この事は、日本の反喫煙運動史上記念すべき日であり、画期的出来事である。この全国禁煙・嫌煙運動連絡協議会は、その後同年6月4日、全国一斉禁煙・嫌煙行動を全国の16都市で展開したり、国鉄新幹線ひかり号への禁煙車輌設置のための200万人署名活動を行うなど着実な運動をおこなっている。

日本の古くからの代表的禁煙団体である日本キリスト教婦人矯風会の会頭である谷川和子氏も、「未成年者には禁煙、成年には嫌煙で」[3]と、この会の今後の運動方針を提案されている。このように、禁煙運動と嫌煙運動を結びつけ、協力し合う禁煙・嫌煙運動の必要性は、日本における反喫煙運動団体関係者の頭の中で明確に意識されつつある。このような動きを顕著に反映したのが、1979（昭和54）年3月4日の「禁煙・嫌煙運動をすすめる医事関係者の会」[4]の発足である。この会は、設立の理由と運動方針について、その設立趣意書で次のように提言している。

「恐るべきタバコ公害の現状にかんがみ、国民の健康に最も深い関心を持つ、私等医事関係者は、その良心にもとづき立上がりました。先進諸国に較べて遅れがちな日本の禁煙・嫌煙運動は、セクリョナリズムを捨てて、互に強く団結することで推進力は更に増大し、飛躍的発展をするものと期待して居ります（傍点筆者）。

すくなくとも、日本の成人男子の喫煙人口率を75％より欧米なみの50％以下とすることを第一の目標とします。また、喫煙予備軍である青少年の禁煙指導は、最大の関心事として取組みます。

この〝禁煙・嫌煙運動をすすめる医事関係者の会〟は、医師、歯科医師、薬剤師、看護婦、其他の関係者の団体であり、政治、宗教、企業等の影響を受けない自主的な抗タバコ運動促進を目的としており、具体的な運動方針は次の如く致したいと考えています。

(1) 医療上の仕事を通して、禁煙・嫌煙思想を普及する。そのため、医療機関には、その目的のポスター、パンフレット、小冊子等を常置する。
(2) 官公立は勿論、私立の院内も禁煙とし、特定の喫煙室を常置する。
(3) 青少年の喫煙は逐次悪化の傾向にあり、黙視するにしのびず、速にＰＴＡ、教育者と連携して、具体的に協力な行動を起す。
(4) 学識経験者による支持運動、講演等を開催し、禁煙・嫌煙相談室を常置する。
(5) 抗タバコ運動の見地より、弊害の多い事実に対しては、他の諸団体と協力して、当局に改善を迫る。
(6) 内外の情報の交換、会員の連携を密にするために定期的に機関紙を発行し、一般用の教書を発刊する。
(7) 有益図書の紹介、禁煙に有効な方法の研究と普及を計る。
(8) 家庭における喫煙の被害者は子供である。この事実を徹底させ、女性喫煙の抑制指導をする。

(9) 喫煙の医学的研究と禁煙指導者対策の促進。
(10) 其他。

WHOの勧告をまつまでもなく、禁煙を促進するには、医者と教育者が先頭に立たねばなりません。この度、医事関係者の有志が、タバコの害を率直に認めて、団結して立ち上った事実だけでも、厚生省、専売公社、国民一般に及ぼす影響は実に絶大なものがあると確信します。一人でも多くの同志が、この運動に賛同され、御支援、御協力を頂ければ幸いです。」

最近、タバコの害についての研究成果が日本及び外国において、たて続けに発表されている。医療関係者は良心的であろうとするかぎり、また職業倫理としても、反喫煙(タバコ)運動に立ち上がらざるを得なくなりつつある。この会の呼びかけ人及び賛同者として名を連ねた良心的かつ勇気ある医療関係者は、次のような人々である。

呼びかけ人(順不同)

北海道旭川医科大学第三内科　教授　並木　正義
福岡県北九州市立　八幡病院長　川野　正七
川崎市医師会　監事　田沼　息正
東京都世田谷区日産・玉川病院　外科部長　武野　良仁
川崎市高津区溝ノ口三五一　歯科病院長　藤下　悌彦
諏訪市大手一 - 一八　長野県歯科医師会　常務理事　宮坂　仁
東京都豊島区医師会　理事　杉本　毅
川崎市聖マリアンナ医科大学　客員教授　佐々木忠正
北海道深川市深川第一内科病院長　永倉　民朗
久留米市久留米大学医学部　名誉教授　脇坂　順一

賛同者(順不同)

国立がんセンター疫学部長　平山　雄
国立公衆衛生院体力衛生室長　浅野　牧茂
東京都杉並区天沼　東京衛生病院長　林　高春

医療関係者はその職業上タバコの害についての最新かつ正確な情報を知りえる立場にある。そのため、外国においても日本においても最近、禁煙に踏みきる医師数が激増している。

アメリカにおいては、医療関係者のタバコ離れ現象は、すでに１９５０（昭和25）年代に開始されている。たとえば、１９５４（昭和29）年に調査されたアメリカ医師の禁煙率は48％であったが、20年後の１９７４（昭和49）年の調査（３０００人の医師を対象）では73％に、１９７５年には79％と増大している。カナダでは79％（１９７７年）、イギリスでは80％（１９７１年）、そしてオーストラリアでは86％（１９７８年）と、いずれの国々も高率である。[5] 注目すべきは、国の内外を問わず医師のタバコ離れ現象があると、確実に10年後には、その国の国民大衆のタバコ離れ現象が発生すると言われている点である。

日本の医療関係者の間にも、前述したこの会の発足に象徴するように、遅ればせながら、自らの職業倫理として禁煙に踏み切り、喫煙による国民の健康被害をこれ以上拡大させないためにも立ち上がらねばという雰囲気が芽ばえつつある。１９７８（昭和53）年の東京都杉並区の医師会所属医師６００名を対象とした林　春高氏（東京衛生病院）らの喫煙調査[6]では、67％の医師が禁煙者であり、このうち34％が以前喫煙していたが禁煙に踏み切ったと答えている。この禁煙実行医師の割合を平均的なものとみなすならば、日本の医師数から考えると、実に日本中で約４万人の医者が禁煙に踏み切った事になると調査者は述べている。

これらの医者の最先端に位置し、自ら立ち上がり反喫煙運動を開始したのが、前述したこの会の呼びかけ人や賛同者の人々である。これらの人々は、医者であり、いわば健康問題についての専門家、権威者である。医学の専門家集団が、禁煙・嫌煙運動組織を結成し、反喫煙運動を開始した意義は大きい。他の良心的医療関係者や国民大衆への影響力は計り知れないものがあり、また、禁煙団体や嫌煙団体への援助と激励も多大なものを持っている。

反喫煙運動団体は、その発足の歴史から、組織も活動方針も様々である。それぞれの団体が特色、長所、弱点を持っているし、決して一つに合体する必要もない。各団体はそれぞれの持ち味を前面に出して、積極的に独自の活動を展開すべきである。しかし次の事をも忘れてはいけない。禁煙運動と嫌煙運動のセクショナリズムをすてて、両者はお互いに協力し合い助け合わなければならないと熱望している「禁煙・嫌煙運動をすすめる医事関係者の会」の提言を。これからの反喫煙運動は、禁煙運動と嫌煙運動を車の両輪とした禁煙・嫌煙運動でなければならない。これからの反喫煙教育は、禁煙教育と嫌煙教育を車の両輪とした禁煙・嫌煙教育でなければならない。禁煙・嫌煙運動こそが反喫煙運動の最終段階、最高段階であると考えるからである。

注

（1）茨木俊夫著『誰でもできる心理学的禁煙法』、自由ブックス社、1977年、152頁。
（2）横浜市旭区上川井町八四六。当時の日本禁煙教会内に事務局を置いた。
（3）公害問題研究会編集『タバコの煙がにがてです――嫌煙権は主張する――』、嫌煙権確立をめざす人びとの会発行、1978年、21頁。
（4）東京都豊島区南池袋2-42-5。
（5）平山　雄著『流行するタバコ病』、建友館、昭和55年、235頁。
（6）林　高春・中田明子共著「喫煙の動向」、『公衆衛生』第43巻第11号、1979、26頁。

第五節　禁煙・受動喫煙運動への発展
─嫌煙から受動喫煙へ─

１．受動喫煙防止と健康増進法の成立

１９７０（昭和45）年代の世界における反喫煙運動の特色は、受動喫煙の害から非喫煙者の健康を守る非喫煙者保護運動の高揚である。この趨勢を受けて、日本にも昭和52（１９７７）年以降、非喫煙者を守る会、嫌煙権確立をめざす人びとの会、タバコの害を追放する人びとの会等の、いわゆる嫌煙運動市民団体が発足した。マスコミは、受動喫煙の害から非喫煙者の健康を守る非喫煙者保護運動を〝嫌煙運動〟、〝嫌煙権運動〟と称し盛んに報道し、１９８０（昭和55）～１９９０（平成２）年代には〝嫌煙運動〟というマスコミ用語が国民の間に流布していた。

しかし、21世紀初頭になって、二つの契機により、受動喫煙、受動喫煙防止という言葉が行政用語として登場し、瞬《また》く間に国民の間に普及し定着した。

第１の契機は、平成14(２００２)年の健康増進法の制定・公布及び翌年からの施行である。健康増進法は、第五章　第二節に「受動喫煙の防止」を掲げ、その第二十五条で次の様に規定している。

「学校、体育館、病院、劇場、観覧場、集会場、展示場、百貨店、官公庁施設、飲食店その他の多数の者が利用する施設を管理する者は、これらを利用する者について、受動喫煙（室内又はこれに準ずる環境において、他人のたばこの煙を吸わされることをいう。）を防止するために必要な処置を講ずるように努めなければならない。」

第２の契機は、日本も批准《ひじゅん》している「たばこの規制に関する世界保健機関枠組条約」の平成17（２００５）年２月からの発効である。この条約は、受動喫煙防止対策を各国政府に求めており、日本も条約の締約国として受動喫煙防止対策を推進する義務を負っている。

この健康増進法は、努力義務違反に対する罰則規定が無い等不備な点があるが、受動喫煙（防止）運動にとっては、画期的で強力な法律である。平成15（２００３）年５月１日からの施行以来、学校や病院を始めとする日本各地の施設において、敷

地内禁煙、建物内禁煙を推進し、学校生徒や社会人の喫煙者率激減に大いに貢献しているのである。

受動喫煙防止規定を持った健康増進法が成立した事は、受動喫煙（防止）運動、受動喫煙（防止）教育が最終（最高）段階に到達した事を意味する。別な表現を借りれば、受動喫煙防止運動、受動喫煙防止教育が、国家的承認、国民的承認を勝ち取った事を意味すると言っても過言ではない。

それ故、健康増進法成立を契機に、20世紀に普及していた〝嫌煙運動〟、〝嫌煙教育〟を、21世紀からは、〝受動喫煙防止運動〟、〝受動喫煙防止教育〟と同義語として解釈し、受動喫煙運動、受動喫煙教育と略称し、運動と教育の一体性から両者を同義語として使用していきたい。

それ故、受動喫煙運動や受動喫煙教育は、受動喫煙の知識や被害について教え、非喫煙者を保護する運動や教育と定義されよう。

2．東京オリンピックと受動喫煙問題

国際オリンピック委員会（ＩＯＣ）は、１９８８年のソウル五輪から、選手村や競技場を禁煙とする「たばこのない五輪」を推進して来た。更に、国際オリンピック委員会は、世界保健機関と協力・合意し、開催都市や開催国に対しても「たばこのない五輪」を求めて来た。この要求に対して、近年のオリンピック開催都市は表②に示す如く、国や州の法律、市の条例等によって、受動喫煙防止法規を制定し「全《すべ》ての場所での受動喫煙ゼロ」を達成して来た。

我が国の厚生労働省も、２０２０年に開催される東京五輪・パラリンピックに向けて、罰則付きの法制化を目指した受動喫煙防止法案の構想を公表した。厚生労働省が平成28（２０１６）年10月にまとめた対策案の概要は、次の様なものである。

「多数の人が利用する施設と位置付けたスタジアムなどのスポーツ施設、官公庁、社会福祉施設、大学は建物内禁煙、未成年者や患者らが主に利用する施設は敷地内禁煙にする。サービス業では、〝建物内原則禁煙〟にした上で、喫煙室の設置を認めるが、

表②　オリンピック開催都市と受動喫煙防止の施行

開催年	開催都市	受動喫煙防止法の施行	法規の種類
2004年	アテネ	○	法律
2008年	北京	○	北京市条例
2012年	ロンドン	○	法律
2016年	リオデジャネイロ	○	州法
2020年	東京	2017年現在未定?	?

副流煙防止のための喫煙席は認めない。駅や空港ビル、船着き場、バスターミナルも同様で、バスやタクシーなどは乗り物内禁煙とする。これまでの対策との大きな変更は、違反者に対して勧告や命令などを行い、それでも従わない時は罰則の適用を考えている事である。罰則の内容は、今後、関係団体などのヒアリングを経た上で詳細に検討したい。」

この厚生労働省案に対しては、政府与党内からは反対意見が続出している。「禁煙処置によって飲食店の売上高が減る」、「居酒屋の73％が客数が減少すると心配している」、「小規模店舗には、喫煙室を設置する負担が大きい」等が規制反対派の意見であるが、厚生労働省は、「海外事例などから飲食店への経済的な影響はない」と結論し反対派を説得中で、現時点では明確な見通しが立っていない現状である。

２０２０年東京五輪・パラリンピックに向け、東京都は平成29（２０１７）年9月8日、面積が30平方メートル以下のバーやスナックなどを除き、原則屋内禁煙とする罰則付きの受動喫煙防止条例の基本的な考え方を公表した。都の基本的な考え方の骨子を次に示そう。

東京都によると、「医療施設や小中高校、児童福祉施設は敷地内も含めて禁煙とする。官公庁や大学、体育館、老人福祉施設は屋内禁煙とし、バスやタクシー、航空機は車内禁煙。いずれも喫煙専用室の設置も認めない。職場や飲食店、ホテル、娯楽施設などは喫煙専用室の設置を認めて原則屋内禁煙とする。ただし、30平方メートル以下のバーやスナックで、全従業員が同意したうえ、未成年者を立ち入らせない店などでは喫煙も認める。違反した喫煙者や施設管理者には、罰則（5万円以下の過料）を科す。」としている。

２００4年のアテネ五輪以来、過去の五輪開催地は、例外なしの施設内全面禁煙（全ての場所での受動喫煙ゼロ）を貫徹し、罰則を伴う受動喫煙防止策を導入して成功を収めて来ている。東京オリンピックでの日本の唯一の弱点は、明らかに受動喫煙防止対策にある。オリンピックで日本を訪《おとず》れた外国人から唯一の不評を買うのは、受動喫煙防止対策の不十分さのようである。厚生労働省でさえも日本の受動喫煙防止対策を「世界最低レベル」と指摘している程である。実際、ＷＨＯの評価基準に照らした場合、日本の受動喫煙防止対策の格付けは、現在、最低ランクの4番目で、２０２０年の東京五輪・パラリンピックでの改善案実施でやっと3番目に上がるに過ぎない。それ故、日本の受動喫煙防止対策は、先進国の中では世界最低レベルと位置づけられているのである。国民の関心の的である厚生労働省の受動喫煙防止対策新案が、平成29年11月16日の新聞に全国的に公表された。

新たな案では、飲食店内は原則禁煙（喫煙専用室設置は可）だが、店舗面積150平方メートル（客席面積100平方メートル）以下なら店側の判断で喫煙可としても良い。当初案の30平方メートル以下のバーやスナックに限る案から自民党案に追随し面積規制を大幅に緩めたのが特色だ。ただし、施行時点で開業し、大手チェーン店などではない中小企業や個人事業主が運営する飲食店に限るなど一定の歯止めをかけている。面積による線引きは、「臨時の措置と位置づけるが、見直しの時期は明示していない。また、未成年者の受動喫煙被害を防ぐため、20歳未満の客や従業員の喫煙スペースへの立ち入りを禁止している。厚生労働省は、病院や学校などの禁煙を2019年9月開幕のラグビー・ワールドカップまでに先行実施し、2020年4月に飲食店を含めた全面実施を目指すと言う。

客席面積100平方メートル以下の飲食店を規制の対象外としている厚生労働省新案は、東京都案（面積が30平方メートル以下のバーやスナックなどを規制の対象外とする）に比べると大問題である。東京都が例外を30平方メートル以下とする事について、小池百合子東京都知事は「100平方メートルでは、飲食店の大部分が入ってしまい、意味がなくなるのではないか」と記者会見の席で述べたが、まさにその通りである。

平成29（2017）年現在、日本人の中の喫煙人口は19・3％（推計1917万人）でしかない。日本人の大多数の80・7％（推計8016万人）を占める非喫煙者中心の対策を確立すべきである。

2004年のアテネ、2008年の北京、2012年のロンドン、2016年のリオデジャネイロの最近のオリンピック開催都市において、「受動喫煙ゼロ」を実施しても、飲食店への客の足は大きな変化はなかったという経験則に注目すべきである。

客席面積100平方メートル以下、30平方メートル以下を規制の対象外とする厚生労働省新案、東京都案は、規制をはずし「全《すべ》ての場所での受動喫煙ゼロ」を採用すべきである。外国の開催都市でできた事は、東京や日本でも可能である。

東京オリンピックの唯一の弱点、唯一の不安材料は、受動喫煙防止対策の不十分さである。

東京オリンピックで日本を訪《おとず》れる外国人から唯一不評を買う点、唯一日本及び日本人のイメージタウンに貢献する点は、近年のすべてのオリンピック開催都市が達成してきた、「全《すべ》ての場所で受動喫煙ゼロ」を採用できない点である。

３．日本政府の受動喫煙対策閣議決定

２０２０年東京五輪・パラリンピックに向けて、厚生労働省案、東京都案、自民党案等と様々な受動喫煙対策案が論議されて来た。日本政府は平成30年3月9日、受動喫煙対策を罰則付きで強化する健康増進法改正案を閣議決定し、国会に提出した。日本政府改正案のポイントは次の８点に要約できる。

①　学校、病院、行政機関などは敷地内禁煙。
②　飲食店、事務所、ホテルのロビーなどは原則屋内禁煙。喫煙専用室の設置は可。
③　新規開店や客席１００平方㍍超の飲食店は「原則屋内禁煙」で喫煙専用室以外で喫煙できない。
④　チェーン店は、店舗が狭くても規制対象。
⑤　客席面積１００平方㍍以下で個人経営か資本金５０００万円以下の既存飲食店では、「喫煙可能」などと掲示すれば店内喫煙可にもできる。
⑥　加熱式タバコも規制対象。ただし、加熱式の専用室では飲食も認める。
⑦　喫煙できる場所に20歳未満立ち入り禁止。
⑧　禁止場所での喫煙などには50万円以下の過料を課す。

政府改正法案の最大の問題点は、適用除外店の多さであろう。厚生労働省の推計によると、面積や経営規模による小規模飲食店等の適用除外の店は、現状で最大55％に上るという。受動喫煙の害は、これらの狭い適用除外小規模店の方こそ深刻なのに、健康被害とは別の要素が重視されたからであろう。

適用除外になる小規模飲食店も賛否両論、捉え方もさまざまである。両論を紹介しよう。

大阪市で15席の居酒屋を夫と切り盛りするＫ・Ｙさん(68)は、「お客さんの６割はタバコを吸う。規制の対象外になってよかった」と胸をなでおろされている。

一方、東京都千代田区で全面禁煙のカフェバーを営むA・Mさん(49)は、「5年半前の開店当初は珍しがられたけれど、今は客も抵抗なく受け入れている。禁煙だから落ち着けるという客も多く、国が全面規制しても店のデメリットは少ないのではないか。小規模店を規制から外す事については、タバコの迷惑は狭い店のほうが大きいのに、この考えがよく分らない。」と疑問の声を発している。

神奈川県では2010(平成22)年に受動喫煙防止条例が施行されたが、規制対象を大規模店に限定したため、飲み屋街などでは喫煙可の店も多いと言う。制定当時に県知事だった松沢成文参院議員(希望)は、「条例がむしろ喫煙環境の温存を認める結果となってしまった。今回の政府改正案もその恐れがある。」とコメントしておられるが、この意見は重視すべきである。

東京都内の飲食店16万軒の84%(約13万4400軒)を原則全面禁煙にする東京都受動喫煙防止条例が、平成30(2018)年6月27日の都議会で可決成立した。条例の特徴は、従業員を雇う全ての飲食店を面積にかかわらず原則禁煙とした事だ。喫煙するには、「喫煙専用室」を設ける必要がある。従業員を雇っていなければ経営者が禁煙か喫煙可かを選べる。違反すれば5万円以下の過料が科せられる。小・中・高校などは敷地内禁煙で、屋外の喫煙場所の設置も認めない。学校や病院を先行させて、2020年4月から全面的に施行される。

飲食店が最多の日本の首都東京で、日本政府案より厳しい条例が施行されれば影響は大きい。都条例の取り組みは、世界的に見れば遅きに失しているが、国内的にみればいろいろな意味において画期的な事である。都がけん引役となり、この条例が最低でも全国標準となる事を期待したい。

国際オリンピック委員会(IOC)と世界保健機関(WHO)は、「タバコのない五輪」を開催都市に求めている。2004年のアテネ以降の五輪開催都市は、飲食店は屋内完全禁煙で喫煙室も認めていない。各国の対策状況に関するWHOの分類では、今回の日本政府改正案や成立した東京都条例改善策でさえ4段階中の最低ランクから一つ上がるに過ぎない。

第七章　反禁煙・嫌煙論の研究

思想、貧富、老若男女を問わず、喫煙者と非喫煙者（禁煙論者、嫌煙論者）の間で、タバコの害、タバコの煙《けむり》をめぐるホットな戦いが続いている。論争はおおいにやるべきである。民主主義社会においては、論争は争いを解決する最善の方法だからである。

しかし、あくまでも論争である以上、論理や根拠を欠く主張はすべきでない。論理や根拠を欠く主張は、感情的な叫びでしかなく民主主義社会の敵である。日本の社会は、論理（ロジック）ではなく情緒ないしは感情で動いていく社会であると言われる。あるいは、日本の社会は、理屈の通らない社会だとも言われる。欧米人が日本に来て一番驚かされるのは、〝理屈を言ってはいけません〟、〝理屈抜きで話そう〟といわれる事だと言う。このような社会であるからこそ、我々は争いにおいては、意識的に論理や根拠を明確にして対峙《たいじ》する必要がある。

日本の反禁煙・嫌煙論の主張においても、論理や根拠を欠く主張が多いと言えば言過ぎであろうか。以下においては、論ずるに値すると思われるすぐれた（?）反喫煙・嫌煙論をとりあげて検討してみたい。これらの反喫煙・嫌煙論は、反禁煙論、反嫌煙論、反禁煙・嫌煙論と多様である。また中には、我々の嫌煙論の主張への誤解もかなり存在する。しかし、たとえそれが誤解に基づいたものであれ、私達の運動に真剣かつまじめに反論、反発してくれる人を大切にしなければいけない。真剣に反論・反発してくれる人との間には、〝関係〟を切り結ぶリアルなチャンスが存在し、説得、理解、連帯の可能性さえ存在するからである。

批評(批判)家のいない世界は必ず堕落する。禁煙・嫌煙運動界は、自己堕落防止のためにも、この批評(批判)家の役割を反禁煙・嫌煙論者に期待する。もちろん、批評（批判）は、科学的、論理的な程有難いものである。

第一節　趣味・嗜好自由論

「タバコの害の話などもう聞きあきた。これ以上私の趣味・嗜好《しこう》の問題に干渉しないでくれ！　私は私の意志で好きなように吸っているのだ。一、二度はやめたけれども長続きはしなかった。結局、人生には背伸びや無理強いは禁物だと悟った。多少タバコに害があったにしても、私は吸う。第一、タバコにだって〝益〟はあるだろう。気分の転換に、気持ちの鎮静に大いに役立っている。少なくとも私には必要なのだ。私が私の自由意志でタバコを吸う。誰にも迷惑をかけていない。そのどこが悪いのですか？」という反論を私たちはよくうける。この主張が趣味・嗜好自由論の典型である。

このような主張は新聞の投書欄にもしばしば登場し、愛煙家諸氏の拍手喝采《かっさい》をうけている。たとえば、毎日新聞投書欄(1)（読者の目）特集〝タバコについて〟に掲載された田辺安彦氏（自営業、68歳）の次のような意見もその一例である。

「私の喫煙歴は50年になる。喫煙の害と健康とどちらがよいか、と問われれば〝もちろん健康〟と即座に断言はしても、言うほど簡単にやめられないのが喫煙の長い習慣である。問題は意志次第さ、と言われても、実際には言うほどにやめられるものではない。人には人それぞれに、食べ物、飲み物などのし好品に好ききらいがある。タバコもそうで、好きな人もあればきらいな人もあるのは当然。発ガン性がどうのこうのといっても、好きな人は吸えばいいし、きらいな人は吸わなければいいのだ。ただ、自分がきらいだから、それを好きな人にまで強制するのは考えものだろう。(1)」（北九州市八幡東区）

趣味・嗜好自由論の主張をズバリ要約すれば、「喫煙は個人の自由の領域に属する趣味・嗜好の問題であるから、他人があれこれ口出しし干渉すべきではない」という事になろう。はたしてそうであろうか。以下、趣味・嗜好自由論の問題点を指摘し批判してみよう。

第1の問題点は、この主張をふりかざすほとんどの人が、タバコは吸っている本人だけに害があると思っている点である。趣味・嗜好自由論はタバコの煙の他人への害を見落とした主張であり、受動的喫煙についての無知からくる独善的な考えである。

タバコの煙が喫煙しない周囲の人々にまで害を与えているという科学的事実が明らかになったからこそ、嫌煙市民運動が発生したのである。有害な煙を発生させるタバコという嗜好品だけは、無条件に〝趣味・嗜好は自由〟とはならないのである。

第２は、嫌煙権と禁煙権を取り違えている点である。我々はただの一度だって禁煙権を主張した覚えはない。他人に害と迷惑を与えない喫煙までも禁止する権利を誰も持っていない。喫煙をして自分の健康のみを害するのは自由であるからである。嫌煙運動は、〝タバコの煙で他人に害を与えないように喫煙して下さい〟とお願いしているに過ぎない。

第３は、趣味・嗜好への誤解がある点である。確かにタバコは嗜好品であり、喫煙をするかしないかは趣味の問題である。喫煙は極めて個人的な趣味・嗜好の問題である。であるのに、Ｔ・Ｐ・Ｏ（時、場所、場合）を考えず、仕事や会議中、公共施設等で無制限に喫煙しまくるのは、誠に非礼極まる行為である。チューインガム、お菓子、お酒等の他の嗜好品は、おのずとＴ・Ｐ・Ｏが守られているのにタバコだけはそうでない。他人に健康被害や迷惑を与える趣味・嗜好は、被害者から抗議や干渉をされるのは当然である。趣味・嗜好は、他人に被害や迷惑をかけてまで保障されるべきものではない。趣味・嗜好は、他人に害や迷惑をかけずに楽しむものである事を銘記されたい。

第４は、喫煙する自由の過大解釈である。喫煙者は喫煙する権利をもっている。これはは日本国憲法第十三条（生命、自由及び幸福追求に対する国民の権利の尊重）によって保障されている権利の一つであると思われる。問題は、喫煙する自由があまりにも過大に認められ（？）過ぎた点にある。喫煙者天国日本においては、喫煙する権利というよりも、〝喫煙する特権〟と言う方がより適切である。しかし、喫煙する権利は、Ｔ・Ｐ・Ｏを起えて無制限に享楽できる権利ではない。そこにはおのずと、公共の福祉及び社会の公序良俗の立場から、合理的制約が加えられねばならない。

アメリカ反喫煙運動団体の標語、〝あなたの喫煙権は私の鼻先で停止する〟、〝なに！　喫煙権！　ようし、あなたの喫煙権を認めよう。ただし煙は私の鼻先でとめてくれ！〟や日本の嫌煙運動団体のスローガン、〝あなたが有害なタバコによって命を縮めるのは自由だが、私の命まで縮めないで下さい〟は、従来までの喫煙する無制限的自由への鋭い告発である。他人の鼻先でタバコの煙を停止させる自信がないかぎり、他人が存在する閉鎖された室（車）内で喫煙すべきではない。少くとも公共施設内では、喫煙室、喫煙コーナー、屋外、喫煙車輌でのみ喫煙すべきである。

以上は昭和50年代当時の主張である。現在は平成の時代であり、平成15（2003）年5月1日より施行された健康増進法は、第二十五条に受動喫煙の防止条項を持っている。多数の者が利用する施設の管理者には受動喫煙を防止する義務が課せられ、これに違反すれば、法律違反になった事を付記しておく。

注

（1）毎日新聞　昭和55年3月18日

第二節　喫煙者良識論

嫌煙市民運動が昭和53（1978）年2月に発足して4年経つ。この間良識ある人々（?）から様々の批判が浴びせられて来た。これらの批判の一つが、「嫌煙権などと権利権利と何でも規制しようとするのは、世の中を窮屈にするだけだ。喫煙する人のそれぞれの良識にまかせればいいではないか」という喫煙者良識論である。一見リベラルなこの主張は、俗耳に入りやすいが多大の問題点を持っている。喫煙者良識論は、主張のニュアンスの相違によって、モラル論とマナー論に大別できる。

1．モラル論

「タバコの問題はモラル（道徳）の問題として解決すべきであって、嫌煙権などと権利性を主張するのは誤りだ」、「何でも規制するのは問題だ。それぞれの喫煙者のモラルに訴え、まかせれば解決する問題ではなかろうか」というのが、このモラル論の主旨である。今日までずいぶん聞かされてきた主張である。しかし、個人のモラルが世界や医学の常識を乗り起える事は、ことタバコに関しては特に困難であるという事実を考える時、そして、現今のタバコの害の深刻さをふりかえる時、このモラル論では律しきれない切実さと深刻さを感じとっているのは私一人ではなかろうと思う。このモラル論は、以下の諸点で問題である。

第1は、被害者と加害者との関係において、モラル論を持ち出すその見当ちがいである。タバコ問題に関しての被害者（弱者）は、煙に弱い人、病弱者、老人、女性、子供、赤ちゃん等の非喫煙者である。喫煙者はタバコに関しては加害者（強者）であり、決して被害者（弱者）ではない。これら非喫煙弱者集団のけなげでささやかな当然の主張こそが、嫌煙運動の主張なのである。

日本の加害者（喫煙者）は、依然として喫煙者天国を謳歌《おおか》している。現状に利益を得ている集団は、変革を望まないのが世の常である。現状変革への第一歩は、被害者自らの厳しい告発運動によってしか始まらない。ましてや、加害者側の人間がこのモラル論を主張するのは筋違いである。羊（非喫煙者、弱者、被害者）が解決案を出しているのに、狼（喫煙者、強者、加害者）が、〝私のモラルを信用せよ〟と主張しているのに等しいからである。

盗人猛猛《ぬすっとたけだけ》しとはまさにこの事である。これらモラル論を主張する良識ある（？）人は、現実に苦しんでいる被害者のためにいったい何をしてくれたと言うのか。本気になって、命をはって、無礼で喫煙モラル皆無の非良識喫煙者（学歴や社会的地位を問わず、喫煙者の圧倒的多数派）を一度だってたしなめた事があるのか。非良識喫煙者の暴言と暴力にさらされおびえている嫌煙運動家に、一度だって手をかしてくれた事があったか。自らは決して手を染めず、行動もせず、〝それはモラルの問題です〟という人間を私は憎む。それは結果的には、羊を苦しめる狼の論理を認め応援する事にしかならないからである。このモラル論は、苦しんでいる非喫煙者の切実さと深刻さを全く理解していない。受動的喫煙被害の深刻さに無知であるから、こんな悠長な戯言《たわごと》が言えるのだ。それでもなお、モラル論を主張する人は、自ら喫煙モラル向上運動をおこして、嫌煙市民運動など不要であるという実績を具体的に示してほしいものである。

第2は、喫煙問題を個人のモラルの問題に、すなわち個人（喫煙者）対個人（非喫煙者）のモラルの問題にすり替えている点である。喫煙問題は、モラルの欠乏した一部の不心得者がいるから発生したといえるものではない。喫煙問題は、日本社会の姿勢、人権意識、政策及び政治姿勢、お上《かみ》（国、政府、国鉄当局等）の姿勢といった諸々の潜在していた弱点（もろさ）が、タバコという身近な物を通して集中的に噴出した問題なのだ。いわば日本社会の長年の持病にかかわる問題なのであり、決して個人のモラルのレベルで解決できる問題ではない。モラル論は、社会の制度（しくみ、姿勢）の罪を個人のモラルに押しつけると言う誤りを犯している。タバコ問題は制度と個人（モラル）の両面からの考察が不可欠であり、現在、何よりも優先されるべきは制度やしくみの改革（改善）からの考察である。

第3は、運動論としての実体と展望がまったく欠落している点である。そもそも嫌煙市民運動は、喫煙者の喫煙モラルの低下と欠如が原因で発生した運動である。それを結局は、喫煙者の〝モラルの問題〟で済まそうとするのは、事実上今まで通りでよいのだと強弁しているのに等しい。モラル論は、実際的には現状を肯定するだけで、喫煙問題を何一つ解決できない。モラル論は実質的、現実的には喫煙現状放置論であり、運動論としては不毛で有害でさえある。

第4は、国際的視野からの吟味を欠いている点である。喫煙問題がモラル論では決して解決しないことは、WHOや欧米先進諸国の取り組みが雄弁に証明している。市民生活におけるモラルが日本よりはるかに高レベルのイギリス、フランス、アメリカ合衆国においてすら、政府は罰則を伴う法律を制定して非喫煙者の権利を保証してくれているのである。ましてや、外国のマスコミや世論からエコノミック・アニマルという言葉をもじって、スモーキング・アニマル等の汚名をきせられ、市民生活モラル、喫煙モラルが英・仏・米より下位の日本人が、どうしてモラル論で喫煙問題を解決できるであろうか。嫌煙市民運動は、タバコを通して、日本人を世界の一流市民にする運動でもあるが、その第一歩として、喫煙に関するルールをつくり、喫煙空間と禁煙空間を分離する運動を展開している（具体的には、喫煙室や禁煙室、喫煙車輌と禁煙車輌の設置など）のである。

2．マナー論

新聞社がタバコ問題について読者の意見を募集すると、有識者（良識者）から必ず寄稿されるのがマナー論である。佐賀新聞[(1)]でも〝それでも私はたばこを吸う〟という特集を組んで愛煙家諸氏の意見を聞いた事があるが、その際にもやはりこのマナー論が最初に登場したので、次に一例として紹介しよう。マナー論を提唱したのは、当時佐賀市選出の県会議員で県経済界のリーダーの一人でもあり、地域社会の人望も厚い横尾正二氏である。

「たばこを吸い始めたのは人より遅くて37、38歳の時。赤紙で召集をうけたらたばこの配給があり、周囲でみんなが吸っているのでなんとなくはじめたというのがきっかけ。

現在は1日14、5本ぐらい。できたら10本ぐらいに抑えたいと思っている。医者や友人に聞いても健康に有益じゃないのははっきりしている。だから1年ほど前は40～50本ほど吸っていたが、そういうわけで、極力吸わないように努力中。

『健康に悪いと知りながら、なぜそれでも吸うのか』というと、たばこは〝心の散歩のステッキ〟役を果たしているからではなかろうか。それに、こんなことをいってはなんだが、日本のたばこはうまい。バタバタして仕事をかたづけ一段落した時や、何もせずにポカンとしているときなど特にうまい。ほかの人も、なんとなくという習慣のほかに、たばこのもつ独特のふん囲気を『ちょっと一服』というときのうまさにひかれてのんでいるのじゃなかろうか。

最近、嫌煙権など国会で取りあげられているようだが、喫煙はマナーの問題で、権利、義務の問題ではないと思っている。

私も旅行などする時、バスや列車の中では必ず前の人に『吸ってもかまいませんか』と聞くことにしている。たばこを吸う人は、周囲に迷惑をかけないよう節度をもつことがぜひ必要だと思う。[1]」（傍点筆者）

マナー論は一般的に次の四つの特徴を持っている。第1の特徴は、嫌煙（権）運動に批判的な点である。横尾県議の場合もそうである。第2の特徴は、喫煙マナーが日本の平均的喫煙者に比べて抜群に良い（？）点である。横尾県議も「旅行などする時、バスや列車の中では必ず前の人に『吸ってもかまいませんか』と聞く、喫煙マナーの良い（？）良識の人である。第3の特徴は、〝吸ってもかまいませんか〟と前後（左右）の人にたずね同意を得ているので、決して周囲の人に迷惑をかけていないと思っている点である。横尾県議も自己の喫煙マナーを「周囲に迷惑をかけないよう節度をもつ」たものと評価されている。第4の特徴は、マナー論の主張者はほとんどが地位と名誉を兼備した有識者である点である。これらの人々は社会のリーダー、なかんずくオピニオン・リーダー（世論形成者）である事実に注目しなければならない。これらの人々の社会的影響力は抜群である。

さて、嫌煙運動家の立場から、このマナー論の問題点を指摘してみよう。

第1の問題点は、〝吸ってもかまいませんか〟という言葉のギマン性である。「そんなことはマナーで解決すべき問題でしょう。隣に人が座っていれば、必ず〝吸ってもいいですか〟とたずね、許可を得てから吸えばいい。私はいつもそうして吸っている」と主張する人は多い。しかし、今一度考えてもらいたい。〝吸ってもかまいませんか〟というこのマナー論は、相手が〝どうぞ〟ということを前提としており一種のギマンではないのか。イエスという返答を期待して（当然視して）、〝吸ってもかまいませんか〟とたずねる姿勢にイヤラシサと形式主義を感じるのである。考えてみるがよい。乗物の中で見ず知らずの人から〝吸ってもかまいませんか〟と聞かれて、いったい1億の日本人の何人が〝いいえ、こまります〟と正直に言えるであろうか。筆者でさえも、いかにも認めるのが当然という顔で〝吸ってもかまいませんか〟と聞かれれば、心ならずもしぶしぶ〝ええ、どうぞ〟と譲歩せざるを得ないであろう。筆者の私でさえも、どうしてこのように心にもない承諾を与えてしまうのであろうか。というのは、もし私が正直に、〝いいえ、こまります〟と返答すれば、相手の喫煙者はイライラして必ず私を恨むのである。

〝いいえ、こまります〟と返事されて、〝はいそうですか〟と怒りと恨みを感じることなく喫煙を断念できるような人は、そもそも乗物の中で喫煙をしようとは思わないのである。喫煙を断わった人に眼前でイライラされ、不愉快な顔をされ、恨まれるくらいなら、もう〝自分さえじっと耐え我慢すればいいんだから……〟となるのである。喫煙を断われば相手との間に角がたち、お互いにいやな思いをする事が目に見えているので、誰もが〝いいえ、こまります〟と言わないのである。

マナー論は、非喫煙者の一方的自己犠牲の上にのみ成り立つ論理なのである。なに！　正直に〝いいえ、こまります〟と言えばいいって？　もし、日本社会全体が率直にノウと言えるような雰囲気になれば、今度は常習喫煙者は決して〝タバコを吸ってもかまいませんか〟などと聞かないはずである。常習喫煙者は、ノウと返事される事がどんなに辛い堪難《たえがた》い事であるかを十分に知っているからである。

第２の問題点は、〝吸ってもいいですか〟、〝はい、どうぞ〟という双方（両者）の室（車）内空気汚染への無知である。喫煙から発生するタバコの煙で被害と迷惑をこおむるのは、何も喫煙者の前後左右の人たちばかりではない。室（車）内に滞在を余儀なくされているすべての人に被害と迷惑が及ぶのである。ここにタバコという嗜好品の罪深さがある。同室（車）内には、お年寄り、赤ん坊、子供、病弱な人、女性、嫌煙者、非喫煙者もいるだろう。そのような確実に被害をこうむる人を差置いて、どうして喫煙者とその左右前後の人達だけで〝吸ってもいいですか〟、〝はい、いいですよ〟と取り引きできるであろうか。

タバコの煙による室（車）内空気汚染の実態及び受動的喫煙についての知識がある人ならば、決してこのような〝はい、いいですよ〟という返事はしないであろう。〝吸ってもいいですか〟とは同室（車）内に滞在している人全員に聞くべきであり、〝はい、いいですよ〟と答える人は、次の事をその喫煙者に約束させるべきである。〝ただし、同室（車）内の私以外の人の鼻先で、あなたのタバコの煙を止めて下さい〟と。嫌煙運動団体が提案しているのは、現実的、合理的方法である。〝禁煙空間と喫煙空間に分離しましょう。喫煙室、喫煙コーナー、喫煙車輌を設置しましょうよ。喫煙者の皆さん、そこで思い切り、誰はばかることなく喫煙して下さい。その方がタバコもおいしいんじゃないでしょうか〟というのがその主張である。欧米では実施済みである。

第３の問題点は、マナーそのものへの質的な検討の必要性がある点である。嫌煙市民運動に結集している人々が考えている最低限の喫煙マナーとは、同室（車）を余儀なく（強制）されている人々が存在する場所では喫煙を差控えるというマナーであり、喫煙する場合は、喫煙室、喫煙コーナー、喫煙車輌、戸外、他人の存在しない室（車）内のみで喫煙するというマナーである。多数の人が同室（車）内滞在を余儀なくされている場所で、前後左右の人に室（車）内空気汚染行為の承認を求める（強要する？）〝吸ってもかまいませんか〟という問を発すること事態が極めて非常識であり、喫煙マナーがゼロの証拠である。〝吸っていいですか〟と断って喫煙しようと、黙って喫煙しようと、発生させるタバコの煙の有害性に何ら変りがあるわけではない。

第４の問題点は、喫煙者の圧倒的多数が極めてマナーが悪いという現実への具体的解決策がない点である。この現実に対する具体的解決策は、喫煙者のマナー改善運動を展開するか、喫煙に関するルールをつくって喫煙空間と禁煙空間を分離するかの二つである。嫌煙市民運動がめざしているのは後者である。〝喫煙者の圧倒的多数が極めてマナーが悪い〟という現実に対して、その改善は〝喫煙者のマナーにまかせろ、それはマナーの問題である〟では解決策を示したことにはならない。もちろん、喫煙者マナー改善運動を社会的に展開してくれている人は別だが（そういう人を筆者は知らない）。

確かに、マナー論（私たちからみれば言われているマナーそのものに疑問の余地があるが）を提案し嫌煙運動は不要と主張する人々には、良識者、人格者と呼ばれる人が多い。私たちから見ても、何一つ問題のない喫煙マナー（他人のいる場所では決して喫煙しない）を身に付けた愛煙家がおられる事も知っている。しかし、日本社会全体からみれば、このような本当の意味での良識ある喫煙者（非喫煙者を巻込んで喫煙しない人）は、ほんの一握りの少数者でしかない。だからこそ、嫌煙市民運動が発生せざるを得なかったのである。

自分が良識がある喫煙者であるから、すべからく喫煙者は良識があると錯覚してはならない。個人的特例を喫煙者全体に普遍化してはならない。冷暖房のために閉鎖された国鉄車輌内で、モウモウたるタバコの煙の苦しさに耐えかねて、〝喫煙を遠慮して下さいませんか〟などと申し出たら、それこそ、どなり返され最悪の場合は暴力をふるわれ、生命の危険さえも感じる時があるのである。私たちのお願いの仕方や態度に問題があるのかも知れないが、これが我々嫌煙運動家が常日頃《つねひごろ》身をもって体験している喫煙をめぐる現実である。一例として、このようなくやしい体験を弁論大会で訴えた和田廣治《ひろじ》氏（富山市、27歳、自治体職員）の福井県内国鉄列車内での事例[2]を紹介しよう。全国どこでもみられた光景である。

急行列車に乗っていた私は、そのとき風邪をひいていました。そこで私は、近くでタバコを吸う人たちに「タバコを吸わないでほしい」と、頼んでまわりました。そこでそのうちの一人と口論になりました。40歳位の男性が、「吸うことは俺の勝手だ。禁煙でないところで吸ってなぜ悪い。いやならとなりの車輛へ行け」（筆者注：たとえ他の車輛へ移っても、別の喫煙者らが待ち受けているのである）と、どなり返してきました。

お互いの声が大きくなったころ車掌がやってきました。私はホッとしました。しかし私の期待は、車掌の口から出た言葉で見事に裏切られました。「他の乗客の迷惑になるから、タバコがいやならほかの車輛へ移ってくれ」、「喫煙者のためだ。ほかの車輛へ移ってくれ」（筆者注：禁煙車輛を設置してくれたのか？非喫煙者へのサービスは無いのか？）と、くり返すのです。相手の男性までが大声で私に言いました。「いやだったら汽車に乗るな。」

私はなさけない思いで、もとの場所にもどりました。すると、少し前にタバコを消してくれた人が私をなぐさめてくれました。「あんた、口ゲンカだけでよかったね。東京ではケガをした人もいるそうだよ。[2]」

これがタバコ問題をめぐるトラブルの日本的、日常的現実である。外国では和田廣治氏の行為は常識だが、日本ではまだ非常識（？）なのであろう。〝いやだったら汽車に乗るな〟という発言は日本の平均的喫煙者の正直で率直な本音だと思う。この発言をした喫煙者は、暴力を行使しなかったから日本の喫煙者の中ではまだレヴェルの高い人である。私たち嫌煙運動家は、このようなトラブルを避ける唯一の現実的方法は、欧米先進国並みに禁煙車輛と喫煙車輛を設置する事であると考えている。それでとりあえず、国鉄の列車にたったの一車輛でもいいから禁煙車輛を設置してほしい（外国では列車内は原則として禁煙だから、日本とは逆に喫煙車輛が設置されている場合が多い）と禁煙車輛設置２００万人署名運動を展開しているのである。

私たちの要求には費用はほとんどいらない。灰皿を設置せず、禁煙車というステッカーを一枚はるだけでよいのだ。このために支払う社会的費用よりも、社会（国鉄）全体が得る利益の方がはるかに多いのだ。この方法は喫煙者と非喫煙者の双方に利益をもたらし、必ずや好評を得るであろう。国鉄が乗客へのサービスの質の向上を願う気持ちがあれば、即刻実行すべき事柄である。

タバコの煙をめぐる問題を、個人のマナーの問題のみに矮小化《わいしょうか》してはならない。その事は、結局はオオカミ（喫煙者、強者）の論理を認めることになり、羊（非喫煙者、弱者）に泣寝入りを強いる結果になるのである。社会の制度として、社会生活上のシステムとして、禁煙空間（車輌）と喫煙空間（車輌）を分離する事こそが、このような社会的紛争解決の最も確実な処方箋《せん》である。嫌煙運動を批判するマナー論者は、せめてその周辺からでもよいから、行動によって〝嫌煙運動などしなくても大丈夫〟という例証を示す義務がある。

我々の嫌煙運動を批判するマナー論者は、我々に実践を通して、〝嫌煙運動（非喫煙者保護運動）など不要である〟という実態をつくり出してみせてほしい。この努力もせずに、この実態をつくり出せるという例証も提示せずに、個人のマナーにまかせろと社会的に発言するのは無責任である。マナー論発言が許され説得力を持つのは、〝喫煙者が、傍若無人にタバコを吸い散らさず、列車など公共の場所では喫煙をつつしむ〟という実態が存在している時だけである。しかし、もしそうであったら、恐らく嫌煙運動は発生しなかったであろうし、我々もまた運動を解散・消滅させたであろう。

マナー論者は、現に至るところで、マナー論では如何ともしがたい状態を目撃している筈であり、その現実自体によって論拠を奪われている事に気付くべきである。マナー論者の論理は要するに、〝万人が他人のことを思慮して、つつしみ深く振舞いさえすれば、権利などと堅苦しい事は言う必要がない〟という事だが、たしかにその通りにいけば、刑法も民法もその他一切の法的なるものは不要になるに違いない。法律（ルール）も強制支配もないマナーやモラルだけで律する事ができるユートピア社会は、古来から善意の人々の熱望してきたところであり、そういう自律的秩序が可能ならば、我々も（多分誰でも）反対するいわれはない。まさにそうはいかない現実があるからこそ、嫌煙権、嫌煙市民運動（非喫煙者保護運動）が叫《さけ》び出されてきたのである。(3)

以上からの論及で明白な如く、モラル論やマナー論だけでは喫煙問題は解決できない。現今においては、喫煙に関するルールをつくり、社会的規制をおこなう事が最も必要である。喫煙者も非喫煙者も納得できるルールをつくりあげようではないか。その上で、喫煙者は、喫煙車輌、喫煙室、喫煙コーナー等で誰はばかりなしに、堂々と喫煙を楽しめばよいのだ。

以上は、昭和50年代に我々が主張した見解である。この主張を発言し続けること約30年、現在は平成の時代であり、平成14（２００２）年８月２日に健康増進法（平成14年法律第１０３号）が制定・公布された。同法はその第二十五条において、受動喫煙の防止義務を規定している事を付記しておく。

注

（１）佐賀新聞　昭和53年５月22日
（２）中田喜直・渡辺文学編著『嫌煙の時代―タバコと社会―』波書房、１９８０年、72〜73頁。
（３）小林直樹著「喫煙の法理と文化―嫌煙権をめぐる根本問題―」、『ジュリスト』増刊総合特集　第20集（号）、有斐閣、１９８０、73頁。

第三節　世の中窮屈《きゅうくつ》・悪化・世紀末論

〝非喫煙者までも巻込むような形で喫煙しないで下さい〟、〝吸う人も吸わない人も納得できるルールをつくり、喫煙空間と禁煙空間を分離しましょうよ。その上で、喫煙者は堂々と喫煙を楽しめばいいではないか〟という我々嫌煙市民運動グループに対して、嫌煙権などを社会的に主張するような運動は世の中をかえって窮屈《きゅうくつ》にし、悪くしていくだけである、嫌煙市民運動こそはまさに世紀末的なヒステリックな愚かな行為である、という批判が投げかけられている（きた）。以下においては、これらの見解を紹介し検討を加えてみたい。

世の中窮屈《きゅうくつ》・悪化論の代表として、文藝春秋増刊『たばこの本』誌上で展開された作家の池波正太郎氏の見解を取上げてみたい。

たばこというものは、その世の中の余裕《ゆとり》の象徴というか、そういうものでしょう。たばこに限らず、万事、メカニズムが入ってくるし、能率本位に量産するわけでしょう、現代《いま》は。さらに、理屈が入ってくるのだね、そこに。やれ、たばこは健康によくない、ガンになりやすい、死を早めると。そういうようなことで、本来たばこの特質であった成分をいろいろ抜いちゃうからね。どうしたってまずくなってくるんだよ。

人間の生きている文化の上で、歴史の上で、そういうことをやるようになったら、もう、おしまいですね。男と女のこと、酒のこと、たばこのこと……こういうものは、法律でこうしましょうと一律に決めることが、もともと無理なんですよ。売春防止法とか禁酒法とか、結局は、それによってもたらされた弊害のほうが、ずっと大きいんじゃないの。

いくらたばこを吸っていても、全部が全部、肺ガンになるってわけじゃないんだろう。ことに今のたばこは、むかしにくらべたら害はないよ。ニコチンも少ない、タールも少ない、これじゃもう全然たばこじゃないようなものじゃないか。……中略……

嫌煙権とかいうものが、だんだん幅を利かせて来たようだが、あれば結局、ものごとが理屈っぽくなってて、自由主義だと称しながら、自分さえよけりゃ他の人はかまわないという風潮の1つの表れだな、おれに言わせれば。

ああいうことが盛んになるような世の中はこまったものだと思う。世の中がだんだん悪くなってくる証拠だね。そんなことをわざわざ言わなくても、本来、たばこを吸う人のエチケットというものがあるわけだから。

何でも白でなきゃ黒、黒でなきゃ白というふうにきめつけてやる世の中になっちゃったから、自由だ自由だといっても、昔とくらべてむしろ人間が息苦しくなっているね。みんながんじがらめじゃないの、現代《いま》は。戦前は、戦争に行かなきゃなんないということは息苦しかったけども、その他のことについては、昔のほうが自由だった。呼吸が楽だったねぇ。……中略……

ま、たばこほど無駄なものはないけどもね。無駄のようにみえるものをどこまで許容し得るか……それが人間の文化でしょう。……中略……

たばこというのは、結局、文化の象徴なんだ。それがまずくなって画一的になったということは、日本の文化がそうなってしまったということに他ならないわけだよ。これから将来どうなるか……まず、よくなる望みはあまり持てないねぇ、おれなんかから見ると。(1)（以上傍点筆者）

次に、嫌煙権などと主張するようになったら、もう世紀末的現象であると言う木村晃郎氏（64歳、自由業、山口県小郡市）の嫌煙権世紀末論を紹介しよう。

私はたばこを吸わない。しかし最近の嫌煙権主張はおかしいと思う。主張の根拠は、他人におかまいなしに、身体に有害な煙をまきちらすということらしい。しかし身体の危険を守るためなら毎日多数の人を殺傷している車、有事のさいには殺人を前提とした職業、その使用する武器製造の企業などの疎外権でも主張したほうが、よほど筋が通っている。にもかかわらず、社会表面にあらわれた、こまかなことに目くじらを立てる。

日本社会も、一万頭の牛羊の命より、一頭のクジラの命のほうが大切だという、欧米人士の笑うべきセンチメンタル・ヒューマニズムに汚染されてきたようだ。

そして今このたばこに対するヒステリックな反応、まさにこの現象は、20世紀都市文明の行き詰まりによって生まれた、世紀末的退廃心情のあらわれなのだ。[2]（傍点筆者）

以上、世の中窮屈・悪化・世紀末論の概要を紹介したのであるが、次に禁煙・嫌煙市民運動側の立場からこの論を検討したい。

第1の問題点は、嫌煙市民運動を批判する際の基本姿勢の問題である。批判する場合、批判の対象を確定し、その主張を正確に知る（理解する）ことが第一に大切な事である。嫌煙市民運動を批判する場合、批判の対象をあくまでも〝タバコ（の煙）〟に限定してほしい。何故ならば、嫌煙市民運動に結集している人たちは、〝タバコの煙での被害や迷惑を最小限に防止するために〟という共通目的でのみ一致し共闘しているからである。それなのに、池波氏は、「男と女のこと、酒のこと、たばこのこと……こういうものは、法律でこうしましょうと一律に決めることが、もともと無理なんですよ。売春防止法とか禁酒法とか、結局は、それによってもたらされた弊害のほうが、ずっと大きいんじゃないの。」と、タバコ問題をセックスや酒の問題とからめたり、同一視したり、転化したりして自説を展開されている。

我々嫌煙市民運動団体は、セックス問題への規制を提案したり、禁酒法に匹敵する禁煙法（喫煙禁止法）制定を主張した覚えはない。また、現今の禁煙運動団体も未成年者禁煙、タバコの害についての知識普及、健康のための禁煙努力者への援助等を主たる活動内容としており、ただの一度も禁酒法に匹敵する禁煙法制定を主張してはいない。

木村晃郎氏も嫌煙市民運動を欧米の捕鯨反対運動と同一視（一体視）されている。タバコの問題とセックス、酒、捕鯨の問題とは、同一視されて論議される性質のものではない。私はこのような同一視（一体視）の背後に、〝嫌煙運動は男と女の事にまでも口出しするおせっかいな運動である、あの独善的な外国の捕鯨反対運動と根は一つ、嫌煙運動に賛同することは捕鯨反対運動に賛同するのと同じである〟という思い込みがあり、また他人を思い込ませようとする意図が隠されていると思っている。

第2の問題点は、この主張は、喫煙者（加害者）の側に立った一方的論理であるという点である。立場が異なれば評価も一変するのが世の常である。事実、タバコの煙で日々苦しめられて来た非喫煙者は、嫌煙市民運動の発生によって世の中がだんだん悪くなっていくとは思ってもいない。逆に、日本社会も少しずつは良くなってきつつあると思っているくらいである。被害や迷惑を受けた人が泣寝入りするのではなく文句をいえる社会、被害者の声を大切にする社会にしていくことは、むしろ日本社会を健全で健康な一流の社会（国家）にしていくことではなかろうか。

第３の問題点は、今後の日本社会のあり方に関係する本質的事柄である。世の中窮屈・悪化論を積極的に主張こそしないが、嫌煙市民運動には賛同しかねるという人々の脳裏には、次のような心配や危惧の念があると思われる。〝嫌煙権を主張する運動は、権利と権利を互いに主張しあうギスギスした、窮屈で住みにくい社会にしてしまう運動になりはしないか。何でも権利、権利と主張し、すぐに裁判に訴えたりする社会はいただけない〟という考えである。

この批判こそ嫌煙市民運動に対する最も本質的批判（問いかけ）である。確かに、日本社会の紛争処理方式は、法律や裁判、論争で決着をつける紛争型ではなく和合型であった。それが、都市化の進行、伝統的共同体の崩壊、義理と人情では処理しきれない環境公害問題や消費者保護問題の噴出等を契機にして、伝統的な和合型から欧米的な紛争型に変化しつつあると言われている。嫌煙権確立をめざす嫌煙市民運動も、この流れの反映として発生した運動の一つとみなしてよいであろう。それ故、嫌煙市民運動が和合型社会から欧米流の紛争型社会への移行の先兵とみなされるのも無理はない。だが、次の事実も忘れてはならない。

従来の日本の伝統的和合型の解決法では、義理人情や顔役、ボス、有力者が主役を演ずる場合が多かったのではないか。その点、欧米の紛争型解決法では、市民、市民運動、法律、裁判（所）、集会、会議、論理が主役である。和合型では密室での少数者間の取引が多いのに対して、紛争型ではオープンな場所での多数の人間による論争が主となる。今日では日本の賢明な市民は、市民（住民）運動、法律、裁判こそが被害者（弱者）の権利擁護のための有力で最も確実な方法（手段）であることを熟知しており（いや、知らされてしまっており）、この流れを阻止することは不可能であろう。

日本の社会においては、欧米的な紛争型の解決法をもっと取入れ重視する方がベターである、と私たちは思っている。ただでさえ日本人は権利意識が薄弱《はくじゃく》であると言われている。これは日本人の美徳というより、むしろ短所と考えた方がよい。だから日本では、他人の権利がいともたやすくふみにじられ、他人に被害と迷惑を与える行為も容認されやすいのである。我々嫌煙市民運動家は、〝自ら人間らしく生きる権利についての意識が強く、その権利を主張できる人間こそが、他人の権利をも尊重できる人間である〃と信じている。

自分を、自分の健康を大切にする者こそ、真に他人を、他人の健康をも大切にできる者である。自らの権利さえ主張できない人間が、どうして他人の人権を尊重できるであろうか。権利の主張、大いに結構ではないか。論理と論理、自己の利益と他人の利益、エゴとエゴを戦わせ、ぶっつけ合い、ルールや法律に基づいて、社会的紛争問題をオープンかつ合理的に解決しようではないか。紛争型のこの処理方式こそ、価値多様化社会の最良の方法である。私たちは、嫌煙権の主張や嫌煙市民運動は、日本社会をより良くする（生活しやすくする）ためのカンフル剤、ビタミン剤であると思っている。

日本もいよいよ価値多様化社会に突入したなと実感する。嫌煙市民運動の成立と発展を、波波正太郎氏は世の中の窮屈・悪化と評価し、木村晃郎氏は世紀末的退廃心情のあらわれとして評価し、嘆《なげ》いておられる。

一方、有害なタバコの煙に、職場で、家庭で、交通機関で、日夜、年中苦しめられ続けてきた嫌煙市民運動に結集する人々は、今日的状況を逆に苦痛からの解放・自由化、日本社会の成長・発展化とプラスに評価するのである。私は、かつては我が子を、今は孫の赤ん坊を抱《いだ》いて新幹線に乗車している。現在は少なくともタバコ問題に関しては、良い世の中になったと実感する。タバコ煙が充満するかつての新幹線で、赤ん坊の我が子を抱いていた若い父親時代の自分の気持ちを思い出すからである。立場が異なれば、評価がこうも一変するのである。

注

（1）文藝春秋増刊『たばこの本』（秋季号）第57巻第12号、昭和54年11月。

（2）西日本新聞　昭和56年3月31日　こだま特集：私のたばこ論より。

第四節　タバコ問題低次元論

環境問題、公害問題、人権問題の会議の場などで、タバコの煙による室（車）内生活環境（空気）汚染の問題について発言すると、よく失笑や軽蔑の眼差《まなざし》、時には激しい反発にさえも直面する。これらの声なき声ともいうべき反嫌煙運動論は、マスコミを通して意図的・体系的に展開された事こそないが、一部の国民の意識の底に沈潜している本音を代弁したものである。

タバコ問題低次元論は、市民（大衆）運動を高次元と低次元の運動というふうに序列づけたり、優先順位をつけたりし、そして、タバコ問題は社会における取るに足らない小さな問題の一つであり、嫌煙運動は社会表面にあらわれた細かな事に目くじらを立てる運動であると理解している（たとえば本書前節173〜174頁における木村晃郎氏の見解参照）点に共通の特徴をもっている。以下において、三つの代表的反嫌煙運動論をとりあげ、批判的検討を加えてみたい。

第1の批判は、「核の問題を抜きにして、何がタバコだ。社会には、タバコの問題よりももっともっと大切で、基本的で、緊急な問題がいっぱいある。核の問題をやらずにタバコ煙、タバコの害と騒ぐのは次元が低い。」という革新的陣営に所属する人々からの批判である。

現在地球上には、広島型原子爆弾の130万発分の核兵器が存在し、更に、核軍備拡張の方向は巨大化、多様化の一途をたどっている。このところ核問題が人類にとって現実的脅威となってきている事は、誰もが認める事である。〝いまこそ、人間の良心と良識に立ちかえって、核兵器廃絶と全面軍縮という人類不変の哲理に向かって、全国民が一生懸命努力しなければならない〟という訴えは、強い説得力をもって我々の心を打つ。もちろん、我々禁煙・嫌煙運動家も、核の問題は重要であると十分に認識しているし、同時に強い関心も持っている。しかし、核問題抜きの禁煙・嫌煙市民運動なんてナンセンスという主張には承服できない。いや、このような主張は、国民運動論の立場から誤りである。それは運動論からいえば排除の論理、運動を狭める論理であり、相補性の論理、共闘の論理ではない。

核問題は核問題で重要だけれども、この事がタバコ問題は重要でないという事を意味するものでは決してない。そもそも、市民が自らの生活環境改善、生命と健康を守るために、身銭を切って立ち上がっている運動に対して、重要であるとかないとか、序列や優先順位をつけて規制や牽制を加えること事態が誤りである。

第2の批判は、〝タバコ公害低次元論〟とでも称すべき批判である。「タバコ公害、空きかん公害、カラオケ公害などと、かってに公害などと称して騒いでいるが、世間にはこれらよりももっともっと緊急で深刻な公害があるではないか。タバコ公害などと騒ぐのは、そのような深刻な公害から国民の目をそらす結果になり、深刻な公害を免罪する事になる」という主張がそれである。この第2の批判も次の三つの点で誤っている。

第1点は、その択一的発想の誤りである。タバコ公害か水質汚濁か、どちらの公害が大切で重要かという発想ではなく、タバコ公害も水質汚濁も、どちらの公害もどの公害も大切で重要という発想を取るべきである。このような立場に立たないと広範な反公害国民運動は展開できない。

第2点は、この批判の背後に公害の順位づけ的な発想がある事である。国民が自分の身にふりかかっている生活環境破壊に対して、それぞれの立場から自主的に参加・努力している市民運動に、優先順位をつける事は誤りである。それぞれの立場で、それぞれの日常生活の環境を改善するために、それぞれの市民が公害反対・防止運動を展開していく事こそが、結果的にはより深刻な公害の解決にもプラスとなって作用していくのである。

第3点は、タバコ公害の深刻さについての無知と無理解である。私はタバコの煙による室（車）内生活空間の空気汚染は、琵琶湖や瀬戸内海などの閉鎖水域における水質汚濁と本質において同じであると思っている。共に生物の呼吸に係る問題であるし、水の汚染か室（車）内の空気の汚染か、直接被害者が動植物・魚貝類か人間かの相異があるだけである。タバコ公害の深刻さは、人間への被害の直接性、広範囲性（全国くまなく）、長期性（1日中、死ぬまで）において、決して他の公害の深刻さに劣るものではない。タバコ公害の深刻さについては、本書第二十二章「公害とタバコ」で言及している。

第3の批判は、〝嫌煙権低人権論〟とでも称すべき主張である。〝タバコの煙に汚染されていない空気を吸う権利としての嫌煙権は、基本的人権の一つである〟と主張すると、社会的に人権意識（感覚）が優れていると言われている人たちからさえも（圧倒的多数の人たちは好意的であるが）、冷淡、無関心、時には軽蔑的な態度さえも投げかけられる事がある。〝世の中には、もっともっと深刻な人権被害を受けている人がいっぱいいる。このような人たちが受けている被害に比べれば、タバコの煙の被害など物の数ではない。タバコの煙の被害など人権被害に値しない。タバコの煙の被害ぐらい何だ！　それくらい我慢しろ〟と言うのが、このような冷淡・無視・軽蔑の背後にある論理（考え）だと思われる。

しかし、この意見は、人権意識（感覚）育成論上多大の問題をもっている。一般的、抽象的な人権意識（感覚）というものは存在しないと言われる。一般的、抽象的に人権意識（感覚）と言われるものが存在し、これがいろいろな問題に同様に転化・適用されるものではない。これとは逆に、人権意識（感覚）とは、市民生活上発生する個々の具体的問題への真剣な対応の中で徐徐に形成され敏感になっていくものであり、ちょっと努力をおこたり油断すると、その意識（感覚）も鈍り、他の人権問題への転移力も急速になくなるものなのである。

外では人権尊重と民主的言辞をはきながら、家庭内では独裁者や暴君として君臨する男性などの例から、この事は明白である。それ故に、人権を守る行為や運動は、たとえそれが小さな、ささいな行為や運動であろうとも尊重し、激励し、応援していかなければならないのである。たとえそれが小さな、ささいな人権被害であったにしても、その事を人権被害と明確に認識し、それに対して確実に抗議できる人々が増加していくという事は、より深刻な人権被害をなくするための確実な礎石となり得るのである。

日常生活の中で自らの人権を侵された事も自覚できない人、人権侵害に気づいても抗議の声一つ発せない人は、おそらく、より深刻な人権被害を受けている人の真の味方にはなれないであろう。その点、我々嫌煙運動家は、被害を与えていないと主張する喫煙者に対して、いや被害を受けている、これ以上タバコの煙で苦しめないでくれと堂々と主張してきた。そのために、また、国鉄の列車内で、あるいは公共施設の中で、何度も涙の出るようなくやしい思いを体験してきた。〝タバコの煙がいやだったら汽車に乗るな〟という罵声を浴びせられた時のくやし涙は、乗車拒否をされた身体障害者が流すくやし涙と、程度の差こそあれ質的には同じであろうと思っている。

〝タバコの煙がいやだったら、バー、パチンコ屋、映画館へは来るな（映画館内での喫煙は法律で禁止されているのにもかかわらず）、お前出ていけ〟とどなり返されて、始めて、入学拒否、乗車拒否、使用（利用）拒否にあった身体障害者のくやしい気持ちが分かったような気がすると反省する嫌煙運動家は多い。嫌煙市民運動に参加する事によって、初めて人権問題を真剣に考えるようになったと反省している人は多い。嫌煙市民運動に参加し活動する事により、人権侵害を被っている人や人権回復のために努力している人々に対して、同情や憐れみではなく、共闘と連帯を実感できるようになったと反省している人は多い。

くり返して言うが、我々の人権意識（感覚）というものは、我々の周囲で発生する人権に係る個々の具体的問題を通して発達・深化していくものではなかろうか。その問題をどう解釈し、どのように反応し、そしてどのような姿勢をとるかによって、我々の人権意識（感覚）は、より敏感にもなるし、より鈍感にもなる。生活の中での具体的人権被害体験を媒介として、下から形成されてきた人権意識（感覚）は、必ずや他の人権に係る問題にも転移していくはずである（そうでないとおかしい）。

非喫煙者に対するタバコの煙の被害は、たとえ小さな、ささいなものであるとしても、れっきとした人権侵害問題の一つである。嫌煙権確立のための嫌煙市民運動は、非喫煙者保護運動であり、人権擁護運動の一種である。嫌煙市民運動で培《つちか》われた人権意識（感覚）は、必ずや、より深刻な人権被害を受けている人々との共闘や連帯が可能なレベルへと深化・発展するものと確信する。

第五節　嫌○権論

変化する現代、変化する社会は、同時に新しい権利創造の時代や社会でもある。日照権、眺望《ちょうぼう》権、静隠《せいいん》権、環境権等の新しい権利が主張され、そのうちのいくつかは、すでに裁判所において公的司法認知を獲得している。新しい権利が主張される時は、必ずそのために不利益（不便）を被むる側からの激しい反発に直面するのが世の常である。いわゆる〝嫌煙権〟の主張もこのような新しい権利創造の試みの一つであり、それ故、日本専売公社や愛煙家諸氏からの反発も強い。以下において、これらの反嫌煙権論の代表的なものを紹介し検討を加えてみたい。

先ず最初に、イラストレーター、アニメーターとして世界的に名高い久里洋二氏に登場してもらおう。アメリカやフランスの事情にも詳しい久里氏は、次のようなユニークな反嫌煙論を主張しておられる。

嫌煙権ネ、あの運動している人ってのは、ぼくに言わせるとある種の精神病ネ。煙がイヤだって言っても、それはたばこだけのことで、じゃあサカナの煙はどうなるのかっていうのよ。線香は？　松葉の煙は？　あれは良くって、これはダメだってのは納得いかないいし、そいう人たちに限って平気で隣の家にサンマ焼く煙を流したりするんじゃないの。吸い殻ひとつも我慢できないってのは、文化的なようでいて、これ非文化的ネ。なぜかというと、ほら家の中でたばこ吸ったら、女房なんかが必ず片付けるでしょ。それは片付ける役目を持った人がいるからでネ。そういう人なり、システムがなければ自分できれいにするしかない。文化国家というのは、システムとして汚さない仕組みを持った国家のことでもあるのよ、ぼくにとっては。だからパリなんかでも、ちゃんと街を掃除する人がいて、システムもしっかりしているから、平気で道にたばこを捨てる人がいて、拾う人がいる……国家ってのはそういうものだと思うよ。(1)

久里氏は正直な人である。ここまで率直に批判されると、こちらもかえって気持ちが良い。この種の批判には我々はいつも直面させられており、おそらく愛煙家諸氏の本心の吐露《とろ》とみなしてよかろう。

さて、先ず第1に〝嫌煙運動家精神病説〟の検討に移ろう。精神病、偏執狂（パラノイア）、取越苦労症等の批判は良い方で、もっとひどいのになると、人格的に欠陥があるとか社会的不適応者等の罵倒に近いものまである。このような批判があたっているか否かは別にして、批判者に一言申しておきたい。これくらい言われる程やらないと、喫煙者天国である日本社会は微動だにしないのである。何百年もの歴史をもった喫煙に関する社会常識を変えようとしているのである。我々が偏執狂と呼ばれるくらい一生懸命やらなければいけないほど、相手（喫煙者、日本専売公社、国鉄等）側が強大であるというのが真相ではなかろうか。嫌煙市民運動側には金も権力も国の保護も何もない。狂人と言われるくらいの情熱だけが唯一の武器である。精神病、偏執狂批判は、我々をたじろかせるのではなく一層奮闘させる効果しかないであろう。

第2は、「煙がイヤだって言っても、それはたばこだけのことで、じゃあサカナの煙はどうなるのかっていうのよ。線香は？　松葉の煙は？　あれは良くって、これはダメだってのは納得いかない」という批判である。筆者もこれまでに、〝タバコの煙は嫌いなくせに、かとり線香の煙はどうして嫌いでないのか？　煙でなく、本当は喫煙する人間が嫌いなのでは？〟とさんざん批判（?）されてきた。この種の批判は実に多いのである。しかし、いちいちまじめに反論する気にもならない。同じ煙でも生きていく上で不可欠なために我慢しなければならない煙と、我慢する必要のない煙とがあるのである。健康を守るため（かとり線香の煙）、環境の保全のため（落葉を焼く煙）、私的な場所で、栄養をとるためにやむをえず発生する煙（サンマを焼く煙）とその健康への有害性が医学的に証明され、世界保健機関（ＷＨＯ）から排（避）煙のための警告がだされているタバコの煙とを同一視することと自体が誤りである。

第3は、「文化国家とは、システムとして汚さない仕組みを持った国家のことである。捨てる人がいて拾う人がいる……このようなシステムを完備して問題を解決しよう」という発想である。このような〝システム整備解決論〟者も意外と多いものである。禁煙する事なく金（設備）で解決できるのが魅力らしい。筆者もこの手の批判には数多く直面させられてきた。「いくら吸っても、タバコの煙が垂直に上昇するような強力な換気扇を天井に設置すれば良いではないか、いや毒ガス除去装置や空気清浄機を設置すれば良い。禁煙というルールではなく、機械というシステムで解決すればお互いにケンカしなくてもいいではないか」というのである。汚す人（喫煙者）―きれいにする機械という〝システム解決論〟の典型である。汚してきれいにする、捨てて拾うというシステムは、無駄が多いし金とエネルギーの浪費である。

このような解決法しかみいだせなくては文化国家といえない。汚さない、捨てないというルール（法律）の制定や、喫煙空間と禁煙空間の分離という社会的システムによる解決こそが最善であり、これだったら我々が日頃主張している事柄であり大賛成である。最後にもう一つ久里氏に聞きたいことがある。久里氏は欧米諸国の実情に詳しいようであるが、フランスやアメリカが禁煙車輌と喫煙車輌に分離したり、喫煙の場所的制限に関する法律をも制定している（アメリカでは50州のうち33州：1978年8月現在）事について、どのように評価されているのであろうか。我々の嫌煙運動もこのような事の実現を目的としているのだが。

さて、次にもう一つのタイプの嫌○権論を紹介し、批判的検討を加えてみたい。このタイプの代表例として、鹿児島県垂水市の主婦である和泉和子（50歳）さんの見解をあげる事ができる。

嫌煙権を唱えておられる方々は、ただの一度も人さまに迷惑をかけたこともない聖人君子なのだろうと、私は思っています。嫌煙の会の会員が５０００人もおられる割には、日本が住みよい国でないのが不思議なくらいです。東京サミットを機に会員の方々が、国鉄「禁煙車」を大増発させるための「百万人署名運動」をなさる、とうかがいましたので、ついでに次のようなことも国鉄にお願いしてください。私にはとてもその勇気がありませんので。

列車の乗客の中には、においをかぐのもいや、というほどお酒のきらいな人もいるでしょうし、世のわずらわしさからやっとの思いで逃れ、静かな一人旅を楽しんでいる人もいるでしょう。そんな人たちにとって、ウイスキーのビンを片手に大声でわめいたり、騒いだりする団体旅行の人々との相乗りは大迷惑にちがいありません。嫌煙権があり、禁煙車が増発されるのならば、嫌酒権や嫌騒権がなく、禁酒車や禁騒車が増発されないのは不条理で片手落ちです。もしも人間に「きらう権利」があるとすれば、それは嫌煙家だけのものではないはずです。(2)

和泉さんのこの主張は、次のような問題点を持っているように思われる。

第1は、「嫌煙権を唱えておられる方々は、ただの一度も人さまに迷惑をかけたこともない聖人君子なのだろう」という批判である。この式の批判も実に多い。思わず、聖人君子でなければタバコの煙に反対できないのではと錯覚するくらいである。このような批判の背後には、社会の中で生活するかぎりお互いに迷惑を受けたりかけたりするのは避けられないのに、その事を忘れて、タバコの煙の迷惑だけを一方的に主張するのは、聖人君子かエゴイストのどちらかであろう（いや、彼らはエゴイスト集団である）という考えが横たわっていると思われる。

確かに、我々嫌煙運動家は、タバコの煙以外では他人に多くの迷惑をかけていると思う。それ故、もし他人から自分の行為が迷惑であると指摘されたり、あるいは自らその事に気付いた時は、率直に反省して迷惑をかけないよう努力しなければならないと決意している。

ただ一つだけ言いたい事がある。タバコの煙に匹敵するような迷惑をかけていると他人から指摘されたら、我々嫌煙運動家は決して開き直ったりはしないであろう。我々は即刻その行為を中止し、反省し、謝罪するであろうという事である。ましてや、我々は喫煙をやめなさいとは言っていない。〝喫煙車輌（室）と禁煙車輌（室）に分離して、喫煙車輌（室）で思い切り喫煙してください〟と主張しているにすぎない。逆に私は聞きたい。喫煙車輌や喫煙室で喫煙できない理由は何か。この考え方の行先にみえる帰結の論理は、「（迷惑をかけられても）我慢しなさい（あなたも他人に迷惑をかけているのだから）」という泣寝入りの論理であり、加害者（側）の論理である。

第2は、嫌煙権があり禁煙車が認められるならば、嫌酒権や嫌騒権も認めて禁酒車や禁騒車も設置してほしいという発想である。酒や騒がしさだけにとどまらない。嫌煙権があるなら嫌屁《へ》権、嫌臭権、嫌痰《たん》権、嫌吐《と》権、嫌髯《ぜん》権、嫌猫《びょう》権もあるはずだ、認めてほしいと口先だけの、思いつきの様々な嫌○権を我々は主張されてきた。非難するだけで自らは何もしない人間よりは、非難されながらも何かをする人間が数段まさるという意見もある。もし、このような思いつきの権利が、社会的にも認められ確立されるべき権利であると思うならば、我々同様、社会に向かって運動を展開すべきである。しかし、この主張（批判）の意図は別にあるようである。こういう変てこな権利を主張することにより、嫌煙権もこれと同様のばからしい主張でしかないのだと言いたいらしい。

今では一種のマスコミ用語とさえなってしまった〝嫌煙権〟という言葉の本当の内容は、〝タバコの煙に汚染されていないきれいな空気を吸う権利〟である事を知ってほしい。このような権利は、反嫌煙運動論者の言う思いつきの権利とはまったく異なるものである。国際的に広く承認されている権利なのである。たとえば、1978年の第31回世界保健機構（WHO）総会での『喫煙と健康に関するWHO決議』の中に、〝タバコの煙によって汚されていない空気を吸える非喫煙者の権利を保護すること〟が各加盟国へ勧告されているという具合である。すなわち、この権利は、世界の最も優れた科学者が集まった国際会議の場でも公認されている権利なのである。名称や字句のみにこだわって実体を誤解しないでほしい。タバコの害についての医学的、公衆衛生学的、生理学的な知識なしに、嫌とか権という字句の表面的なものだけで判断し批判するから、まったく変てこな嫌○権の主張となるのである。

第3は、嫌煙権を文字通り〝きらう権利〟として、タバコ嫌いの人だけの好き嫌いに関する権利と誤解されている点である。このように誤解すると、「嫌う権利は存在しない、だから嫌煙権も存在しない」、「他人から迷惑を受けない権利が成立するかどうか疑問である」という批判がおこり、前述のいろいろな嫌○権の主張がでてくるのである。もちろん、このような誤解をもたらした責任は我々の側にもある。今になって、〝排煙権〟、〝避煙権〟、〝新鮮空気呼吸権〟、〝清浄空気（追求）権〟等と称した方が良かったのでは（？）という反省もあるが、とにかくマスコミにこの語が登場するや、アッという間に日本列島をかけめぐり定着してしまった感が強い。

このような誤解が発生するのを恐れて、〝嫌煙権〟という言葉を使用しない嫌煙運動団体（非喫煙者保護運動団体）も存在する。たとえば、〝嫌煙権〟のかわりに〝タバコの煙に汚染されていないきれいな空気を吸う権利〟を主張し、〝きれいな空気はみんなのもの〟をスローガンに活動している「非喫煙者を守る会」（本部札幌市）がそうである。この「非喫煙者を守る会」が〝嫌煙権〟という言葉をあえて使用しないのは、次のような理由からである。

「きれいな空気を吸う権利は、タバコ嫌いであろうとタバコ好きであろうと万人に等しく保障されるべきものである。それを嫌煙権と呼ぶことにより、あたかもそれがタバコ嫌いの人だけの権利であり、タバコに対する好き嫌いの問題であるという誤解を生じる恐れがある。嫌煙権という用語はマスコミ用語として便利であり、本誌創刊号でも仮称として使用したものであるが、あくまでも〝きれいな空気を吸う権利〟の略語であるから、この言葉を使用する場合は、誤解されることのないよう十分注意しなければなるまい（なお、外国では嫌煙権という用語は使用されていない）。[3]」

注

（1）鈴木和美著『たばこ提言―スモコロジー運動確立のために―』毎日新聞社、昭和55年。172～173頁。
（2）朝日新聞　昭和54年7月7日　声欄より。
（3）非喫煙者を守る会会報『のんすもーかー』第2号、昭和53年、7頁。

第六節　迷惑論

日本における著名な評論家である福田恆存《つねあり》氏は、『中央公論』誌上に「嫌煙権的思考を排す」（1978年9月号）という一大反嫌煙運動論文を発表された。〝迷惑論〟(1)とは、この論文で展開されたような反嫌煙運動論の総称（略称）で、筆者の個人的命名である。この論文は、日照権や安楽死の問題にも言及した広範囲の内容を持つものであるが、その主たる目的が、喫煙者の立場からの嫌煙運動（非喫煙者保護運動）への批判・反撃・挑戦であることは、次のような執筆動機からも明白である。

嫌煙権などといふふざけたものは一時騒がれはしたものの、いづれは誰も口にしなくなる時が来るに相違無い。そんな事に何もまともに附合ふ必要は無いのだが、一時にもせよ、「御無理御尤も」と、まともに附合はされ、国会においてまでそれが取上げられたといふ事は異常を通り越して狂気の沙汰としか言ひ様は無い。が、常識では思ひも附かぬさういふ狂った世情の方が先行し、その中から嫌煙権などといふふざけた主張が出て来たのであり、その意味では、野暮を覚悟でこれにまともに附合はねばなるまい。(2)

それ故、この論文は、嫌煙運動（非喫煙者保護運動）に賛同する人も敵対する人も、喫煙者も非喫煙者も、一読する価値がある論文である。というのは、この論文を読むことによって、嫌煙運動（非喫煙者保護運動）に反対する人々の最高レベル（上限）の程度を確認できるからである。一流のインテリ（知識人、文化人）によって、当代一流の『中央公論』という言論誌に発表された論文であるから、最高レベルの反嫌煙運動論と断定してよかろう。最高レベルの反嫌煙運動論の実態を知る最適の教材（資料）であるからである。福田氏の迷惑論は、五つの部分から構成されている。第1の部分は、嫌煙権は存在しないという批判である。福田氏は次のように主張される。

先づ嫌煙権と同様、日照権も言葉として意味をなさない。日当たりを好むのも煙草《たばこ》の煙を嫌ふのも、それは性向の問題であって、権利、人権の問題ではない。単に性向と片附けられては我慢ができぬと怒る向きもあらうが、さういふ風に腹を立てるのも専ら由って性向から来る。それなら、その性向の持主に附合って言い直さう。日当りを妨げられ、煙草の煙に咽《むせ》ぶのは迷惑の問題に過ぎず、やはり権利の問題ではない。迷惑は消極的概念であり、権利は積極的概念である。金を貸してくれと言はれれば、人は迷惑と感じ、貸した金を取立てるのは権利と考へる。それが常識といふものであろう。消極的概念に過ぎない迷惑を積極的概念である権利に転化すればどういふ事になるか。[3]

福田氏は、嫌煙権が存立し得ない（意味をなさない）根拠として、権利とは積極的概念であり、迷惑という消極的概念には適用され得ないと主張されるが、この見解は、法律に無知な人のまったくの独断と偏見である。先ず最初に、立論の根拠自体がそもそも誤っていることを見破るべきである。

「権利は積極的概念である」という思い込みは、言葉に惑わされた錯覚であり、我々が陥《おちい》り易《やす》い独断（偏見）である。考えてみたまえ。プライバシーの権利（他からの干渉を嫌い私生活上の事柄をみだりに公開されない権利）や黙秘権、身体の自由に関する諸権利などをみれば分かるように、私事、私生活、身体をみだりに侵されない権利は、消極的性質そのものである。嫌煙権もこれと同様で、有害なタバコ煙の〝迷惑〟から個人の健康を消極的ながら防禦する必要が大きくなったことから生じた観念（概念）である。要するに、権利には、積極的概念と消極的概念の二側面が内包されているのである。[4] これが、「嫌煙権確立をめざす人びとの会」（東京都千代田区）からの福田氏への反論（回答）である。

同じ嫌煙運動（非喫煙者保護運動）市民団体でも、〝嫌煙権〟という言葉の使用を慎重に避けている「非喫煙者を守る会」（本部・札幌市）や「タバコの害を追放する人びとの会」（名古屋市）は、福田氏に次のように反論するであろう。〝嫌煙権という用語はマスコミ用語として便利であり、世間にも通りがよいからやむなく仮称として使用しているにすぎない。嫌煙権の本当の内容（意味・実体）は、タバコの煙に汚染されていないきれいな空気を吸う権利（積極的概念）である。それ故、名称はともかく、嫌煙権という権利の実体は立派に存在している〟と。

要するに、〝迷惑〟と〝権利〟を無理に区別し、嫌煙権の存立うんぬんを論じるなど、言葉や観念の遊戯にすぎなく、我々からみれば批判になり得ていないのである。福田氏は論争や批判の出発点ともいうべき立論の根拠において、二重もの誤解（すなわち、権利を積極的概念と消極的概念の二側面から正しく理解していない事、〝迷惑〟の問題と〝権利〟の問題を無理に区別している事）をなされておられるのである。この誤解が、以後の論理の展開において、更なる誤解と論理の飛躍、ごまかしと論理のすりかえを要求するのである。

第2の部分は、嫌煙運動を展開する事への批判を述べたところである。一部分重複するが、次に福田氏その見解を紹介しよう。

> 金を貸してくれと言はれれば、人は迷惑と感じ、貸した金を取立てるのは権利と考へる。それが常識といふものであらう。消極的概念に過ぎない迷惑を積極的概念である権利に転化すればどういふ事になるか。勿論、金を貸してくれと言はれても貸さない自由はある。が、それは自由であって権利ではない。まして金を貸してくれと言はれ、それを断る迷惑を避ける為に、金を貸してくれと言はせない事を権利として確立しようといふのは、それこそ借金の権利を否定する事であり、さういふ風に迷惑を避ける事を権利とする様な被害防止機構を完璧にして行かうとすれば、人間はやがて身動き一つできなくなる。自分に及ぶ被害を卻《しりぞ》けようとして、結果は自分も被害者に脱落する。加害の権利とまでは言はなくとも、その自由の無い処では、被害を避ける自由も失はれる。(3)

立論の根拠に問題があるうえに、ここでは更に、ごまかしと論理のすりかえがおこなわれている事に読者はお気付の事と思う。言葉の表面上の美辞麗句や論理の一方的飛躍に惑わされてはいけない。

一つの明白なごまかしは、タバコの煙に咽《むせ》んで迷惑と感ずる事と、お金を貸してくれと言われて迷惑と感ずる事を、同じ種類の迷惑と断言して論をすすめておられる点である。果してそうであろうか。そのような前提で論じていいのであろうか。福田氏自身も、金を貸してくれと言われても貸さない自由を認めておられるが。さて、タバコの煙について我々非喫煙者は、お金を貸してくれと言われて断る自由に匹敵するところのタバコの煙（への暴露）を避ける（断わる）自由を持っているであろうか。土台、お金の問題とタバコの（煙の）問題を同一次元で論ずる事自体が無茶でありナンセンスである。お金は大きな個体でありタバコの煙のように他人の身体に侵入したりしない。金銭の授受はノウと言えば、完全に拒否でき、まったく自由である。それに第一、お金は健康への有害物質を含んでいないし、他人への健康被害を与えない。

それに比べタバコの煙は気体状で空気中に拡散する。タバコの煙を拒否しようとすれば、呼吸を停止するか、そこから逃げ出すより他はない。出席を強制される会議、逃げ出すことができない職場、病院の待合室を始めとする公共施設において、タバコの煙を回避する真の自由は現在（当時）のところない。例えば、国鉄列車であるが、冷暖房完備の近ごろの車輌では、タバコの煙の害から自分の健康を守る自由、他人のタバコの煙を吸い込まない自由（いわゆる受動的喫煙を拒否する自由）は完全に無視されている。別の車輌に逃だしても、必ずその車輌にも、多数の喫煙者がモウモウたる煙をたちこめて待っているのである。

タバコの煙から逃げるとしたら、トイレにいくか車輌内から出るしかない。すなわち、我々非喫煙者には、タバコの煙からの迷惑を避ける自由はないのである（それ故に、嫌煙運動、非喫煙者保護運動が発生せざるを得なかったのである）。なに、新幹線にも禁煙車輌が一輌あり、タバコの煙を避ける自由があるではないか？　と。とぼけてはいけない。順序をまちがえてはいけない。これとて、タバコの煙からの迷惑を避ける自由（嫌煙権）を要求する嫌煙市民運動グループが、血のにじむような一大国民運動の結果、やっと国鉄当局から勝ち取った自由なのである。新幹線の禁煙車を2輌にし、更に、新幹線以外にも禁煙車を設置し、また、乗物以外の公共の場所においても、タバコの煙からの非喫煙者保護を達成しようとするのが我々のめざす更なる運動なのである。

もう一つの論理のすりかえが行われている部分は、「迷惑を避ける事を権利とするような被害防止機構を完璧にして行こうとすれば、人間はやがて身動き一つできなくなる」不自由な社会になってしまうという見解を述べた箇所である。これは、現実に深刻な被害を受けている人々への配慮が欠落した、加害者の立場、被害を受けない安全地帯にいる人の立場、傍観者的な評論家の立場からの無責任な見解である。問題を一般化しすぎたり、飛躍しすぎたりして考えるのが、実践に関わりのない傍観者的人間のとる常套手段である。

タバコの煙をめぐる問題を、具体的に考察してみれば、福田氏の見解が嫌煙運動の批判になり得ていない、すなわち、論理のすりかえがおこなわれていることは一目瞭然である。嫌煙（権確立をめざす）運動、すなわち、非喫煙者保護運動は、野放図な喫煙によって侵害されていた、国民の圧倒的多数派を形成する非喫煙者の、〝タバコの煙に汚染されていないきれいな空気を吸う〟自由の回復を目ざす運動であり、社会を身動き一つできない〝不自由〟なものにする運動では決してない。この運動は、社会に利益と真の自由（野放図は自由、秩序のない自由ではない）を定着させる運動であり、喫煙者と非喫煙者の相方に喫煙への自由と喫煙からの自由を保証する運動なのである。T・P・Oを考えず、野放図に喫煙者天国を享楽してきた喫煙者のみが被むる不自由（この程度の不自由は、外国では不自由とみなされていない。快適な市民生活をおくる上での、受忍限度内の当然の合理的制約と了解されている）を、人間全体が被むる不自由にすりかえてはならない。

第3の部分は、福田氏の〝嫌煙権〟についての理解を述べた次のような記述である。

煙草の煙を迷惑に思ふ人がゐる事は認めるが、それほど切実に本気で喫煙の自由と闘はうとしてゐる人は一体どれ位ゐるのか。相当数ゐるにしても、この世に生きてゐる以上、数々の迷惑を甘受しなければならず、その数々の迷惑の中から、特に煙草の煙を血祭りに挙げようとした動機は何か。或る新聞のコラム担当者は、成るほど御尤《ごもっと》もだ、人はとかく自分の事ばかり考へ、傍《はた》迷惑という事に思ひが行き届かない、殊に煙草は「百害あって一利無し」、宜しく反省しなければならぬという意味の短文を書いてゐたが、百害あって一利なしというのは喫煙者にとっての話であり、それは煙草を喫まぬ者にとってその煙が迷惑だという嫌煙権とは繋《つなが》らない。寧《むし》ろ喫煙者の健康に思ひを及ぼし、禁煙のすすめといふ、およそ権利とは無関係な、厚生、福祉の施設改善と類似の運動に切り換へるべきである。

が、嫌煙権といふのは既に述べた様に言葉として意味をなさず、もしこれを文字通り解釈すれば、喫煙を強制された時、それを拒絶する権利という事になる。先の例で言えば、金を貸せと言はれた時、これを断る権利に等しく、求められたら喫《の》まねばならず貸さねばならぬ義務などといふものは何処にも無い。嫌煙権を主張する者も、成るほど煙草は百害あって一利無しと物解りよく、納得して見せる者も、嫌煙権といふ言葉を自分が煙草を喫まない権利と解せず、他人に煙草を喫ませない権利と諒解してゐる。ただ他人にやたら煙草を喫ませない権利＝権力とはさすがに言い出しかね、嫌

ひだ、迷惑だといふ言葉の誤用を行ってごまかしを押し通さうとしてゐるに過ぎない。[5]（傍点筆者）

福田氏は、我々が主張している嫌煙権の実体を、「喫煙を強制された時、それを拒絶する権利」、「他人に煙草を喫ませない権利」と曲解され、その誤解の上に立って批判を展開されている。[6]これはひどい誤解であり、悪意の曲解である。個人の自由を尊重する今日の社会において、そのような権利を主張して、良識ある国民の支持を受けるはずがないし、第一、そのような権利を誰も持っていないし、そのような権利は存在しない。我々もそのような権利を一度たりとも主張したことはない。我々は、喫煙の自由を認めた上で、その自由のあまりの濫用を問題にしているにすぎないのである。趣味や嗜好は、他人に迷惑や害を及ぼさないかぎり自由であり、それ故、喫煙もこの前提が守られているかぎりまったく自由である。喫煙空間（喫煙室、喫煙車輌、喫煙コーナー）と禁煙空間（禁煙室、禁煙車輌、禁煙コーナー）に合理的に分離して、喫煙者と非喫煙者の欲求を共に満足させようとするのが嫌煙市民運動の本質であるのに、これはひどい誤解である。少くとも、名のある言論誌上で論争を挑むかぎり、論敵（相手）の主張は主張として、正しく理解した上で、批判を展開してほしいものである。これは論争のイロハである。福田氏におたずねしたい。この論文を書くに際して、一度たりとも、我々の見解や主張を公表した文献（ビラ、論文、機関誌、書物、文書等）に目をとうされた事があるのか（誰でもちょっと努力すれば入手できる）。

福田氏には、更にもう一つ、どうしようもない問題点が存在する。福田氏が受動的喫煙（パッシイブ・スモーキング）をめぐる最近の医学的、生理学的、公衆衛生学的研究成果や、それについての初歩的基礎知識に無知であることは、主張のはしばしに明白にあらわれている。受動的喫煙についての知識なしに、嫌煙市民運動を理性的、科学的に批判しようとしても無理である。我々の嫌煙市民運動発生の直接動機は、まさにこの受動的喫煙についての最新の研究成果に直面した驚きと憤りに他ならないからである。

第4の部分は、諸々の嗜好から生ずる傍迷惑《はた》の中から、タバコの煙の迷惑を真っ先に取上げた理由についての、福田氏の見解を述べた次のような記述である。

ここで再び問ふが、世の中に散在する数々の嗜好から生ずる傍《はた》迷惑の中から、なぜ煙草の煙を真っ先に血祭りに挙げたのか。答へは既に出てゐる。御尤《ごもっと》もだ、傍迷惑を考へろ、百害あって一利無し、さういふ反応が新聞のコラムに載る、その風潮を無意識のうちに感じ取ってゐるからではないか。その意味でも、それは権利の主張ではなく、自分から発した切実な要求でもない。謂《い》はば、時流、風潮に押し流され、操《あやつ》られて、ひょいと口をついて出た意味を成さぬ言葉、それが嫌煙権の正体であり、なほ始末に悪い事に、一旦さういふ言葉が生ずると、その亡霊の如き言葉に人は操られ、心を失ひ、自分もまた亡霊の様にさまよひ始める。柳の木さへあれば、「恨めしや」と口にせずにはゐられなくなるのだ。かういふ単純な条件反射は本気とは言ひかねる。この種の心の籠《こも》らぬ、本気ではない言葉が、近頃、余りに氾濫し過ぎる。それはもはや言葉ではない。さういふ言葉ではない言葉を使ってゐれば、人はますます心を失ふ。物が見えなくなる。(7)

福田氏の見解（解釈）の適否は読者の判断にゆだねるとして、先ず我々がタバコの煙を問題にする根拠を述べてみたい。世の中に散在する数々の嗜好品のたしなみ方に注文をつける市民運動は、禁酒（断酒）運動や禁煙運動に先例をみるが、おそらく嫌煙運動が最後になるであろう。我々は、この世に存在する嗜好品の中で、タバコほどその正しいたしなみ方が守られていない嗜好品はないと考えている。我々は、タバコほどあるべきたしなみ方のルールやT・P・Oが無視され、広汎かつ深刻な被害をまき散しているたちの悪い嗜好品は存在しないと考えている。趣味・嗜好は個人の自由ではあるが、それは他人に被害や迷惑を与えたり、いやがる他人をも無理に巻込んでたしなむ性質のものでは決してない。

同じ嗜好品でも、酒は液体だから人は確実に拒否できる。飲酒の意思が無ければ断わればよい。アルコール中毒者や酒乱者がいたら避けて相手にしなかったらよいし、最後は警察にまかせればよい。第一、圧倒的多数の飲酒者は、酒場や家庭で、仕事後、一人であるいは愛酒者同志で飲酒を楽しむのが普通であり、他人に被害や迷惑を与えたりはしない。酒は嗜好品をたしなむT・P・Oが守られている。それに対して、タバコはどうであろうか。

喫煙者天国を謳歌《おうか》し、喫煙特権をほしいままにし、我々が決起するまでは（いや現在でも）、まさに傍若無人《ぼうじゃくぶじん》の喫煙様式が一般的ではなかったか。そのために我々非喫煙者は、職場で、会議室で、病院で、通勤通学の途上で、公共の場所で、毎日そして1日中、タバコの煙に苦しめられ健康被害をうけて来た（いる）のだ。これまで我慢してきたが、ついに我慢しきれずに、そしてまた我慢する必要もない事に気付き立ち上がったのである。被害をうけている者がその除去・軽減を求めて、社会運動を合法的に展開して何が悪い。自分らの身銭を出し合い、手弁当で、レジャーや睡眠はおろか仕事さえも犠牲にして、この嫌煙市民運動に参加する動機は、〝タバコの煙に汚染されていないきれいな空気のもとで生活したい〟という切なる願いただ一つである。自分の切実な要求だからこそこの運動への情熱とエネルギーが持続するのである。自分から発した切実な要求でなくて、本気でなくて、どうして市民運動を組織したり、これらに参加したりすることができようか。（嫌煙）市民運動への各メンバーの主体的参加の動機は、福田氏が考えておられるほど軽佻浮薄《けいちょうふはく》なものではない。[8]

第5の部分は、タバコ（喫煙者）より酒（飲酒者）の方がはるかに迷惑をかけるという福田氏の次のような主張である。

　もう一度念を押しておくが、嫌煙権を主張する人達、それに悪乗りしてお愛想を言ふ人達は、喫煙者の与へる迷惑と酒飲みの与へる迷惑とどちらが大であるかを考へた事があるのか。酒を飲み過ぎて電車の中や路上にへどを吐いたり、器物を破壊したり、婦女子に襲ひ掛ったりするのは愛嬌があり、煙草の煙で目が痛んだり、咽《むせ》んだりするのは忍び難い、人々は本気でさう思ひ込み、嫌酒権より先づは嫌煙権をと考へたのか。それとも「酒は百薬の長」といふ諺《ことわざ》に恐れを成して言論の自由を行使し得なかったのか。へどや器物破壊や暴行は過度の飲酒のせゐで、節度さへ守ってゐれば、「酒は百薬の長」であり、煙草は節度を守ってゐても「百害あって一利なし」と果して言へるか。また過度の飲酒は健康に害を与へないのか。諄《くど》い様だが、どちらの方が日常他人に迷惑を掛ける機会が多いか、本気になって考へて貰ひたい。[7]

これに対する我々の返答は明確である。アル中、酒乱者と称される過度の飲酒者達が与えている迷惑や被害の深刻さを認めることにやぶさかではない。しかし、アル中、酒乱者、過度の飲酒者がより迷惑をかけ悪質だからと言って、そのことで喫煙者の日々の迷惑行為が許容・軽減されるわけではなかろう。第一、自分らよりもっともっと迷惑をかけているヤツがいるではないかと言って、自分の迷惑行為を免罪し正当化しようとするのは卑怯《ひきょう》である。

アル中、酒乱者及び過度の飲酒者等の罪がいくら強調されたとしても、それで喫煙者の罪が軽減され帳消しされるわけでは決してない。割合からすれば極く一部の問題飲酒者達の悪行を列挙し、それへの反感を誘うことにより喫煙者への追求をかわし、問題をすり替えようとする魂胆があると言えば言過ぎであろうか。社会的に迷惑や被害を与える行為は、種類や程度の差を問わず、それぞれにおいてできる限りの改善や是正の努力をしなければならない。迷惑を与えるのは酒かタバコかという二者択一的発想ではなくて、迷惑や被害を与えるものは酒もタバコもという発想でもって、これらを軽減・防止する努力をしていかなければならない。

福田氏が喫煙者のかける迷惑を論じたり弁護したりする時、飲酒者の中でも極めて例外的かつ少数派的存在でしかないアル中、酒乱者、社会的落伍者とも言うべき過度の飲酒者のかける迷惑のみを引き合いに出して比較されているのは興味深い。圧倒的多数の喫煙者のかける迷惑は、飲酒者においては社会的落伍者とも言うべき問題飲酒者（極く少数派）のかける迷惑に匹敵しており、喫煙者のかける迷惑がいかに迷惑であるか（悪質であるか）という事を、福田氏の記述から垣間《かいま》見ることができる。確かに、これら問題飲酒者の社会へ与える被害や迷惑は深刻である。しかし、酒の方はタバコとちがって、このような問題飲酒者に対してすでにかなりの対策が打たれている。

厚生省は酒害防止対策、アルコール中毒者対策を強力に推進しているし、民間レベルにおいては、禁酒会や断酒会が全国的にくまなく結成され日々活動している。器物を破壊したり、婦女子に襲い掛ったりする飲酒者に対しては、刑法が犯罪者として厳しく処罰してくれている。酒を飲み過ぎて電車の中で公衆に迷惑をかける飲酒者に対しては、すでに「酒に酔って公衆に迷惑をかける行為の防止等に関する法律」（昭和36年6月1日、法律第１０３号）が存在しており、彼らに対しては拘留又は科料の罰則が適用されるのである。

飲酒運転に対する社会の厳しさについては今更言うまでもなかろう。このように、飲酒に関するT・P・Oやルールは、良識ある国民の間において厳しく守られている。これを守らなければ社会的落伍者とみなされたり、失職したり、はては犯罪者として処罰されるのである。これに反して、タバコはどうであろうか。学歴、社会的地位、教養、良識等のある人でさえも、こと喫煙に関してはルーズでだらしがない。ニコチンへの精神的・肉体的薬物依存が、理性の目をくもらせてしまうのである。

福田氏の見解は、喫煙者天国である日本の現状にどっぷりとつかり、その喫煙者の特権を今後も一つの既得権として維持・享楽しようとする者の主張である。

以上からも分かる通り、一流の雑誌に掲載された一流の知識人による反嫌煙運動論のわりには、あまりにもお粗末である。その内容たるや、論敵（相手）の主張や論理を正確に把握するという論争のイロハさえも欠落させているのである。私はこの論文を読む以前には、福田氏は相当に勉強され質の高い建設的批判を展開して下さっていると信じていた。しかし、読み始めるや、福田氏のあまりにもひどい誤解とタバコ問題についてのあまりにもひどい無知にあきれてしまったというのが真相である。そのあまりにもひどい誤解や無知にたまりかね、そして何よりも今後の実りある論争と建設的批判への期待を込めて、法律家の会のメンバーを代表して、当時法政大学助教授江橋崇《たかし》氏が直ちに反論を書かれた事は言うまでもない。しかし、事もあろうに、中央公論社及び『中央公論』編集長青柳正美氏らは、この正当な反論の掲載を拒否されたのである。(9) 自らの誤解、独断、無知により一方的に自己の見解を主張し、批難、ののしり、罵倒した（その文章表現の品の悪さにおいて、この言葉が最適である）福田氏に対し、当時、反論の手段を持っていなかった我々に抗弁や弁明の機会さえも与えなかったのは、民主主義の基本的精神に反する行為である。いやしくも、『中央公論』と公言する雑誌を発行し、自らを中央公論社と公言する言論出版社のやるべき行為ではない。社会的論争においては、常に両者に発言の機会を平等に与えるべきである事を中央公論社の関係諸氏に忠告したい。（傍点筆者）

注

（1）この世に生活している以上、我々は数々の迷惑をお互いにかけあっており、それ故、お互いに迷惑を甘受しなければならない。タバコの煙もその様な迷惑の一種でしかない。それ故、嫌煙権の主張、嫌煙市民運動は誤りでやるべきではないと言う様な主張をここでは、〝迷惑論〟と称して一括した。

（2）福田恆存著「嫌煙権的思考を排す―人権と人格―」『中央公論』1978年9月号、66頁。

（3）福田恆存著　前掲論文　67頁。

(4)自由権の中の信教の自由の権利について例をとろう。この権利は、自分の信ずる宗教を積極的に求める(積極的権利、積極的概念)側面と国家からの宗教への干渉を嫌い、国家に対して放っといてくれ、邪魔をするなという権利(消極的権利、消極的概念)の側面の二つから構成されている。職業選択の自由、住居選択の自由も同じである。それ故、嫌煙権を、新鮮な空気を追求する積極的権利として理解する事も、タバコの煙に汚染された空気を拒否する権利、汚染された空気から逃《のが》れる権利、汚染された空気から避難する権利として、消極的権利、消極的概念として理解する事も十分に可能である。

(5)福田恆存著 前掲論文 68~69頁。

(6)福田氏の論文は、「嫌煙権的思考を排す」と言う標題でありながら、「排す」対象である「嫌煙権的思考」の内容を正確に理解していない(曲解、誤解している)。批判の対象を自分勝手に作り上げて、一人相撲を取っている。

(7)福田恆存著 前掲論文 69頁。

(8)福田氏は、WHO(世界保健機関)という国際的機関が、各国政府に対して非喫煙者の権利を保護するよう勧告している事実を御存知だろうか。非喫煙者の保護の必要性は、世界的規模で認識されており、一時の風潮に留《とど》まるものではない。

(9)中田喜直・渡辺文学編著『嫌煙の時代』波書房、1980年、18頁、234頁。

第七節　ＳＤ・ＳＳ（喫煙有用）論

肺ガンをはじめ、〝タバコ病〟あるいは〝喫煙病〟の恐怖はもはや常識化し、〝喫煙はスローモーションの自殺である〟とさえ言われ始めている今日、千葉康則法政大学教授（脳生理学）は、その著『喫煙の科学―人間はなぜタバコを吸うのか―』（婦人生活社）において、〝ＳＤ・ＳＳ（喫煙有用）論〟を提唱されている。「タバコというのは、社会とか組織の枠《わく》の中にいる時の自由へのうずきをなだめるための工夫で、自由に生きるために必要なものです。生存していくうえで不可欠のものです。少くとも生存能力を高めるものといえます[1]」と主張するこのＳＤ・ＳＳ（喫煙有用）論は、日本の代表的かつ最も戦闘的な喫煙論、反禁煙論である。

千葉教授は〝人間はなぜタバコを吸うか〟を考えるにあたって、ＳＤとＳＳの理論を駆使して人間と社会の関係を先ず次のように理論的に設定される。ＳＤというのはシステムダイナミックス（System Dynamics：部分が変動しながら形成されており、全体も変動しているシステム。生体が典型的）、ＳＳとはシステム・スターティクス（System Statics：部分が固定しており全体も個定しているシステム。機械や社会が典型的）の事である[2]。分かりやすく解説すれば、ＳＤ＝人間（生物）、ＳＳ＝社会（国家や会社などの組織体、法律、規約、契約、モラル、常識、地位、役職、目標などから成り、人為的に形成されているもの）と言う事になろう。そして、千葉教授は次のように主張される。

人間は本来ＳＤであるのに、ＳＳである社会の中で生活していかねばならない。ここにギャップが発生する。そこで人間は社会の中で生きていくために、ＳＤ解放（日常性からの自己解放）とＳＳ適応（社会への適応）を工夫してきたのだ。ＳＤ解放には祭り、祝い事、遊び、酒、空想などがあるが、それだけではＳＳの社会でうまく生活していけない。社会的に生きる、社会的行動を上手に維持していくためには、社会に早く適応する工夫がぜひ必要なのである。すなわち、ＳＳ＝社会の枠《わく》にはまるための行動、ＳＳ適応がどうしても必要になるのである。

ＳＤの人間がＳＳの社会でどのように生きるかという工夫は、まさに人類の最大にして永遠の課題であり、「喫煙の効用はまさにそこに登場する」[3]のである。すなわち、千葉教授は、〝喫煙行動〟をSS適応の一つとしてとらえられるのである。SS適応を人間の心の面から表現すれば、「ひと息入れて、心の準備をする」、「気をまぎらわせる」、「はやる心を抑える」、「気をひきしめる」、「ひまつぶし」、「時間つぶし」ということになるが、タバコがこのための最適な道具（手段）として使われている（役立っている）と主張されるのである。SD解放が生存にとって不可欠であると同様、SS適応も生存にとって不可欠である。

人間はSD解放とSS適応の工夫ができるからSSの社会をつくり、しかもこのように社会を進歩させて来た。このように考えると、いままでは精神的にはプラスであるとしても、生存とはほとんど関係がないと思われていた多くの行動が、実は生存と結びついているのである。[4]この意味において、「喫煙は生存と結びつき」[5]、生存能力を確実に高めているとみなせると言うのである。

以上が千葉教授のSD・SS（喫煙有用）論の要旨であるが、次に若干の解説を加えておこう。

従来、喫煙の効用、すなわち忙しい時や思考が行きづまった時などにおける「一服の効用」は、主として心理的、精神的方面からのみ主張されてきたと言えよう。たとえば、心理学者である宮城音弥氏の「タバコは、医学的には百害あって一利なしだが、心理的には百利あって一害なし」という見解がその代表である。千葉教授のSD・SS（喫煙有用）論は、タバコを吸う行動、つまり喫煙行動の社会的有用性を積極的に評価されている点に特色がある。

SD・SS（喫煙有用）論を一言でいえば、「喫煙の効用の社会的視点からの体系化」と要約できる。そこで喫煙者諸氏に注意してもらいたい点がある。それは、千葉教授はタバコの肉体上への（医学的）有用性を説いてはおられないという点である。千葉教授がいみじくも言われているように、「口ではうまく言えないが、タバコだって害だけではないように思うというような気持ちを、論理的なことばで表現したもの」[6]（傍点筆者）が、このSD・SS（喫煙有用）論なのである。害はあるがプラス面もあるのだとして、そのプラス面を理論化されたにすぎないのであって、これまで言われてきたタバコの肉体への健康被害まで否定されたのではないのである。これらの「害とのかかわりをどのようにとらえるかは喫煙者自身の課題」[7]として、我々の選択にまかせられていることを忘れてはならない。SD・SS（喫煙有用）論は、日本専売公社の宣伝文句「タバコは生活の句読点」を、科学者の立場から社会的視点で体系づけられたものと評価したい。

さて、次に、ＳＤ・ＳＳ（喫煙有用）論への批判や疑問を述べてみよう。

先ず第1の問題点は、この理論構築の際に使用されている前提（仮説）の妥当性の可否である。この理論は、「人間も含めた生物の営みはすべてどこかで生存と結びついている」[8]という前提で構築されている。これから当然に、「人間の営み（行動）はどこかで生存と結びついている」という前提が導きだされ、人間の営み（行動）のすべてが合理化され、肯定されることになるのである。

この前提は、人間のもつ特殊性をあまりにも生物一般の中に解消し過ぎた誤った前提（仮説）である。この前提は人間以外の生物にあてはまるが、人間にだけは通用しない。人間はもっと複雑で選択の多様さと自由をもっている。人間は生存とは正反対の自殺もできる（喫煙はスローモーションの自殺と呼ばれている）し、名声や欲望、中毒のためには、生命をちぢめる行為（生存を否定する行為）をも敢えてやるのである。そのような自由や主体性をもっているのが人間の特徴なのである。

千葉教授の前提（仮説）は、人間行動への一面的、楽観主義的解釈によってしか成立しないものである。ＳＤ・ＳＳ（喫煙有用）理論を認めるならば、我々は麻薬中毒者や薬物依存（中毒）者の主張をも肯定しなくてはならなくなってしまうのではなかろうか。例えば、タバコよりもはるかに健康被害が少ないマリファナ喫煙者の次のような主張に、千葉教授はどう答えられるであろうか。「マリファナを喫煙すると心が安らぎ、仕事がはかどり、芸術創造意欲が湧《わ》く。それ故、マリファナは、ＳＤである私がＳＳである社会に適応するための不可欠の麻薬だ。マリファナ喫煙は社会的に有用であり、人間の生存能力を高めている。マリファナ喫煙を認めてほしい。」あるいは、ＳＤ・SS理論を楯に取って、「喫煙や薬物は確実に私の心の健康に役立っているので認めてほしい」と未成年者や薬物依存者が主張したら、千葉教授はどう答えられるのであろうか。

第2の問題点は、タバコがSS適応のために使われていると仮定すると、理論的にはＳＳの枠の弱いところ程、喫煙者や喫煙頻度が少なくなる（ＳＳの枠が強いところ程、喫煙者や喫煙頻度が上昇する）という帰結になる点である。この理論でいけば、単純（肉体）労働の割合が高い社会（時代）の方が喫煙者率が低いはずなのに事実は逆である。この理論でいけば、高度に発達してＳＳの枠も強い欧米先進諸国は、喫煙者率も最高でかつ上昇しつつある筈なのに事実は逆である。

ＳＳの枠の強い厳しいエリート社会、インテリ社会においては、喫煙する人は極めて少数である。喫煙などしていては厳しい競争社会で生きていけないのである。このように、SS適応で説明できるのと同程度に説明できない現実が多数あるという事は、この理論を疑う十分な根拠である。喫煙者率や喫煙頻度の上下に影響を与えるのは、SSの枠の強弱ではなく、その国の政府の健康行政の姿勢や質、タバコに関する有害情報の普及度やそのことに対する国民の受容能力であると思うが、どうであろうか。

第3の問題点は、千葉教授の見解は、SDとSSの概念を極めて幅広く駆使して、喫煙（タバコ）の有用性を無理にこじつけている、喫煙行動に関して無理してつじつまを合わせようとしている、という実感をぬぐい去ることができない点である。日本専売公社の外郭団体である「たばこ総合研究センター」の資金援助のもとになされた研究の限界であろうか。はたして喫煙者は、心理的、社会的適応に際して、時に応じてタバコを吸い分けているのであろうか。タバコはそんな必要をはるかに上まわって、習慣的、惰性的、慢性的、中毒的に吸われているのが現実ではなかろうか。

千葉教授は、「いや、喫煙者は無意識に吸い分けている」のだと主張されているが、[9] それにしても、この解釈は喫煙行動をあまりにも美化し過ぎ、過剰解釈の誤りを冒《おか》してはいないだろうか。喫煙者も非喫煙者も同じ条件下でSS適応を要求されているのに、なぜ喫煙者はタバコによってSS適応をしようとするのか。非喫煙者は、タバコ以外のものによりSS適応を立派に完遂しているのに。千葉教授は、手間がかからない、一人だけでできる、仕事を続けながらでもできる、負担の軽い行為であるわりに効果か大きい等の理由をあげておられる。[10] 喫煙行為がSS適応のためにそんなにすばらしいものであるならば、少くとも私は今までに一度ぐらいは喫煙者をうらやましく思ったり、私も喫煙してみようかなと思ったはずであるが……。

千葉教授が我々非喫煙者にもSD・SS理論を認めさせるためには、「同じ条件におかれた場合、非喫煙者もタバコに接近する傾向がある、あるいは、非喫煙者も吸い始めようとする動機を持ち始める」ということぐらい実証的に証明してみせる必要がある。この証明がなされない限り、私は、SD・SS（喫煙有用）理論は、ニコチン中毒（依存）者のひらきなおり理論、つじつま合せの理論である、と断じざるを得ない。

第4の問題点は、この理論が非ニコチン説の立場に立っている点である。喫煙行動を説明する考え方には、ニコチン説（喫煙は、実際は、ニコチンを求める行動であり、これ以外の何ものでもない）と非ニコチン説（ニコチンと喫煙行動との間に因果関係なし）

の二説がある。千葉教授は、「SDとSSとのギャップが刺激となって喫煙行動がおこる」[11]と考えられており、明らかに非ニコチン説をとっておられる。しかし、非ニコチン説は、心理学者の一部からは支持されてはいるものの、圧倒的多数の医学者や生理学者からは支持されていない事を忘れてはならない。

以上がSD・SS（喫煙有用）論への私の批判である。喫煙者、専売公社の一方的サイドから喫煙のもつ効用を過度に強調したこのSD・SS（喫煙有用）論は、結果的に、タバコの肉体上への健康被害を軽視するという重大な誤りを犯していると言えないだろうか。SD・SS（喫煙有用）論が医学界から総すかんを食っているのは当然の事である。タバコの害は有用（効用）の何万倍、何百万倍も深刻であるからである。

注

（1）『週刊現代』昭和54年5月17日号（第21巻第20号）、１７８頁。〝脳生理学者が初めて唱えた「喫煙有用論」の科学データ〟と題して紹介されている。
（2）千葉康則著『喫煙の科学』婦人生活社、昭和54年、39頁～98頁。
（3）千葉康則著　前掲書　１００頁。
（4）千葉康則著　前掲書　１０２頁。
（5）千葉康則著　前掲書　１２７頁。
（6）千葉康則著　前掲書　１７６頁。
（7）千葉康則著　前掲書　１５５頁。
（8）千葉康則著　前掲書　１８３頁。
（9）千葉康則著　前掲書　１３６頁。
（10）千葉康則著　前掲書　１４７頁。
（11）千葉康則著　前掲書　１４１頁。

第八節　タバコの害心配無用論

世界保健機関（ＷＨＯ）は、１９８０（昭和55）年の世界保健デー（4月7日）のスローガンを『喫煙か健康か、選ぶのはあなた』と定め、世界中の喫煙者に〝断固として〟禁煙に踏み切るよう呼びかけると同時に、各国政府に対しても総合的な反タバコキャンペーンを展開するよう勧告した。ＷＨＯが禁煙及び反喫煙政策を求めた根拠は、喫煙による肺ガン、心臓病などの各種の健康被害の深刻さであり、「国際的なタバコ産業の無責任な行動と膨大な広告と販売促進のキャンペーンが、数多くの不必要な死亡の直接的な原因になっている」[1]という現状認識である。

このような折も折、日本の公的機関である日本専売公社が、国際的かつ国内的に盛上がった禁煙・嫌煙運動に公然と挑戦するかのように、タバコの安全性と無害性を強調する、いわゆる〝タバコの害心配無用論〟を展開しているのは、その害が十分に知られていなかった15年前ならいざ知らず、狂気の沙汰としか言いようがない。『たばこと健康Ｑ＆Ａ』と題するパンフレットが問題のそれである。一問一答形式のこのパンフレットは、喫煙をめぐる重大な国民的関心事を10項目にわたって要約し、強力な（?）反禁煙・嫌煙世論を形成すべく10万部が昭和55（１９８０）年度に全国の喫煙者とタバコ関係従事者に配布されたと言う。

以下、『たばこと健康Ｑ＆Ａ』の質問（Ｑ）と解答（Ａ）のエッセンスを紹介し、これらに対する医学者や我々の立場からの批判を（　）内に太字で示そう。パンフレットへの批判者として見解を述べていただく医学者は、喫煙と健康の問題究明に当たってこられた国立がんセンターの平山　雄疫学部長である。[2]

Ｑ１　喫煙は肺がんの原因と言われていますが。

Ａ１　肺がんの原因は喫煙のみでなく、遺伝・体質、老化、大気汚染、職業性有害物質などが関係している。動物実験でもたばこの煙で肺がんは発生していないので、喫煙が肺がんの原因であるといえない。

（各種の疫学的調査から喫煙の肺がんに対する寄与率は男の場合、70～90％である。Hammond，Auerbachらはすでに、

１９７１（昭和46）年に気管切開を行って長期間タバコの煙を吸わせて扁平上皮癌を作るのに成功しているので回答には誤りがある。喫煙が肺がんの主原因の一つであることは、医学界が広く認めている科学的な常識である。）

Ｑ２　たばこの煙の中には発がん物質が含まれているのでしょうか。

Ａ２　含まれているが微量であり、必ずしも肺がんになるとはかぎらない。

（１本のたばこに含まれている発がん物質は微量でも20～30年吸いつづけると相当な量になる。１日に30本吸うと１年間で１万本、15歳で吸いはじめると45歳で30万本に達する。タバコ１本中の発がん物質量を30万倍したら気の遠くなるような量となる。それを微量とするのは明らかに誤りである。）

Ｑ３　喫煙していると肺が黒くなるのでしょうか。

Ａ３　肺は大気汚染の影響でも黒くなるし、タールは大部分排出されているから、たばこのタールだけで黒くなるということは考えられない。

（当然のことであるが、たばこのタールで肺がいっそう黒くなることも事実である。）

Ｑ４　たばこを吸う人は心臓病にかかりやすいのでしょうか。

Ａ４　心臓病には高血圧、食事、肥満、ストレスなども原因となっている。たばこ煙中の一酸化炭素やニコチン量は微量であり、喫煙が一般健康人の心臓機能に影響を及ぼすとは考えられない。

（喫煙が冠動脈性心疾患の危険因子の一つであることは医学的常識であり、人体実験からも喫煙の循環器系への急性影響があることは明らかにされている。）

Q5　喫煙すると慢性気管支炎やぜん息になりやすいのでしょうか。
A5　喫煙はぜん息の原因ではない。喫煙者に慢性気管支炎が多いが、大気汚染、労働環境、体質など他に多くの原因がある。
（喫煙は慢性気管支炎や喘息の主要原因の一つであることは医学的常識である。）

Q6　喫煙すると寿命が短くなるといわれていますが。
A6　たばこを吸いながら長生きする人もいる。欧米では喫煙者の寿命が短いという報告があるが、寿命には他に多くの因子が関与しており、喫煙のせいであるかどうかは明らかにされていない。
（世界各地で疫学的研究から喫煙者の総死亡率は非喫煙者の1・2〜1・7倍高いことが分かっている。この差は喫煙以外の因子の偏《かたよ》りのみでは説明し得ない。）

Q7　妊娠中に喫煙すると、生まれてくる子どもに影響するのでしょうか。
A7　妊娠中の喫煙によりやや低体重の子どもが生まれるという報告がある。しかし、胎児の体重には出産回数、栄養など他に多くの因子が関係している。ただし、妊婦はできるだけ喫煙をひかえる方がよい。
（〝できるだけ〟ではなく、医学的には絶対にというべきである。）

Q8　たばこの煙はたばこを吸わない人の健康に悪い影響があるのでしょうか。
A8　換気の悪い部屋で多量の喫煙をしないかぎり、通常の社会生活のなかで健康人が受動喫煙で健康に影響を受けることはない。ただし、周囲の人に迷惑をかけないように、乳児やぜん息患者のいるところで喫煙をひかえるなどの配慮は必要である。
（カルフォルニア大学などでの研究から、通常の社会生活でも長期間の受動喫煙で健康人の肺機能に影響を与えることが明らかにされている。幼児の呼吸器に対する影響も明らかにされている。肺がんの危険性も倍増する可能性がある。）

循環器へもたしかに影響する。）

Q９　ニコチン、タール量の少ないたばこのほうが体に害が少ないと思いますが…。またどういう吸い方が安全なのでしょうか。

A９　気になる人はニコチン、タールの少ないたばこを選んでください。安全な吸い方としては「深く吸い込まない」、「ゆったり吸う」、「あまり短くなるまで吸わない」などの方法がある。

（ニコチン、タール量が少なくても、一酸化炭素量は決して少なくなっていない。軽いタバコを吸う人は量を多くする傾向がある。全然吸わないことが一番安全である。）

Q10　たばこは百害あって一利なしなのでしょうか。

A10　たばこは心の健康に何か役立っている嗜好品といえる。

（タバコは40分《ニコチンの血中濃度の半減期》に1回ニコチンを体に入れなければイライラしてしまう欠陥人間に作りかえてしまう恐ろしい商品で、その点麻薬に似ている。麻薬中毒患者は、麻薬は心の健康に役立つというだろう。体の健康を損ってしまっては心の健康も台なしである。タバコなしではじめて心の健康を持し、生活を楽しむことも可能である。いまや喫煙か健康かを選ぶ時期にきている。）

以上が日本専売公社の〝タバコの害心配無用論〟の内容である。国立がんセンター平山　雄博士の批判（太字部分）からも分かるように、これまでの医学的研究成果を無視したり、あるいは専売公社の委託研究の実験結果や統計資料などを都合よく解釈、編集した消費拡大のための安全ＰＲというのが、〝タバコの害心配無用論〟の実体である。

ＷＨＯや厚生省、医師会の戸惑いと反発がおこるのも当然である。例えば、佐賀県医師会と佐賀県対ガン協会は、宮崎七朗会長を通して、「公社の姿勢は理解に苦しむ。いまやたばこが肺がんはじめすべてのガン、心臓病、呼吸器系や消化器系の病気、等に悪いことは世界の常識にさえなっている。実にナンセンスだ。[3]」と抗議を表明している。しかし、公社の〝タバコの害心配無用論〟に一番戸惑いを感じているのは、おそらく23年間にわたって公社から委託研究費9億2500万円を受けた研究者の中の良心的研究者達であろう。なぜなら、彼らの研究成果は結果的には公社のタバコ安全PRに虫食い的に利用されたにすぎないからである。

案の定、公社の委託研究を実施するために設けられている「喫煙と健康に関する研究運営協議会」（会長・香月秀雄千葉大学長）の医学者委員6人全員は、パンフレット発行後に開かれた同協議会委員会の席上で、公社側に「これまでの委託研究の成果が〝たばこと健康Q＆A〟に盛られているようにいわれているが、研究成果が正しく書かれていないので誤解を招く。今後この問題に関して協議会は関係ないことにしてもらいたい」と申し入れ、うち一人の医学者委員は、「全く心外だ。WHOなど世界の喫煙に対する考え方と逆行している」と抗議の意志表明すらしている。[4]

タバコの売り上げの減少を抑え、タバコ税収入を増加させようとする公社側の意図はわからぬでもないが、だからといって、国民に事実をゆがめて知らせて安心させ、喫煙を奨励し、大切な国民の健康を犠牲にしてもらっては困るのである。以下において、喫煙制圧に関するWHO専門委員会報告書からの引用文を紹介する事により、日本専売公社の〝タバコの害心配無用論〟に対する私の批判としたい。

「タバコ産業が喫煙対策の恐るべき壁になっており、しかも今後もそれが続くということをしっかりと理解しなければならない。その明瞭な実例は、喫煙の危険性を認めることを故意に拒んでいることである。喫煙を減らそうということに、真剣に関心をもっているだれでもが共通に持っている見解は、政府がタバコの私的企業の利益よりは公衆衛生の利益の方を優先し、タバコが国営産業の場合にはそれにふさわしい行動をとるという前提に立たないかぎりは、進歩に価するものは達成できないということである。国際的なタバコ産業の無責任な行動と膨大な広告と販売促進のキャンペーンが、数多くの不必要な死亡の直接的な原因になっている。それが委員会の意見である。[1]」（傍点筆者）

『たばこと健康Q＆A』のパンフレットが配布されたのは、昭和55（1980）年度である。昭和47（1972）年から昭和64（1989）年までは、「健康のため吸いすぎに注意しましょう」、平成2（1990）年から平成17（2005）年までは、「あなたの健康を損うおそれがありますので吸いすぎに注意しましょう」という注意表示がタバコの箱に書かれていた。

平成17（2005）年より「たばこ規制に関する世界保健機関（WHO）枠組条約」が発効し、タバコへの警告表示（有害表示）が法律（たばこ事業法第三十九条）によって義務付けられた。例えば、平成29（2017）年の現在、9種類の警告文による警告表示（有害表示）がなされている。喫煙と肺がんに関する警告文を紹介しよう（パンフレットのQ1とA1を参照の事）。

「喫煙は、あなたにとって肺がんの原因の一つとなります。疫学的な推計によると、喫煙者は肺がんにより死亡する危険性が非喫煙者に比べて約2倍から4倍高くなります。」

日本たばこ産業株式会社が、自《みずか》らの前身である日本専売公社の「タバコの害心配無用論」、『たばこと健康Q＆A』の見解を自ら否定せざる得なくなってしまったのが現在の状況である。

注

（1）喫煙制圧に関するWHO専門委員会報告『喫煙流行の制圧』財団法人結核予防会、昭和55年、11～12頁。
（2）平山　雄著『流行するタバコ病―日本民族は生き残れるか―』健友館、昭和55年、244～249頁。
（3）佐賀新聞　昭和55年7月9日
（4）毎日新聞　昭和55年7月23日

第Ⅲ部 家庭における禁煙・受動喫煙教育

第八章　父親とタバコ

第一節　男性喫煙者率の研究と考察

1．日本人成人男性の喫煙者率の概観

平成25（２０１３）年から平成29（２０１７）年までの最新5年間の、日本人成年男女の喫煙者率を示せば、表①の通りである。日本人成年男女の喫煙者率が最高（ピーク）に達した昭和41（１９６６）年の男（83・7％）、女（18・0％）の喫煙者率と比較すると、平成29年においては、男が83・7％から28・2％へと約33・7％も減少し、ピーク時の三分の一になった。女は、ピーク時（昭和41年）の18・0％から平成29年は9・0％になり、二分の一に減少した。男女共に急激に減少し、特に日本人成人男性の喫煙者率の減少は注目に値し、かつ喜ばしい現象である。ちなみに、日本人成人男女の喫煙者率を、ピーク時を示した昭和41（１９６６）年前後を示せば、表②の通りである。昭和41年に日本人の喫煙者率は、男女共にピークに達し、同時に喫煙に関する諸問題も続出し、小・中・高校生の喫煙問題、禁煙運動、嫌煙権問題、嫌煙運動（受動喫煙防止運動）が盛り上がり、昭和50年代になると反喫煙市民運動もピークに達した。日本人男性の喫煙者率は、昭和の時代のおいては、おそらく世界のトップクラスの喫煙者率であったが、昭和41年をピークに、以後51年間、毎年減少し続け、平成29（２０１７）年においては28・2％の喫煙者率になり、欧米先進諸国男性並みになりつつある（オランダ26・2％、フランス29・8％　２１３頁　表⑥参照）。

表①　最新5ヶ年の日本人の喫煙者率

	2013（平成25）	2014（平成26）	2015（平成27）	2016（平成28）	2017（平成29）
男	32.2	30.3	31.0	29.7	28.2
女	10.5	9.8	9.6	9.7	9.0
男女計	20.9	19.7	19.9	19.3	18.2

（JT全国たばこ喫煙者率調査による）

表②　昭和41年ピーク時前後の日本人喫煙者率

全国平均喫煙者率（単位は%）		
年次（昭和）	男	女
33	75.9	12.4
34	82.8	14.8
35	80.5	13.2
36	81.7	13.6
37	78.8	12.8
38	76.6	12.2
39	76.2	10.8
40	82.3	15.7
41	83.7	18.0
42	82.3	17.7
43	78.5	15.4
44	79.1	15.4
45	77.5	15.6
46	77.4	14.7
47	77.6	15.5
48	78.3	15.1
49	78.8	16.7
50	76.2	15.1
51	75.1	15.4
52	75.1	15.1
53	74.7	16.2
54	73.1	15.4

（日本専売公社の調査による）

日本人全人口からみた、日本人１００人の村（仮定）でみたそれぞれの

表③　日本人100人の村でみた相対値（50年間の推移）　　数字は人（％）

100人の村民内わけ			1965(昭和40)年				2015(平成27)年			
子ども・未成年者			37	37		37	16	16		16
大人	成人	男性	63	30	男性喫煙者	25		40	男性喫煙者	12
					〃 非喫煙者	5			〃 非喫煙者	28
		女性		33	女性喫煙者	5		44	女性喫煙者	4
					〃 非喫煙者	28			〃 非喫煙者	40

資料:昭和40年と平成27年国勢調査,日本専売公社とJT全国喫煙者率調査より作成

相対値を50年前と比較したのが、表③である。昭和40年と比較した場合、男性喫煙者は25人から12人へと半減し、逆に男性非喫煙者は5人から28人へと5・6倍も増加している。日本人の成人喫煙人口は30％から16％へ減少し、逆に成人非喫煙人口は、33％から68％とへと倍増している。この成人非喫煙者の割合に、子ども・未成年の割合を考えると、日本人全体の非喫煙者の割合は、70％から84％に増加した。

日本人男性の世代別喫煙者率を、ピーク時の昭和41年と現在（平成29年）と比較したのが表④である。ピーク時から51年間、ほとんど毎年、日本人男性の喫煙者は、全世代に渡って減少し続け、実に全年齢で55・5％も減少した。日本人女性が18・0％から9・0％に半減したのに対し、男性は83・7％から28・2％へと、ピーク時の33・7％へと約三分の一に減少し、オランダやフランスの西欧先進諸国の男性並になった。

日本人男性で、過去及び現在、最も喫煙する世代は、40代の男性である。この51年間で最大の喫煙者率減少を示したのは、20代の男性（60・7％）であり、次が60代以上の男性（56・8）％であり、50代男性（48・3％）が最小であった。

日本人の喫煙人口減に大きく寄与したのは、成人男性のタバコ離れ現象である。表④からも明らかな様に、過去51年間に83・7％から、28・2％へと実に55・5％の劇的減少を示している。次に、この日本人男性喫煙者率低下の原因を考察したい。

日本人成人男性に代表される喫煙者率の低下には、三つの外圧が一役買っていたと想定される。

一つの外圧は、英国の医学界からのタバコの害についての衝撃的とも言え

表④　日本人男性世代別喫煙者率の比較

	20代	30代	40代	50代	60代以上	全年齢
昭和41 (1966)	83.5	84.8	87.3	83.4	78.0	83.7
平成29 (2017)	22.8	32.1	36.7	35.1	21.2	28.2
減少%	60.7	52.7	50.6	48.3	56.8	55.5

（日本専売公社,日本たばこ産業株式会社による調査より）

る報告書の公表である。英国の王立内科医学会は、1962（昭和37）年に『喫煙と健康』と題する詳細な報告書を刊行し、1971（昭和46）年には『最近の喫煙と健康』と題する第2回目の報告書、1977（昭和52）年には、昭和54年に和訳出版された『喫煙をとるか健康をとるか』の第3回目の報告書が公表された。

第2の外圧は、アメリカ合衆国保健教育福祉省が、1964（昭和39）年に『喫煙と健康』と題する第1回報告書、1979（昭和54）年に同じ題目の第2回報告書を同省衛生総監報告書として公表した。

第3の外圧は、世界保健機関（WHO）の国際的圧力である。WHOは、1970（昭和45）年総会における「煙草《たばこ》と健康」に対する初決議、1975（昭和50）年専門委員会報告『たばこの害とたたかう世界―喫煙とその健康に及ぼす影響―』の公表、1989（昭和64）年世界禁煙デー（毎年5月31日）の制定等、全世界に対して禁煙・反喫煙キャンペーンを実施した。

以上、三つの外圧の中で公表された諸報告書は、喫煙の健康への影響とその対策のあり方が簡潔に、しかも重要な点はもらすことなく盛り込まれており、かつ一般人向けに分かりやすい言葉で表現されており、マスコミや翻訳出版により、多くの日本人に紹介された。本書においてもこれらの諸報告書を多数引用し紹介している。

これらの外圧を受けて、日本での取り組みも開始されて、これも一種の内圧となった。昭和40（1965）年、全国の六府県、29の保健所管内の40歳以上の地域住民を対象に、「喫煙と健康に関する追跡調査」が開始された。この調査で、喫煙者の方が非喫煙者に比べ、肺がん、喉頭がん、口腔がん、食道がん等の死亡率が高い事が示された。

昭和62（1987）年には、厚生省の公衆衛生審議会が、『喫煙と健康問題に関する報告書（たばこ白書）』を作成し、タバコの有害性を明らかにした。更に、平成14（2002）年8月2日に「健康増進法」が制定・公布された。この法律は、第二十五条に「受動喫煙の防止」を掲げ、多数の者が利用する施設の管理者に対し、受動喫煙防止のために必要な措置を講ずるように命じ、喫煙規制を全国的規模において実施した。

日本人男性の喫煙者率の劇的減少は、日本人男性の「タバコ有害情報」に対する知的理解能力の高さ、理性的行動力の強さ、順法精神の健全さの反映であると考えられ、世界の反喫煙運動体から高く評価されよう。

２．外国男性の喫煙者率の概観

調査年や対象成人年令等の相違があるが、外国のタバコ喫煙者率の１９７０（昭和50）年代の過去及び現在（２０１６年、平成28年）を示せば表⑤、表⑥の通りである。日本の成人の喫煙者率は、昭和50（１９７５）年で男76・２％、女15・１％であるが、同年のイギリスの調査（男46・５％、女42・８％）と比較すると、男の喫煙者率は非常に高い。

当時の西欧先進諸国のそれと比較しても断然トップである。おそらく、昭和30～60年代においては、日本の男性の喫煙者率は世界トップの不名誉な評価を下されていたと思われる。

表⑤　外国成人の紙巻タバコ喫煙者率

国名	男(%)	女(%)	調査年
オランダ	63	43	1974年(昭和49)
フランス	60	31	1976年(昭和51)
ソ連	60	10	1977年(昭和52)
イギリス	46.5	42.8	1975年(昭和50)
オーストラリア	41	29	1974年(昭和49)
スウェーデン	40	36	1977年(昭和52)
アメリカ	39	34	1978年(昭和53)

(米紙クリスチャン・サイエンス・モニター報道による)
※パイプ，葉巻きを含めると男は最高5%高くなる

平成29（２０１７）年の現在、日本人男性の喫煙者率は下降し続け、28・２％となった。フランス男性の29・８％より低く、オランダ男性の26・２％より若干高い程度であり、不名誉な恥ずかしさを感じる数字でもない。

さて、世界における成人男性の喫煙者率の動向の特色は、どのように解釈できるのであろうか。

・日本を含む先進諸国のすべての国において、喫煙者率の減少がみられる。
・発展途上国の喫煙者率は、先進諸国に比較してかなり高い。
・発展途上国においては、経済発展につれて、男性の喫煙者率が高い水準に達した国も出現しつつある（インドネシア）。
・ロシアがソ連時代と比較して喫煙者率がほとんど低下していない唯一の例外国である。

表⑥　外国の喫煙者率

(15才以上)

	男	女
アメリカ	19.5	15.0
イギリス	19.9	18.4
オランダ	26.2	23.3
フランス	29.8	25.6
スウェーデン	20.4	20.8
オーストラリア	16.7	13.1
ロシア	59.0	22.8
中国	47.6	1.8
インドネシア	76.2	3.6
パキスタン	41.9	3.0
バングラディシュ	39.8	0.7
ブラジル	19.3	11.3

(WHO統計2016年版による)

第二節　増加した昭和一ケタ父さん中年死

日本人の平均寿命が延びているなかで、１９３０年（昭和5年）生まれを中心とする、昭和一ケタ生まれの中年男性だけの死亡数が、ここ数年、他の年代に比べて急増している、という日本大学医学部の大久保正一教授（病院管理学）の分析が各方面に大きな影響を呼んだことは、読者も承知の事であろう。

外国（アメリカ白人とフランスを比較対象）にはみられない日本特有の現象であると言う。大久保教授の分析は、厚生省の人口動態統計を基礎資料にしたものである。１９５０年（昭和25年）から１９７６年（昭和51年）までの各年齢別の死亡数と、人口１０００人当たりの死亡率の推移を詳しく比較し、その分析結果を衛生統計の専門誌『厚生の指標』昭和55年2月号（第27巻第2号）に発表（「中年死亡の増加減少」）されている。

新事実発見のきっかけは、大久保教授がある研究会で、「最近中年男子の死亡が増加しているようだから確かめたらどうか」という依頼を黒田俊夫教授（日本大学経済学部、前厚生省人口問題研究所長）から受けた事であったと言う。「黒田説は人口問題の専門家による直感からうまれたものであるが、はじめは、まさかという疑いをもった。個人の身辺に中年男性死亡が多いとしても恐らくは偶然の重なりであって、日本全国からみると、そのかたよりは消えてしまうと考えた。そういう経験が我々には、かなり多いからである。むしろその反証を簡単にあげる事ができると思った。」とは、大久保教授の弁である。黒田説の反証をあげようとしてデータにあたり、逆にそれを裏がきする新事実を発見したというのが真相のようである。

この事実は、厚生省統計情報部『54年人口動態の概況』においても確認されている。年齢別の死亡率をみると、他の年齢層がいずれも前年より低下している中で、45歳から49歳の層だけは、やや死亡率が上昇している。また、過去数年の死亡率の推移をみても、45～49歳、50～54歳の年齢層は、他の世代の死亡率が急激に改善されている中で、停滞が目立っているのである。(1)

どうしてこのような現象が、日本の昭和一ケタ中年男性に限って現れるのであろうか？　今のところ次のような諸説が提唱（案）されている。

１．成長期栄養失調説

この説は、発見者の大久保正一教授の仮説である。この特異現象が現れた年代は、昭和一ケタ生まれで、終戦時の昭和20年は12歳から19歳ぐらいになる。この分析に基づき、大久保教授は、中年男性の死亡増加の理由を調べられた。その結果、肝硬変、脳出血、心筋硬ソク、クモ膜下出血、胃カイヨウ、糖尿病などが多く、いずれも出血死を伴う血管に関係のある病気である事を突き止められている。これらの事実から、大久保教授は、この年代は身長が伸びる発育盛りに終戦前後の食糧不足にぶつかり、栄養不足になって血管構造が弱くなり、これが中年になって影響が出たのではないかとの仮説を立てておられる。(2)

確かに動物実験によると、成長期に粗食しか与えられなかったモルモットは、たっぷり栄養を与えられて育ったモルモットよりも血管の弾力性が少なく、血管をひっぱり出してみると確かに切れやすいという研究が発表されているのも事実である。

しかし、この説に対して疑問視している学者も結構多い。と言うのは、動物などでは、成長期に、むしろ十分な栄養を与えないようにして飼育したほうが長生きしている、と言う事実が非常に多いからである。

更に、この仮説の決定的弱点は、同じように食料不足、栄養不良に遭遇した同年代の女性にはこの影響が現れず、なぜに男性だけの現象なのかを説明できない点である。この点について大久保教授は、現在のところ合理的説明をされていない。

２．タバコ犯人説

これはタバコの害を多年にわたって調べておられる国立がんセンター疫学部長の平山　雄博士によって出された仮説である。平山博士が強調されるのは、問題の中年男性の成長期が、戦後、タバコの消費量の急増した時期にちょうど合致しているという事である。昭和20年の一人当たりの年間喫煙本数は４３０本で、昭和年代の最低であった。それが昭和23年ごろから急速に増え、昭和27年には戦前の最高だった昭和17年の１０１１本を突破している。特に昭和23年から昭和28年頃までの消費量の伸び方は著しい。「以上は専売公社調べの本数で輸入は含まれません。戦後は外国タバコもかなり出回った。私の調査では、昭和25年には一人当たりの年間喫煙本数が戦前のピークと同じになったほどだった」と前置きして語る平山博士の〝タバコ犯人説〟はこうだ。

「タバコが肺ガンだけでなく、あらゆる病気の原因である事は各種の疫学調査で明らかです。血管の出血死は喫煙と関係が深い。例えば大久保教授の分析で一番問題になっている年代は、昭和5年前後生まれの者で、成年に達するころからタバコの消費量が急増した時代にぶつかる。タバコ野放しのなかで、20代から30代を送ったという事を重視する必要がある。特に死亡増が男性だけの現象という事で、成長期の栄養失調とは言い切れないのではないか。最近は女性の喫煙者が増えたが、当時の喫煙者は圧倒的に男性だった。(3)」

平山博士の喫煙と血管死との因果関係の研究は、肺がんの研究同様よく知られている。本書においても、すでに第三章 タバコ百害無益論等で紹介した通りである。昭和41年から10年間、血管の病気で死んだ人の原因と喫煙習慣の関係を調べたが、その結果、非喫煙者に比べ、喫煙者に動脈硬化症、高血圧性心臓病、クモ膜下出血などが多い事が分かっている。

喫煙本数と死亡率との関係をみると、全く吸わない者は10万人当たり66・7だが、1日1～9本では111・5、30～39本では136・6、50本以上は232・4で、非喫煙者の3・4倍の死亡率を示している。そして喫煙開始年齢が若いほど危険率が飛躍的に高まるというのが、平山博士の調査の結論であった。もちろん、平山博士の説も疫学的な方面からの統計的な推測であり、ガン同様、〝真犯人〟を確定できたわけではない。しかし、きわめて有力な仮説であることは確かである。

3. ストレス説

この説の代表者としては、クリニック院長として多くの成人病の臨床体験を持っておられる高須克弥氏をあげる事ができよう。高須氏は、ベトナムの激戦で戦死した若い米兵たちの血管が、老人並みの動脈硬化になっていたという事実から、成長期栄養失調説に反論し、仕事に家庭に責任を負わされている男性中年世代のストレスこそが、中年男性の生活習慣病と急死の本当の原因だと主張されている。(4)

4. 高度成長期酷使《こくし》説

話題の昭和一ケタ男性の多くは、戦後の日本の経済発展の原動力として働いてきた人々である。特に、昭和30年代の高度成長期に酷使された世代であり、当然その犠牲が出たのだというのがこの説の主旨である。働き盛りの時酷使され、当時は会社で中間管理職として、上役と部下との板ばさみの苦悩にさらされていた。このことが中年男性死亡率急増の原因であるとするのである。

以上、昭和一ケタの中年男性の死亡増加現象についての諸説を紹介した。真の原因はまだ未確定であるが、その諸説の中でも〝タバコ犯人説〟は特に有力な仮説である事を忘れてはならない。

第三節　父親の胃腸とタバコ

死亡にまでは至らないものの胃腸の調子が悪く、薬を飲んだり病院通いをして苦しんでいる世の父親は多い。私の親戚関係でも、最近三人の男性が胃腸の病気（胃潰瘍《かいよう》と十二指腸潰瘍）で入院した。いずれも50代のヘビースモーカーである。三人とも入院したが禁煙できず、退院後再発をしたり完治しない状態であった。その三人のうちの一人が広島市に住んでいる私の義父であった。私はついにたまりかねて、妻や義母と協力し、胃潰瘍の完治には禁煙が絶対に必要であると説き伏せて禁煙をお願いした。効果はてきめんであった。再発をくり返していたのが、禁煙治療後のレントゲン検査で、医者から完治宣言をもらったのである。

禁煙後体重が5キロ増加し、やせていた体がふっくらとした感じになり、顔と口唇に赤味がさして、食欲も出てきて体調は、すこぶる好調であるという。こんな事だったらどうしてもっと早く禁煙に踏み切らなかったのかと、本人はもとより家族一同手放しの喜びようである。他の二人の男性にもそれとなく禁煙を忠告したが、タバコをやめたらかえってイライラするとの理由で、今もって喫煙されている。それ故、まだ完治せず苦しんでおられる。

体内に吸収されたニコチンは自律神経節を刺激する。ニコチンの自律神経（これには交感神経と副交感神経とがある）に対する顕著な作用（たとえば胃酸の分泌促進作用など）は、かなり以前から知られていた。一方、胃腸は自律神経の影響を最も受けやすい臓器である事を思えば、喫煙の胃腸に及ぼす悪影響はすぐに理解できる事である。

1．喫煙と消化性潰瘍《かいよう》の関係

胃潰瘍と十二指腸潰瘍を含めて消化性潰瘍というが、非喫煙者群に比べて喫煙者群にこれらの発生頻度《ひんど》が多いという報告例が多い。過度の喫煙（1日20本以上）が、胃や十二指腸の潰瘍の経過に悪影響をもたらしている事は、もはや内科学の常識である。犬を使った実験でも、ニコチンが潰瘍形成に促進的に働く事が分かっている。それ故、消化器系病気の専門医は、喫煙についてはほぼ一致して手きびしい。手きびしくないのは、自分自身がニコチン中毒者である医者と勉強不足のやぶ医者だけである。アメリカの調査でも、タバコを1日20本以上吸う人の胃潰瘍発生率は、非喫煙者の約2倍にのぼっている。

このように、喫煙は潰瘍の発生を促進するばかりでなく、潰瘍の治癒《ちゆ》を遅らせ、また再燃（潰瘍が縮小し、いったん治りかけたのが急に増悪し大きくなる）や再発を促す事は、私の義父の例からも明らかである。消化性潰瘍は本来比較的治りやすい病気である。しかしそのかわり、またきわめて再発しやすい病気でもある。したがって潰瘍の治療にあたっては、現にある潰瘍を治すことの他に、いかにして再発を防ぐかがより重要である。治療にあたる医者の多くは、後者がはるかにむつかしいと主張する。父親の消化性潰瘍を完治させるために、家族がやらなければならない最大の義務は、禁煙させる事である。

旭川医科大学の並木正義教授（内科学）は、発病前まで1日20本以上喫煙していた胃潰瘍患者182人のうち、治療を始めてからきっぱり禁煙した62人と、相変わらずタバコを口にしている120人の経過を、6年間にわたって追跡調査をされている。(5) それによると、胃潰瘍としての治療中及び治療後も禁煙を厳守した群では、6年間の経過観察後、62例中10例（16・1％）の再発をみたのに対し、禁煙できなかった（一時は禁煙したが結局は長続きしなかったものも含む）群では、120例中58例（48・3％）に再発をみている（表⑦）。

また、禁煙できなかった120例について、喫煙の程度と再発の状態をみると、1日に吸うタバコの本数が多いほど再発率が高くなっている。それだけでなく、1日20本以上吸う喫煙者では、再発率だけでなく再発回数も明らかに多くなっている（表⑧）。

表⑦　胃潰瘍の再発とタバコ―6年間の経過観察

○禁煙厳守群62例		→	再発10例（16.1％）
62例中	禁煙のみで服薬せず	36例 →（再発）	6例（16.1％）
	禁煙と服薬	26例 →（再発）	4例（15.3％）
○禁煙できなかった群120例		→	再発58例（48.3％）

（旭川医科大学並木正義氏の調査による）

2．潰瘍に対する喫煙の悪影響

並木教授の研究から、禁煙がいかに消化性潰瘍の治癒《ちゆ》に効果があるか理解できたと思う。禁煙すれば胃潰瘍は半分治ったものだと極言してもよいくらいである。喫煙が消化性潰瘍に対してどのような形で悪影響を及ぼすかについて、もう少し専門医の話を聞こう。[5]

消化性潰瘍は、分かりやすくいえば、攻撃因子（主として塩酸とペプシン）と防禦因子（粘膜抵抗）のアンバランスが原因で発生する病気である。では、タバコはこの場合、どんな悪さをするであろうか。

人間の場合、ニコチンもしくは喫煙は、攻撃因子を一層強める。すなわち、胃液の分泌を刺激し、かつ分泌量を増大させるのである。喫煙と胃液の分泌量増加は明らかな関連をもっている事が分かっている。

胃液検査前1時間以内に3本以上のタバコを吸った人の基礎分泌量は多くの場合増加しているし、就寝前1時間以内に3本以上吸った人の夜間分泌量もまた増加を示す。

もともと過分泌の人は、喫煙によってそれが更に助長される。喫煙者は攻撃因子を強める愚行を冒《おか》しているのである。また、ヘビースモーカーでは、胆汁が十二指腸から胃へ逆流しやすい事が分かっている。肝臓でつくられる胆汁は、十二指腸へ出て脂肪の消化を助けているが、間違って胃へ入ると粘膜が相当傷つけられる。だから胃と十二指腸の境界には括約筋があり、通常食べ物を通す時以外は閉まっている。ところが、ニコチンが体内に多量にはいると、この括約筋の調子が狂い、開きっ放しになるのである。

最近では、攻撃因子の増強よりも、胃粘膜抵抗の減弱といった防禦因子の低下を重視する考え方が有力になりつつあると言われている。つまり、喫煙によって毛細血管内の血液循環（微小循環）が悪くなり、それに伴い粘膜の血流障害（血流減少）が起こる。粘膜の血流減少はその部分の酸素欠乏を引き起こし、酸素欠乏は必然的にその組織の機能低下を引き起こす。これはとりもなおさず、胃の粘膜抵抗の減弱につながり、

表⑧　喫煙の度合と胃潰瘍の再発―非喫煙群120例について

再発率

1日にのむタバコの本数	例　数	再発例数	再　発　率
20本以下	20	7	35.0%
21〜40	50	23	46.0
41〜60	33	16	48.4
60本以上	17	12	70.0
	120	58	48.3

再発回数（再発58例について）

1日にのむタバコの本数	再発回数	再発例数 1回	2回	3回	4回	5回
20本以下	7	2	4	1		
21〜40	23	4	10	7	2	
41〜60	16	8	6	5	2	
60本以上	12	1	2	5	3	1

（旭川医科大学並木正義氏の調査による）

潰瘍の発生や再発を起こしやすい下地をつくる事になるのである。初めてタバコを吸った時とか、急いで多量のタバコ煙を吸い込んだ時、顔面がまっさおになった経験をもっておられる読者も多かろう。これは喫煙によって毛細血管系統に血行障害が発生したからである。

以上、タバコは、消化器への攻撃因子を強め防禦因子を弱めるといった、我々の人間生体にとって極めて不利な働きかけをする。胃腸の病気をもった父親のいる家庭では、家族全員が協力して父の喫煙を中止させるべきである。父を禁煙させる程親孝行な行為はない。

3. 禁煙した父親には別の楽しみを

(1) 消化性潰瘍と嗜好品《しこうひん》

消化性潰瘍の発生、再発誘因として、各年齢層とも、第1に精神的ストレスを指摘できる。第2に、これに匹敵するくらい悪いのが喫煙である。喫煙者はよくイライラするからタバコを吸うのだ、と主張されるが、イライラしながら吸うタバコが一番悪いことは、すべての医者が一致して指摘している事実である。とにもかくにも、禁煙により消化性潰瘍の二大危険因子の一つが、確実に除去できたわけである。タバコ、コーヒー、アルコールは国民の三大嗜好品であるが、タバコ以外の嗜好品と消化性潰瘍との関係はどうであろうか。ストレス解消という視点から、コーヒー、アルコールは手ごろな嗜好品として楽しまれているからである。

(2) コーヒー

胃潰瘍はコーヒー党に多いのかどうか？　住友生命の人間ドック施設、総合健診システム（大阪市北区）の吉川博通副所長（内科）は、この事について調査をされている。(6)

ドック入りした働き盛りのサラリーマンの中から、毎日必ずコーヒーを飲む人と、全く飲まない人をそれぞれ約200人選び、

６ヵ月間に「空腹時痛」など胃潰瘍特有の症状が出たかどうかを聞いた。その結果、症状を訴えた人の割合は両グループともほとんど同じで、コーヒーが潰瘍の原因とは考えにくいとの結論を得られている。この調査結果だけでなく、他のいくつかの調査でも、コーヒーは潰瘍の発症、再発の引き金になりにくい、という結果がだされている。(6)

このように自覚症状がなければ、コーヒーにはさほど神経質になる必要はない。禁煙した父親に、タバコにかわる日常生活の嗜好品として推薦したい。ただし、以下の注意点は必要である。１日に３杯（最善は２杯）以内にとどめ、(7)必ず食後に飲む事である。空腹時だとカフェインの作用で胃酸が多量に出るからである。空腹時にどうしても水物を飲みたい時は、牛乳を推薦したい。牛乳は制酸作用が強いからである。さらに、コーヒーにはミルクを入れるようにしたいものである。ブラックで飲むと、コーヒーに含まれる質の悪い油脂が胃をかなり荒らす事が分かっている。この油脂はミルクに合うと確実にその刺激性が消えてしまうからである。

(3)　アルコール

結論を先にいうと、アルコールもコーヒーと同様、消化性潰瘍の発症、再発とはあまり関係はなさそうである。旭川医大病院第三内科の並木正義教授は、胃の異常を訴えて来院した中年男性のうち、正常だった６００人と胃潰瘍がみつかった２８０人について飲酒歴を調査された。その結果、毎日、お銚子《ちょうし》三本以上という上戸《じょうご》は、潰瘍群の43%を占めたが、健康人のなかにも41%もおり、これという差は出なかった。十二指腸潰瘍では逆に下戸《げこ》がやや多いという結果が出ている。(6)

飲んでいても痛みなどの症状が出ず、肝臓、スイ臓に異常がなければ、１日にお銚子一本（１～２合）ぐらいなら差しつかえはない。ストレスが解消されて、快適な睡眠への促進剤として、適度の飲酒をすすめる医者が多いのも事実である。喫煙にかわる趣味として、禁煙した父親に適度の飲酒（晩酌）を勧めたらどうであろうか。

ただし、アルコールがはいるとやたらにタバコを吸いたくなるお父さんがおられるが、このような人にはアルコールはいけない。適度の飲酒にかわる別の楽しみの開発が必要である。また、空腹時にアルコールばかり流し込む事も避けるべきである。胃酸が出過ぎるからである。良質のたんぱく質を一緒にとりながらの適度の飲酒（晩酌）も、禁煙対策、消化性潰瘍防止のためのストレス解消対策として有効な一方法である。

要するに、その気になれば、ストレスやイライラを解消するための手段は、いっぱいあるのである。決してそれをタバコに求めてはならない。タバコに求めるのは、逆効果であり、最悪の方法である。

第四節　父親のタバコがもたらす害

愛知医大教授久徳重盛著『母原病』(教育研究所)が売れている。母親が原因で増える子供の病気や異常を母原病《ぼげんびょう》と言うそうである。だとすれば、父原病とも言うべき父親が原因でふえる子供の病気や異常も存在しそうである。子供に病気や異状をもたらす最大の有害危険物は、おそらく父親のタバコであろう。父親のタバコは子供の喫煙を促進する一要となる。父親が子供の前で喫煙し、子供もやがて喫煙者になっていく。喫煙者になった子供は、やがて成人になりタバコ病になり、ついにタバコ死をする。

以下においては、父親のタバコが我が子にもたらす悪行の実態を列挙し、父親のための禁煙・嫌煙(受動喫煙)教育の一助としたい。

1. 子供を喫煙者にさせる罪

子供の喫煙開始、喫煙習慣形成を促進する因子として、次の6つの因子等があげられる。

㋑ 仲間や親友の影響
㋺ 喫煙する親
㋩ 喫煙する兄弟姉妹
㋥ 青春期の反抗

㋭　大人の行動の模倣

㋬　喫煙の危険性についての無知

親の喫煙は、㋭と㋬を必ず伴う。なぜならば、子供にとって親は大人のモデルであり、子供がモデルの行為を模倣するのは自然である。更に、親が喫煙していれば子供は喫煙に対して好意的、許容的になり、喫煙の害や危険性についても鈍感、無知になりやすいからである。それ故、親なかんずく父親の喫煙は、子供を喫煙者にさせる大きな要因であり、父原病とも言うべき子供の病気や異常の最大原因である。

暮しの手帖社は、父親の喫煙と子供の喫煙についての興味ある調査結果を発表している。[8] この調査では、家族の中に誰かタバコを吸っている人がいるか、それは誰かを質問している。そして、全部の家庭を、父親が喫煙者である家庭とそうでない家庭に分け、子供の喫煙状態を明らかにしている。

全体の69%、つまり調査した家庭の約7割が父が喫煙者であった。調査結果は左記の通りである。父親がタバコを吸う家庭の方が、子供がタバコを吸う率がずっと高い。父親がタバコを吸わないと、子供も吸わない率が2倍以上も高いのである。アメリカの研究でも、親の喫煙は青少年である子供の喫煙に直接関係する大きな因子である事が明らかにされている。すなわち、両親が喫煙する家庭では男性の22・2%、女性の20・7%が喫煙者であったが、両親とも喫煙しない家庭ではそれぞれ11・3%と7・6%であった[9]と言う。

父親の喫煙と子供の喫煙の関係

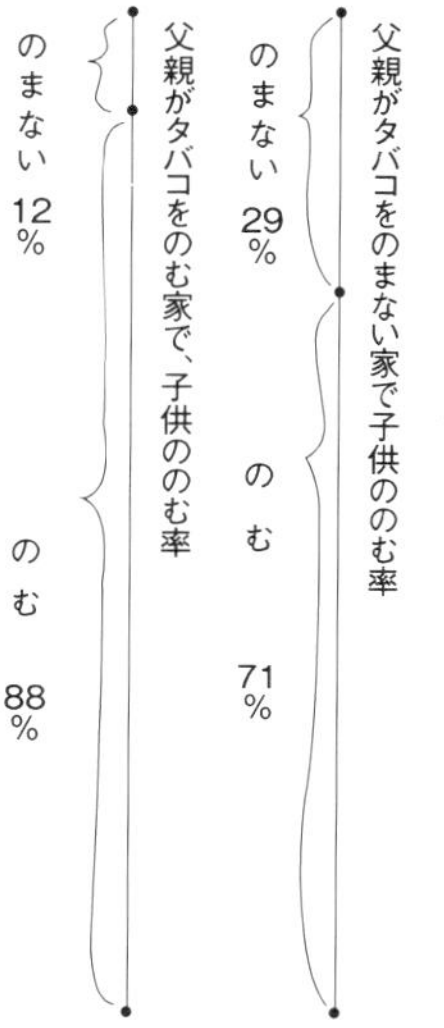

(暮しの手帖社調査(1970)による)

「父親の私がやるようにではなく、言う通りにしなさい」と言っても子供はきかない。子供は、「親の言う通りではなく、親のする通りにする」と言われる。父親が子供の前でタバコを吸う事は、「喫煙行為というものは、健康や命を犠牲にしても惜《お》しくない行為である」という価値観を伝達している（教えている）事に他ならない。このような価値観を伝達された子供は、確実に喫煙者となっていくであろう。そうして、ブリンクマン指数が400ラインを突破する

40歳代になるとタバコ病の症状が顕在化し、やがてタバコ死をする。父親のタバコは、子供を将来確実に父原病とも言うべき病気にかからせる恐ろしい嗜好品である。いや、嗜好品どころか恐ろしい病原菌（体）であると言っても過言ではない。

2．子供の呼吸器系病気の原因

家庭内に喫煙者が存在すると、同居・同室を余儀なくされる家族は、パッシィブ・スモーキング（受動的喫煙）を強制される。受動的喫煙の程度は、冷暖房の普及、住宅の狭小化や住居の気密化に伴い一層強化されてきている。そのため、父親を始めとする家族の喫煙は、病弱者、病人、老人、子供、赤ちゃんなどにとって決して無視できないものとなってきている。

東海大学医学部公衆衛生学教室の春日　斉教授らを中心とする研究グループは、東京都内の二つの小学校の全児童１９４０人を対象に、気管支喘息《ぜんそく》有病率と有訴率、家族の喫煙に起因する受動的喫煙ならびに自動車排気ガスの影響について調査されている[10]（図①）。

児童の家庭を非喫煙者（Non-smokers《ノンスモーカー》）の家庭、軽喫煙者（Light-smokers《ライトスモーカー》：１日1～20本）のいる家庭、重喫煙者（Heavy-smokers《ヘビィスモーカー》：１日21本以上）のいる家庭に類別し、有病率を比較すると有訴率の場合と同様、家族の喫煙率が増加するにつれて、わずかに増加する傾向がみられた。しかしながら、地区別、家庭の喫煙習慣別に検討すると図①のような結果があらわれた。すなわち、非喫煙者の家庭では地区の如何を問わずほぼ平均的有病率に近い値を示したが、重喫煙者の家庭においては有訴率と同様、主要幹線道路からの距離が近接するにつれて、有病率が急増する傾向を示している。

図①　学童の訴え率及び有病率に及ぼす家族の喫煙習慣と居住地区の影響

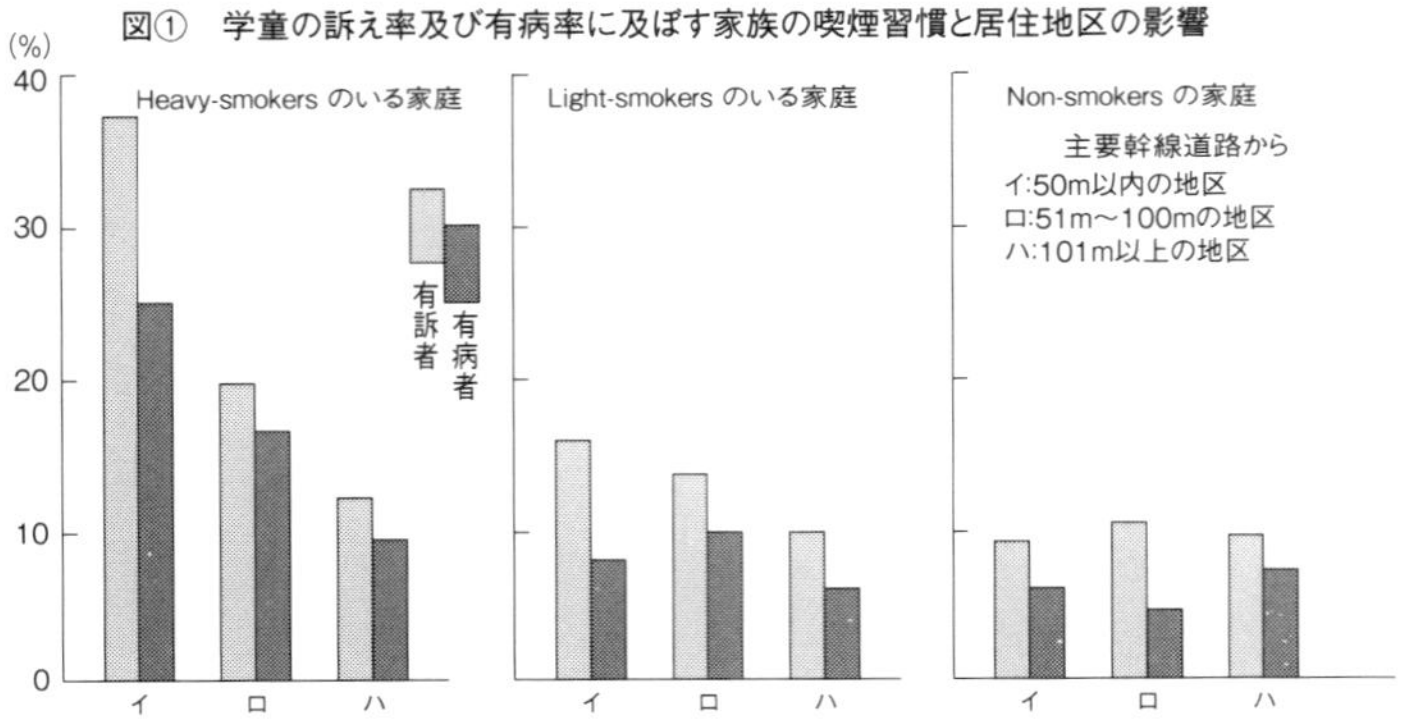

地区別・学童の訴え率及び有病率

（春日 斉他5名の共同研究による）

以上から、気管支喘息《ぜんそく》の有訴率及び有病率は、道路からの距離（自動車排気ガス）と受動的喫煙を主とする室内空気汚染に応じて、量―反応的に増加を示すものと考えられている。自動車排気ガス等に代表される大気汚染のひどい地区においては、家庭内の喫煙者（主に父親）は、子供の呼吸器系病気の一原因となっていると言えよう。

3．奇形児発生率の増加

タバコは子供（赤ちゃん）に対して実にいろいろな悪さをする。子宝に恵まれるためには、父親の〝男性自身（陰茎《いんけい》）〟が元気であることも一つの条件である。従来、〝男性自身（ペニス）〟が元気のない最大の原因は、男性ホルモンの不足と考えられ、かつては〝男性自身〟を励ます目的で男性ホルモンの一種テストステロンがよく使用された。しかし、〝男性自身〟が元気をなくす本当の原因は、別にある。男性ホルモンの不足は、第4番目の小さな要因でしかないのである。〝男性自身〟が元気をなくす第1の原因は、タバコの吸いすぎであり、第2はアルコール中毒であり、第3が睡眠薬等の乱用であり、この三つが主な原因である。[11] 父親のタバコは、赤ちゃんを作ろうとする意志そのものを、あるいは絶対条件である〝男性自身〟の勃起を阻害《そがい》するのである。それ故、子宝に恵まれるためには絶対に禁煙しなければならない。

幸いに受胎しても、父親のタバコはまたも赤ちゃんに悪さをする。奇形児出生率を高めるのである。父親のタバコの吸い過ぎは、奇形児の出生につながる危険性が高いという研究結果が、東北大学医学部産婦人科教室でまとまり、昭和54年度の宮城母性衛生学会と日本新生児学会総会で発表された。[12] 最近、妊婦の喫煙が胎児に及ぼす影響について問題となっているが、父親の喫煙との因果関係が明らかになったのは日本で初めてであると言う。

研究対象は東北大、山形大、福島医大、北大、東大、慶応大、金沢大、京大、京都府立医大、広島大の各大学病院で、昭和52年10月から昭和53年12月までに出産し、夫が喫煙者である夫婦５０５４人である。夫の喫煙者を喫煙量（1日）から1～10本、11～20本、21本以上の三群に、妊婦は非喫煙者、1～10本、11本以上に分類した。そして、それぞれの組み合わせの夫婦間に生まれた赤ちゃんについて発育過剰《かじょう》児、発育遅延《ちえん》児、早産、外表奇形《がいひょうきけい》（多指《たし》症、無脳児、単眼児、水頭症、三つ口など）の発生率を調査した。

その結果、夫の喫煙と発育過剰児、発育遅延児、早産児の発生とは関連が認められなかった。しかし、外表奇形の発生率は、1〜10本が0・6%、11〜20本が0・7%、21本以上が1・9%であった。つまり1日21本以上の夫の喫煙者は、それ以下の喫煙者の場合の2倍以上の外表奇形発生率である事が明らかになったのである。これは、「東北大学病院における昭和48年〜52年の全出産数に対する外表奇形の発生率0・9%と比べても明らかに高率である」とは、調査にあたった星　和彦助手の弁。母親の喫煙と奇形児との関係ははっきりしなかったという。

この研究で残念なのは、非喫煙者の夫との比較がなされていない点である。今後の研究に期待したいが、おそらく研究結果から推測すれば、喫煙者群の夫より低い外表奇形発生率となることは間違いあるまい。今回の研究結果について星助手は、「夫の喫煙が胎児に与える影響は外表奇形の種類が多いため、その原因がすべて喫煙と関係があるとは断言できない。さらに継続的な研究が必要だが、注意せねばならない結果だと思う」と総括されている。

外国でも父親の喫煙と奇形児発生との相関関係が指摘されているので紹介しよう。1974年、西ドイツのマウ（Mau）及びネッター（Netter）の両博士は、5183人の出産児について父親の喫煙との関係を調査している(13)。それによると、重症の奇形は非喫煙者で0・5%、1日1〜9本の喫煙者で2・4%、1日10本以上の喫煙者で3・1%と父親の喫煙との相関が示されたが、母のそれとは相関が示されなかった。奇形の型としては、顔裂《がんれつ》（口唇《こうしん》、口蓋裂《こうがいれつ》）の頻度《ひんど》が有意に高く、これは父の喫煙の煙に母が間接的に曝露《ばくろ》された事によるとは考え難い。喫煙者には病的精子の増加が報告されており、タバコにはベンツピレン（benzpyrene）のごとき強力な催変異《さいへんい》物質が含まれており、生殖細胞に対する突然変異を慎重に考慮する必要があると指摘されている。

4．乳児にタバコを食べさせる

ニコチンは青酸同様の激烈な毒物である。ニコチンが入っているビンは、それ故図②の如く黒地《くろじ》白わくに白ぬき文字（少し毒性の弱い劇薬は白地《しろじ》赤わく赤文字）で良く分かるようになっており、左上に毒という標示がなされている。犬の舌に半滴《てき》から二滴までのニコチンを垂《た》らすと即座に殺す事ができると薬物の本に書いてある事からも、その毒性の強さが分かろう。ちな

図②　毒薬の表示のしかた
（黒地白わく、白抜き文字）

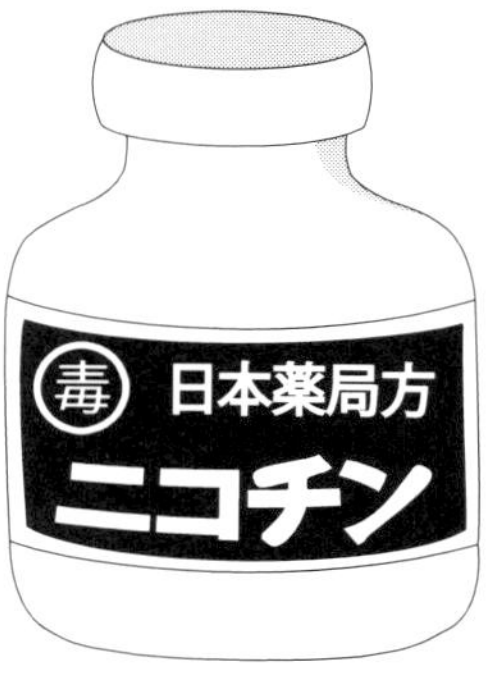

みに兎は四分の一滴、小鳥にいたってはニコチンをつけたガラス棒を口ばしにふれただけで死に、馬でさえも八滴《てき》のニコチンには耐えられないと言う。

さて、子供がタバコを食べたといって病院にかけこむ親は多い。喫煙パパが寝タバコで枕元に置いた灰皿から、早起きの乳幼児が吸いガラを食べる。あるいは、手の届くところに置かれたタバコを乳幼児が食物と思ってムシャムシャという場合も多い。幸いにニコチンは催吐作用《さいとさよう》があるため、ニコチンが吸収される以前に吐《は》き出す場合が多く、死亡にいたらない場合が多いが十分注意する必要がある。

ニコチンの急性中毒による致死量は、大人で60ミリグラム前後、乳幼児で10ミリグラム前後と言われる[14]。しかし、個人差があり、非喫煙者の大人でも敏感な人は、4ミリグラムでも激烈な中毒症状を示す人もあるから油断してはならない。ちなみに、1本のタバコには、20～30ミリグラムのニコチンが含まれており、1本のタバコから出る煙の中には、両切りピースで約2ミリグラムのニコチンが含まれている（昭和53年日本専売公社調べ）。

5. タバコの火による傷害

喫煙する世の父親達に絶対してもらいたくない事がある。くわえタバコで子供を抱くこと、ひとごみの中で喫煙すること、人が往来する場所での歩行喫煙である。子供をもつ親として本当にハラハラしどうしであり、以上の事を平気でする世の喫煙男性に怒りさえ感じる毎日である。

くわえタバコで赤ん坊を平気で抱く父親の気持ちが理解できない。危険に気づいていないようである。特に首のまだすわっていない赤ちゃんは危険だ。父のくわえタバコの位置と赤ちゃんの目の位置が同じであり、グターッともたれかかった時に、タバコの火が目にあたりジューッ。文字どうり目玉焼きになり、子供を一生の不具者にしてしまう。筆者の周囲にも、娘の目玉こそ焼かなかったものの、顔をヤケドさせてしまった同僚を知っている。もう1センチ上だったら片目をつぶしているところであった。

次に恐ろしいのが、人混みの中、路上、家庭内での歩行及び立ちながらの喫煙である。子供や幼児は活発に動きまわり、うろちょろしがちである。腕をおろした状態でいる時の指にはさんだタバコの位置が、ちょうど小さな子供の顔や目の位置と同じである。駅の中や混雑する路上でいつもハラハラしていた。なぜなら、私には小さな四人の息子があり、今まで何回も危い目にあっていたからである。喫煙者にはこの気持ちは理解してもらえないと思う。父親のタバコが原因の火災による子供の焼死やヤケドの被害は今さら言及するまでもなかろう。

第五節　教育者としての父親とタバコ

子供たちは大人や仲間から影響を受け教育されていく。大人の中での二大教育者は、学校の中の教師と家庭の親であろう。家庭の親の中でも、良かれ悪しかれ、人生観、価値観、成人後の行動様式に大きな影響を与えるのが父親である。家庭における父親の役割と教育作用は、母親の影にかくれて薄《うす》くなってしまったという見解がある。しかし、これとて一面的解釈にすぎない。プラス面の良い教育、ああしなさい、こうしなさいという積極的教育だけが教育のすべてではない。悪いことを教えるのも教育であり、無意識に教える教育だってあり、何もせずに強力な教育作用をもっている場合もある。反面教師、反面教育（者）という言葉もある。善かれ悪しかれ、家庭における父親の教育作用は以然として強力であり、母親に決して劣らない。

1．喫煙インプリンティング

ニワトリ、アヒル、カモ、ツルなどの鳥類のヒナは、生まれて最初に出合い接触を保った動く物体を親と認知して、以後その後について生まれて最初に出合う物体は自然の状態では通常本当の親であり、ここに親子関係のインプリンティング（刷り込み：imprinting）が成立するわけである。親子関係の認知に限らず、動物が生まれてすぐに接触を保った相手から深い印象を刻み込まれ、成長後もその影響があらわれることを、動物習性研究者はインプリンティング現象と呼んでいる。

インプリンティング現象には三つのタイプが存在する。第1は、親元を離れた後にも育った土地と同じような場所に住もうとするハビタート（生息地）インプリンティングである。第2は、幼い頃に接した動物たちと同種の動物と社会的な接触を保ち、類似の行動をとりたがるソーシャル（社会的）インプリンティングである。第3は、成長期に接した個体と同じような個体を配偶者に選ぶ傾向をもつセクシアル（性的）インプリンティングである。

これはあくまでもアヒルやカモなどの下等動物についてのインプリンティングであり、これをそっくり高等動物たる人間にあてはめるのは無理があろう。しかし、人間とて自然界の一部であり、動物の一種である事にはまちがいない。このような動物のインプリンティングの原則から大きくはずれてはいないようである。「三子《みつご》（三歳の子供）のたましい百まで」という昔の人の教えは真実である。

喫煙インプリンティングとは、ソーシャルインプリンティングの一角を形成する私の造語である。子供の頃家庭で接する父親や来客ののタバコの煙をみながら、おいしそうだなあ、僕も早くタバコの煙を吸ってみたいなあと思った経験があろう。見るだけでは我慢できず、こっそり吸った経験はないだろうか。たとえそこまではいかずとも、シガレット・ガム、シガレット・チョコレートなどのシガレット菓子（本書第十二章296頁写真参照）を買い、得意気になって喫煙する父親の模倣をした経験があろう。私の家庭には一人の喫煙者も存在しない。しかし、当時の私の二人の幼ない息子達は、来客者のタバコやテレビの喫煙シーンの影響を受けてか、オハシを手にはさんで喫煙のまねをしたり、シガレット菓子で喫煙ポーズをとって（本書第十二章296頁写真参照）私を嘆かせたものである。私に言わせると、息子らのこの一連の喫煙模倣行動は、来客喫煙者とテレビによる〝喫煙インプリンティング〟の結果である。

一人の喫煙者も存在しない私の家庭でこの状態である。ましてや父親が喫煙者の場合、この〝喫煙インプリンティング〟はもっと強烈であると想像される。幼い息子達は父親に対して非常な憧れをもっている。父親のする事を一生懸命見ていて、父親のする行為をまねてみたいと切望する。子供が父親に対して尊敬の念を持っている場合はなおさらである。父親は息子にとって男性の良きモデル（模範）である。父親こそは息子の目に最も映じやすく、最も望ましい男性の姿である。その父親が事もあろうに息子の面前でプカプカと毎日頻繁《ひんぱん》に喫煙する。親が息子に一生懸命〝喫煙インプリング〟を与えている姿以外の何者でもない。

喫煙インプリンティングは、セクシャルインプリンティングの一角をも構成する。娘にとって、喫煙する父親は男らしさの象徴的モデルである。喫煙する父親は、娘にとって男性のシンボルであり、望ましい異性の象徴である。それ故、喫煙する父親をみて成長した娘は、おおむね、喫煙男性をプラスに評価し、喫煙について寛容となる。このような娘が将来の配偶者を選ぶ場合には、喫煙する事はマイナスどころかむしろプラスに働く。これも喫煙する父親による娘への〝喫煙インプリング〟の成果（結果）である。

2．タバコを教材にした父親の教育

子供は例外なく親の価値観（親が何を是とし、何を否とするか）を正確に学ぶと言われている。しかも、言葉からでなく行動から。親が「私のやるようにではなく、私の言う通りにしなさい」といくら言っても子供は聞かない。子供は、「親が言う通りにではなく、親のする通りにする」のである。口で言う事はあまり効果がなく、行動こそが親の教育作用の中において重要な役割をはたす。昔から日本の父親は、口にこそ出さないが行動や態度で、母親以上に価値観、人生観に関する強烈な教育を行ってきた。言葉で教えるのではなく、行動や態度で示すのが父親の特色であり本質である。

さて、世の多くの父親にとって最も身近な品物はタバコであろう。少くとも全国の父親の30％から75％が喫煙者であるとみてよいからである。すべての父親は、意識的にか無意識的に、人生観や価値観についての、いわゆる価値（観）教育を行っている。父親の行っている価値（観）教育の中で最も典型的なのは、父親に最も身近なタバコを教材とした教育であろう。

タバコを吸う行為の背後に横たわっている価値観、人生観とはどういうものであろうか。それは、「タバコを吸うという事は、健康を犠牲にしても決して惜しくはない行為である」という価値観であり、「いつ死ぬか予期できない人生、好きなタバコを吸って死ぬならやむをえない。有害だからこそうまいのだ。私は人生を太く短かく快楽的に生きたい。健康に有害？　分かっちゃいるけどやめられない。人生にはそういう事がよくあるものだよ。受動的喫煙による他人への害？　そんな害の事まで考えていたら、この世の中生きちゃいけねえよ」という人生観である。子供の面前で喫煙する父親は、無意識、無意図的に行動をとうしてこのような価値観や人生観を我が子に教育（注入）しているのである。

子供に正直さを大切にしてほしいと望むならば、父親は毎日の生活の中で正直を自らの行動で示さなければならない。子供に健康を大切にしてほしいと望むならば、父親は生活の中で健康を害する行為をしてはならない。健康と他人への思いやりを大切にする子供に育てたいならば、父親は少くともタバコを吸うべきではない。なぜなら、タバコは喫煙する本人の健康を確実に害し、室（車）内空気汚染及び受動的喫煙を通して、周囲の人に被害や迷惑を与えずにはおかないからである。タバコは父親が自分の価値観、人生観を教える価値（観）教育の格好の教材なのである。

3．タバコによる父親の教育の類型—喫煙父親の我が子への対処法—

(1)　禁煙・嫌煙型

子供から「お父さんはどうしてタバコを吸わないの?」、「どうしてお父さんはタバコをやめたの?」と質問されて、「別に理由なんかないよ」、「なんとなく」などと、実にもったいない答え方をする父親が多い。理由がないわけではなく、面倒くさいからこのようなおざなりの対応をしているのである。生き方、価値、健康への姿勢について親と子の間の絶好の対話のチャンスである。タバコ問題は子供にとっても切実な問題である。それ故に、タバコ問題を通して確実に親子の意見交換が可能なのである。

この時とばかり、非喫煙者である（となった）父親の〝明確かつ合理的な〟理由を子供の前で堂々と述べるべきである。言行一致した姿を見せる数少い（?）貴重な機会である。父親を再認識させ、父親への子供の評価を修正させる良い機会である。たとえ体質的にタバコを受け付けなくても、また明確に禁煙の理由を思いつかなくても、タバコは健康に害があり、それ故自分の健康を害する愚かな行為はしたくない事、喫煙は喫煙しない周囲の人々にも被害と迷惑与える行為であり、それ故そのような加害者にはなりたくない事、タバコに大切なお金を浪費するのではなくもっと有意義な事に使用したい事、タバコの灰やヤニに汚れない清潔な生活をおくりたい事、健康で元気な人生をおくりたい事、などを子供に述べてもらいたい。意志の強さ、合理的生活、言行一致の生活信条を誇示し、有益な事をし無益な事はするなと、子供におごそかに宣言してもらいたい。そして、喫煙していない者の本心を最後に一言《ひとこと》いってもらいたい。「タバコを吸わなくて本当に良かったと思っている。お前たちもタバコは吸うなよ」と。これほどのすばらしいかつ効果的な子供教育、価値（観）教育、人生教育、健康教育があろうか。感動と驚きを伴なって子供の脳裏に深く刻み込まれ、これからの子供の人生に良き影響を与え続けてくれるであろう。タバコを吸いながら健康の大切さを説く学校教師、保健・医療関係者、健康教育者の何百倍もの教育力を持っている。

(2) 動揺・葛藤《かっとう》型

我々父親族は人間的、人格的に立派だったから子供の父親となったわけではない。すべての父親は弱点、欠点、矛盾をもち、その中で動揺し、葛藤しつつ生きている。タバコをやめたいと思いながらやめられず、それでもなおできれば禁煙したいと思っている。生身の人間として自然の姿であろう。一家の大黒柱として健康の大切さを知り抜いており、中高校生のタバコに眉《まゆ》をしかめている世の喫煙父親のほとんどすべてが、この動揺・葛藤型であろう。

このタイプの父親は、一見、意志薄弱でたよりなく、マイナスの教育しか与えていないように思われるが、実は逆である。意外と子供によき感銘を与えており、子供に喫煙を思いとどまらせている。特に、動揺・葛藤を続けながらも、ついに自らの意志と努力で禁煙に成功した場合の効果は抜群であり、子供にとってすばらしい父親になるタイプである。子供は口にこそ出さないが、タバコをやめようと努力している姿を評価してくれているのである。失敗を恐れずに子供の前で、子供と共に何回も禁煙に挑戦すべきである。禁煙は一回成功すればいいのだから。

次に、このような動揺・葛藤型の父親からすばらしい禁煙教育をうけられた、神戸市灘区の篠崎新蔵氏の例を紹介しよう。篠崎氏は、「私がタバコを吸わない人間となったいきさつ」を次のように回顧されている。

「それは私が5、6歳のころで、当時50歳であった父は重い病気にかかり、医師から禁煙せねば命にかかわると宣言され、以来タバコを止めるために非常に苦心いたしました。その一方法として、私に〝喫煙道具いっさい〟をあずけ風呂敷包みとしておき、父の外出時や畑仕事に出るたびに、私はその包みを持って父にしたがいました。途中でタバコをほしくなった父は、私に命じて包みを持って逃げろと叱るように申します。私は子供心に、父に同情しながら包みをかかえて走るのでした。父は私の後を〝それ逃げろ〟と追ってくるのです。この作業はおよそ6ヵ月つづきました。そして父は完全に禁煙がかないまして、それから40年余を生き、96歳で死にましたが、父のこの教訓が、私をして終世タバコを口にしない男に仕立ててくれたと思いますので、タバコを思うたびに父に感謝をしている次第であります。[15]」

なんと感動的な光景であろうか。なんと迫力のある息子に対する禁煙教育であろうか。そしてなんとすばらしい父親であろうか。なんとすばらしい教育者であろうか。

タバコから離脱できない姿を家族に、とりわけ子供たちにみせる事は、父親としてなさけないつらい事であろう。しかし、子供の前でタバコに対して動揺・葛藤型の父親である事を示す事は、父親にとって決してマイナスではない。これはむしろ父親の強さと自信のあらわれである。よりよき自分へと変わろうとする父親の努力が、子供たちに強い教育作用をもっている事を知るべきである。たとえ父親が禁煙に失敗しても、子供たちは決して軽蔑したりしない。努力して禁煙しようとする姿にむしろ尊敬と感動をもつものである。たとえ禁煙に失敗しても、それ以外に多くの良さと強さをもっているから、子供の前で平気で、気軽に、禁煙への挑戦を試みる余裕をもっているのである。

この動揺・葛藤型の父親こそ、子供を非喫煙者にする最高の禁煙教育が可能な父親である。愛煙家の父親よ、子供の前で禁煙への挑戦をしてほしい。数回の失敗にこりず再度挑戦してほしい。そしてぜひ成功してほしい。このことこそ、健康と命を大切にせよという子供への最大の教育であり、最高の禁煙教育である。禁煙努力は子供に対する健康教育、価値（観）教育、人生教育である。

(3) 開き直り型

自分自身の生活の邪魔にはならない子供の行動さえも（たとえば、子供の髪型、服装、スカートの長さなど）気にいらず、必死で変えさせようとする父親は多い。しかし、こんな父親にかぎって、決してタバコをやめようとはしないのである。考えてもみたまえ。タバコは喫煙している本人はもとより、同室を余儀なくされる家族や同僚の健康を害するのですぞ。非喫煙者が他人からの一方的健康侵害に対して抗議するのは当然である。父親であるからといって、家族に強制的にタバコの煙を吸わせる権限はない。子供たちがたまりかねて嫌煙権を発動しようものなら、「誰に食わせてもらっているのだ」と烈火の如く怒るのがこのタイプの父親である。

子供がお父さんの健康を心配して禁煙をすすめようとすれば、このタイプの父親はきまって、「子供は大人のタバコに口出しをするな」、「そんなにお父さんの体が心配ならもっと勉強して学校の成績をあげろ、お父さんはお前の成績のほうがよっぽど心配で健康に悪い」、「お父さんはな、死ぬ覚悟でタバコを吸っているんだ。好きなタバコで死ねば本望だ」などと反論するのである。学歴、社会的地位、教養、知性もあり一見非のうちどころもない父親でも、ことタバコに関しては例外なく以上のように反論する。

娘や息子から禁煙を要求されたり、嫌煙権を発動されて、しどろもどろになり、日頃言って来た事をかなぐり捨《す》てて、自分の喫煙行動を弁護し、理由にならない理由をつけ子供たちの失笑をかっている。子供の前で自分の喫煙を正当化する事ほど危険なことはない。父親として決してやってはいけない行為である。喫煙は健康を犠牲にするに値するものであると子供に教えているに等しいからである。確かに、危険に挑戦するのは男らしさの代表であるかもしれない。しかし、喫煙による死への挑戦、健康破壊への冒険、自分の健康を害する勇気は、自分の弱さをかくす口実、強がりにすぎない。ニコチンやタバコの奴隷となり、自分さえも管理できない、自分の健康さえも管理できない男の言い逃れにしかすぎない。こんな男性にかぎり、肺がんと知るやとたんに取り乱し泣き叫ぶものである。

「命をかけての喫煙行為である」と宣言するこの開き直り型の喫煙は、男らしさを模索している息子に、誤まった認識を与える危険がある。しかし、このような開き直り型の愛煙家父さんも、タバコが健康によくない事は自覚しているとみえて、未成年の子供には喫煙を禁止している場合が多い。できればお前はタバコを吸うなと希望する親は多い。しかし、親が喫煙しながら、子供にだけ「喫煙してはいけない」と言っても効果はない。成人になるまで待てと言うのが関の山である。喫煙者本人だけでなく、周囲の家族や同僚にまでも健康被害を与えるタバコを、「親だから吸っても良い理由」を、いったい誰が子供に説明できるであろうか。子供に喫煙をしてもらいたくなかったら、先ず親が禁煙すべきである。

このような、どうしても禁煙できない父親には、子供たちに対してどんな禁煙教育の道が残されているのであろうか。二つの道があるように思われる。第1は反面教師としての道である。のべつまくなしにタバコを吸い絶えず咳《せき》や痰《たん》をしている父親、あたりかまわずタバコの煙を排出し家族から煙たがられている父親、寝タバコでタタミを焼く父親、このような姿を通して、〝父のようになりたくないから自分は絶対にタバコを吸うまい〟と決意させる道である。ある意味では、この種の父親も無意識の良き禁煙教育者であると言えなくもない。

第２の道はタバコ自体に罪をかぶせる方法である。〝どうしてお父さんはタバコをやめないのですか？〟と子供たちから詰問されたら、〝大人のする事に子供は口出しするな〟と開き直らずに、せめて次のように答えてもらいたい。「お父さんがタバコを吸い始めた頃は、今とちがってタバコの害は知られていなかったのだ。だから自分は吸ったのだ。それでニコチン中毒にかかり、どうしてもやめられなくなってしまった。ニコチン中毒とは恐ろしいものだ。だからお前は絶対にタバコを吸ってくれるな。私の誤ちを子供のお前に繰り返してもらいたくない。禁煙できない恐ろしさを知っているからこそ、お前に禁煙を命令するのだ。タバコの害を知らされていたらお父さんだって絶対にタバコを吸わなかったはずだ」と。

注

(1) 朝日新聞　昭和55年6月17日。
(2) 大久保正一・久保喜子共著「中年死亡の増加現象」、『厚生の指標』第27巻・第2号、昭和55年、27頁。
(3) 佐賀新聞　昭和55年3月18日。
(4) 高須克弥著『昭和一ケタの長寿学』　ＣＢＳソニー出版、昭和55年。
(5) 並木正義著「タバコと消化器疾患―自殺行為に等しい〝害あって益なし〟―」『毎日ライフ』　１９７８年11月号、毎日新聞社、31〜37頁。
(6) 読売新聞　昭和54年6月11日。
(7) 専門家の多くも、毎日6杯以上飲んでいると、体に害があるかもと警告している。
(8) 『暮しの手帖』　１９７０年春5号、17〜18頁。

(9)アメリカ合衆国保健教育福祉省衛生総監報告書要約『喫煙と健康』(厚生省内部資料)、1979年、158頁。
(10)春日 斉他著「学童の健康に及ぼすPassive-Smoking(受け身の喫煙)の影響、特に非特異的呼吸器疾患有病率との関係について」『日本衛生学雑誌』第32巻・第1号、1977年、80頁。
(11)朝日新聞 昭和55年9月7日。
(12)西日本新聞 昭和54年4月9日。
朝日新聞 昭和54年8月25日。
(13)谷村 孝著「喫煙と胎児・新生児」、『産婦人科の実際』第26巻・第8号、昭和52年、681頁。
(14)人間がニコチンを口から入れた場合、致死量は、体重1キログラム当り1ミリグラムと言われている。
(15)篠崎新蔵「タバコがない世界のことを考える—タバコ、この不思議なるもの—」『自然』第22巻・第4号、1967年、40頁。

第九章　母親とタバコ

第一節　女性喫煙者率の研究と考察

喫煙の害が叫《さけ》ばれ、世界的傾向として喫煙者率の減少とタバコ消費量の減少が指摘される中で、次の三つの集団においては、逆に増加現象がみられると警告する識者は多い。その三つの集団とは、女性、発展途上国、未成年者のそれである。以下においては、女性特に日本の女性の喫煙に焦点を当てて考察したい。

１．日本人成人女性の喫煙者率の概観

平成25（２０１３）年から平成29（２０１７）年までの最新5年間の日本人成年男女の喫煙者率を示せば、本書２１０頁の表①の通りである。男女共に喫煙率の減少傾向がみられるが、男性が32・2％から28・2％への4％減少に対し、女性は10・5％から9・0％への1・5％の減少に留《とど》まっている。日本人成人男女の喫煙者率が最高（ピーク）に達した昭和41（１９６６）年の男（83・7％）、女（18・0％）の喫煙者率と比較すると、男が83・7％から28・2％へと55・5も減少し、ピーク時の三分の一に減少したのに対し、女は18・0％から9・0％の減少となり、ピーク時の二分の一の減少に留《とど》まった。しかし、9・0％の女性喫煙者率は、欧米先進諸国の女性喫煙者率（アメリカ15・0％、フランス25・6％。本書２１３頁表⑥参照）が二桁《けた》台である事を考える時、やはり誇《ほこ》るべき数字であると考える。

ちなみに、昭和41（１９６６）年ピーク時前後の日本人成人男女の全国平均喫煙者率は、本書２１０頁の表②の通りである。

日本人全人口からみた、日本人百人の村（仮定）でみたそれぞれの相対値を50年前と比較したのが、本書２１１頁の表③である。50年前は33人の成人女性のうち女性喫煙者は5人、非喫煙者は28人であった。現在（平成27年）は、１００人の村人のうち、女性は44人、うち女性喫煙者は4人、非喫煙者は40人となっている。

日本人女性の世代別喫煙者率を、ピーク時の昭和41（1966）年と2017年の現在（平成29年）と比較したのが表①である。ピーク時から51年間、日本人女性の喫煙者率は、全世代に渡って減少している。全年齢では、18・0％から9・0％へと半減しており、減少率は、40代（8・3％）、50代（11・0％）、60代以上（18・5％）と年齢が上昇するにつれ増加している。30代、20代女性の喫煙者率の減少割合は他の世代に比べて2・8％、3・6％とかなり少ないのは気にかかる現象である。

日本人成人男女の喫煙者率は、ピーク時の昭和41（1966）年から平成29（2017）年の現在まで、51年間で男性は83・7％から28・2％へと約三分の一に減少し、女性は18・0％から9％へと半減した。これら日本人成人男女の喫煙者率の急激な減少傾向の原因については、三つの外圧と一つの内圧が指摘されている（本書211頁〜212頁）ので参照されたい。

2．外国女性の喫煙者率の概観

調査年や対象成人年齢等の相違があるが、外国の女性喫煙者率の1975（昭和50）年頃と2016（平成28）年を示したのが本書213頁の表⑤、213頁の表⑥である。昭和50（1975）年当時の日本人女性の喫煙者率は15・1％であるが同年のイギリス女性の喫煙者率42・8％と比べると非常に低い。平成28年の日本人女性喫煙者率は9・7％である（本書210頁表①参照）が、同年の外国人女性の喫煙者率を示したのが、本書213頁の表⑥である。これと比較すると、日本人女性の喫煙者率は、ウーマン・リブ（婦人解放運動）の進展している欧米先進諸国の15％〜25％台に比べると低く、イスラム教国であるアジアの発展途上国のそれと比べると高い（バングラディシュ0・7％、インドネシア3・6％）。

表①　日本人女性世代別喫煙者率の比較（%）

	20代	30代	40代	50代	60代以上	全年齢
昭和41年（1966）	10.6	14.3	22.0	24.1	24.1	18.0
平成29年（2017）	7.0	11.5	13.7	13.1	5.6	9.0
減少%	3.6	2.8	8.3	11.0	18.5	9.0

（日本専売公社,日本たばこ産業株式会社による調査より）

第二節　女性喫煙の実態

1．女性の喫煙本数

いったい日本の成人女性喫煙者は、1日にどれくらい喫煙しているのであろうか。毎日新聞社が男女3000人に行った「タバコ全国世論調査[1]」によれば、表②の通りである。女性喫煙者の83%が20本入り1箱以内という事になる。分類上、1日に31本以上吸う人を「ヘビィスモーカー」とすると、男性は12%、つまり約十人に一人がヘビィスモーカーであるのに対して、女性はその約半分（5%）で、二十人に一人の割合である。女性喫煙者は、全体的に男性喫煙者ほどには、喫煙本数は多くないようである。

表②　1日の喫煙本数

	全体 %	男 %	女 %
10本未満	17	13	42
11～20本	47	48	41
21～30本	24	26	10
31～40本	8	9	3
41～50本	2	2	1
51本以上	1	1	1
無回答	1	1	2

2．女性の喫煙意識

さて、女性喫煙者は、どのような意識で喫煙しているのであろうか。前述した毎日新聞社の「タバコ全国世論調査[1]」での、「あなたは、できればタバコをやめたいと思うことがありますか」への回答は、表③の通りである。しばしばあると答えた人は、女性より男性に多い。逆に、全くないと答えた人は、女性が断然多い。世界的共通の現象として、女性は一度喫煙者になったら男性より禁煙しにくいと言われているが、この事は、この毎日新聞社の調査でも裏付けられているようである。

表③　あなたは、できればタバコをやめたいと思うことがありますか（%）

	全体	男	女
しばしばある	23%	24%	18%
たまにある	40	40	41
めったにない	15	16	11
全くない	15	14	24
その他・無回答	7	6	6

3．妊婦の喫煙実態

女性の喫煙は、妊娠との関係で特に深刻な問題となる。日本の女性の妊娠と喫煙の関係は、どの様な実態になっているのであろうか。平成20（2008）年に大阪府の産婦人科病院にて、885名の妊娠の調査を示せば表④の通りである。[2] 妊娠を契機に禁煙に踏み切ったとは言え、妊娠前に約36・1％の女性が喫煙していたという事実は、筆者には驚きである。毎日新聞の調査で、「タバコをやめる気は全くない」と答えた女性が24％にも達していた（前頁表③参照）が、このような女性が、妊婦になった時、表④中の喫煙者群になると思われる。妊娠中でも喫煙を継続する5・5％の妊婦喫煙者群の存在は、深刻であり、せめて妊娠中ぐらいは禁煙する姿勢が不可欠であろう。今後の指導改善が強く望まれる。

表④　妊婦の喫煙状況

総数	妊婦の三郡	各人数	%	特記事項
885	非喫煙者群	565	63.8	
	前喫煙者群	271	30.6	105名妊娠前に禁煙 152名妊娠中に禁煙 14名不明
	喫煙者群	49	5.5	妊娠中も喫煙継続

（鈴木史明氏と笹松隆洋氏の調査・研究（2009年）より作成）

4．妊婦や母親のタバコの害認識度

日本の女性は、タバコの害について、どの様な理解を持っているのであろうか。昭和53（1978）年当時、タバコの害が認識され、反喫煙市民運動が盛り上がっていた時代の毎日新聞の「タバコ全国世論調査」[1]によれば、表⑤の通りである。肺ガンについては、女性全体で66％の人がタバコの害として認識はしているものの、肺ガン以外の喉頭《こうとう》ガン、食道ガン、胃ガン等の他のガンについての質問や認識が欠落しているのは、現在からみれば問題点として指摘できよう。

最も重要な点は、「胎児への影響」に対する回答が20％の低率である点である。非喫煙女性でも28％しか知らず、女性喫煙者においては10％、すなわち十人に一人しかタバコの害を認識していないのは、驚きを通り越して恐怖さえ感じるほどである。現在の平成20（2008）年の日本人妊婦のタバコの害認識状況の一例を示せば、表⑥の通りである。[2] 昭和53（1978）年当時のタバコの害認識と比較すれば（表⑤参照）、害の種類と害の与える深刻性等、日本人女性のタバコの害認識度は量、

表⑤　あなたは、タバコの害は何だと思いますか。（いくつでも）

	全体	吸っている	吸っていない	10本未満	11～20本	21～30本	31～40本
肺ガン	66	65	67	60	66	66	63
気管支炎など呼吸器の病気	45	45	46	40	43	52	49
心筋こうそくなど心臓病	16	18	15	17	17	21	24
ニコチン中毒	44	43	46	39	42	44	45
胎児への影響	20	10	28	18	9	10	8
はだのおとろえ	11	8	14	16	6	5	7
指の汚れや口臭	17	15	18	16	12	19	16
吸わない人への迷惑	41	33	47	28	31	40	32
衣服、部屋などの汚れや焼け焦げ	20	16	22	16	14	18	20
害はとくにない	3	6	1	7	6	4	7
その他	1	2	1	3	1	1	1
無回答	2	1	2	1	2	0	0

表⑥　妊娠のタバコの害認識度　　　　（　）内は%

病質異常	総数(885名)	非喫煙群（565名 63.8%	前喫煙群（271名 30.6%	喫煙群（49名 5.5%
肺癌	858(96.9)	552(97.7)	260(95.9)	46(93.9)
喉頭癌	560(63.3)	352(62.3)	177(65.3)	31(63.3)
食道癌	334(37.7)	216(38.2)	99(36.5)	19(38.8)
胃癌	260(29.4)	157(27.8)	85(31.4)	18(36.7)
肝臓癌	207(23.4)	126(22.3)	72(26.6)	9(18.4)
子宮癌	118(13.3)	71(12.6)	42(15.5)	5(10.2)
脳卒中	409(46.2)	227(40.2)	154(56.8)	28(57.1)
呼吸器疾患	513(58.0)	332(58.8)	156(57.6)	25(51.0)
心筋梗塞	430(48.5)	256(45.3)	148(26.2)	26(53.1)
低出生体重児	655(74.0)	408(72.2)	208(76.8)	39(79.6)
周産期死亡	274(31.0)	172(30.4)	90(33.2)	11(22.4)
乳児死亡	342(38.6)	204(36.1)	122(45.0)	16(32.7)
流産	510(57.6)	334(59.1)	151(55.7)	25(51.0)
早産	430(48.6)	274(48.5)	128(47.2)	28(57.1)
前置胎盤	94(10.6)	54(9.6)	35(12.9)	5(10.2)
常位胎盤早期剥離	177(20.2)	100(17.7)	68(25.1)	9(18.4)
胎児奇形	408(46.1)	276(48.8)	121(44.0)	11(22.4)
子宮外妊娠	103(11.6)	64(11.3)	34(12.5)	5(10.2)
不妊症	265(29.9)	185(32.7)	74(27.3)	6(12.2)

（鈴木史明氏と笹松隆洋氏の調査・研究（2009年）より作成）

質共に数段深まったと判断できよう。

ガンについても、肺癌《がん》以外にもタバコの影響が認められている6種類のガンについてある程度の認識が形成されているのは進歩である。胎児への影響については、昭和53年当時よりも更に、低出生体重児、周産期死亡、乳児死亡、胎児奇形等と詳細な認識に至っているのは喜ばしい限りである。

表⑥をみて、ビックリした点が三つある。第1点は、非喫煙群63・8%の低さである。第2点は、前喫煙者群と喫煙者群の割合の高さ（両者を合わせると36・1%にもなる。）である。平成26年から平成29年の日本人女性の平均喫煙者率は9%台である事を考えると、やはり考えさせられる数字である。第3点は、タバコの害が顕著と言われている低出生体重児と早産に関して、喫煙群の害認識度がトップである点である。気にはしているが、喫煙はやめられないと言う事であろうか。ニコチン依存のすざましい実態を垣間《かいま》見た気がする。

表⑥に掲げたタバコの害の19項目中、女性のみの害が11項目にもなり、そのうち低出生体重児から不妊症に至る10項目が、妊娠と出産、育児に係《かか》わるタバコの害である。タバコがいかに女性にダメージを与えるか、胎児、赤ちゃん、乳幼児までをも巻き込み、その被害は長期間に及ぶという点で、与えられたダメージは、男性の数倍にも達すると言っても決して過言ではない。この点からでもタバコは女性の敵、妊婦の敵、母親の敵であると言えよう。

第三節　妊娠及び出産とタバコ

1. コロンブスの罪

スペインの援助を受けたイタリア人コロンブスが大西洋を西に向かい、現在の西インド諸島にたどり着き、アメリカ大陸発見の糸口をつかんだのは１４９２年であった。その時、原住民のインディアンたちからもらって来た世紀の〝おみやげ〟こそが、梅毒という性病とタバコであった。この二つの〝おみやげ〟は、あっと言う間に地球を駆け巡った。このコロンブスの〝おみやげ〟で、最大の被害を受けたのは、胎児や赤ん坊であろう。梅毒がもたらす胎児や赤ん坊への害としては、流産、死産、先天性梅毒児の誕生等がある。ところで、タバコも胎児や赤ん坊にとって梅毒にも劣らない加害物なのである。

乳幼児時代及び誕生に先立つ９～10ヵ月間は、人間の一生にとって極めて大切な時期である。この時期に、タバコは重大な害を胎児や赤ん坊に容赦なく与える。タバコと妊娠、出産、胎児、赤ん坊、乳幼児との関係についての理解と認識は、我々の子孫の健康と民族の将来を考える時、必要不可欠の事柄である。それ故、次に述べる知識や見解は、日本国民として不可欠の基礎知識である。

2. 早産児、低体重児の出生とタバコ

(1) 外国での研究

すでに外国では、１９３１（昭和６）年という早い時期に、タバコ工場勤務の婦人は妊娠が少なく、流産が多く、乳児死亡率が高いという研究報告がなされている。しかし、妊婦へのタバコの害を世界に知らしめる役割をはたしたのは、アメリカの

シンプソン（W．J．Simpson）の研究であろう。シンプソンは1957年に、カリフォルニアの三病院の2〜3年間の全出産について、出産証明書作成の時、喫煙について調査をし、さらに、保健婦による家庭訪問の際、得られた喫煙情報の正確性を再検討した。

その結果、7499出産例について、喫煙者からの低体重児（2500g以下）出生率は11・1％であり、非喫煙者の6・4％に比して有意に高く、しかも1日の喫煙量に比例して低体重児出生率が増すと報告した。シンプソンのこの指摘以来、外国女性の喫煙者率の高さを反映してか、欧米においては表⑦に示すごとく多くの研究がなされている。[3]

母親の喫煙と低体重児出生との関係についての、すべての疫学調査がその相関を認めており、喫煙妊婦では、非喫煙妊婦に比べて新生児の体重減少は平均250gであるとされている。表⑦で確認できるように、低体重児出生の割合は、喫煙妊婦群は非喫煙妊婦群の約2倍の高率になっている。それにもまして注目されるのは、1970（昭和45）年代の欧米の妊婦の喫煙者率の高さである。無知のなせる業《わざ》であろうか。まだまだ日本の女性は賢明である（ちなみに日本女性は、昭和41（1966）年の18％が最高）。

(2)　日本での研究

日本の女性は賢明にも外国女性ほどタバコを吸わない。このことは妊婦にもあてはまる。日本における妊婦の喫煙率は、筆者によるこれまでの調査によれば最低5・5％、最高10％である。[4] それ故にか、妊婦へのタバコの害の研

表⑦　母の喫煙と児の低体重出生（2,500g以下）　（谷村　孝氏の研究による）

調査地	研究者	調査人数	喫煙者の割合（%）	低体重出生（%） 非喫煙者	喫煙者	比較危険率	帰属危険率（%）
カナダ（Ontario）	Ontario Dept. of Health（1967）	48,378	43.5	4.5	9.1	2.02	31
米国（California）	Yerushalmy（1971）						
白人		5,334	40.2	3.5	6.4	1.83	25
黒人		1,413	33.3	6.4	13.4	2.09	27
米国（Maryland）	Comstockら（1971）	12,287	37.8	5.9	11.1	1.88	25
英国（Cardiff）	Andrew McGarry（1972）	13,414	46.5	4.1	8.1	1.98	31
米国	NiswanderとGordon（1972）						
白人		18,247	53.6	4.3	9.5	2.21	39
黒人		19,029	40.9	10.7	17.5	1.64	21
カナダ（Montreal）	Fabia（1973）	6,958	43.2	5.2	11.4	2.19	34

究は、諸外国に比べて比較的おくれて出発した。

日本における研究例としては、東京自動車連合健保柳橋病院の調査研究（１９６４年）があげられる。同病院での出産６６５児の調査によれば、妊婦の喫煙者率は８・０％で、欧米よりもはるかに低く、低体重児の出生率は13・6％と非喫煙者の7・1％より高いことが明らかにされている。[5] なお、この調査においては、平均体重は非喫煙者３０９９ｇに対して喫煙者２８４５ｇで差は２５４ｇであった。また、東京女子医大病院における１９６８年５月より翌年５月までの２９８例の出産調査においては、妊婦喫煙者率は８・１％で、低体重児出生は非喫煙者で31・4％に対し、喫煙者は42・8％と高く、両群の体重差は２０８ｇであった。[3]

次に、日本の最近の代表的研究例として、〝妊娠中のお母さんタバコにご用心、喫煙は早産やおなかの赤ちゃんの成長を妨げる危険がありますよ〟と警告した、厚生省の『53年度、母体および胎児に対する外的因子研究報告書』（１９７９年９月発表）を紹介したい。調査結果は表⑧に示す通りである。

報告書は疫学調査の結果として、１日16本以上のタバコを吸う妊婦の赤ちゃんは、ほぼ五人に一人の割合で、早産児（在胎37週未満）や低体重児である事、及びタバコを吸わない妊婦の赤ちゃんに比べて、早産児の割合が最高で６・８倍、低体重児の割合は最高で５倍も高いことを指摘している。報告書は「喫煙は胎児の発育を抑制するようである」と結論づけている。

この報告書は厚生省心身障害研究母体外因研究班（班長、鈴木雅洲・東北大医学部産科婦人科教授）がまとめたもので、疫学調査を担当したのは東北大学医学部産科婦人科学教室である。疫学調査は東大、広島大、山形大など全国10大学の付属病院で赤ちゃんを出産し、妊娠期間中タバコを吸っていた妊婦４５３人と、東北大学医学部付属病院で赤ちゃんを産み、タバコを吸わない妊婦９１９人を対象に行われた。

この調査結果から報告書は、「早産児の発生率は１日６本以上の喫煙で、低体重児の発生率は11本以上の喫煙で、非喫煙者に比べてはっきりと差がでている」と分析し、「妊娠期間中はタバコを避けるべきである」と結論づけている。

表⑧　早産児、低体重児出生率

	早産児	低体重児	回答者数
非喫煙者	22人（2.8％）	29人（3.6％）	797人
一日の喫煙量			
1〜　5本	7（4.9％）	8（5.6％）	144
6〜10本	14（8.1％）	11（6.4％）	173
11〜16本	5（10％）	9（18％）	51
16本以上	13（19％）	12（18％）	67

(3) 喫煙と低体重児出生の関連

どうして喫煙する妊婦は早産児や低体重児の出生率が有意に高いのであろうか。喫煙と早産児出生との関連についてはまだ有力な仮説は登場していないが、喫煙と低体重児出生の関連については、以下の諸説がある。

イ．胎盤血流減少説

喫煙によるニコチンが末梢血管を収縮させ、これが胎盤の血流量を減少せしめて、胎児の発育を障害するとの考え。

ロ．酸素不足説

喫煙時に大量発生する一酸化炭素（CO）が、母体と胎児の血液中の一酸化炭素へモグロビン（CO-Hb）濃度の上昇をもたらし、胎児への酸素運搬機能の減退を引き起こす。そのため胎児は常時軽い酸欠状態におかれ、このことが胎児の発育を障害するとの考え。

ハ．食欲不振・栄養不足説

喫煙をすると体重が減少すると言われる。これは喫煙によって満腹感を感じ、結果的に食欲不振になることが大きな原因である。更に、喫煙によってビタミンやカルシウム等の栄養素が破壊される事が明らかになっている。このような、喫煙による母体の食欲不振と栄養不足（破壊）が、ひいては胎児の発育を障害するとの考え。

(4) 生後発育への影響

たとえ早産児、低体重児であっても、五体満足に生まれて来てくれたら、親としては万々歳である。しかしやはり、親としては生後の発育に悪影響がないか心配になるところである。出生に先立つ、人生の中でも最も重要な胎児の時期に、ニコチン、一酸化炭素を始めとする有害物質や酸素不足でいじめぬかれ、早産児や低体重児として出生した赤ちゃんは、人生のスタートからハンディキャップを負わされているわけである。出生後の発育に何らの悪影響もないとは、とうてい考えられない。これらの赤ちゃんの生後発育について、医学研究者の見解は次の三つにわかれている。[6]

イ　第1見解（楽観説）

これはマクマーホン（MacMahon）らによって１９６６年に出された報告書にみられる見解である。ここでは、たとえ低体重児で出生しても、体重は生後10～14ヵ月で差はなくなるとされている。

ロ　第2見解（警戒・要注意説）

これはアメリカのハーディ（Hardy）やメリッツ（Mellits）が１９７2年に発表した見解である。彼らは、生後1年でなお身長はやや低いが、4～7歳になれば身体および知能発達は対照児童との差がなくなる、と報告している。

ハ　第3見解（深刻説）

これはイギリスのバトラー(N.R.Butler)やゴールドシュタイン(H.Goldstein)によって、１９７3年に発表された見解である。[6]彼らはイギリスの1万７０００人の児童の調査において、喫煙者の子供は7～11歳で身体および精神発達が遅滞していると述べ、これは妊娠4ヵ月以後の喫煙量に比例して強くなる、と報告している。例えば、1日10本以上喫煙した母親から生まれた子供は、11歳の時点で読解力、算数の成績、知能検査成績が、非喫煙者の母親から生まれた子供に比べて、3～5ヵ月遅れていることが判明したと述べている。

我々はこれらの諸見解をどのように受けとめるべきであろうか。喫煙に起因する低体重児の生後発育に関する研究は、最近では少くとも楽観的に考えてはいけない事、発育研究の視点が体重（量）から精神・知能（質）へと変わった事、を教えている。

第3の見解については、〝たかが妊娠中のタバコがそれほどまでに悪影響を与えるだろうか〟と疑問視される読者も多かろうと想像される。しかし、「人間の脳細胞は妊娠10ヵ月の間にできあがる。子供の知能の善し悪しは、その１４０億の脳細胞が胎内生活で充分な栄養、なかでも特に大切な酸素を充分に与えられて育ったかにかかっている」と説く脳生理学者の話を聞く時、第3の見解は素直に納得できる見解である。胎児の酸素不足と栄養不足をもたらす最大の元凶は、妊娠している母親が吸うタバコであるからである。タバコの害は、私たちが思っているよりはるかにすさまじく恐ろしいのである。

(5)　出産希望女性のタバコへの対処

妊娠中の喫煙の胎児への悪影響については十分に理解された事と思う。ところで読者の中には、妊娠前にタバコを吸っていても妊娠中にやめれば前述のような悪影響は与えないだろうか、という疑問をもたれた方もあろうと思われる。現在のところ、この疑問に答えられる研究データとしては、次の二つの見解がある。[7]

一つは、「以前の喫煙者であっても、今回の妊娠で喫煙しなければ、児の体重は対照（非喫煙者の児）と変わらず、また、妊娠初期に禁煙すると児の体重低下は軽減される」（MacMahon らの見解、１９６６年）という見解である。もう一つの見解は、「妊娠４ヵ月以後の喫煙が低体重児出生の主原因である」（Butler らの見解、１９７３年）とする考えである。

医学的には、妊娠したと気づいたら即刻タバコをやめるべきであるというのが一つの答えであろう。しかし、すぐにやめられないのがタバコである。特に女性は男性より禁煙が困難であると言われている。また、妊娠に伴う不安やイライラから、かえって禁煙が困難になったり、逆に喫煙本数が増加したりする危険性だってある。また、妊娠と分かった時点で禁煙しても時すでに遅しという場合だってあるかもしれない。それ故、妊娠の可能性のある時、あるいは子供をほしいと思う女性は、その時、すなわち妊娠する前に、きっぱりと禁煙すべきである。そうして、以後は二度とタバコを口にすべきではない。妊婦の喫煙者率が５・５～10％であるという事は、[4]世界に誇れる数字であり、日本の母親の我が子（児）に対する愛情の深さの象徴、日本女性の賢明さの象徴と理解すべきである。

３．アスムッセン研究の新衝撃

母親の喫煙は低体重児の出生や子供の知能・精神発達を遅滞させる危険性がある、という事はすでに言及した。ところが最近、これらの害だけでなく、更に母親の喫煙は胎児の血管の内膜に病変を引き起こし、それが原因で成人後の動脈硬化を加速する危険性がきわめて大きいことが明らかにされた。母親の喫煙の罪、これ極《きわま》れりという感じである。このことを具体的に明らかにして、世界の人々を驚かせたのが、かの有名なアスムッセン研究であり、日本のマスコミでもセンセーショナルに紹介されたので、[8]ご記憶の読者も多かろうと思う。

この衝撃的研究は、１９７８（昭和53）年9月下旬東京で開かれた第8回世界心臓学会で、デンマークの女性心臓学者インガー・アスムッセン（I. Asmussen）博士（コペンハーゲン大学病理学研究所）により、電子顕微鏡を使った病理学的な研究から得られた動かぬ証拠を添えて発表された。喫煙によって胎児の血管に損傷が生じる事はウサギなどの動物実験で証明されているが、人間についてはこれが始めてである。以下、その学会発表の概容を紹介しよう。

タバコの煙の中には、一酸化炭素、窒素酸化物、シアン化水素など多数の有害物質が含まれており（本書106頁表③、表④参照）、血液中の酸素を減らすなど胎児に悪影響を及ぼすと考えられている。すでに動物実験では、胎児の血管が実際に損傷を受ける事は明らかにされているのだが、人間の赤ちゃんでは、倫理上の理由から胎児そのものの血管の組織を採取して調べる事ができず、研究は未開拓のままであった。そこでアスムッセン博士が着目したのが、誕生の際に入手できる胎盤とへその緒である。誕生直後に、胎盤の血管、へその緒の動脈と静脈の計三ヵ所から血管内壁の組織を採取し、喫煙の影響がどのように現れているかを電子顕微鏡で観察し、病理学的に研究したのである。

アスムッセン博士は、母子ともに健康で、血液中のホルモンなどの成分は正常だが、タバコを吸うか吸わないかだけが違う妊婦を捜し出し比較研究した。その結果、妊娠中も1日10本以上を吸い続けた喫煙妊娠十五人と、全く吸わない非喫煙妊婦十五人についてのデータが2年がかりでまとまった。

両グループで明らかに差が見られたのは血管内膜の状態であった。非喫煙者妊婦の胎児では、血管内膜を構成する細胞は写真（下）のように整然と同一方向に並び、表面も滑らかであった。ところが喫煙妊婦の胎児では、上部写真のごとく並び方が不規則で細胞と細胞の間に間げきが生じ、表面も小石を置いたようにデコボコである。これらの異常は、喫煙妊婦十五人から採取した全組織試料に見られ、一方、タバコを吸わない妊婦の場合には全く見られなかった。

病変を起こした原因と考えられる血液は胎児の体内にも循環しているところから、同博士は胎児の血管にも同様の病変が生じているものと推定している。また病変の程度は、喫煙

新生児のへその緒血管内膜電子顕微鏡写真

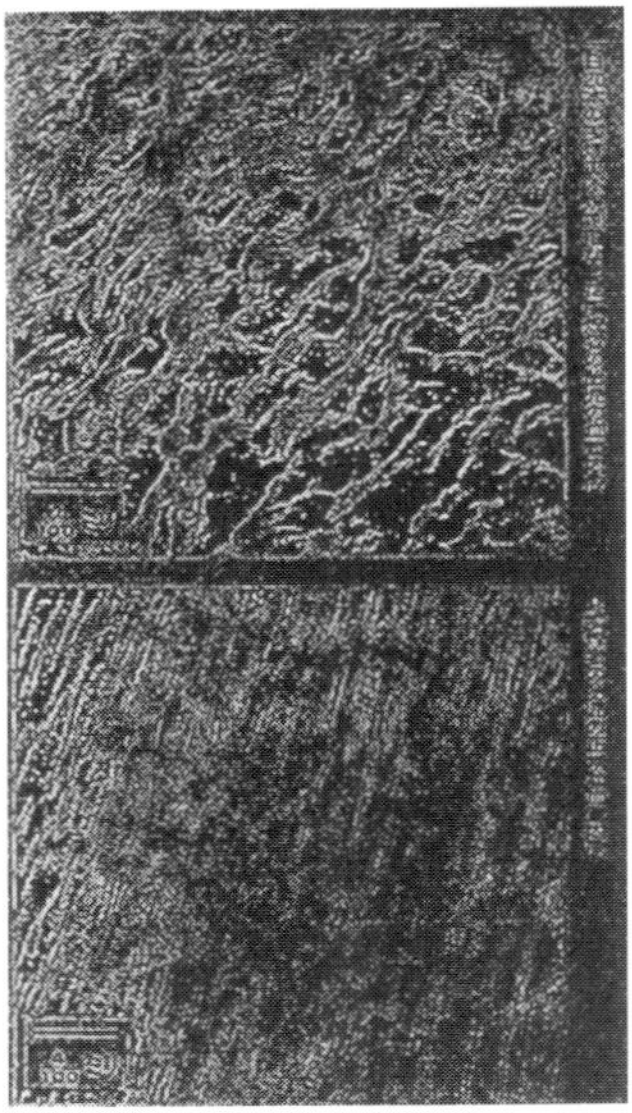

（毎日新聞1978年9月24日より）

本数が増加するほど激しくなっていたという。これらの病変で細胞間げきが生じると、資質など有害血液成分が血管内壁の基底膜へ侵入しやすくなると考えられ、「これらの血管内膜の病変が、成人となってからのコレステロール沈着などをうながし、動脈硬化を加速する危険性が大きい。喫煙で動脈硬化が誕生前から始まると考えてもいい」というのが同博士の発表の要旨である。

動脈硬化は狭心症や心筋梗塞など冠状動脈系病気の重要な原因である。この研究から、妊娠中の喫煙が赤ちゃんの成育後の心臓病の遠因になるとも予想される。同博士の今回の発表は、健康な赤ちゃんが生まれた場合の研究だが、現在、死産など異常出産の場合についても研究中であると言う。同博士のこの研究は、１９７８（昭和53）年10月、シカゴで開かれた『動脈硬化と高血圧による病気の幼少期における予防』の国際シンポジウムでも発表された事を付記しておく。ともあれ、妊婦の喫煙について新たな研究の地平が切り開かれた事だけは確実である。

第四節　乳幼児とタバコ

１．赤ちゃんの嫌煙権確立は急務

嫌煙権は言葉も発する事もできず、避難する事もできない赤ちゃんのために、まず最初に確立されるべきであろう。私も二人の子供の父親になって始めて嫌煙権的発想を持つようになった。私の二人の息子らが赤ちゃんや乳幼児であった頃、郷里の両親のもとに帰省する時はやむを得ず国鉄を利用しなければならなかった。赤ん坊を抱いて国鉄の列車に乗ったとたん、モウモウたるタバコの煙。大人の私が一瞬たじろくほどのタバコの煙と刺激臭。大人の私でさえこれほど苦しいのだから、私が抱いている赤ん坊と女房が抱いている三歳の幼児はさぞ苦しいのではなかろうか、と思いながらも、何もしてやれない自分をなさけなく思ったものであった。周囲の喫煙者から立ち昇る紫煙（死煙！）が二人の子供に近づいて来た時、私たち夫婦が二人の乳幼児にしてやれた事は、喫煙者に気付かれないようにフーッと息をふきかけて紫煙（死煙！）をおい払ったり、手で赤ん坊の鼻先を払ってやる事ぐらいであった。

このような年端《としは》のいかぬ乳幼児に公共輸送機関の中で、公然と受動的喫煙（パッシィブ・スモーキング）を強制する国鉄と、それを許容している社会に、憤りとなさけなさを感じたものであった。この時の怨念（？）が禁煙・嫌煙市民運動参加へのエネルギーの一つとなっている事は間違いない。しかし、私の子供たちはまだ幸せであったと思っている。なぜならば、私の子供たちは少くとも両親からタバコの被害を受けなかったからである。タバコの被害から自分たちを守ろうとしてくれる両親を持っていたからである。日本の社会には、最も身近な存在で、頼るべき、助けを求めるべき両親からさえもタバコの被害で苦しめられている乳幼児が多数存在しているのである。これから、乳幼児との接触が最も親密である母親に焦点をあてて、その喫煙がどう乳幼児に害を与えているかを考察する。

2．母乳を介しての受動的喫煙

ニコチンは尿を通して排出されるだけではなく、お乳を介しても排出（？）されている。尿を通しての排出は受け入れ先が便所であるので問題はないが、母乳の受け入れ先は乳児であるから大問題である。人間の場合、授乳中の母親が大量喫煙者（1日20本以上喫煙）である場合、母乳1リットル中に約0・5ミリグラムのニコチンが含まれる。[9] このニコチン母乳を飲まされる赤ちゃんは、当然ニコチンの影響を受ける事になる。

体重のない小さな赤ちゃんにとっては、この母乳中のニコチンの量の影響は大人の比ではない。1日に半リットルの（大量喫煙者の）母乳を飲む赤ちゃんは、大人に換算すると5ミリグラムのニコチンを内服したのと同じ影響を受ける事になると言われている。ニコチンの毒性に非常に敏感な大人にとっては、この量は死亡するに充分な量である。ちなみに、ニコチン急性中毒による致死量は、体重1キログラム当り1ミリグラムと言われており、成人の場合の致死量は約60ミリグラム前後である。しかし、ニコチンに敏感な非喫煙者の場合には、わずか4ミリグラムのニコチンでも重篤な症状が現れる場合もあるのである。

父《ちち》からは抱きかかえられてタバコの煙をふきかけられ、母からは乳《ちち》を通しても受動的喫煙を強制されている赤ちゃん。この赤ちゃんは誰にタバコの害からの助けを求めたらいいのか。いやしくも理性と愛情のある母親ならば、妊娠中はもちろん妊娠前も出産後も、絶対に喫煙してはならない。そして、かわいい自分の赤ちゃんのためにも、父親を始めとする世の喫煙者の排出する有害な紫煙（死煙）から我が子を守る努力をしなければならない。

3. 母親の喫煙習慣と乳児の呼吸器疾患

年長児や成人の場合とちがい、乳幼児では有害な生体影響を及ぼすタバコ煙汚染空気を吸入したり、あるいはそれにさらされて不快なめにあっていても、それを訴えたり、また自らの意志で避ける事ができない。最近のイギリスの医学雑誌、『ブリテッシュ・メディカル・ジャーナル』（1977年）の論説欄には、両親の喫煙が1歳未満の乳幼児の肺炎及び気管支炎罹患率《りかん》を高める原因となっており、これが児（子）の生命を脅《おびや》かす危険、あるいはそれ以後の生涯にわたって肺の損傷をひきつぐ恐れのある事などが紹介され、両親の喫煙習慣による受動的喫煙の害に対する警告が述べられている。(10)

30年近くも前に、すでに母親の喫煙が原因と考えられる気管支喘息《ぜんそく》の症例研究が報告されているが、１９７４（昭和49）年に、受動的喫煙との明らかな関係を示す、生後1年間における乳児1万６７２人についての呼吸器疾患調査が発表されている。その結果は表⑨に示す通りである。(10)

これらの児（子）の母親は喫煙習慣の有無がはっきりしており、1年間の入院状況との関係を調べたところ、喫煙習慣をもつ母親の児は、気管支炎あるいは肺炎で入院する頻度が非喫煙者である母親の場合に比べて有意に高く、量反応関係が明らかである。また、有意の差ではないが、上部気道感染症、胃腸炎等の、その他の疾患で入院する頻度も高く、母親の消費する紙巻タバコ（シガレット）の量の増加に伴って高くなっている。更にこの研究においては、気管支炎や肺炎で入院する頻度が、喫煙習慣をもつ母親の児においては冬季に顕著に多い事が明らかにされている。

冬季に入院頻度が高いのは、暖房効率をよくするために窓を開く事が少なく、喚気が不良となる事により受動的喫煙の程度が高まる事を反映した結果であると考えられる。赤ちゃんに対する、子供に対する愛情は、態度や行動で示されねばならない。禁煙する事、乳幼児のいる所では喫煙しない事、これらの事を実行する事も親の子に対する愛情表現行為である。

最後に、タバコという有害商品を売り出している現在の日本たばこ産業株式会社（JT）の消費者に対する警告表示を掲げて、

表⑨　生後1年間における乳児の入院率（100人対）と診断名,母親の喫煙習慣および喫煙量との関係（HarlapおよびDavies,1974）

診断名	非喫煙者		喫煙者			合計 (10,672)
	喫煙経験なし (8,900)	元喫煙者 (786)	1日当たりシガレット本数			
			1−10 (747)	11−20 (179)	21+ (60)	
気管支炎および肺炎	9.6	7.8	10.8	16.2	31.7	9.8
その他	15.5	15.1	16.4	17.3	23.3	15.6
合計	25.1	22.9	27.2	33.5	55.0	25.4

気管支炎および肺炎については,シガレット消費量3段階のあいだで有意差（P<0.001）あり。

この章を閉《と》じたい。

「妊娠中の喫煙は、胎児の発育障害や早産の原因の一つとなります。疫学的な推計によると、たばこを吸う妊婦は吸わない妊婦に比べ、低出生体重の危険性が約2倍、早産の危険性が約3倍高くなります。」

【商品MEVIUS（20本440円）に表示されている警告文より】

注

(1) 毎日新聞社　昭和53年5月27日。

(2) 鈴木史明・笠松隆洋共著「妊婦における喫煙状況とタバコの害の認知状況との関連」、『日本禁煙学会雑誌』第4巻・第5号、2009年。

(3) 谷村　孝著「喫煙と胎児・新生児」、『産婦人科の実際』（臨時増刊特集7号）、第26巻　第8号、昭和52年、676頁。

(4) 最低率（5・5％）は大阪府の医療法人定生会谷口病院の調査（平成21年：本書241頁表⑥参照）。最高率は、北海道大学医学部助産婦学校学生が1976年に実施した、北海道大学医学部附属病院産婦人科外来の妊産婦209人を対象にした喫煙調査である（10％）。

(5) 谷村　孝著、前掲論文、675頁。

(6) 谷村　孝著、前掲論文、679頁。

(7) 谷村　孝著、前掲論文、676頁。

(8) 毎日新聞　昭和53年9月24日。

(9) 小林　司著「妊婦の喫煙は胎児の知恵おくれや精薄を招く―胎児の脳細胞の発育を妨げ、死亡率も高くなる―」、『壮快』、講談社、1976年10月号、77頁。

(10) 浅野牧茂著「受動的喫煙をめぐって」、『労働の科学』、第34巻・第9号、1979、63頁。

第十章　息子や娘のタバコ

第一節　増大する息子や娘の喫煙

昭和40～60（1960～1990）年代、世界的規模でタバコ離れ現象が進行する中で、次の三つのグループにおいては、逆に喫煙の流行がみられると言われる。発展途上国、若い女性、未成年者の三グループがそれである。希望、未来、発展、成長という言葉がふさわしいこれら三集団に、喫煙の流行がみられる現象は、決して喜ばしい歓迎すべき事ではない。

ここからは、若い未婚の男女や未成年者集団の喫煙状況及びその問題点等を、親の立場から家庭内で同居する息子や娘のタバコ問題として考察してみたい。

1．外国における息子や娘の喫煙

(1)　アメリカの場合

1964年のアメリカ合衆国衛生総監の報告書以来、21歳以上の成人の喫煙は減少したが、10代男性の喫煙はほとんど変わらず、10代女性では増加しつつある。(1) 4～10歳の息子や娘たちは、喫煙の危険を文字通り受けとめ、家庭内の親や同胞の喫煙を見て心配し、彼らに禁煙を熱心に勧める。しかし、これらの息子や娘たちも、思春期になると、多くが喫煙を開始すると言われている。

アメリカ合衆国の国立喫煙健康情報部（NCHSH：National Clearinghouse for Smoking and Health）の調査によれば、1974年には12～18歳の16％が〝常習喫煙者〟であるが、1968年には同じ年齢群の約12％であった。また、1968年には、女性〝常習喫煙者〟は男性〝常習喫煙者〟の半分であったが、1974年には、その差はなくなった。同じ期間中に、男性〝常習喫煙者〟はわずかながら減少したが、女性では劇的に増加した。喫煙開始年齢の変化も問題である。12～14歳の〝常習喫煙者〟は、1974年には約12％であるが、1968年には約6％であった。こらは喫煙開始年齢の低下を示している。また、1955

年と1966年の人口調査でみると、18～24歳女性のうち、15歳のときに〝常習喫煙者〟であったと答えたものは、1966年には1955年の2倍になっている。[2]

カリフォルニア州サンジェゴ郡における、13歳～18歳までの男女の喫煙者率は、表①の通りである。[3] 1967年の調査は、喫煙と健康教育協議会（18団体）による禁煙教育事業開始時点での調査であり、1971年のそれは、事業開始4年後の調査である。この調査により、アメリカ中・高校生4年間の喫煙状況の特色や一般的傾向（男子中・高校生の減少と女子中学生の増加）が理解できよう。

(2) カナダの場合

カナダの息子や娘たちの喫煙状況はどうであろうか。カナダ・ウィークリー誌が掲載したデータ[4]によると、この国で12歳までに、タバコを口にした経験をもつ子供は、全体の半数に達すると言う。カナダにおける息子や娘たちの喫煙実態調査は、1978年厚生省の協力を得て、全国の初等・中等学校409校に在籍する8歳～19歳までの計10万5000余人を対象にしたものである。同調査で明らかになった主な諸点は次の通りである。

㋑ 14歳でタバコを毎日吸っているのは少年の15％に対し、少女はそれよりも5％も多い20％であった。
㋺ 17歳でタバコを毎日吸っているのは少年では27％、少女では30％であった。
㋩ 年齢が17歳以上になると、少年の喫煙量や喫煙率は少女より増加する傾向がみられる。
㊁ 8歳～19歳までの生徒・学生のうち、全然タバコを吸ったことのない者は全体の47％であった。
㋭ 全般に、タバコを口にしない親の子供の方が、いつも吸う親の子供より喫煙者になる可能性が低い。

表①　カリフォルニア州サンジェゴ郡における「毎日喫煙」「時々喫煙」者の割合（％）

		中学1年 12～13才	中学2年 13～14才	中学3年 14～15才	高校1年 15～16才	高校2年 16～17才	高校3年 17～18才
男性	1967年	16.9	17.5	25.2	31.8	32.4	34.7
	1971年	10.2	14.0	17.4	19.7	24.7	28.8
女性	1967年	10.0	11.0	18.5	20.6	31.1	29.3
	1971年	12.7	19.2	22.4	22.8	25.4	25.3

資料：サンジェゴ郡喫煙と健康教育協議会

(3)　イギリスの場合

イギリスの息子や娘たちの喫煙習慣について、英国王立内科医学会報告書[5]は、次の様にその一般的傾向を指摘している。

㋑ 何人かの子供は、すでに5歳から最初の紙巻きタバコを口にしはじめており、常習喫煙者の約三人に一人が、9歳以前から喫煙を開始している。

㋺ 学校内で子供が回答した調査によると、週に1本以上の紙巻きタバコを喫煙する者の率は、少年では11歳で4%、15歳で34%であり、少女の喫煙率はたいてい少年の三分二程度である。

㋩ 学校を卒業した15歳の少年では、喫煙率は下降気味であるが、同じく卒業した15歳の少女では着実な上昇傾向がみられる。

㊁ 1週間にわずか1本程度の喫煙では、あまり意味がないと思われるかもしれないが、この程度のわずかな本数でも、これを常に吸うようになった子供の大多数が、後に習慣的喫煙者になる。

㋭ 子供の喫煙開始には社会的要因が強く影響している。社会階層がⅣ及びⅤに属する子供では、それより高いⅠ、Ⅱ、Ⅲの階層の子供と比べて、喫煙習慣がより一般的で、特に少年の場合にこの事が明らかである。

㋬ 両親ともにタバコを吸わない家庭の子供は、二人とも吸っている家庭の子供よりも喫煙傾向が弱い。

㋣ 家に紙巻きタバコを放置している親は、子供の喫煙習慣の形成を間接的に助長している。

㋠ 父親のいない青少年の喫煙傾向が強い。

㋷ 田舎の子供の方が都会の子供よりも喫煙傾向が弱いのか強いのかについては一致した結果が得られていない。

㋦ 教師の喫煙習慣および喫煙に対する態度は、必然的に教えている子供に影響を及ぼしている。たとえば校長が非喫煙者である学校では、少年の喫煙率が低い。

㋸ 常習的に喫煙している子供のおよそ80%までが、それ以後も喫煙習慣を保持し続ける。

㋾ ある大規模な調査[6]によると、紙巻きタバコを1本以上吸った10代の子供では、わずか15%が依存的常習喫煙者にならずにすんでいるにすぎない。

㋻ 子供の喫煙開始に影響を与える最も強力な単一の規定因子は、タバコを吸う友達の数である。友達にタバコを吸う者が誰もいないといっている少年の間には喫煙者は一人もいないのに比べ、友達は全部タバコを吸っていると言っている男の子では、62％が喫煙者であった。

外国における息子や娘の喫煙において、日本の息子や娘の喫煙と比べて、特に印象に残った相違点として、次の2点が指摘できる。第1点は、アメリカやカナダに見られる現象であるが、17歳までは、男性よりも女性の喫煙者率が高い傾向がある事である。17歳以上になって、少年の喫煙量や喫煙者率が少女のそれを上回ると言う。

第2点は、男女差が日本と比べて少ない事である。たとえば、1976年の新潟県長岡地区の高校生の喫煙者率は男は44％、女は17％で、その差は27％である。それに対し、アメリカの高校3年生の男女差は、表①からもわかる如く、1967年時点で5・4％、1971年段階で3・5％の差しかないという具合いである。

2. 日本における息子や娘の喫煙

日本における息子や娘たちの喫煙実態はどうであろうか。以下、中学生、高校生、20代の息子や娘の喫煙実態を紹介し考察する。

(1) 中学生の息子や娘の喫煙実態

平成8（1996）年から平成26（2014）年までの最近18年間における、中学生の息子や娘の喫煙経験率、喫煙者率の推移を示せば、表②の通りである。[7] 中学生男女共通に、最近18年間に喫煙経験率、喫煙者率の急激な低下（改善）傾向がみられ、平成8年と平成26年とを中学3年男女に限って比較したのが表③である。最近18年間において、中学生においては、喫煙経験率において約五分の一、毎日喫煙者率においての約十分の一に減少している。小・中学校

表②　中学生の息子や娘の喫煙経験率,喫煙者率の推移

性別	学年＼調査年・類型	平成8(1996)年			平成12(2000)年			平成16(2004)年			平成22(2010)年			平成24(2012)年			平成26(2014)年		
		A	B	C	A	B	C	A	B	C	A	B	C	A	B	C	A	B	C
男子	1年	29.9	6.8	0.7	22.5	5.4	0.5	13.3	2.8	0.4	7.9	1.3	0.3	5.8	1.0	0.1	5.0	0.9	0.1
	2年	35.1	8.9	1.9	28.0	6.3	1.9	18.0	3.5	1.3	10.8	1.9	0.6	8.4	1.3	0.4	6.5	0.8	0.3
	3年	38.7	9.8	4.6	35.4	8.8	5.2	23.1	5.1	2.2	11.9	2.2	1.1	12.2	2.7	1.1	8.3	1.5	0.5
女子	1年	16.7	3.4	0.4	16.0	3.8	0.4	10.4	2.2	0.2	5.2	0.7	0.2	4.2	0.6	0.1	2.9	0.3	0.6
	2年	20.4	4.7	0.7	20.5	4.7	1.0	14.8	3.2	0.5	7.6	1.3	0.2	5.7	1.1	0.1	4.1	0.4	0.1
	3年	20.7	4.5	1.0	23.5	5.1	1.3	16.6	3.6	1.2	9.1	1.4	0.6	6.9	1.0	0.5	4.5	0.6	0.1

A:喫煙経験率　　B:月喫煙者（この30日間に1日でも喫煙した者）率　　C:毎日喫煙者率

（平成26年度・公益財団法人健康・体力づくり事業財団「未成年の喫煙・飲酒状況に関する実態調査研究」による）

禁煙・受動喫煙教育によるタバコの害についての理解の増加、内外の喫煙有害知識の普及、健康増進法を契機とした学校敷地内禁煙の徹底等の相乗効果が、中学生の喫煙実態を改善させたものと考えられる。

昭和51（1976）年香川県高松市青少年育成センター（市内の中学生2000人対象）の喫煙経験者率は、中学3年男子22・1％、中学3年女子7・5％であった。また同年、東京都の区教育委員会調査（区内9校、2107人対象）では、喫煙経験者率は、中学校全体34％、中学1年27・8％、中学2年34％、中学3年38・2％であったことを付記しておく。

常習喫煙者は、厳しく考えるとB群とC群であると思われる。それによると、中学3年男子の常習喫煙者率は、平成8年14・4％、平成26年2・0％、中学3年女子常習喫煙者率は、平成8年5・5％、平成26年が0・7％となる。ちなみに、昭和49（1974）年の東京都立片倉高校の調査（本書336頁表②参照）によると、中学生常習喫煙者率は、男子14・2％、女子5・1％、全体では10・2％であった。

表③　最近18年間の中学生の喫煙経験率,喫煙者率推移

中学3年男子	A.	B.	C.
平成 8(1996)年	38.7	9.8	4.6
平成26(2014)年	8.3	1.5	0.5
減少率 $\frac{2014}{1996}\times100$	21.4	15.3	10.9
中学3年女子	A.	B.	C.
平成 8(1996)年	20.7	4.5	1.0
平成26(2014)年	4.5	0.6	0.1
減少率 $\frac{2014}{1996}\times100$	21.7	13.3	10.0

(2)　高校生の息子や娘の喫煙実態

平成8（1996）年から平成26（2014）年までの最近18年間における、高校生の息子や娘の喫煙経験率、喫煙者率の推移を示せば、次頁表④の通りである。[7] 高校生の男女においても、前述した中学生の男女と同様に、最近18年間に喫煙経験率、喫煙者率の急激な低下（改善）傾向がみられ、平成8年と平成26年とを高校3年生男女に限って比較したのが次頁表⑤である。

最近18年間において、高校生男女においては、中学生男女と同様、喫煙経験率において約五分の一、毎日喫煙者率において男子9・4％、女子8・5％と十分一以上に減少している。小・中・高校における禁煙・受動喫煙教育の充実、内外のタバコ有害情報の普及と理解、地域社会に定着した喫煙規制等が相乗効果を発揮し、高校生男女の喫煙実態を改善したものと思われる。

ちなみに、昭和51（1976）年新潟県長岡地区高校生（高1、高2の男女7341名対象）

表④　高校生の息子や娘の喫煙経験率,喫煙者率の推移

性別	学年＼類型＼調査年	平成8(1996)年 A	B	C	平成12(2000)年 A	B	C	平成16(2004)年 A	B	C	平成22(2010)年 A	B	C	平成24(2012)年 A	B	C	平成26(2014)年 A	B	C
男子	1年	47.7	13.9	10.8	45.0	11.9	12.4	30.9	6.6	4.7	17.6	3.5	2.6	14.4	2.9	1.6	10.7	1.8	1.1
	2年	52.6	12.7	18.3	51.3	11.5	18.0	35.9	7.2	8.2	19.6	3.4	3.4	15.5	2.7	1.2	12.1	1.9	1.4
	3年	55.6	11.5	25.4	55.7	11.0	25.9	42.0	8.7	13.0	21.7	4.0	4.6	15.4	2.6	3.0	13.2	2.2	2.4
女子	1年	29.2	6.8	2.4	30.6	7.9	3.0	20.5	4.8	1.7	11.7	2.0	1.3	7.5	1.2	0.6	5.2	0.8	0.4
	2年	33.6	8.8	4.5	34.2	7.7	5.3	24.6	5.2	3.3	12.3	2.1	1.3	7.9	1.3	0.7	6.2	0.9	0.6
	3年	38.5	8.5	7.1	36.7	7.6	8.2	27.0	5.4	4.3	13.7	2.2	1.6	9.2	1.5	1.0	6.1	0.9	0.6

A:喫煙経験率　　B:月喫煙者（この30日間に1日でも喫煙した者）率　　C:毎日喫煙者率

（平成26年度・公益財団法人健康・体力づくり事業財団「未成年の喫煙・飲酒状況に関する実態調査研究」による）

の喫煙実態調査（本書260頁資料①参照）では、「C：喫煙の状況はどうですか」の質問に対し、たまに吸う（男17％、女11％）、時々吸う（男12％、女4％）、毎日吸う（男15％、女2％）、過去に吸ったことがある（男56％、女83％）であった。

高校生男女の常習喫煙者率をみてみよう。高校1年生男子の常習喫煙者率は、平成8年が24・7％、平成26年が2・9％に、高校2年生が31％と3・3％に、高校3年生が36・9％と4・6％へと急激に減少している。高校1年生女子の常習喫煙者率は、平成8年が9・2％、平成26年が1・2％に、高校2年生が13・3％と1・5％に、高校3年生が15・6％と1・5％へと約十分の一に、男子を上回る減少率を示している。

ちなみに、前に紹介した昭和51（1976）年の新潟県長岡地区の高1、高2の常習喫煙者率（本書260頁資料①C項目参照）は、男44％、女17％で、昭和51年当時の全国成人平均喫煙者率（男75・1％、女15・4％）と同様に高率である。特に女子高生の喫煙者率が当時の成人女子のそれを上回っている点は驚きですらある。

表⑤　最近18年間の高校生の喫煙経験率,喫煙者推移

高校3年男子	A.	B.	C.
平成 8(1996)年	55.6	11.5	25.4
平成26(2014)年	13.2	2.2	2.4
減少率　$\frac{2014}{1996}\times100$	23.7	19.1	9.4
高校3年女子	A.	B.	C.
平成 8(1996)年	38.5	8.5	7.1
平成26(2014)年	6.1	0.9	0.6
減少率　$\frac{2014}{1996}\times100$	15.8	10.6	8.5

（3）20代の息子や娘の喫煙実態

20代の日本人男女の喫煙者率を、昭和41（1966）年から平成29（2017）年までの51年間に渡って示せば、表⑥の通りである。日本人成人男女の喫煙者率が男女共ピークに達したのは、昭和41（1966）年で、男83・7％、女18％であった。20

代男女の喫煙者率の推移には、男女で特色が存在する。男の喫煙者率は、昭和41年から平成29年まで、51年間連続して下降した。しかし、20代女性の喫煙者率は、昭和41年から平成8年までの30年間10・6％から20・3％へと連続的に増加したのであった。男性の減少時期から約30年間後《おく》れて減少傾向に向かったのである。

平成8（1996）年、女性喫煙者率が史上最高の20・3％に達した時は、多くの識者は、西欧女性の喫煙者率40％台に、近い将来到達するのではと危機感を持ったものである。しかし、幸いにもその後21年間、20代女性喫煙者率は減少し続け、平成28年度は8・9％となり、10％以下となった。

平成28（2016）年における西欧女性の喫煙者率（アメリカ15・0％、イギリス18・4％、フランス25・6％）と比較して極めて低率である。日本女性のタバコの害についての認識度の深まり、内外の公私にわたる禁煙・受動喫煙防止関係者の努力の成果であり、世界に誇れる成果である。

表⑥　20代の喫煙者率

	男	女
昭和41年（1966）	83.5	10.6
昭和51年（1976）	80.8	14.3
昭和61年（1986）	70.8	15.5
平成8年（1996）	63.4	20.3
平成18年（2006）	44.4	18.8
平成25年（2013）	29.9	11.1
平成26年（2014）	29.4	10.0
平成27年（2015）	28.3	10.1
平成28年（2016）	27.2	8.9
平成29年（2017）	22.8	7.0

（日本専売公社と日本たばこ産業株式会社による調査より）

第二節　未成年の息子や娘の喫煙に対する親の意識や態度

未成年の息子や娘の喫煙に対して、親はどの様な意識を持ち、どの様な態度を取るのであろうか。新潟県長岡地区高校生の喫煙実態調査資料(8)①と、同県同地区高校生の親の意識調査資料(8)②を紹介すれば、以下の通りである。

資料①（260頁）における調査項目AからIまでの回答は、我々に興味深い次の様な諸事実を明らかにしてくれる。

㋑　男女共《とも》喫煙場所は自分の家、友人の家・下宿が大部分であり、公衆、親、学校教師に見付《みつ》からない場所で喫煙している。

特に、女子喫煙者の7割が自分の家で喫煙している事は注目に値する。

㋺　小、中学校時代に喫煙を経験する生徒が我々の考えている以上に多い事、特に女子の場合そうである。

ハ　家族の者は、息子や娘の喫煙に意外と気付《きづ》いていない事である。

ニ　また、息子や娘の喫煙を知っていても、家族の者は注意や指導を約半分がしていない事である。特に娘の喫煙を知っても、7割の親が注意や指導をしないのは大問題である。総体的に、親は息子や娘の喫煙に関し、意外と無関心である。

ホ　タバコの入手経路は、息子の場合多様であるが、娘の場合は、圧倒的に自宅にある置きタバコに集中している。

資料②（261頁）は、新潟県高教組長岡支部の生活指導研究部会が、昭和52（1977）年10月、高校生を持つ約2000名の親たちに喫煙意識調査を行い、1606名（回収率80・3％）からの有効回答の分析結果の集計である。

この資料②からも明らかなように、世間（長岡地区）の親たちは、高校生である息子や娘の喫煙について、極めて厳しい意識や態度を示している。82％の親が絶対に高校生の喫煙を禁止すべきだと考えている（質問4の1）し、我が子が喫煙しているのを目撃したら、80％の親が「きつくしかってやめさせる」（質問10の1）と答えているの

資料①　新潟県長岡地区高校生の喫煙実態調査　〔昭和51年2月　高校1年,2年生合計7341名対象〕
（ ）内の数字は%　○印は女子

あなたは今迄にタバコを吸ったことがありますか。　1.ある（53,⑪）　2.ない（47,○89）

1.ある　に○をつけた人は、次の質問に答えてください。

A:タバコを吸った場所は主にどこですか。
1.自分の家（52,○70）　2.友人の家・下宿（25,⑱）　3.路上（6,①）　4.喫茶店（6,③）　5.学校内（3,②）　6.列車内（2,⓪）　7.その他（6,⑥）

B:タバコを吸った時期はいつですか。
1.小学校のとき（14,㉘）　2.中学校のとき（32,㉓）　3.高校のとき（54,㊾）

C:喫煙の状況はどうですか。
1.たまに吸う（17,⑪）　2.時々吸う（12,④）　3.毎日吸う（15,②）　4.過去に吸ったことがある（56,○83）

D:あなたがタバコを吸っていることを家族の人は知っていますか。
1.知っている（41,㉟）　2.知らない（59,○65）

E:喫煙について家族の人に注意なり指導をうけたことがありますか。
1.ある（49,㉚）　2.ない（51,○70）

F:喫煙の動機について答えて下さい。
1.好奇心・興味（44,○60）　2.友人にすすめられて（16,⑦）　3.大人（父,兄,先輩）のまね（7,⑩）　4.なんとなく（33,㉓）

G:タバコを入手するのは、主にどこからか。
1.タバコ屋（26,⑤）　2.自動販売機（24,⑪）　3.友人（20,㉒）　4.自宅にあるものを（30,○62）

H:タバコの有害についてどう考えているか。
1.害になると思っていない（6,⑥）　2.有害と思う（68,○63）　3.余り考えたことがない（26,㉛）

I:喫煙をやめられますか。
1.やめようと思っているがやめられない（14,⑥）　2.やめようと努力している（25,⑧）　3.過去に吸ったことがあるが現在はやめている（61,○86）

資料②　　喫煙に関する親の意識調査

……お　願　い……

高教組長岡支部
生活指導研究部会
（'77　10.　初旬）

この調査は無記名ですので、率直な気持で答えて下さい。この結果で指導・処罰をすることは全くありません。高校生を持つ親の喫煙に関する調査で，統計的に資料として利用いたします。

提出の際は箱を出して投げ入れるようにしますので，個人の記入結果の秘密は完全にまもられます。この質問紙は一緒に渡した封筒に入れ，封をして箱に入れて下さい。

各質問に対して2～3個の答が用意されていますが，その中の一つだけ○をつけて下さい。たとえば、自分の答えが2と思ったら②とつけます。

1. あなたの年令は，次のどの年代ですか。　　1606人回収率80.3%
 1. 30代……2%　2. 40代……78%　3. 50代以上……20%

2. あなたの現在の喫煙状態（タバコをすうこと）は，次のどれですか。
 1. 毎日すう……65%　2. ときどきすう……5%　3. すわない……30%

 1. 毎日すう　に○をつけて人だけ，次の問に答えて下さい。

 a. 一日の喫煙本数は何本くらいですか。
  1. 10本以内……18%　2. 20本前後……65%　3. 80本以上……17%
 b. あなたが煙草をすい始めた年令は何歳頃でしたか。
  1. 20歳未満……26%　2. 20～29歳……68%　3. 30歳をすぎてから……6%
 c. 煙草をすっていて健康が気になりますか。
  1. 相当気になる……11%　2. 多少気になる……65%　3. 全く気にならない……24%

3. 最近の調査によると，長岡地区の高校生の喫煙経験者は，男子53%，女子11%となっていますが，この結果をどう考えますか。
 1. 喫煙者の%が大きいのでおどろいた……56%
 2. だいたいそのくらいの%だと思う。……20%
 3. この結果より，実際はもっと喫煙経験者は多いのではないか……24%

4. 高校生の喫煙についてお考えをおきかせ下さい。
 1. 絶対に禁止すべきだ……82%
 2. 社会の状態からみて，余り強く禁止しなくともよいのではないか。……16%
 3. 大人に近いのだから許可をしてもよいだろう……2%

5. 日本には未成年者喫煙禁止法があるのを知っていますか。
 1. 知っている……95%　2. 知らない……5%

6. 煙草は有害と思いますか。
 1. 有害と思う……86%　2.有害かどうか疑問である。……13%　無害である……1%

7. 高校生の喫煙と非行の関係についてどう思いますか。
 1. 一般的に非行傾向のある生徒が喫煙すると思う。……53%
 2. ごく普通の生徒にまで喫煙が広がっており非行的行為として取り扱いにくい……42%

8. 高校生の喫煙を防止するためには，どうしたらよいと思いますか。
 1. 喫煙する生徒がいたら学校で厳罰にすべきだ……16%
 2. もっと社会・家庭・学校で煙草が有害であることを強く教えるべきだ……54%
 3. 家庭の両親が責任をもって自分の子の喫煙をやめさせるべきだ。……30%

9. 煙草の自動販売機について，どうお考えですか。
 1. 都合が良いのであった方がよい。……10%
 2. 現在の社会の状態から設置はやむをえないのではないか。……55%
 3. 未成年者が自由に煙草を求められるので廃止すべきだ。……35%

10. 自分のお子さんが煙草をすっているのをみたら，どうしますか。
 1. きつくしかってやめさせる……80%
 2. 始めは注意するが回数が多くなればいちいち注意できない。……16%
 3. 自由にさせておく。……4%

11. あなたのお子さん（高校生）は，男ですか，女ですか。
（高校生のお子さんが二人いて，男と女の場合は両方に○をつける。）
 1. 男……48%　2. 女……52%

<付　記>

この調査は高校生を持つ方々約2,000名の父兄にお願いをいたしました。出来るだけ多く方々の回答を期待しております。

（生活指導研究会）
77.9.28

である。しかし、親の意識の上でのこの様な厳しさにもかかわらず、子供の喫煙場面に出くわした親たちの多くは、現実には、たじろいでいる。資料①のEを参照願いたい。

E：喫煙について家族の人に注意なり、指導をうけたことがありますかという質問に対して、あると答えた息子は49％、娘は30％、逆に、ないと答えた息子は51％、娘は70％と、注意や指導をしない親が多いのである。特に娘に至っては70％の親が、注意も指導もしていないのには驚きを通り越して怒り、情け無ささえ感じる程である。

子の喫煙場面に直面し、ただちに〝しかりつける〟勇気と気迫を持ち、喫煙習慣を中断させる態度を取り得る親は、意外に少ないのである。この事は、我が子の喫煙に気付《きづ》いた時に、長野県立長野高校の保護者が取った態度調査[9]が雄弁に物語っている（表⑦参照）。まったく、情け無い限りである。勇気と気迫を持ち〝しかりつけた〟親は14・3％しかいないのである。しかったり、しからなかったり、目撃しないかぎり言わない、目撃しても何も言わない残りの85・7％にもわたる圧倒的多数の親の、我が子の喫煙に対する意識や態度は大問題である。

表⑦　お子さんの喫煙に気づいた時どうされましたか
—長野県立長野高校生保護者の場合—

しかりつける	14.3%
場所・量によって、しかったりしからなかったりする	61.9%
目撃しないかぎり言わない	14.3%
目撃しても何もいわない	9.5%

第三節　家庭内喫煙容認論への考察

1．容認の実態とその結果

新潟県長岡地区の高校生の親たちの調査（資料②）から明らかなように、親たちの約80％は、高校生の息子や娘の喫煙について厳しい態度でのぞみたいと考えている（希望している）。しかし、残りの約20％の親たちは、子供の喫煙に対してきわめて寛容かつだらしない。これらの親たちは、親としての責任と義務、家庭における教育者としての役割を完全に放棄した失格親である。

高校生の喫煙について16％の親が「社会の状態からみて、余り強く禁止しなくともよいのではないか」と考えており、2％の親が「大人に近いのだから許可してもよいだろう」と考えている（質問4に対する回答）。また、我が子の喫煙場面に直面した場合、16%の親が「始めは注意するが回数が多くなればいちいち注意できない」と答え、4%の親が「自由にさせておく」（質問10に対する回答）という驚くべき答えを寄せている。注意さえもしないのだから、禁煙するよう教育し、説諭する事など意識した事もないであろう。前述の長野県立長野高校生の保護者の調査（表⑦参照）も考慮して考察すれば、高校生の家庭内喫煙を容認する親の割合は、20～25%にも達するものと思われる。

このような親の寛容かつだらしない態度は、息子や娘の回答に確実に反映し、親は「自分の喫煙に関してきわめて寛容、いや好意的ですらある」という意識を与えている。長岡地区の喫煙高校生の男子の41%、女子の35%が「自分がタバコを吸っているのを家族の人は知っている」（資料①Dへの回答参照）と思っている。彼らは確実に、両親が自分の喫煙を許可（黙認・容認）していると受け取っているのである。また、これらの喫煙高校生のうち、男子の51%、女子の70%が「喫煙について家族の人に注意なり指導をうけたことがない」（資料①Eへの回答参照）と答えているが、このことは、家庭内喫煙容認論がいかにはびこっているかをあらわしている。

新潟県立新潟東工業高校の調査[9]（表⑧）と長野県立長野高校の調査[9]（表⑨）をみてもらいたい。この二つの高校の調査例からみると、喫煙高校生の38～45%までもが、親は自分の喫煙を容認（承認）してくれていると思っているのである。このような親たちは、子供からバカにされ、みすかされている自分たちに一刻も早く気づくべきである。

表⑧　家の人はタバコを吸っているのを知っていますか
—新潟東工業高校生の場合（昭和49年）—

知っている	45%
知らない	28%
わからない	20%
無回答	7%

表⑨　両親は君の喫煙に対してどのようですか
—県立長野高校生の場合—

両親承認の上	25.0%
気づいたが何も言われなかった	13.0%
気づいていない	41.3%
気づいて注意された	20.7%

2. 家庭内喫煙容認の論理

世間の親たちはどのような論理（理由）から、家庭内における我が子（中・高校生）の喫煙を容認ないし黙認しているのであろうか。一般的に、次のようなタイプ分けが可能である。

(イ)　無関心・放任型

「夕食を皆なですませて、子供が2階の自分の部屋に入ると、翌日の夕方まで顔をあわせません。私共は夜が遅いので、子供が学校に行く頃はまだ寝ているもんですから。子供が自分の部屋で何をしているのか、まったく分かりません。」

(ロ) 遠慮・恐怖型

「タバコを吸っていると思います……子供の部屋からタバコの臭《におい》がするので、その時は、思い切って部屋にはいろうかと思うのですが……しかし、勝手にはいると子供が怒るもんですから、つい……」

(ハ) 手おくれ型

「高校生でタバコを吸うのは確かに悪い。しかし、もう覚《おぼ》えてしまったものは仕方がない。タバコの味を知ったらもう……」

(ニ) 分離・区別型

「うちの子は家でたっぷり吸わしています。そのかわり外ではやるなと言ってあります。だから、学校では喫煙していないはずです。」

(ホ) 他人指向型

「タバコの事ではいけないと家でも注意するんですけれども、皆さん吸っていますしね。家の近くにある高校なんか、お昼休みに塀を越えて喫煙している姿がよく家から見えましてね。そんなわけで、うちの子だけにいけないといっても、ききめがなくて……」

(ヘ) 教育・指導方針型

「学校でタバコを吸って問題をおこすよりも、家で本数を決めて、灰皿のある場所で吸わしたほうが無難です。だから私はそうしております。」

(ト) 感心・奨励型

「松尾先生、あれでもうちの子はなかなか感心なところがありますよ。タバコは安価な〝しんせい〟しか吸いませんし、灰皿のあるところでしか吸いません。それに、1日に15本のペースを守っているそうですよ。」

3．家庭内喫煙容認論批判

中・高校生の段階で喫煙しているからといって、これらの青少年が必ず非行に走るわけではないし、非行青少年であるわけではない。確かに、今では、ごく普通の生徒たちが気軽に喫煙しているのが実情である。世の親たちもこの事を知っているからこそ、家庭内でやむを得ず子供の喫煙を容認ないし黙認しているのであろう。しかし、このような親たちは、次の二つの事実に気づいていない。

第1は、青少年非行者のほとんどすべては喫煙者であり、非喫煙青少年で非行に走る者は極めてまれであるという事実である。非喫煙は依然として青少年非行防止の最初のかつ最も効果的な防波堤なのである。〝自分の健康のために生涯喫煙しない〟、〝他人にも迷惑と危害を加えるから自分は一生涯タバコは口にしまい〟という子供に育てるのに成功すれば、その親はおそらく我が子の青少年非行問題で悩む事はあるまい。この事は私が自信をもって保証する。

第2は、小・中・高校生喫煙の本当の危険が、非行化問題よりむしろ子供の深刻な健康破壊にあるという事実を忘れている事である。人生の早い時期から喫煙すればするほど、深刻な健康破壊の危険性は増加する。タバコの健康破壊は、多かれ少なかれ、遅かれ早かれ、我が子のもとに必ずやってくる事実を直視すべきである。

更に、未成年者である我が子の家庭内喫煙を容認した親にとって、今後、いったいどれだけの家庭教育の可能性が残されていると言えるのだろうか。このような親は、我が子に対する家庭教育やしつけを、自ら放棄した欠陥親、問題親であると断言できる。いや、社会に対する親としての教育責任を放棄した、欠陥社会人でさえある。

更に、このような親たちは、自らのこの行為が、学校教育なかんずく学校における禁煙教育に対してまっこうから敵対する行為である事を御存知であろうか。学校側の努力を無惨にも踏みにじり、台無しにするのがこの家庭内喫煙容認論なのである。

喫煙に限らず、親は「悪い事は悪い」とキッパリとけじめをつける指導や教育を貫ぬかなければならない。まちがっても我が子の喫煙行為をかばったり、弁解を込めて軽く見逃してはならない。

親や教師が真剣に叱り、小・中・高校生の喫煙を断固として認めない姿勢をはっきり示す事こそが、子供の目をさまさせる事になるのである。もし、不幸にして、喫煙を繰返すようになった子供に対しては、根気よく指導と援助をさしのべる他はない。決して いいかげんに〝タバコぐらいなら〟〝家だけで吸うならば〟と妥協してはならない。子供はそこがねらいなのである。寛大に見過ごす親のこのような態度こそが、子供の精神と健康破壊の元凶である。

親は子供からタバコを通して試《た》めされている事を夢忘れてはならない。タバコの問題で子供に押し切られてはならない。世の親は、〝タバコで教育する〟、〝タバコでしつける〟、〝タバコで勝負する〟、〝タバコで青少年非行を防止する〟くらいの気迫をもたなければならない。

最後に、世間の親（や教師）たちに、次の言葉を贈る事によってこの稿を閉じたい。小・中・高校生の喫煙は、青少年非行や犯罪の幼稚園（入り口）段階であり、小・中・高校生自らによる非喫煙宣言（決意）は、青少年健全育成の高校段階である。私は心からそう確信している。子供の親として、生徒や学生の教師として。

注

（1）アメリカ合衆国保健教育福祉省衛生総監報告書要約『喫煙と健康』（厚生省内部資料）1979、155～156頁。
（2）前掲報告書、156頁。
（3）前掲報告書、182頁。
（4）朝日新聞、昭和55年5月12日。
（5）英国王立内科医学会報告『喫煙をとるか健康をとるか』財団法人結核予防会、昭和54年、91頁～107頁。
（6）英国王立内科医学会報告、前掲書、161頁。
（7）公益財団法人健康・体力づくり事業財団の平成26年度厚生労働科学研究費補助金による調査研究の成果による。
（8）二つの調査資料は、日教組第29次・日高教第26次教育研究全国集会（昭和55年高知市）報告書（第11分科会）にて公表された。
（9）大木　薫著「学校新聞にみる高校生の喫煙意識」。月刊生徒指導編集部編『喫煙問題にどうとり組むか』（所収論文）、学事出版、1975、90頁。

第十一章　家庭におけるタバコと子育て　―禁煙・嫌煙子育て論の提唱―

タバコは胎児や赤ちゃんの敵である事はすでに言及した。しかも、タバコはその後の子供の成長にも悪影響を及ぼし続ける。だから、子育てに従事する人間は絶対に喫煙しない事が重要である。禁煙を守り、喫煙の害を子供に語りそして理解させ、子供を喫煙者にしないよう教育する事が大切である。

表①をみてもらいたい。富山県下各地の高校2年生（男子537名、女子616名）の調査であるが[1]、未成年の子供を一度喫煙者にしたら、将来、成人後も喫煙する確率はきわめて高い。高校2年生で喫煙している生徒は、男子生徒の83％、女子生徒の60％が、成人後も喫煙すると予測し、喫煙経験のない男子の47％、女子の85％が成人後も喫煙しないと予測しているからである。我が子を非喫煙者に育ててあげると、どのような御利益《ごりやく》があるのであろうか。

表①　成人後の喫煙の予測（高校生,%）

性	群	多分のむ	多分のまぬ	不　明
男子	A	20	47	33
	B	34	25	41
	C	83	6	11
	計	50	22	27
女子	A	1	85	14
	B	4	77	19
	C	60	40	0
	計	2	82	10

（注）　A群:喫煙経験のない者
B群:1〜2回経験のある者
C群:現在も喫煙している者

第一節　命と健康を大切にする子に育てる事ができる

喫煙が自他の健康を害している事、喫煙者は非喫煙者に比して病気になる危険性が高く平均寿命も短い事は、もはや医学や公衆衛生学の常識である。このような知識を常日頃から子供たちに知らせ、相互の対話を通して、子供自らが〝自分は生涯絶対にタバコを吸わない〟という決意をもつよう努力する事が肝要である。次に、〝タバコは大人になっても絶対に吸わない〟と決意した、熊本県の14歳の中学生田中英成君の朝日新聞『声欄』への投書を紹介しよう[2]。

「命をむしばむたばこと食品」　熊本県　田中　英成（中学生　14歳）

日本は最近、とくに住みにくくなってきたように思う。得体《えたい》の知れない病気が次々と発生するし、その代表的なものが水俣病などだ。これらは、すぐには発生せず、少しずつ体がいうことをきかなくなってくる。

この前問題になった過酸化水素にしても、問題になるまでは、平然と使われていたのだし、ほかにもこれと同じように、まだ問題にこそならないが、有害な物質を含む食品がないとはいえまい。国が認めた食品でも、あまり安心できない。だから、一人ひとりが細心の注意をはらっていかねばならない。

もう一つ身近なもので、体によくないものに、たばこがある。朝日新聞に、1本吸うと寿命が5分間ほど縮むと書いてあった。もし、1日に20本吸って20年や30年吸いつづけたら、そうとう寿命が縮むだろう。大事な命をそまつにするのは、ゆるされない。たばこは、大人になっても、絶対に吸わないつもりだ。一度しかない命だから、大事にしようではありませんか。

ぼくの父も、たばこを1日に20数本吸うので、やめてほしいと思います。ほんの少しがまんすればやめられると思います。ほかの人も、今すぐやめて健康な体をつくり、長生きしてもらいたいものだと思う。

タバコの害に関する知識を理解させるのに成功すると、14歳の中学生でもこのような生命観、健康観、人生観を持つ事ができるという事実に注目してほしい。心身共に健康なこのような子供らは、このような決意をし、このような作文を書く子供らは絶対に自殺したりしない。タバコの害に注意する子供が、親の健康を心配してくれる子供が、どうして自殺したり、シンナーを吸ったり、暴走族になったりするであろうか。

このような価値観や人生観は、タバコばかりでなく酒の飲み方、薬物利用のあり方、交通安全等にまで幅広く転移し、子供の健康と長寿を確実に保証するであろう。少くとも親より早く死ぬという最大の親不孝だけはしないであろう。親としてこれほど喜ばしい事はない。これほど金のかからない、簡単で実益と実効のある子育てはなかろう。親が禁煙をし、その理由を子供に語り、そして話し合い、子供にタバコの害を心から納得させればよいのである。この事に成功しさえすれば、もう自殺をしない健康と命を大切にする子供に育てたのと同然である。これに過ぎる子育てはなかろう。

最近の子供の自殺の激増、非行の暴力化と凶暴化、シンナー乱用者や暴走族の増大などは、〝生命の尊さ〟や〝健康の大切さ〟を教える教育努力が家庭や学校で欠落しているからである。タバコはこのような教育を行うための最適の教材である事を世の親や教師は心に銘記すべきである。そして、このようなすばらしい子育てのチャンスを見逃してはならない。

どうしても禁煙できない親は、タバコの害についての知識を客観的に伝え、それでもやめられない〝ニコチン中毒（依存）〟の恐ろしさを子供に話してほしい。まちがっても〝ひらきなおり喫煙者〟になってはいけない。前述の中学生田中英成君の父親は1日20数本も喫煙するスモーカーであるが、マスコミや学校教師らの努力により、すばらしい生命観と健康観を持った子供に育っている。少くとも、この事は、父親が〝ひらきなおり喫煙者〟にならず、マスコミや教師の禁煙教育を妨害しなかったからであろうと想定される。

第二節　思いやりのある子に育てる事ができる

昔のように兄弟姉妹が多い時代に育った子供たちは、身近に弟や妹の誕生を見、その小さな生命がどんなに大切に扱われ、育っていくものかを膚で感じとらされたものである。また、その頃の子供たちは、自分で子守をしたりすることを通して、自然に小さな者や弱い者たちへの思いやりや対処の仕方を覚えていったものである。また、兄弟姉妹間でのケンカを通して、相手の気持を理解したり、思いやりの大切さを知らされたものである。だが、今は少産少死の時代で、弟や妹のいる子は少ない。また、核家族化の中で祖父母へのいたわりや思いやりの訓練をつむ機会も少ない。

家庭では（学校でも）知識を教えたり、勉強や塾の事には熱心であるが、自分以外の他人への感情や気持、心の動きを思いやる教育をほとんどやっていない。いや、前述の諸状況の中で、日本の家庭の子供は逆に思いやられてばかりいるのである。思いやる能力の欠落したこのような子供が大人になったら、日本が今以上にひどい社会になるのは必至である。それ故、思いやりのある子に育てるための意識的努力がぜひ必要である。

我々は家庭の身近な日常生活を通して、我が子に自分以外の他人を思いやる教育を、いますぐ直ちに開始しなければならない。その最も効果的実践例の一つが、タバコを通しての禁煙・嫌煙（受動喫煙防止）教育である。〝自分が喫煙者になれば、自分以外の他人（特に非喫煙者）に必ず健康障害を与え、肉体的、精神的迷惑を与えるから喫煙しない〟という人間に育てあげねばならない。そして、たとえ我が子が成人喫煙者になってしまったとしても、掃除をする人の苦労をおもんばかって、タバコの吸いガラや灰を散らかしたりせず、そしてまた、〝自分のタバコの煙のいき先〟にまで配慮する人間に育てあげるべきである。他人に迷惑をかけたり、他人をまきぞえにしない形でしか喫煙しない人間に育ててあげるべきである。

思えば、喫煙者にとって思いやりの中で一番むつかしいのが〝非喫煙者への思いやり〟であろう。思いやろうとしても、ニコチンの魔力が理性を狂わせるのであろう。喫煙者であろうと非喫煙者であろうと、タバコの煙を媒介とした〝思いやり〟を通して、確実に人間としての成長を獲得する事ができる。

我々は子育てにおいて、親と子の日常生活において最も身近な〝タバコ〟を通して、思いやりの教育を実行すべきである。これに成功したら、すばらしい親孝行の人間、すばらしい市民的資質をそなえた人間になる事は確実である。親と子にとって最も身近なタバコを話題にとりあげ、どんな人間になってほしいと親である自分は願っているかを、愛情と自信をもって、我が子に語りかけてほしい。子らはそんな親の気持をきっと理解してくれるはずである。

第三節　非行に走らない子に育てる事ができる ―禁煙非行防止論―

1.　非行青少年は常習喫煙者

〝未成年者の喫煙は、青少年の非行とは無関係である〟という誤った考えが、親、教師、生徒間に流布しているのは問題である。新潟県高教組長岡支部生活指導研究部会による〝高校生の喫煙と非行の関係〟についての父親（１６０６人）の意見調査（１９７７年）によれば、〝一般に非行傾向のある生徒が喫煙すると思う〟と答えたのは58％であり、〝ごく普通の生徒にまで喫煙が広がっており、非行的行為として取り扱いにくい〟と答えたのが42％であった。

高校生はこの両者の関係について、どのように考えているのであろうか。表②は、富山県下の高校2年生1153名（男子537名、女子616名）の調査である。[3] 男女とも約70％の高校生が未成年者の喫煙と非行化の関連を否定している。教師の見解はおそらく親と高校生の中間であろう。約6割の教師は、両者の関連を否定するものと思われる。

そうであろうか？　未成年者の喫煙と非行化は無関係とするこれらの見解は、以下の諸点に気付いていないという意味において重大な誤りを犯している。確かに、喫煙する未成年者は極めて多いにもかかわらず、非行青少年となっていく者の割合は、未成年喫煙者のごくわずかでしかない。この事実に着目して両者は無関係と断定するものと思われる。しかし、次の事実に着目してもらいたい。万引きや窃盗、高校生売春や性非行、暴走族、シンナー及び薬物乱用、校内暴力等を引き起こす、正真正銘の非行青少年のほとんどは、まさしく常習喫煙者であるという事実である。ちなみに、シンナー乱用青少年の約90％が常習喫煙者である。

表②　未成年者の喫煙と非行化の関係の知覚（％）

性	群	関係あり	必ずしもない	どうともいえぬ
男子	A	20	60	20
	B	15	68	17
	C	4	77	20
	計	12	70	19
女子	A	19	67	14
	B	14	75	11
	C	20	80	0
	計	17	70	13

（注）　A群:喫煙経験のない者
B群:1～2回経験のある者
C群:現在も喫煙している者

少年鑑別所入所者の喫煙率について言及した昭和53年度の『犯罪白書』によれば、少年鑑別所に入所した男子の86・1％、女子の93％が常習喫煙者であったと言う。校内暴力生徒、売春女子校生や性非行男子生徒、これらのほとんどすべては常習喫煙者である。そうであろう。タバコも吸えない生徒が、タバコも吸わない生徒が、どうして学校内で暴力をふるい、売春行為をし、シンナーを吸引できるであろうか、どうして非行グループに仲間入りできようか。

この事実は極めて重要であり、世の親や教師は決して見逃してはならない。すなわち、喫煙するという条件は、非行青少年の必要不可欠な条件なのである。それ故に、喫煙をしない生徒（子供）に育てる事ができたら、青少年の非行のかなりの部分が防げるという事である。自他の健康を考えて、また社会の期待に答えて、〝未成年者である自分は喫煙をしてはいけないのだ〟という意識を青少年が心の中に主体的に形成できるよう教育する事が、青少年非行防止（予防）の第一歩である。

青少年はある日突然非行に走るわけではない。かなり以前から非行の芽は現れているのである。その非行の最初の芽が未成年時代の喫煙なのである。非行青少年が、犯罪者が、まず最初に行う法律違反が未成年者喫煙禁止法違反である。この法律に違反するのに抵抗を感じる者は、非行青少年になる資格（？）はない。未成年者の喫煙行為は青少年の精神的退廃現象のあらわれであり、不良仲間にはいるためのパスポートである。それ故に、未成年者喫煙は、青少年非行の第一歩であり、青少年非行へのワンステップであり、青少年非行への入口である。

未成年者喫煙は、非行青少年への最大かつ最初のリスク・ファクター（危険因子）であると断言してよい。万引き、シンナー、暴力、高校生売春、性非行、飲酒、怠学、中退、落第など、中・高校生をめぐるすべての退廃現象に共通して確認される因子が喫煙なのである。

少年院や少年鑑別所にはいっている青少年、あるいはかつての〝つっぱった青少年〟の手記をみてほしい。彼らの転落の最初のきっかけをつくったのがタバコである場合がほとんどである。というのは、例外なく彼らの手記の最初の部分に登場するのがタバコであるからである。非行化、転落の原因として、彼らの脳裏に最初に浮かぶのがタバコであるという証拠である。〝その時〟、〝あの時〟この青少年がタバコを拒否する勇気を持っていたら、きっとまともな別の人生街道を歩いていたろうにと、本当に残念でならない。

2. 少年院J君の場合

毎日新聞に中安宏規記者とある少年院のJ君との面接記事〝隠れタバコを断れず〟が掲載されているので紹介しよう。(4)

「おい、お前も吸ってみろよ」――遊び仲間の先輩がJ君（16歳）に**タバコ**を差し出したのは、中学2年（当時）の一学期の時だった。断りきれずに手を出した。むせ返った。だが、何となく自分が強くなった、大人になった、という充足感があったのも事実である。J君の〝隠れタバコ〟は、ほどなく学校の先生にバレた。すぐ、学校から家へ連絡が行った。帰宅したJ君に母親の怒声が飛んだ。「まだタバコを吸う年ではないでしょ。しかも学校で。情けないわねえ」。いつものガミガミ声が一段と高かった。カーッとなったJ君は、思わず母親の顔をひっぱたいた。生まれて初めての事だった。ハッと思ったが、もう遅かった。「自分が悪い事をしたんだし、はたく気もちっともなかったのに、この手が出てしまったんです。お母さんは泣きました。でも、謝りたくなかった。自分の非を認めるのがいやで、わかったよと一言いって外へ飛び出しました。そこらをほっつき歩いて、友だちの家へ行って、夜遅くまで遊んでいました。家を飛び出すには飛び出したが、まだ家出をするほど度胸もなく、夜の11時ごろ家へ戻ったんです」。

そこで今度は父親にしかられる。「まだお前はタバコを吸う年ではないだろう。しかも、注意した母親に手を出すなんて……」とジュンジュンと言いきかせたが、J君は聞き流すだけだった。J君は翌日も憂うつだった。学校へ行けば、タバコの事で先生に呼び出されそうな気がしたからだ。昼ごろ、そっと登校してみると、案の定、友だちから「先生が捜していたぞ」の声。「やばい事になった」と、給食を食べただけで新宿へ。今度は「無断欠席の連絡が家へ行かないか」と心配になり、心は落ち着かない。その次の日も家を出たまま、登校せずに時間をつぶしたが、三日後に登校すると、とうとう担任と生活指導の先生に校長室へ呼ばれた。

「タバコをやめろ」、「学校へ来ないで、どこで遊んでいた」。こんな先生の注意にJ君は「もういい、くどくど言うな」と捨てぜりふを残して校長室を飛び出てしまった。この強がりの一言から少年院送りまでの経過は、おきまりのとおりであった。

「先生やお母さんに何か言われるのが怖かったんです。特に、学校から家に悪事を連絡されてお母さんからガミガミ言われるのが一番いやだったなあ。ぼくはシンナーやディスコに誘われると、いやだと断れないんです。そんな事もできないのかと、友だちに思われたくないので、見栄を張って強がりを言ってしまうんです」。

J君は、「そんな自分の弱さを正当化するため」に、うるさい存在の母親にだけは容赦なく暴力を振るい続けた。「お父さんは止《と》めに入るのがやっとでした」。こんなJ君にとって、父親はむしろおとなしく、話しやすい存在だった。J君の外出を減らそうと家庭マージャンを囲んだり、家でだけならタバコを吸ってもよいと喫煙を認めたこともあった。「お前の人生は一つ。どう生きてもよい。だが、自分でカジを取り、人様に迷惑をかけるなよ。罪を犯したら、それをつぐなうのは、お前自身なのだから」とさとしたりもしたが、もはやJ君の暴走を止める力は父親にはなかった。

「ぼくの(オレは弱くはないんだぞという)存在を周りに示してやりたいというだけの気持ちで吸ったタバコでした。もちろん、ここ（少年院）では禁煙です。最初はつらかったけど、退院の日までにしっかり立ち直ってみせます」とJ君は誓ってくれた。

3．少年鑑別所のC君とB君の場合

これから紹介するC君（15歳）とB君（18歳）の作文は、少年鑑別所に入所中の少年たちが、「私のおいたち」と題して反省を込めて書いたものの二例である。共に、ごく平均的な少年の平均的な作文である。(5)

C君の作文

「中学に入学した。はじめはなんでもみんなについていけたが、中学1年の3学期にともだちとはじめて**タバコ**を吸い、タバコの味をおぼえ、中学2年にはオートバイののりかたをおぼえ、人の家からオートバイをぬすんでケイ察につかまりました。それからぼくはだんだんかわり非行少年とよばれるようになり、そこでも人の家からオートバイをぬすみケイ察につまかった。それからはまじめに家の生活、学校での生活もちゃんとし、真面目にしていました。そして中学生活も終わり卒業しました。そしてぼくは高校にいかず、はたらきました。（中略）そして土・日になるといつでも○○のともだちの家にとまりあそんでいました。そしてふとしたことからともだちと車上ねらいをするようになり、車上ねらいをする仲間がだんだんとふえ、一つのグループとなり、車上ねらいをし、ぼくも仕事をやめ、そのグループのみんなとオートバイをぬすんだり車上ねらいをしたりして今まで生きてきました。」

B君の作文

「○○高校入学、入学2ヵ月目**タバコ**を吸って指導を受ける。6ヵ月目弱い者いじめでまた指導される。2年生また**タバコ**で指導される。この時の担任の先生は僕に目を付けてなにも悪いことをしていないのにおこる、これに対して僕はしんけん頭にきた　こんな学校やめてやろうとなん度かおもった　3年生9月に家出（中略）その後ぶらぶらしていて友達が暴走族みたいなグループを作っていたのでそれに入る、だんだんそれが暴力団になっていった　僕もずるずるとやくざの中にはいっていった　そのけっか暴行でただ今鑑別所にいる。」

4. つっぱり女性の場合

朝日新聞に『この指とまれ、ヤングの広場、おしゃべりしましょう』という投書欄がある。そこにかつてつっぱった経験をもつ二女性の投書が掲載された(6)ので紹介しよう。

オールドテディガール（長崎県下県郡・19歳）さんの投書

「つっぱる……って何だろうね。大人になってもつっぱっとるのが、ヤーさんやら右翼のオッさんたちやろ。暴走族もせいぜい23歳くらいまでやな。女の子は、やっぱりある程度で見切りつけたがいいごとある。女が最終的に行きつくところはみじめなもんや。トルコに売られて、シャブ（覚せい剤）打たれて、あげくはポイや。私の友達には、ホンマに香港に売られた子もいるんよ。

私もそのなりそこないやねん。中2の時から、**タバコ**、男、シンナー、暴走族、家出、登校拒否、あげくの果ては中3の時に自殺未遂。高校も中退。それからは家にも寄りつかず昼は寝て夜は車を走らせる生活。シャブもやったし売人もやった。そのころの私もそうやったけど何をいってもムダやねん。ホンマに自分でまじめになろうって気にならんとな……。

でも、この2年間、私は闘ったよ。中毒にも勝ったよ。親にもすまなかったって思えるようになったよ。昔の私を知る人を見返してやらんと……って思っとるよ。そして、来春には結婚します。

今つっぱっている女の子、せいぜいつっぱって。自分の気がすむまで。だけど損をしないように。そして、できるだけ早く笑顔の似合うかわいい女の子になろうよ。」

子持ちの元スケバン（福岡県飯塚市・24歳）さんの投書

「私の恥ずかしい学生時代を、勇気を出して書きます。私は、俗にいうツッパリ学生でした。高校1年の時から**タバコ**、お酒、シンナー、男友達、ほとんどの遊びを覚えました。親とけんかして家出も数回。高校を卒業できたのが不思議です。いま、身分不相応な幸せな結婚生活を送っているんですが、やっと自分の愚かさに気付いているんです。

この欄を借りてみなさんにいいたい。私のような過ちをくりかえさないで下さい。つっぱっても、決してカッコ良くない。後で振り返って、ああ楽しかったと思えるような学生生活を過ごして下さい。」

5. 未成年者喫煙は最初の非行の芽

少年たちはある日突然に非行に走るわけではない。必ず非行の芽は以前に現れている。その芽をいち早く摘み取らなければならないし、それができるのはなんといっても親である。これまで紹介してきた作文や手記を通して、未成年者の喫煙は青少年非行の最初の芽であることが理解できたと思う。非行に走った青少年の転落の最初のステップがタバコなのである。そのことを非行青少年本人が一番良く自覚しているからこそ、必ず作文や手記の最初にタバコが登場してくるのである。

未成年者の喫煙と非行化は無関係であるという見解が、いかに暴論で無責任であるか明白である。これらの見解は、青少年の喫煙問題に真剣に取り組む努力を放棄した者たちの自己弁護や弁解にすぎない。我々子供の親たる者は、子供を健康に育てるために、子供を非行青少年にしないために、最大限の努力をしなければならない。問題が深刻化してからではもはや手おくれである。非行の最初の芽をつみとる事が最も効果的である。すなわち、〝自分の健康のために、他人に迷惑をかけないために、絶対に喫煙はしないんだ〟という子供に育てる事が肝要である。

このような意識をもった子供に育てる事ができたら、子育てはもう成功したようなものである。こんな子供がどうして非行に走るであろうか。将来一流の市民になる事まちがいなしである。

最後にもう一度強調しておきたい。確かに、常習喫煙者である青少年がすべて非行に走るわけではない。いや、割合からいえば、常習喫煙者の少数部分が非行青少年になるにすぎないかもしれない。しかし、次の事は重要である。〝青少年非行に走った者の（ほとんど)すべては常習喫煙者である〟という事実である。非行青少年が非喫煙者である事例はきわめてまれである。その意味で、非喫煙青少年の育成は、青少年非行防止の確実な第一歩であると断言できる。

第四節　頭の良い子に育てる事ができる —学業成績とタバコの研究—

外国では、学童（生徒）の喫煙と学業成績の悪さは明白な関連があると理解されている。たとえばイギリスでは、「タバコを吸う学童は、吸わない学童とくらべて、自他ともに学業成績が優れていないと認めている。しかもこの心象は実際に正しい。タバコを吸う子供は、学年が進むにつれて成績が落ちていく」(7)と理解されている。事実、イギリスの報告書によれば、同じ公立の中等学校でも上級学校に進学する事をめざしているグラマー・スクールの生徒にくらべると、実業教育が主であるモダン・スクールの生徒のほうに、タバコを吸っている者が多い。(8)頭の良い、賢い子供は、そうでない子供に比べて喫煙する率が少ない。この事はどうも世界共通の現象のようである。

以上は喫煙する生徒本人とその学業成績との関係であるが、最近のイギリスでの研究によれば、たとえ生徒本人が喫煙していなくても、妊娠中にお母さんがタバコを吸うと、小学校高学年頃までその子の学業成績にも悪影響を与える事が明らかにされている。我が子を学業成績の良い子に育てようと希望するならば、親子ともタバコを避け、近よらない事が肝要である。

1．妊娠中のタバコと子供の学業成績 —イギリスにおける実証的研究—

妊娠4ヵ月以降の母親の喫煙が、生まれてくる赤ちゃんの体重を平均以下に軽くしたり、早産や死産を増加させることは、世界各国の研究で一様に確認されており、もはや常識となっている。もちろん体重に関しては、その後の発育が順調であれば、ほぼ1年以内にその遅れを取り戻す事ができるとされている。しかし、子供の発育を願う親にとっての関心事は、何も体重だけではない。

身長や知的発育も重大関心事であるが、これまでこの方面の本格的研究はほとんど皆無の状態であった。ところが最近、イギリスでの大規模かつ本格的な調査によって、妊娠中の母親の喫煙の誕生以後の後遺症は、身長と知的能力において小学校高学年の時期まで残る事が明らかになった。〝これほどまでにも〟とその罪深さに思わず絶句するほどである。この研究成果の一部は、日本でもすでに一部紹介されているが、(9)これらを補足する形で研究論文を紹介しておく。

妊娠中の喫煙の後遺症が誕生後も長期間継続する事を明らかにしたのは、ブリストル王立子供病院（Bristol Royal Hospital for Sick Children）のバトラー（N.R.Butler）教授と全国子供福祉連絡事務局（National Children's Bureau,London）のゴールドシュタイン（H.Goldstein）氏の両名である。１９７３年12月8日発行の『イギリス医学会雑誌（British Medical Journal）』に掲載の「妊娠中の喫煙とその後の子供の発達」がその話題の論文(10)である。

両氏は１９５８年３月３日から９日までに、イギリスで生まれた1万７０００人の赤ちゃんについて、妊娠中の喫煙の影響が長期間にわたって残るものかどうかを調査した。これらの赤ちゃんはすでに、誕生時と7歳、11歳の時に、全国子供福祉連絡事務局などによって大規模な調査が行われていたので、今回は両氏がそのデータを喫煙の面から分析と検討を加えたものである。

図①　妊娠中の喫煙と子供（11才）の身長
（N.R.ButlerとH.Goldstein:1973の研究による）

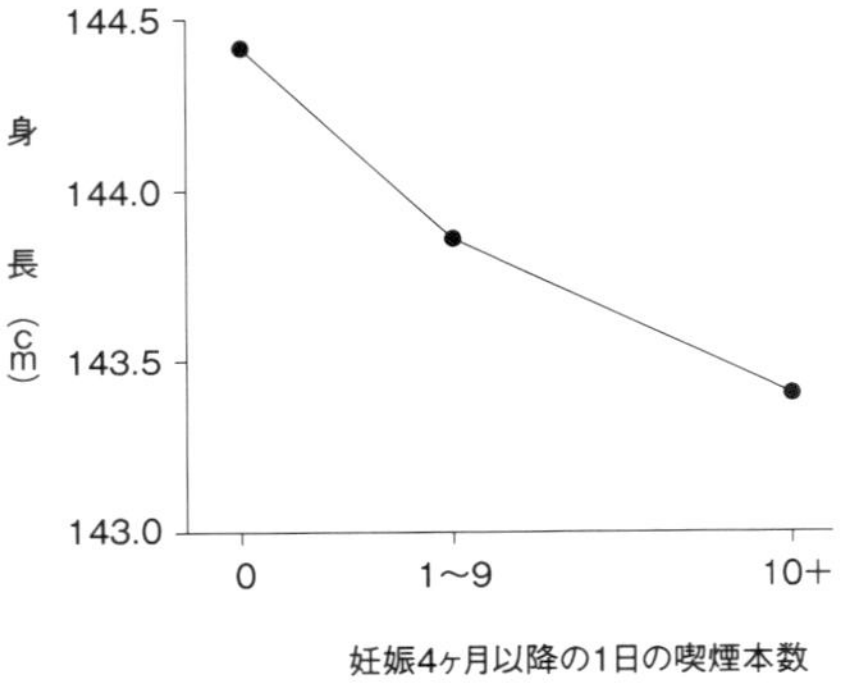

図②　妊娠中の喫煙と子供（11才）の一般能力
（N.R.ButlerとH.Goldsteinの研究:1973による）

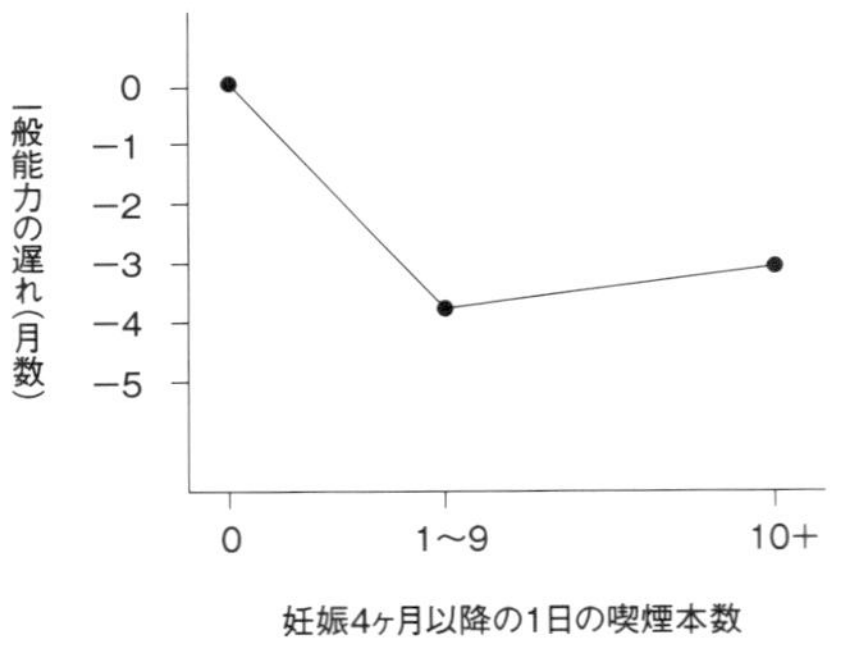

誕生時には、出生時の体重や懐胎期間、母親が属する社会階層とともに妊娠中の喫煙の有無が調査されていたし、7歳の時には身長と読解力テスト、また11歳の時には身長のほかに一般能力、読解力、算数能力テストが調査されていた。

もちろん、これらの発育指標に対しては、喫煙以外にもっと大きな影響力を及ぼす社会的因子が存在する。だか

図③　妊娠中の喫煙と子供（11才）の読解力
（N.R.ButlerとH.Goldsteinの研究:1973による）

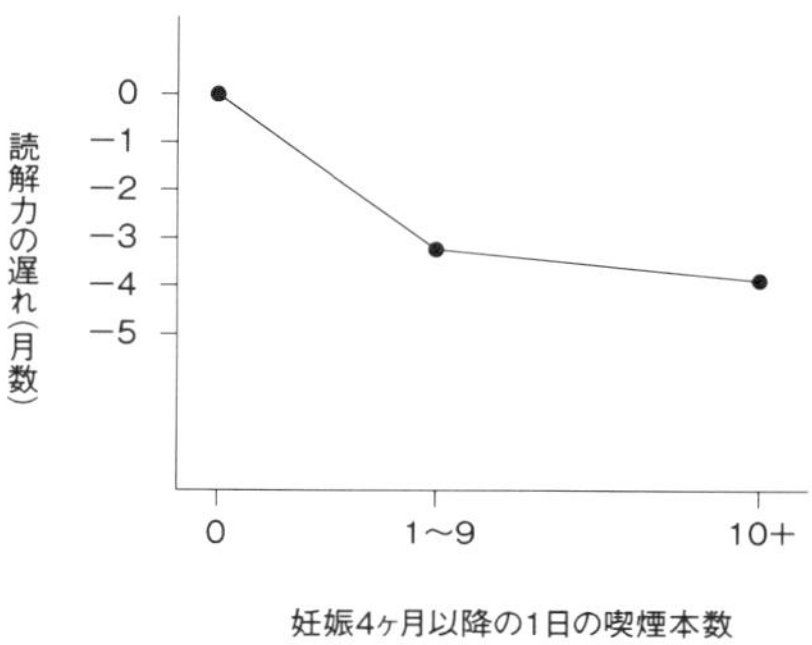

図④　妊娠中の喫煙と子供（11才）の算数テスト
（N.R.ButlerとH.Goldsteinの研究:1973による）

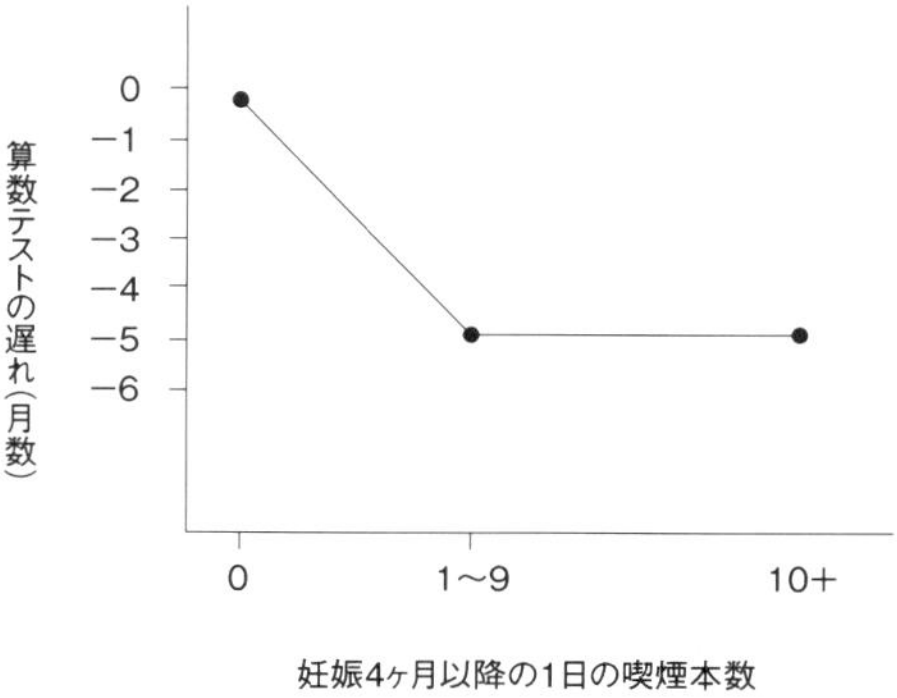

ら両氏は、母親の身長と年齢、父親の職業によって決まる社会階層、兄弟姉妹の数、子供の性別などからなる諸因子による影響を除いたうえで、喫煙の後遺症が存在するかどうかを調べた。

その結果は、図①～④に示す通りで、7歳ではもちろん11歳になっても、喫煙による後遺症が残っていたのである。1日に10本以上を喫煙していた妊婦から生まれた子供は、まったく喫煙しなかった妊婦の子供と比べて平均で、身長では1センチ低く、一般能力テストでは3ヵ月、読解力テストでは4ヵ月、算数テストでは5ヵ月の遅れを示したのである。もちろん、こうした喫煙による子供の発育への影響は、他の諸因子による影響よりは小さかったという。喫煙本数による影響は、図で示したように、非喫煙者と1日1～9本の喫煙者との差は大きいが、本数が10本以上に増えても、身長以外の発育指標については差はほとんど広がってはいない。

この研究から、バトラー教授らは、「妊娠中の喫煙は、ほかの社会的諸要因に比べて影響は小さいけれども、身体的、精神的な発育の相方において、長期間にわたって悪影響をもたらす[10]」という結論に達している。

このような研究は、日本ではまだ行われていない。タバコ及びタバコの煙の健康への害の研究がようやく開始された段階である。したがって、日本の子供たちについてはまだ未知数である。しかし、タバコの害は世界共通であろうし、同じ人間であるのであるから、この事は日本の子供にもあてはまるのではなかろうか。

イギリスでのこの研究データについて、日本でのタバコの害研究の第一人者である国立公衆衛生院の浅野牧茂博士は、「調査対象の子供の数が少ない場合は喫煙の影響は見出せないが、バトラー教授らは非常に多数の集団（1万７０００人）を調査したので、統計的に意味のある結果が得られた。この論文への反論はないようだから、信頼が置ける研究だと思う[11]」と評価されている。いずれにしても、妊娠中の喫煙による子供への悪影響は、教育学の分野においても、今後の重要な研究課題となった事はまちがいない。

妊娠中の喫煙はどうしてこのような恐ろしい結果をもたらすであろうか。バトラー教授らは、被害発生のメカニズムには言及していない。しかし、脳生理学者の次のような文章を一読する時、我々にだってその被害発生のメカニズムは一目瞭然である。大阪市立大学名誉教授で脳生理学者の高井俊夫博士は、胎児の脳が発達する時期における充分な酸素の必要性を、次の様に強調されているので紹介しておこう。

「人間の脳細胞は妊娠10ヵ月の間にできます。子供の知能の善し悪しはその１４０億の脳細胞が胎内生活で充分な栄養、なかでも特に大切な酸素を与えられて育つかどうかにかかわってきます。というのは、脳細胞は他の身体の細胞に比べて、特に酸素を必要とし、また、酸素の欠乏には大変に弱いからです。しかも、この１４０億の脳細胞は生まれてからではもう増えません。そのまま、死ぬまで働きます。ここが脳細胞と他の身体の細胞と違うところです。」

母親の喫煙が胎児の脳細胞への酸素供給量を減少させる事は、今時の常識である。神経研究所の元研究部長であった小林司《つかさ》氏は、医学論文において妊婦が喫煙すると胎児の脳にどんな影響があるかを、以下のように述べておられる[12]。

「人間の知能センターである脳は、受胎後5ヵ月めから、生後一年半くらいまでの期間に超スピードで建築され、生後3年もたてば、その重量も脳神経細胞のからみあいも、もう大人並になり、それ以後は知能や学習能力は発達するが、ほとんど成長しない。つまり、体が20歳くらいまで成長を続けるのに対し、脳は3歳まででその成長を終えてしまうのだ。

この超スピードで建築を進めるときに、一番必要なのが酸素である。人間の脳は、脳神経細胞の細胞分裂によってその数をふやし、複雑なからみあいを進めて成長するが、酸素はこの細胞分裂に欠く事のできないものなのである。

もちろん、大人の脳でも酸素は欠く事のできないものであり、ガス中毒などで脳に行く酸素が不足すると、脳の機能がそこなわれて思考力がにぶったり、ひどいときには死んでしまう、という事は誰でも知っている。ところが、胎児や赤ちゃんの脳は、大人の脳よりもずっと酸素不足に敏感で、酸素の供給がとだえたり、酸素が少なかったりすると、脳神経細胞の成長が妨げられて、知恵おくれの子どもや、頭のよくない子どもになってしまうのである。

妊婦が喫煙すると、吸いこんだ煙の中に含まれるニコチンが中枢神経や自律神経を興奮させる作用によって、妊娠の血管が収縮し、胎児の脳に送られる血液の量が減少する。また、煙の中に含まれる一酸化炭素が、酸素を運ぶ役割をはたす血液中のヘモグロビンと結合してしまう（一酸化炭素は、酸素とくらべて約200倍のはやさでヘモグロビンと結合する）ために、胎児の脳に送られるべき酸素の量が減少する。妊婦の喫煙は、この二つの作用によって、いわば胎児の知能低下薬の役割をはたしている事になる。」

表③　男子大学新入生の喫煙者率（%）

区　分	人数	すわない	時々すう	毎日すう
現　役	429	56.2	19.3	24.5
一　浪	143	49.6	25.2	25.2
二浪以上	48	31.3	12.5	56.3
計	620名	52.7	20.2	27.1

P<0.005

2. 大学新入生の成績とタバコ

小、中、高、大学を問わず、一般的に学業成績の悪い者が喫煙者となる率が高い。悪い学業成績の代償行動が喫煙を招き、その喫煙が更に学業成績を悪化させるという悪循環が存在する。村松常司氏らは、性格の異なる五つの大学の男子新入生620名を対

表④　大学別の新入生喫煙者率（%）

大　学	人数	すわない	時　々	毎　日
A　大	208	71.1	18.3	10.6
現　役	124	79.8	14.5	5.6
1　浪	75	57.7	25.3	16.0
2浪以上	9	55.6	11.1	33.3
B　大	88	64.8	25.0	10.2
現　役	60	71.7	20.0	8.3
1　浪	26	50.0	38.5	11.5
2浪以上	2	50.0	0.0	50.0
C　大	100	48.0	19.0	33.0
現　役	90	48.9	18.6	32.2
1　浪	8	37.5	25.0	37.5
2浪以上	2	50.0	0.0	50.0
D　大	111	34.2	15.3	50.5
現　役	49	44.9	16.3	38.8
1　浪	29	27.6	13.8	58.6
2浪以上	33	24.2	15.2	60.6
E　大	113	31.9	25.7	42.5
現　役	106	31.1	26.4	42.5
1　浪	5	60.0	20.0	20.0
2浪以上	2	0.0	0.0	100.0

A大（名古屋大学）　P<0.001
B大（愛知教育大学）
C大（私立工業大学）
D大（私立医科大学）
E大（私立文系大学）

象とした喫煙者率調査をされているが、[13] この調査でも前述の事柄は実証されているようである。表③からも分かるように、非喫煙者率は現役入学者が最も高く、浪人の期間が長くなるにつれて非喫煙者率は低くなり、毎日吸う常習喫煙者率は高くなる傾向にある。学業成績の悪さと喫煙との悪循環の結果である。

学業成績とタバコの関係を、更によく例証しているのが前頁表④である。A大学（国立名古屋大学）の非喫煙者率が最も高く、次いでB大学（国立愛知教育大学）、C大学（私立工業大学）、D大学（私立医科大学）、E大学（私立文系大学）の順である。この順位は、とりもなおさず大学合学難易度の順位に一致しているのではなかろうか。

大学のレベルや合格難易度と新入大学生の非喫煙者率はみごとに一致し比例している。この事から、頭の良い、学業成績の優秀な一流大学に合格できる子供に育てるためには、少くとも子供を非喫煙者に育てる事が絶対に必要である事が理解できたと思う。少くとも、国公立大学に現役で合格しようとする男女高校生にとって、喫煙は厳禁である。子育てに責任をもつ親は、この事実を忘れてはならない。

3．知的作業能率とタバコ

子供の栄達や出世を望む親は、我が子を喫煙者に育ててはならない。喫煙者は、〝タバコを吸うと頭がすっきりして能率があがる〟と主張する。しかし、これは主観的な錯覚、思い込みにすぎない。外国及び日本における科学的、客観的、実証的研究では、例外なく喫煙は知的作業能率を低下させている。

チェコスロバキアのP・クセックは、20歳前後の男子について、光線銃を用いた射撃と暗算とを組み合わせた知能作業と身体的作業の効率を調査している。[14] その調査結果によると、常習喫煙者が紙巻タバコ1本を喫煙しても、非喫煙者に比べて少しも良い成績を得られなかった。それは喫煙継続中ばかりでなく、喫煙終了後もしばらくの間続いているのである。

この実験についての感想では、非喫煙者も常習喫煙者もすべてが「努力を要し、かなり疲れた」と述べている。また常習喫煙者群の過半数（62％）は、「緊張して良い成績は取れなかったけれども、喫煙はこの緊張感を和らげるのに役立った」と付け加えている。P・クセックのこの研究結果は、喫煙によって自覚的に精神状態がリラックスしたと感じても、客観的には頭の働きを良くしているとはいえない事を意味している。

日本においては、国立公衆衛生院生理衛生学部体力室長の浅野牧茂博士らを中心とする研究グループが、男子医科大学生の常習喫煙者の協力を得て、喫煙の知的作業能率に及ぼす影響を調査されている。この調査研究においても、図⑤に示すように、喫煙者は自覚的、主観的には〝頭がスッキリし知的作業能率があがったのではないか〟と感じても、喫煙が頭の働きを良くするという客観的証拠は見い出せなかった。[14] いや、実験結果は逆に知的作業能率の低下を明らかにしているのである。

図⑤　喫煙の知的作業能率に及ぼす影響

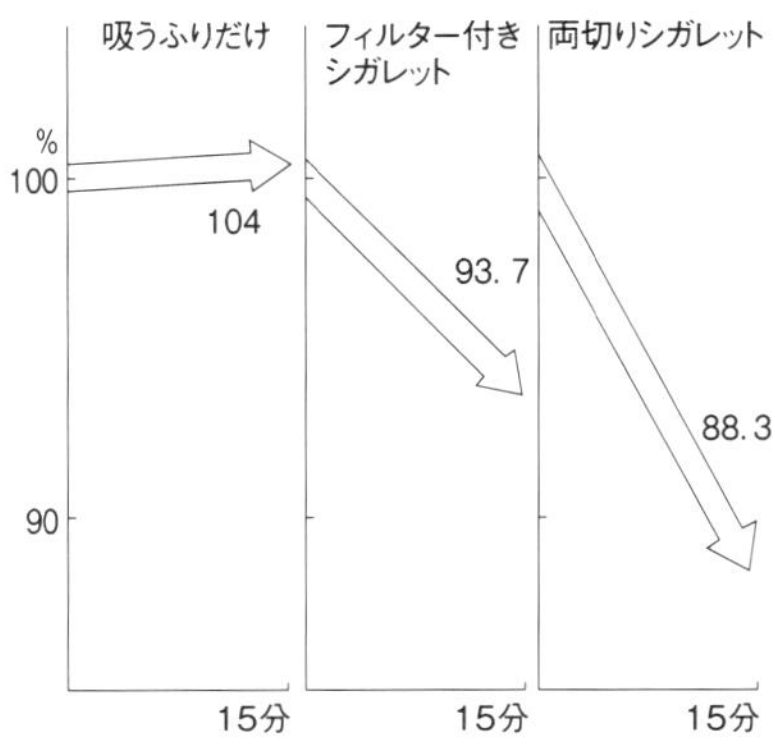

4. 記憶力とタバコ

タバコは記憶力も低下させるようである。喫煙者群は非喫煙者群に比べて記憶力テストで例外なく悪い成績しかとれないのである。イギリスのエジンバラ大学の精神科教授ウィーク博士は、イギリスの医学専門誌に発表した論文で、タバコは脳への血液供給を妨げ、その結果、記憶力が鈍化するとの実験結果を発表している。[15]

実験では喫煙者と非喫煙者を六人ずつグループに分け、それぞれに面識のない人の顔写真12枚を3秒間ずつ見せ、その都度写真の姓名を読み上げた。そして、10分後に再び写真を見せ、記憶した名前と一致するかどうか調べたところ、喫煙者の正解率は非喫煙者よりかなり下回ったと言う。

スウェーデンのK・アンダーソンらによる女子大生についての研究においても、常習喫煙者における紙巻タバコ1本の喫煙は、記憶力の検査成績を低下させる事が明らかにされている。[14] どうしてタバコは知的作業能率を低下させたり、記憶力を鈍化（低下）させたりするのであろうか。東京衛生病院臨床カウンセラーの上田　建氏は、〝タバコは思考力、記憶力を悪くする〟と題して、次のようにそのメカニズムを説明しておられるので紹介しておく。

「タバコの煙の中に含まれる一酸化炭素は4万6000PPMという驚くべき数字であり、工場の安全基準の640倍というものすごさです。赤血球に対する一酸化炭素の親和力は酸素の200倍です。一酸化炭素は、赤血球が酸素と結びつくのを妨げるばかりでなく、赤血球が組織に酸素を放出する際にも妨げとなるのです。海抜ゼロメートルのところにいる喫煙者は、海抜2500メートルのところにいる人（非喫煙者）と同じくらいの酸素しか得る事ができません。こうした酸素不足の状態では、わずかばかりの運動で息切れや動悸《どうき》をおこしたり、頭痛や気分を悪くしたりします。当然根気は無くなり集中力も散漫で思考力が衰えます。喫煙が習慣になると、タバコを吸わないと眠気に頻繁におそわれる事にもなり、勉強どころではなくなります。さらに一酸化炭素は、夜間、目の働きを悪くする事も知られています。

ニコチンは血管を収縮し、血液の流れをさまたげ、一酸化炭素は酸素の量を減らすのですから、二重の障害を受ける事になります。この影響を最も受けるのは脳細胞です。タバコを吸いながらの読書や勉強は、それをしているという気休めか時間の浪費かのいずれかです。[16]」

我が子を仕事のよくできる、有能で能率的な人間に育てたいならば、そうして高度の思考力、記憶力、集中力のある人間に育てたいならば、親は我が子を絶対に非喫煙者に育てあげなければならない。子育てのキーポイントは意外に身近にあるのである。

注

（1）吉田　博・中川　孝共著「喫煙とカンニングに対する高校生の態度」、『富山大学教育学部紀要』第19号、昭和46年、181頁。
（2）朝日新聞　昭和55年4月12日。
（3）吉田　博・中川　孝共著　前掲論文　183頁。
（4）毎日新聞　昭和54年5月23日。
（5）高垣忠一郎著「現代非行の特質と学力問題」、『現代と思想』第37号（所収）、青木書店、44頁。

（6）朝日新聞（第2県版：筑後）昭和55年11月15日。

（7）英国王立内科医学会報告『喫煙をとるか健康をとるか—第3回報告—』財団法人結核予防会、１９７９、１０６頁。

（8）平山　雄監修・解説『これがたばこ病』婦人生活社、昭和51年、26頁。

（9）牧野賢治著『タバコロジー：嫌煙・禁煙・あなたの健康』毎日新聞社、昭和53年、１５０~１５２頁。

（10）N.R.Butler and H.Goldstein,Smoking in Pregnancy and Subseguent Child Development,British Medical Journal 8 December 1973, pp. 573 ~ 575.

（11）牧野賢治著　前掲書　１５２頁。

（12）小林　司著「妊婦の喫煙は胎児の知恵おくれや精薄を招く—胎児の脳細胞の発育を妨げ、死亡率も高くなる—」、『壮快』（１９７６年10月号）、講談社、76頁。

（13）村松常司他共著「喫煙の経験、習慣に影響を及ぼす諸要因の研究：第2報　男子大学新入生について」、『学校保健研究』第18巻・第1号、１９７６、34~39頁。

（14）浅野牧茂著「たばこは頭を良くする魔薬か」『科学朝日』第40巻・第12号、１９８０、56頁。

（15）毎日新聞、佐賀新聞　昭和55年1月19日。

（16）上田　建著「中・高校生のための〝タバコをやめる方法〟」月刊生徒指導編集部編集『喫煙問題にどうとり組むか』（所収）学事出版、１９７５、１６８頁。

第Ⅳ部 学校における禁煙・受動喫煙教育

第十二章　幼稚園における禁煙・受動喫煙教育

第一節　乳幼児の教育・保育施設状況

2017（平成29）年現在、日本の乳幼児の教育・保育施設としては次の三種類があげられる。

一つは、文部科学省管轄下の学校教育施設である幼稚園である。学校教育法の第三章幼稚園の項において、第二十二条から第二十六条の規定を持つ、満3歳から小学校就学の始期に達するまでの幼児を教育の対象とする。教育の内容等は、文部科学省が発行する『幼稚園教育要領』（平成20年3月告示）によって定められ、幼稚園教諭が指導にあたる。

二つ目は、厚生労働省管轄下の児童福祉施設である認可保育所である。0歳児から5歳児までの乳幼児を対象とし、厚生労働省が発行する『保育所保育指針』（平成20年3月告示）によって保育の内容が定められ、保育士が指導にあたる。

三つ目は、平成18年度より設置され、最近増加の傾向にある認定こども園である。認定こども園は、認可保育所部分の定員と幼稚園部分の定員を併《あわ》せもつ保育・教育施設であり、厚生労働省と文部科学省の管轄下で0歳から5歳までの乳幼児の保育と教育にあたっている。

本小論においては、幼稚園及び認定こども園（幼稚園部分）の3歳から5歳までの園児を考察の対象にする事を了承されたい。

第二節　幼稚園教育要領と禁煙・受動喫煙教育

幼稚園教育要領第二章には、幼稚園教育のねらい及び内容が記述されている。ここに示されている「ねらい」とは、幼稚園修了までに育つことが期待される生きる力の基礎となる心情、意欲、態度などである。

内容とは、「ねらい」を達成するために指導する事項である。幼稚園学習指導要領は、「ねらい」と「内容」を5領域にわたり記述している。5領域とは、心身の健康に関する領域「健康」、人とのかかわりに関する領域「人間関係」、身近な環境とのかかわりに関する領域「環境」、言葉の獲得に関する領域「言葉」及び感性と表現に関する領域「表現」の五つである。

この5領域の「ねらい」と「内容」が、39教育週を上まわる毎学年220日の教育日数と1日4時間の教育時間によって消化達成されるようになっている。

以下において、禁煙・受動喫煙教育に関係すると思われる領域「健康」と領域「人間関係」の「ねらい」と「内容」をピックアップして示そう（以下傍線筆者）。

・領域「健康」〔健康な心と体を育て、自ら健康で安全な生活をつくり出す力を養う。〕

「ねらい」

(3) 健康、安全な生活に必要な習慣や態度を身に付ける。

「内容」

(6) 健康な生活のリズムを身に付ける。

(9) 自分の健康に関心を持ち、病気の予防などに必要な活動を進んで行う。

(10) 危険な場所、危険な遊び方、災害時などの行動の仕方が分かり、安全に気を付けて行動する。

・領域「人間関係」〔他の人々と親しみ、支え合って生活するために、自立心を育て、人とかかわる力を養う。〕

「ねらい」

(1) 幼稚園生活を楽しみ、自分の力で行動することの充実感を味わう。

(2) 身近な人と親しみ、かかわりを深め、愛情や信頼感をもつ。

(3) 社会生活における望ましい習慣や態度を身に付ける。

「内容」

(9) よいことや悪いことがあることに気付き、考えながら行動する。

(10) 友達とのかかわりを深め、思いやりをもつ。

(11) 友達と楽しく生活する中で、きまりの大切さに気付き、守ろうとする。

(13) 高齢者をはじめ地域の人々など自分の生活に関係の深いいろいろな人に親しみをもつ。

喫煙する幼稚園児がいないためか、園児を対象とした、意図的、直接的禁煙・受動喫煙教育の場は、日本の幼稚園ではない。小学校と大きく異なる点である。日本の小学校教育においては、第6学年において本格的禁煙・受動喫煙教育を実施している。筆者は、幼稚園のこの現状を批判する意図は毛頭もない。なぜなら、幼稚園段階では、園児の周囲の大人(特に喫煙者)達への禁煙・受動喫煙教育が最も大切だと思うからである。喫煙・受動喫煙教育に関係している者にとって、現行の幼稚園教育要領の「健康」と「人間関係」の2領域の「ねらい」と「内容」の諸記述は、十分に評価できる(特に筆者のつけた傍線部分)と思われる。

幼稚園におけるこれらの2領域の教育は、健康教育、公衆衛生教育、道徳教育、良き市民育成教育の第一歩を踏み出す教育である。これらの教育は、まだ未分化の、芽生え段階の教育ではあるが、禁煙・受動喫煙教育に貢献をもたらす教育である。幼稚園におけるこれら2領域の教育が、適切に実施されるならば、その事は将来において禁煙・受動喫煙教育に実りある成果をもたらすであろう。

幼稚園教育要領における健康と人間関係の2領域の教育は、それ故、以後の学校における禁煙・受動喫煙教育の基礎教育段階、芽生え教育段階、初歩的段階と位置づける事ができよう。それ故、園内の教職員や園児の父母を対象とした禁煙・受動喫煙教育は、幼稚園教育要領を完全実施するためには必要不可欠である。

第三節　幼稚園におけるタバコの問題　―昭和時代幼稚園喫煙風景点描―

平成14（2002）年8月2日に健康増進法が制定・公布され、平成15（2003）年5月1日より施行された。健康増進法は、その第二十五条で受動喫煙の防止をあげ、それを実行すべき施設のトップに学校を指名した。そのため、幼稚園、小学校、中学校、高校の諸学校は、平成29（2017）年の現在、ほとんど全てが敷地内禁煙となっている。しかし、昭和時代は、地域社会も学校も喫煙は野放し状態で、喫煙者天国の時代であった。本書の幼稚園におけるタバコ問題に登場するシーンは、昭和53（1978）年4月から昭和56（1981）年3月までの時期の事実である。日本の禁煙・受動喫煙教育史、幼稚園教育史の上でも記録されても良い貴重な事実なので古い時代の体験ではあるが紹介したい。

現在の日本の幼稚園は、禁煙・受動喫煙の教育を直接的に実施していない。しかし、過去を振り返るとタバコを愛し、タバコの煙を好きにさせる〝愛煙・好煙教育〟の方は、直接的に、間接的に結構実践していたものである。幼稚園のタバコ問題は、ほとんどが周囲の大人に起因する問題である。以下、昭和50（1975）年代に現実に存在した全国の幼稚園におけるタバコ問題を、筆者の長男が通園した幼稚園を例に考えてみたい。

1．父親参観日とタバコ

ほとんどの幼稚園が、年数回の父親参観日をもうけている。筆者の長男も昭和54（1979）年当時幼稚園児であったが、我々父親族にとっては楽しみの一つであり、多数の父親が授業参観にやって来た。ところで、筆者は、驚くべき光景を目にしたのである。ほとんどの父親が、幼稚園内でタバコを吸う事、吸う事。さすがに、園児たちが勉強中の教室内だけは喫煙しなかったが、それ以外の場所では喫煙のし放題。教室横の廊下や狭い園庭では、常時あちらこちらからタバコの煙がモクモク。おまけに灰皿は一切ないのだからひどい状態。もう、あちこちにタバコの吸いガラと灰がいっぱい散らかっていた。中には日頃の習慣からか、火のついた吸いガラを園庭にポイのお父さんも出現する始末。何という事だ！

学校安全管理（特に防火）のイロハから、幼稚園児への教育的配慮の立場から、また禁煙・受動喫煙教育運動家としての責任感から、父親たちが帰った後で、恐る恐る園長先生に改善をお願いしてみた。「父親参観の案内状に、教育的配慮から、園内での喫煙を遠慮してもらう旨明記するか、せめて、灰皿を用意したほうがよいのでは？　父親のこのようなだらしない姿を園児たちに見せたくないし、第一に幼稚園側も掃除が大変でしょうし…。」

常習喫煙者、ヘビースモーカーの愛煙家であられる、筆者より3歳ぐらい年下の園長先生は、私の申し出にビックリされた事は言うまでもない。「そこまでは気付きませんでした。遠足に行った時などは、園児たちにビニール袋を持参させて、ゴミを持ち帰らせているんですが…。やっぱり、この事は大切ですね。分かりました。これからは気をつけます。」

快《こころよ》く意見を聞いてもらい、とてもうれしかった。次回の父親参観日が楽しみだ。次回の父親参観日には、〝吸いガラ入れ〟と書かれた大きな水入りバケツが数個用意されていた。

やったぞ！　改善だ。だがそれでも何人かの父親たちは、相変わらず平気で廊下（コンクリート製）や園庭にポイ。もう、どうしようもないお父さんたちだった。

2．父の日のタバコ灰皿製作

毎年6月の第3日曜日は父の日である。全国の多くの幼稚園がこの日を父親参観日にし、親子そろって楽しい一日をすごす事にしている。父親に製作品をプレゼントしたり、親子で共同製作や遊戯をしたり、遊びをしたりするよう企画されている。ここでも筆者は、再び、あっと驚き、とまどう場面に直面したのである。当時の幼稚園では、「絵画製作」領域の授業の一環でも兼ねていたのであろうか、何と、筆者の息子と一緒に、白粘土（紙粘土）で〝灰皿〟を製作させられるはめになったのである。「皆さん、これからお父さんと一緒に、タバコの灰皿をつくります。」と幼稚園の女の先生に宣告された時の筆者の気持ちと表情を想像してもらいたい。とっさに、「私はタバコを吸わないし、花びんやお皿ではダメだろうか？」と思ったが、とてもその事を言い出せなかった。長男である息子に、「花びんではダメかなあ？」とたずねたら、「やっぱし、皆と一緒にタバコの灰皿じゃないとダメ。決められたんだから。」とピシャリ。周囲を見渡すと、タバコをくわえたお父さんたちが、我が子と一緒に、〝ここがタバコを置く所で、少しへこまして、そうそう。タバコの吸いガラと灰はここにたまるから……〟とも

父の日に幼稚園で製作した灰皿（写真）

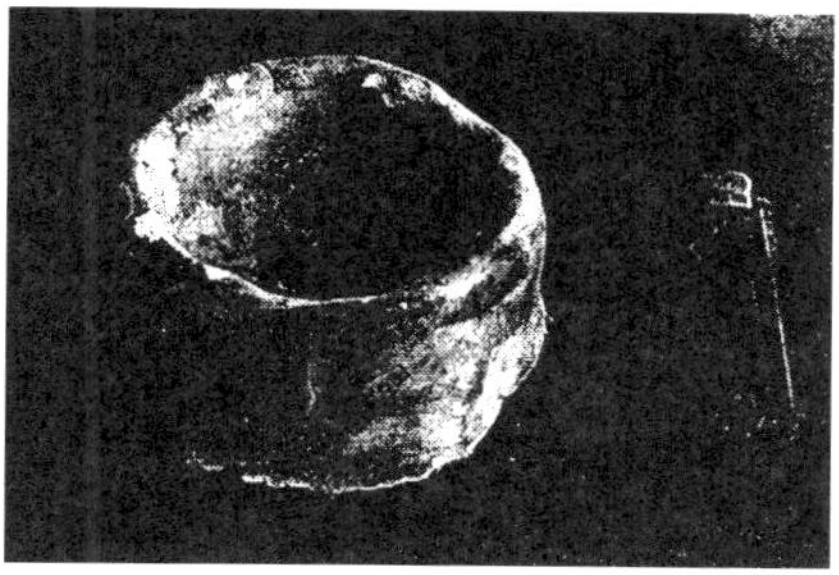

う灰皿製作に一所懸命に取り組んでいた。筆者もついに、えーい、息子のためじゃと思い、一緒に灰皿を製作してしまった。この灰皿は、後日息子たちにより乾燥着色されて、父の日のプレゼントとして息子から筆者の手元へ（写真）。息子は筆者がタバコの灰皿のプレゼントをあまり喜ばず、使用しないのが不満らしく、喫煙する来客者にぜひ使ってもらってとお願いする始末。

父の日における園児と父親との灰皿製作及びそのプレゼントの件は、幼稚園の教育内容の編成権にも関係する事項であり、筆者としてもとても園長先生に改善を申し出る勇気はなく、疑問を持ちながらも沈黙していた。3年後の次男の時もまた一緒にタバコの灰皿を製作させられるかと思えば…。確かに、幼稚園側にも言い分はあろう。しかし、タバコの灰皿以外の製作も許してもらえないであろうか。幼稚園側は、父親は全て喫煙する者であると信じ込んでいるのではないか?

子供からタバコの灰皿をプレゼントされて喜ぶ親ばかりであろうか。タバコの灰皿プレゼントを、〝タバコをたくさん吸って、健康を害し、早く死んで下さい〟と言われているのと同じと感じて喜ばず、疑問に思う親はいなのであろか。こんな発想をする私は異常であろうか。

日本全国では、かなりの幼稚園が、父の日に、父親と園児の灰皿共同製作の教育実践をしていた（る）はずである。筆者にとっては、このような教育実践は、禁煙・受動喫煙教育と正反対の、愛煙・好煙教育に思えてならない。眼前の幼い子供たちが、将来、愛煙家、常習喫煙者、ヘビースモーカーに成長し、バタバタと喫煙死（タバコ死）して行く姿を想像し、一種の戦慄《せんりつ》さえ覚《おぼ》える筆者である。全国の幼稚園関係者の一考をお願いする次第である。

後日談：　3年後の次男の時の父の日の製作は、鉛筆・筆立てであった。ジュース缶に色紙を巻きつけ、〝おとうさん、ありがとう〟のメッセージが書かれていた。筆者は、この鉛筆・筆立てを佐賀大学の教官室で何十年もの間、それこそ定年退職の日まで愛用した。

3. 遠足や旅行とタバコ

幼稚園では、年に数回の遠足がある。筆者も息子らの遠足について行った経験がある。その時の行先は、福岡県山門《やまと》郡（現在はみやま市）瀬高町にある名勝地、清水山《きよみず》であった。めざす清水山中心部一帯は、邪馬台国《やまたいこく》九州説の一候補地に属するため、史跡や重要文化財が豊富に存在する。そのため、これらの文化財保護を目的として、この地域一帯は、消防法第二十三条に基づき、火災警戒のため火気使用制限区域となっており、喫煙が禁止されている。二ヵ所のみの喫煙場所が設置されており、喫煙に関する表示板もあるのだが、付き添いの父母は、自由気ままに至る所で喫煙していたし、幼稚園側からも、喫煙に関する禁示・制限に関する注意事項の紹介は一言もなかった。いや、幼稚園関係者の誰もが、これらの事に無関心で、気づいてさえもいなかったと思っている。喫煙をしてはいけない場所と喫煙が許可されている場所あるという事を、園児や父母に知らせ教育する、それこそ絶好の禁煙・受動喫煙教育の機会であったのに残念である。

幼稚園には、社会見学を兼ねた一日バス旅行もある。この時は、教職員はもとより、同伴する父母は車内の空気汚染を防止するためにも、ぜひ車内禁煙を厳守しなければならない。ニコチン依存の強い喫煙者たちのためには、2時間に1回ぐらいのトイレ休憩をとり、その時に車外の喫煙場所で喫煙の機会を与えれば十分である。

遠足や旅行には、各園児にビニール袋を持参させ、自分が出したゴミは回収して持ち帰る習慣を、意識的、徹底的に教育・指導すべきである。ゴミを散らさないという幼稚園時代からの教育が、子供の中に環境保全意識を形成し、大人になってからの無制限喫煙の自粛、タバコの煙、タバコの吸いガラ、タバコの灰をまき散らさない国民の育成に結実するのである。

4. スクールバスとタバコ

幼稚園は女性教諭がほとんどであり、教師の喫煙による教室・園舎の室内空気汚染は、比較的少ないと言えよう。しかし、案外忘れられているのが、園児の送り迎えに使用されているスクールバス内での運転者（ほとんど男性）の喫煙である。全国的にみれば、スクールバスの運転者の中には、園長先生も多いと思われる。その園長先生が喫煙者の場合、小型マイクロバス内の車内空気汚染はひどい状態である。多数の園児が乗車するのであるから、絶対に車内禁煙を厳守すべきである。ちなみに、昭和54（1979）年当時であるが、当時幼稚園児であった筆者の長男に、「園長先生はスクールバスの中でもタバコを吸うの？」と尋ねてみた。「うん、いつも吸っているよ。園長先生は、タバコを吸いながら片手でも運転できるんよ！」という返事が返って来た。安全運転上も、運転中の喫煙は絶対に不可である。

〔後日談：平成22（2010）年4月から3年間、筆者は西九州大学付属三光《さんこう》幼稚園の園長を兼任した。三光幼稚園は3台のスクールバスを持っていた。この三人の男性運転手は、幼稚園勤務中は一切喫煙せず、敷地内禁煙を実行し、園長との雇用契約を順守してくれた。〕

第四節　幼稚園児への愛煙・好煙教育の現実

幼稚園ばかりでなく地域社会や各家庭の中において、幼児の段階から、我々は、タバコを愛し親しむ教育、タバコ喫煙に好意を寄せる教育、すなわち愛煙・好煙教育を意外と多く実施しているのではなかろうか。その例として、幼児に最も身近な商品であるお菓子と、最も身近な人間である父親を取り上げてみよう。

1．タバコ（シガレット）菓子

筆者を含めて世の多くの大人たちは、シガレット（紙巻きタバコ）とそっくりの形をしたガム（次頁写真）をお小づかいで買い、それを口にくわえて喫煙している真似《まね》をした幼児体験を持っているであろう。筆者もよく体験したものである。その時の大人になったような得意満面の気持ちは、60数年経過した今日でも、強烈かつ鮮明な思い出として筆者の脳裏に残っている。親の因果が子にたたりというわけではなかろうが、二人の息子がお小づかいでしばしばシガレットガムやシガレット状の菓子を買い、得意になって喫煙行為の真似をする（次頁写真）のでほとほと困っている。その様な場面を目撃したらその都度、〝これはね、日本専売公社というタバコ会社と不二家というお菓子会社が、子供たちをタバコを吸う大人たちにするために売っているお菓子だから〟と言って注意し止めさせるようにしている。

タバコの製造・販売業者をニンマリさせるような、幼児を対象としたこのようなタバコ菓子の製造・販売は、禁煙教育、健康教育、消費者運動等の立場からも、また将来の国民の健康を考えるうえからも、きわめて深刻な問題である。タバコ菓子の製造・販売は即刻中止すべきである。〝すうまねが、やがてすうくせ、悪いくせ〟という禁煙標語があるが、これは真実である。三つ児の魂《たましい》百までという諺《ことわざ》があるが、これらのタバコ菓子の販売は、「日本の子供たちよ、君らも大人になったら（いや、中学生以上になったら?）、本物のタバコを吸うんだよ、きっとだよ、分かったね」と幼児たちに教育し、指導しているのに等しい。禁煙・受動喫煙教育は、意識的かつかなりの努力が必要であるが、愛煙・好煙教育は、ちょっと油断をすると、いつでも、どこでも幼児の時から効果的かつ安易に実施され得るという事を、肝《きも》に銘じておかねばならない。

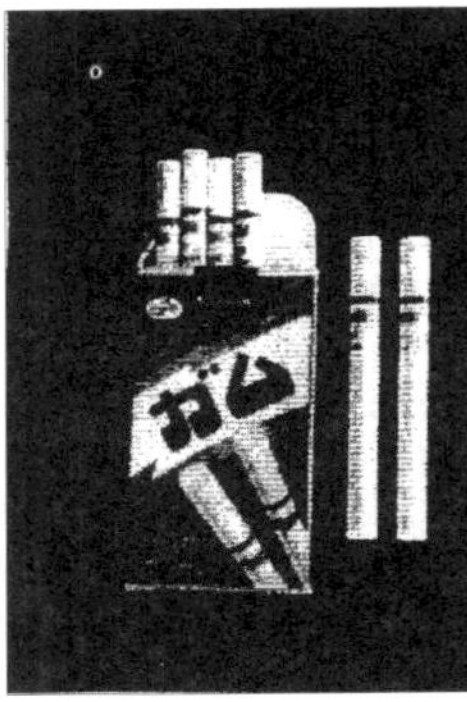

不二家発売製品
シガレットガム（6本入50円）

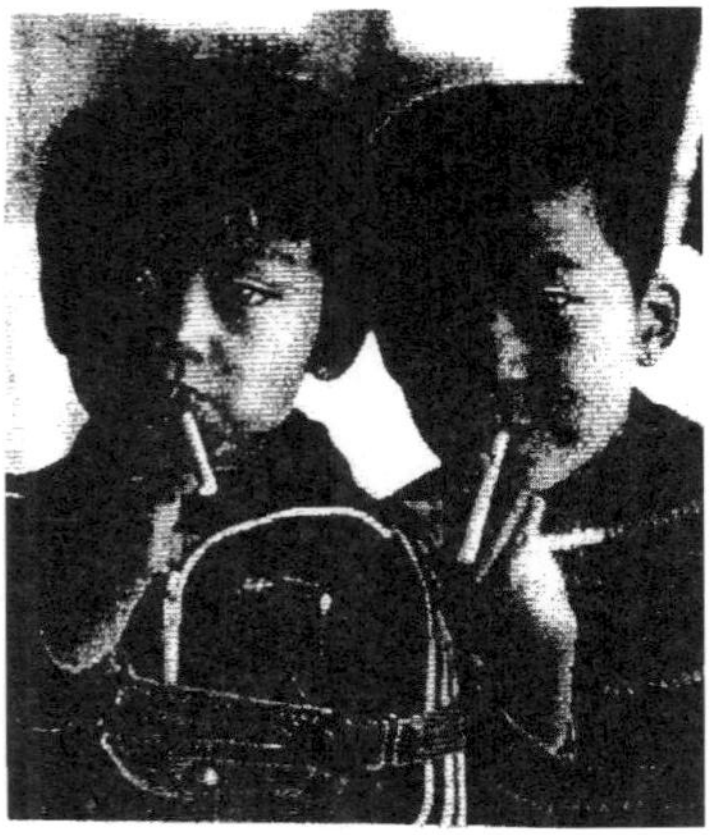
すうまねが　やがてすうくせ　悪いくせ

2. 父親のつくったタバコの煙の輪

筆者の父は、若い子育ての時代の頃は喫煙者であった。私が幼少の頃の父親との忘れられない思い出の一つは、タバコの煙による輪作り遊びである。同じ思い出を持つ読者も多いと思う。〝僕にも作らせて！〟〝いや、お前はまだ子供だからダメだ。大人になってから〟、〝すごーく大きな輪だなあ！　きれーい、もっとつくって！〟　口を丸めて大きなタバコの輪をつくる父親を、尊敬と羨望《せんぼう》のまなざしで見つめていた幼少の頃の記憶が鮮明によみがえる。

今考えてみると、このような喫煙父親は、親として確実に失格である。子供を喫煙者にする、タバコ喫煙に対する憧《あこが》れやプラスのイメージを形成する、愛煙・好煙教育を熱心に実践しているからである。父親や幼稚園、小学校の先生らは、たとえこのような特技を持っていようとも、子供たちの前で実演・披露《ひろう》してはならない。また子供にタバコを買いにやらせたり、灰皿を持って来させたり、タバコに火をつけさせたりしてはならない。これらの行為は、子供を将来の喫煙者に育成させるための予備的かつ準備的行為であるからでる。

我々は、地域社会や家庭において、予想以上に、幼児の喫煙（タバコ）への接近及び愛着行動を助長し育成している。地域社会や家庭における、幼い子供たちへの意図的、直接的禁煙・受動喫煙教育は無理としても、せめて愛煙・好煙教育だけはやらない配慮が必要である。家庭も、幼稚園（学校）、地域社会も幼児に対して、タバコや喫煙行為はすばらしいものであると言う誤った教育だけはしてはならない。

第五節　幼児のための禁煙・受動喫煙教育私論

1．幼稚園の禁煙・受動喫煙教育

タバコに最も縁遠いはずの幼児期でさえも、結構、タバコに関する諸問題が発生しており、無意識、無意図的な愛煙・好煙教育さえ実践されている事は前述した通りである。多くの人々は、幼稚園児は喫煙する事はできないし、まだ禁煙・受動喫煙教育は必要ないと考えているのではないだろうか。確かに、幼稚園においては、直接的な禁煙・受動喫煙教育はなされていないし、時間的にも、教師の更なる負担を考えるとできないかもしれない。それ故、日本の学校教育においては、小学校第6学年段階において、始めて本格的、直接的禁煙・受動喫煙教育が開始されているのである。

しかし、意図的・間接的な禁煙・受動喫煙教育はできるし、幼稚園段階から必要であると思う。ここで言う意図的、間接的禁煙、受動喫煙教育とは、健康教育、衛生教育、環境教育、良き市民的資質育成教育等の基礎教育を着実かつ地道に実施する事が、幼稚園児の将来において、必ず禁煙・受動喫煙教育に連なると意識し、意図しているならば、その幼稚園や幼児教育者は、意図的、間接的禁煙・受動喫煙教育を実施していると理解してほしい。

筆者が幼稚園段階から、このような意図的、間接的禁煙・受動喫煙教育論を提唱する理由は2つある。一つは、現実として、日本の多くの幼稚園児に熱心に行われている無意識的な愛煙・好煙教育を阻止するためである。他の一つは、幼稚園教育要領の主旨と完全に一致するからである。幼稚園教育要領のもとでは、ここで言う意図的、間接的禁煙・受動喫煙教育は、できるし、許容されていると確信しているからである。

もちろん、幼稚園に関係する大人を対象にした意図的、直接的禁煙・受動喫煙教育や幼稚園敷地内禁煙は、幼稚園教育要領の主旨を貫くためにも、絶対に必要である事は言うまでもない。

2．家庭の幼児禁煙・受動喫煙教育

家庭教育においては、幼児期から意図的に直接的な禁煙・受動喫煙教育はできるし、必要であると筆者は考えている。

筆者の次男は、当時3歳であったが、我が家への来客が喫煙していると寄って来て、〝おじちゃん、タバコはワルイとよ。タバコを吸うと死ぬとよ。やめんね〟と客に忠告（?）し筆者をニンマリとさせる。筆者にも時々客が帰った後で、〝あのおじちゃん、どうしてタバコを吸うんかねえ。いけんのにねえ〟と同意を求める事がある。筆者もそんな時は必ず、〝本当だねえ、どうしてタバコを吸うんかねえ、いけないのにねえ。だから、お父さんと正流君《まさる》のおじいちゃんはタバコを吸わないもんね〟と相づちをうち、お互いに納得し合う事にしている。

何時《いつ》だったか、長男（6歳）と次男の二人が真剣な顔をして、筆者に〝お母さんがタバコを吸うとおなかの赤ちゃんが苦しい、苦しいと泣くもんね。ねえ、お父さん〟と話しかけて来た。筆者はビックリして、〝水城《みずき》君と正流《まさる》君は、どうしてそんな事を知っているとね。誰からそんな事を聞いたとね。〟と尋《たず》ねた。〝マンガ本に書いてあるやんね。来てみんね〟と言って、筆者の仕事部屋に長男が手を引いてつれていった。見ると、筆者の机やコタツの上に、禁煙・嫌煙運動団体や消費者教育運動団体が出版したタバコ関係のマンガ本が散らばっていたのである。幼い息子らは、母親の喫煙でおなかの赤ちゃんが苦しんでいるマンガをみて、このように言ったのである。大人になってもタバコは吸わないと宣言してくれる息子たちに、その将来の禁煙理由を尋ねると、6歳の長男は胃のところを押さえて、「だってシンゾウが悪くなるもん」と答え、3歳の次男は、「ぼくタバコはキライだもん」と答えた。筆者は、ビックリし、そして考えた。ようし、〝三つ子の魂《たましい》百まで〟という諺《ことわざ》もある。今から息子たちに意図的、直接的禁煙・受動喫煙教育を始めてみようと決意した次第である。

喫煙する来客が帰ると、筆者と妻は必ず窓を開き、新鮮な空気を入れ変える事にしている。その時は、できるだけ二人の息子たちを呼び、手伝わせるようにしている。そして、そんな時は決まって、「ワァー！　タバコのニオイ、クサイねえ、キタナイねえ、きれいな空気と入れかえよう、タバコの煙、出ていけ！」と息子たちに語りかけながら、一緒に清掃活動をするようにしている。だから我が家へ来客として来る喫煙者たちは、息子たちへの禁煙・受動喫煙教育、反喫煙教育のための恰好の教材である。我が家における幼児期からこのような禁煙・受動喫煙教育が、将来においてどのような効果をもたらすのか、今のところ不明である。しかし、両親が明確な禁煙・受動喫煙教育の意識を持ち、幼児の時から生活の中で自然に忍耐強く教育して行けば、必ずや禁煙の心、生命と健康を大切にする心、生活環境を保全する心が育つと確信したい。少なくとも、中学生や高校生になっても、自ら喫煙したりはすまい。悪友からタバコをすすめられても、きっぱりと断る子になってくれるであろう。中学生、高校生、大学生になってから、いくら〝あaせよ、こうせよ〟と言っても、もう遅い気がしてならないのである。「他人に迷惑をかけない」、「健康を大切にする」という躾《しつけ》の基本は、3歳までには終了しておくべきであると主張する人は多い。幼稚園ではともかく、少なくとも自分たちの家庭においては、意図的、直接的禁煙・受動喫煙教育は可能であり、必ず効果があるのではなかろうか。私はそう確信し、実行している。

筆者の息子たちに対する願いの一つは、将来喫煙者になってもらいたくない事である。親としての筆者の義務の一つは、現在四人に増えた息子たちを生涯にわたり非喫煙を貫く人間に育て上げる事である。子供らを喫煙者にしないよう育て上げる事も、親から子供へのすばらしいプレゼントの一つである。これに成功すれば、青少年非行、自殺、いじめ等と無縁の息子に成長してくれると確信している。

第六節　21世紀幼稚園における禁煙・受動喫煙教育への旅立ち

昭和の時代は、世の中も学校も、喫煙者天国の時代であったが、平成の時代になって幼稚園を含む学校の喫煙状況を一変させる二つの「通知」と二つの「法律」が出現した。二つの「通知」とは、平成7（1995）年文部省体育局学校健康教育課長「喫煙防止教育等の推進について」と、平成15（2003）年文部科学省（平成13年に改称）スポーツ・青少年局学校健康教育課長「受動喫煙防止対策及び喫煙防止教育の推進について」である。一つの「法律」とは、平成14（2002）年8月2日に制定・公布され、翌年の5月1日より施行された健康増進法である。同法は、第二十五条において、受動喫煙の防止に必要な措置を講ずるように努めなければならない施設のトップに学校（幼稚園を含む）を指名したのである。

筆者は、平成22（2010）年4月から3年間、西九州大学付属三光《さんこう》幼稚園の園長職を兼任した。幼稚園長時代の経験から判断すると、この二つの「通知」と一つの「法律」の趣旨と目的は、地方教育委員会を媒介して全国の幼稚園に伝達され、ほぼ完全に達成されつつあると言えよう。別の言い方をすれば、幼稚園の教職員、来園者への禁煙・受動喫煙教育と対策は、ほぼ満足のいく状況にあると判断される。

幼稚園における禁煙・受動喫煙教育問題はほぼ周囲の大人たちの喫煙問題である。幼稚園の敷地内禁煙が守られていなかったら、遠慮なく健康増進法第二十五条の受動喫煙防止措置の努力義務違反を園長に通告し改善させよう。幼稚園スクールバスでの運転手の喫煙を万一目撃したら，直ちに二つの「通知」違反として、健康増進法第二十五条違反として園長に抗議して改善させよう。それでも改善の見込みがなければ、市町村教育委員会等の監督部署に連絡して、「通知」や健康増進法の趣旨を貫徹させよう。禁煙・受動喫煙防止の社会的システムは、法律的には完成した。21世紀の幼稚園における禁煙・受動喫煙教育は、その旅立ちの時期を終え、充実の時期へと第一歩を踏み出し始めたのである。

第十三章　小学校における禁煙・受動喫煙教育

第一節　現行小学校学習指導要領と禁煙・受動喫煙教育

平成23年度より全面実施されている現行第八次改訂（平成19年度版）下の小学校教育課程は、表①に示す通りである。小学校では、体育科において、第5学年と第6学年において、本格的な禁煙・受動喫煙教育が実施されている。学習指導要領における体育科の第5学年及び第6学年の目標(3)は、心の健康、けがの防止及び病気の予防について理解できるようにし、健康で安全な生活を営む資質や能力を育てる事である。これを受けて、G　保健の学習をする事になっており、その内容(3)は、病気の予防について理解できるようにすると定められている。そのため、学習指導要領はアからオの5項目の理解事項を明示している。4項目のエは、喫煙、飲酒、薬物乱用などの行為は、健康を損なう原因となることと、明記されている。[1]（14文字の傍点筆者）

表①　小学校の教育課程

区分		第1学年	第2学年	第3学年	第4学年	第5学年	第6学年
各教科の授業時数	国語	306	315	245	245	175	175
	社会			70	90	100	105
	算数	136	175	175	175	175	175
	理科			90	105	105	105
	生活	102	105				
	音楽	68	70	60	60	50	50
	図面工作	68	70	60	60	50	50
	家庭					60	55
	体育	102	105	105	105	90	90
道徳の授業時数		34	35	35	35	35	35
外国語活動の授業時数						35	35
総合的な学習の時間の授業時数				70	70	70	70
特別活動の授業時数		34	35	35	35	35	35
総授業時数		850	910	945	980	980	980

備考　この表の授業時数の一単位時間は，四十五分とする。

第二節　小学校体育科保健用教科書『新編新しい保健5・6』（東京書籍、平成29年2月発行）の記述

学習指導要領の喫煙に関する記述を受けて、この教科書では、6学年で学習する第三章　病気の予防において、喫煙の害と健康のテーマのもと、2ページにわたって以下のように禁煙・受動喫煙教育を展開している。[2]

＊　学習の課題
たばこを吸うと、健康にどんな害があるのでしょうか。
＊　学習活動（話し合ってみよう）
最近では、喫煙を禁止したり、制限したりする場所が多くなっています。それはなぜでしょうか。

たばこのけむりには、私たちの健康に害のある物資が多く含まれています。たばこを吸う人はもちろん、たばこを吸わない人も、たばこのけむりを吸うこと（受動喫煙）により、健康に害を受けます。そのため、喫煙を禁止したり、制限したりする場所が多くなっています。
＊　学習活動（調べてみよう）
喫煙にはどんな害があるのでしょうか。

たばこを吸うと、肺、心臓、脳、胃などのはたらきに害をあたえます。また、たばこを長い期間吸い続けると、肺がんや心臓病などの病気にかかりやすくなります。さらに、たばこを吸い始める期間が早いほど、健康への害も大きくなります。このため、わが国では、未成年者がたばこを吸うことは法律で禁止されています。

この教科書の本文を補足するものとして、次のような図表や資料が掲載されている。
・喫煙の開始年齢と病気による死亡との関係（図）
・喫煙するとすぐ体に現れるえいきょう
　はき気がする。食欲がなくなる。心臓がどきどきする。息切れがする。目まいがする。せきが出る。思考力や運動能力が低下する。（表）
・非喫煙者の肺と喫煙者の肺のカラー写真の比較
　60歳代女性（夫も非喫煙者）の肺、70歳代男性（1日60本、55年間喫煙）の肺と両者の肺の断面（写真資料）
・豆知識（日本たばこ産業の「全国たばこ喫煙者率調査」
　これによると、日本の成人の喫煙率は1966年に男性が83・7％、女性が18・0％でしたが、2012年には、男

性32・7％、女性10・4％に大きく減少しています。（統計調査資料）

・たばこの主な有害物質

ニコチン（血管を縮める。たばこをやめられなくする。）タール（がんの原因になる。）一酸化炭素（体が酸素不足になる。）（資料）

・副流煙《ふくりゅうえん》と主流煙《しゅりゅうえん》

たばこの先から出るけむりを副流煙といい、喫煙者が直接吸いこむけむりを主流煙という。喫煙者は主流煙と副流煙の両方を吸いこんでいます。

・副流煙に含まれる有害物質の量の比較

副流煙のけむりのほうが有害物質が多くふくまれている。ニコチン2・8倍、タール3・4倍、一酸化炭素4・7倍（アメリカ合衆国保健教育福祉省資料）

これらの教科書記述や図表資料からも明らかなように、現行第八次改訂下で実施されている小学校第6学年の禁煙・受動喫煙教育は、21世紀からの小学校のあるべきモデルである。

第五次改訂（昭和52年度版）の学習指導要領でも、第6学年の保健学習（年間10時間）において、「病気の予防」と「健康な生活」についての学習がなされた。しかし、この時期の体育科学習指導要領や体育科読本[3]（準教科書）を分析すると、喫煙やたばこの視点からの考察がまったくなされていないのである。禁煙教育の視点が欠落しているのである。学習指導要領で「喫煙は健康を損なう原因となる」という14文字が明記されると、教科書の編集者や著者達の姿勢やその記述はまるで異なったものになるのである。第五次改訂と第八次改訂（平成19年度版）の例が如実に示している。

第六次改訂（平成元年度版）、第七次改訂（平成10年度版、平成14年度実施）は、非喫煙者保護運動や嫌煙（権確立）運動が頂点に達した時期になされた学習指導要領の改訂である。このような民間の反喫煙運動が、学習指導要領や教科書の編集者や執筆者達の姿勢に強く反映し、現行第八次改訂下の禁煙・受動喫煙教育の革新的新時代をもたらしたと推定される。

第三節　第五次改訂（昭和52年度版）下の小学校体育科学習指導要領と体育科読本（準教科書）

現行第八次改訂（平成19年度版、平成23年4月全面実施）下の小学校体育科学習指導要領において、モデル的、本格的な禁煙・受動喫煙教育が実施されている。これと対極をなすのが、第五次改訂下の学習指導要領とその準教科書である。

第五次改訂下の小学校学習指導要領は、体育科教育の目標を、「適切な運動の経験を通して運動に親しませると共に、身近な生活における健康・安全について理解させ、健康の増進及び体力の向上を図り、楽しく明るい生活を営む態度を育てる」と規定している（傍点筆者）。ここで言う「身近な生活における健康・安全について理解させ」とは、主として小学校高学年（第5、第6学年）でのみ行われている保健学習に関する記述である。「身近な生活における健康・安全について理解させ」るために、学習指導要領は、

(イ)　体の発育に関する内容

(ロ)　けがの防止と病気の予防に関する内容

(ハ)　健康な生活に関する内容

を保健学習の内容に規定している。すなわち、第5学年における保健学習（年間10時間）において、「身体の発育」と「けがの防止」が、第6学年における保健学習（年間10時間）において、「病気の予防」と「健康な生活」ついて学習がなされている。

さて、体育科の準教科書を見てみよう。この当時、小学校の体育科には、国語科や社会科のような文部省検定教科書はない。しかし、各学校は体育科の読本を準教科書として採用していたので、それを見てみよう。

第5学年の体育科読本『新版体育の学習』（光文書院）における〝からだの発育〟の内容記述は、小学校5年から中学生にかけてからだの発育が顕著である事、からだのより良い発育のためには栄養素の調和がとれた食事と適度の運動が大切である事、を二本の柱としてのみ記述されている。(4) 未成年者のからだの健全な発育のためには、未成年時代にタバコや酒を口にしない事が肝要であり、そのために法律で未成年者のタバコと酒が禁止されている旨の記述と教育が必要ではなかろうか。

第6学年の読本（準教科書）をみてみよう。〝病気の予防〟においては、(5) 病気の一つに、からだの抵抗力や生活のしかたがも

とになって起こる病気が取り上げられている。生活の仕方が原因となって起こる病気の予防として、〝良い生活習慣を身に付ける〟事が指摘されている。かぜを予防する良い生活習慣は、栄養のバランスのとれた食事、毎日欠かさない運動、休養、外から帰った時のうがいであり、虫歯を予防するための良い生活習慣は、毎食後の歯みがき、うがいであると記述されている。確かに、病気を予防するため小学生に身近な〝かぜ〟と〝虫歯〟を事例として、良い生活習慣を身につける事を具体的に教える事は、小学生の保健学習としては良い方法ではある。しかし、小学校時代だけに限定せず、ここで更に中学、高校、大人になってからも生涯にわたって良き生活習慣を身に付ける必要性を強調すべきである。特に、良き生活習慣の一つとして、人生における禁煙を積極的に取り上げてほしいものである。タバコが関係しない病気はないと言われるくらいタバコの健康被害は広汎かつ深刻であり、小学校高学年生にとって、タバコは親や教師に代表される周囲の大人の喫煙習慣を通して、あるいは友人、中・高校生の兄や姉の喫煙習慣を通して、極めて身近な生活経験の一つになっているからである。

また、〝健康な生活〟をするために必要不可欠なものとして、よい空気をあげている。準教科書（読本）においては、〝空気と健康〟のテーマのもとに次のように記述されている。

「一つの部屋に大勢の人がいると、こきゅうなどによって酸素が少なくなり、二酸化炭素がふえてきます。また、ストーブなどの暖房から一酸化炭素が発生して、へやの空気がよごれます。このような空気のよごれは、頭がいたくなったり、気分が悪くなったりするなど健康にいろいろな害をおよぼします。教室やへやのまどを開けてよい空気を入れ替えることがたいせつです。また、工場などからのばいえん、粉じん、自動車のはい出ガスによって大気がおせんされる地いきが多くなってきており、このため、社会全体で空気をきれいにするように努めることがたいせつです。[6]

ここにおいて、教科書も教師も、タバコによる室内空気汚染の実態につて、ぜひ言及してほしいものである。子供たちは家庭（父のタバコ）や学校（教師のタバコ）や地域社会（周囲の大人のタバコ）おいて、タバコの煙に日々苦しめられており、必ず興味と関心を示すはずである。家庭生活、学校生活、地域社会生活における健康な生活のあり方を子供たちに考えさせるこの単元は、禁煙教育や受動喫煙教育の良い機会でもあるのである。

以上、第五次改訂下の小学校体育科学指導要領と体育科読本（準教科書）の分析検討を通して明らかなった事は、タバコの視点の欠如である。すなわち、現行第八次改訂下の小学校体育科学習指導要領における14文字の明記に象徴される「喫煙は健康を損なう原因となる」という禁煙・受動喫煙教育からの視点の欠落である。

第四節　小学校におけるタバコ問題

中学生ならともかく、小学生にはまだタバコは無縁の存在であろうと思っている人が多かろう。しかし、我が日本民族は、明治時代に、国民的規模にわたる小学生児童の喫煙流行に悩んだ経験を持っているのである。明治25年前後の小学生の喫煙はかなりひどかったようで、良家の子弟を教育する学習院でも、明治26（1893）年12月、学習院長田中光顕子爵の名で禁煙令を出しているほどである。文部省も明治27（1894）年、文部大臣井上毅の名前で「小学校ニ於テ生徒ハ喫烟スルコト及烟器を夾帯スルコトヲ禁スヘシ」との訓令を出すに至っている。このような小学生児童における喫煙流行が、明治33（1900）年の「未成年者喫煙禁止法」（法案提出時は幼者喫煙禁止法）を成立させたことを我々は忘れてはならない。

1．身近で発覚した小学1年生の喫煙

昭和56（1981）年1月30日午後5時頃、勤務先から帰った私は、道端で三人の子供が中国製のダイナマイト状の小型花火をパン、パンと鳴らしているのに出くわした。よく見ると私の二人の息子たちと近所の遊び仲間小学1年のK君の三人である。マッチを使用していると直感、マッチを取り上げるためにその現場に急行した。花火を鳴らしているK君に、〝火遊びはいけない。マッチを渡しなさい〟と言ったら、〝マッチは持たない。足で踏んで鳴らした〟との返事。周囲にはマッチを使用した形跡はない。不審に思いK君が持っていた小箱を無理に取り上げてみてビックリ仰天。花火と共にタバコ一箱が出てきたのである。〝わかば〟には、15本のフィルター付き紙巻きタバコが残っていた。〝K、お前はタバコを吸っているのか？　なくなっている5本はどう

した！　お前が吸ったんだろう？〟と私はK君に詰問した。K君は、〝道で拾った、吸ってはいない、持っていただけ〟と答えた。〝ウソつくな！　お前が吸ったんだろう！〟となおも激しく追及（？）する私にたまりかね（？）て、K君は〝ライターを持たずにどうしてタバコが吸えるか？〟と反論して来た。たしかに小箱の中にライターもマッチもない。〝なるほど、それもそうだな〟と思い、〝とにかく、タバコを子供が持ってはいけない〟と言って取り上げ、家のゴミ箱へ捨てて一件落着した。

ところがである。夕食時にK君のタバコ所持の話題を出した時に、息子たちが思いもかけない事を告白したのである。〝お父さん、K君、ポケットにライターば、かくしとんさったとよ。タバコも吸いなはったとよ！〟私はそれでも信じられない気持ちであった。翌朝長男を伴って、喫煙したという場所へ案内させた。見ると、確かに〝わかば〟の吸いがらが1本落ちていた。もう疑う余地はない。息子らに〝タバコを吸うのを見せてやろう〟と言って吸ったという。ゴミ箱から再度タバコを取り出して、親に報告した。親は、〝まさか、小学1年で！〟と思わず絶句した。K君に聞くと、小学校近くの大江食品センターのタバコ自動販売機から自分のお小遣《こづか》いで買ったという。ライターもすぐ横の自動販売機で入手できたそうである。初期喫煙の段階で発見できたから良かったものの、まったくギョッとする経験であった。好奇心といたずら心から、小学生時代に、父のタバコを1本吸ったという経験をもつ大人は多い。しかし、自分でタバコとライターを買い、喫煙するために持ち歩くとは。小学生の喫煙は、私たちが想像している以上に深刻なのかも？、と言う心配をしている昨今である。身近に経験した事実だけに、無関心ではいられない。

2. 外国における小学生の喫煙実態

(1) イギリス

ビウリー（B. R. Bewley）らの1971年のイギリス初等学校最終学年生徒（10歳〜11歳）の調査によると、何人かの子供は、すでに5歳から最初の紙巻きタバコを口にしはじめており、常習喫煙者である未成年の三人に一人が9歳以前から喫煙を開始していると言う[7]。学校内で子供が回答したバイナー（J. M. Bynner）の1969年の調査によると、週に1本以上の紙巻

きタバコを喫煙する者の率は、11歳の少年で4%、少女で約2・7%であった。(7)

(2)アメリカ

アメリカ合衆国における一調査によれば、現在11歳の子供の5%が、12歳では20%が喫煙しているとの結果がでている。

アメリカ合衆国政府もこれに頭を悩ましており、保健長官が小学校の校長に対して、喫煙の危険性について児童の認識を高めるよう通達を出している。(8)

(3)カナダ

1978年、厚生省の協力を得て行われた生徒喫煙実態調査(9)（8歳～12歳対象）によれば、12歳までにタバコを口にした経験を持つ子供の割合は、全体の半数に達するという。

図①　初めてタバコを吸った時期（新潟県）

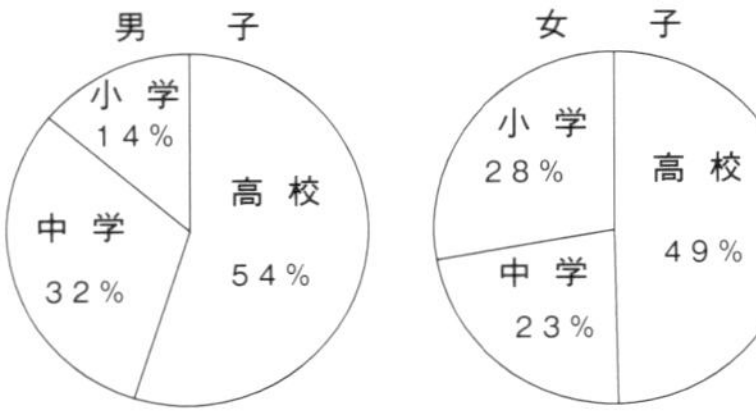

3．日本における小学生の喫煙実態

新潟県長岡地区高等学校生活指導連絡協議会の1976（昭和51）年の調査（男女7341人対象）によれば、初めて喫煙を経験した時期は、図①の通りである。(10)　喫煙経験者（男子の53%、女子の11%）の中で、小学校時代に意外と多く喫煙の経験を持っている（特に女子）のである。

神戸市立神戸西高校の保健委員会が、1977（昭和52）年6月に、各学年2学級ずつ、合計男165人、女100人についてアンケート調査をした結果では、そのうちのタバコ1本でも吸った経験のある生徒が、初めて吸った時期は次頁図②の通りである。(11)　小学校時代に37・2%が経験ずみで、小学4年以前の喫煙経験が約30%に達しているのは驚きである。

1976（昭和51）年10月の東京都内の中学校9校の生徒2107人（1～3年生を抽出）の喫煙実態調査によれば、タバコを吸った経験のある中学生の割合は、全体の34%であった。そして，タバコを初めて吸った時期は、約60％が〝小学生のとき〟と答え、しかも、〝小学3年以下〟という生徒が18・6％にも達している。[12]

これらの調査結果を見ると、〝小学生はタバコとは無縁〟と考える事がいかに誤っているか明白である。小学生は、親や教師に隠れて、結構喫煙の初体験をもっているのである。さて、小学校卒業までにタバコの味をおぼえ、常習喫煙者（1週間に数本の喫煙もふくむ）になる子供の割合はどれくらいであろうか。中学や高校の常習喫煙生徒の中には、小学校時代から喫煙習慣をもっていたという生徒も結構多い。内外の研究から、私はおそらくその割合は男子生徒の5％前後と推定している。もちろん、最低で5％と推定する識者もいる。[13] ちなみに、現在のようにタバコ自動販売機もなく、子供のお小遣《こづか》いではタバコも入手できなかった1930（昭和5）年10月15日に、全国一斉に実施された「酒とたばこ調査」によれば、小学児童の常習喫煙者率は5・09％であった事を付記しておきたい。[14]

図②　初めてタバコを吸った時期
―神戸市立神戸西高校―

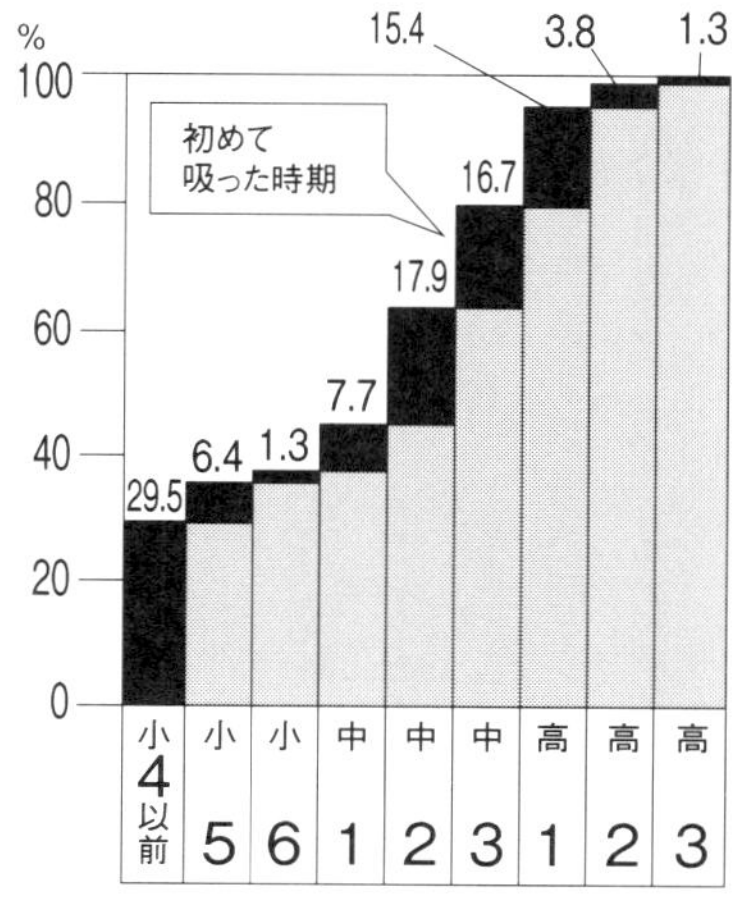

4．小学校教師のタバコ問題　―昭和時代小学校喫煙風景点描―

(1)　校長先生のタバコ

小学校の校長の多くは男性である。それ故、小学校長の約7割は喫煙者であるとみてよい。小学校長の喫煙者率は、世の成人男性のそれと同じか、それを若干うわまわると思われる。〝校長先生は愛煙家である〟というのが、職業上多くの校長先生と接触してきた私の当時の率直な実感である。

校長室には必ずと言っていいほど、その小学校の教育方針というのが額縁に入れて掲げてある。その内容はどの小学校も似たり寄ったりで、必ず自律心、強い意志、思いやり、健康を大切にする子供等の文字がみられる。しかし、学校においてこの教育方針が絵にかいたモチでしかないのを最初に教えてくれるのが、たいてい校長先生なのである。多くの校長先生は、盛んにタバコをふかしながら、本校の教育方針について熱弁をふるう。自らタバコの奴隷となり（ニコチンのとりこになり自律心はゼロ）、自ら健康を害する喫煙行為をしながら、〝自律心のある健康を大切にする子供〟にどうして育成できようか。喫煙と健康教育は両立しないのである。多くの校長先生はこの事実に気づいてさえいない。喫煙校長の説く健康教育、自律心と思いやり教育をどうして信用できようか。教えるというのは、そんなに簡単なものではない。

学校の教育方針が本物か偽物かは、校長先生のタバコへの対処の仕方よって簡単に確認できる。校長先生はまず自ら学校内で（できれば学校外でも）禁煙すべきである。学校内禁煙は、学校火災を始めとする学校安全管理のイロハであり、健康・安全教育・生徒指導上の出発点である。校長先生の学校内禁煙は、教育の最高責任者の最低限の職業倫理である。世の校長先生方は今一度、自らの学校内での喫煙を、教育の最高責任者の地位にある人間の職業倫理（モラル）という視点から再考すべきである。学校長の学校内禁煙の気迫なくして、日本の学校教育の再生はない。

(2) 職員室でのタバコ

学校教師にとって職員室は、会議の場であり、授業のための準備や教材研究をする場であり、休息をとる休憩の場であり、生徒を指導する教育の場であり、生徒を叱る説教の場でもある。教師にとって、職員室は最も長時間の滞在を余儀なくされる職場である。

この職場環境が、男性喫煙教師によって室内空気を著しく汚染されている現状を国民はご存じであろうか。職員室は四六時中タバコの煙が充満しており、特に休み時間はひどい。窓を締め切った日など入室をためらうほどである。大人でもこうだから、子供たちにとってはなおさらである。非喫煙教師にとって、とても休息や知的思考の可能な場ではない。いや、むしろ毒ガスによる拷問の場と言っても過言ではない。この問題は特に小学校で深刻である。小学校の教師の約7割は女性であり、この多数の非喫煙者（女教師）が、高々三割にも満たない男性喫煙教師によって、日々苦しめられているのである。このような不合理、不正義が教育の場で許されてよいであろうか。子供のため、子供の教育のため、非喫煙者のため、女教師のため、職員室はぜひ禁煙区域にすべきである。タバコ煙による職員室内空気汚染を放置して、公害追放教育、環境保全教育、健康教育、道徳教育を論じるなどナンセンスである。学校内禁煙が難しいならば、タバコの煙が拡散しない喫煙コーナーを設けるか、せめて職員室以外の場所に喫煙場所を設置し、その場所以外での喫煙を禁止すべきである。

(3)　教室での教師のタバコ

小学校は学級担任制であり、各学級には教師専用の机とコーナーがある。それ故、小学校教師は自分の学級内ですごす時間が非常に多い。だから、男性喫煙教師は、休み時間、仕事の一段落後、昼食（学校給食を教室で生徒らと一緒に食べる）後、日頃の習慣に従い、教室で一服と言う事になるのである。筆者は教室にはいったら、男性教師の机の上に灰皿があるかどうかを調査する事にしているが、まだかなりの割合で灰皿があり、吸いガラがある。教室内で喫煙している証拠である。私の知る小学校の男性喫煙教師諸氏も、当時はかなりの割合で、いやほとんど全員といってもいいほど、教室内でも平気で喫煙していたからまちがいない。生徒たちの中にはタバコの煙が嫌な生徒も多いし、彼ら生徒からやんわりと、ごく控えめに、さりげなく抗議されているのに、それに気づいていない喫煙教師が多い。教師自身が、教室内の空気を汚染し、子供たちにタバコの煙を強制的に吸わせている。すなわち、受動的喫煙を強制している事実に気づいていない。

この事実はもっと深刻に受け止められる必要がある。特に、学級担任がヘビースモーカーの場合、子供たちはかわいそうである。生徒は幼い子供であり、ぜんそく児童やタバコ煙に敏感な反応を示すアレルギー体質の子供もいよう。そんな子供が、年中、学級に滞在する時間中、学級担任の教師のタバコ煙に強制的に付き合わされるわけである。それでいてこれらの喫煙教師たちは、「他人に迷惑をかけないように」という道徳教育を平気で熱心に実行している。「健康を大切にしよう」という健康教育を平気で熱心に実行している。これはいったい喜劇であろうか悲劇であろうか。教室内で喫煙する教師は、確実に〝半罪《はんざい》〟人である。

(4) 女性教師たちのお菓子とタバコ問題

日本の女性教師たちにかわってぜひとも主張したい事がある。筆者が佐賀県の女性教師たちの多くから訴えを寄せられて来た事であるので、この訴えの深刻さはおそらく日本全国に通用する問題であろう。女性教師たちが、休憩時間に、職員室で(教室ではない)お菓子を食べる事に、男性教師たちは批判的だと言う。なかには、女性教師の職員室へのお菓子の持ち込みを禁止した学校もある。「職員室でお菓子を食べる事は、子供の目にもふれるし、教育上よろしくない」というのが、批判や禁止の理由であると言う。そういう批判をする男性教師といえば、職員室(教室でさえも)でのタバコ(嗜好品)は吸い放題である。〝学校内でのタバコこそ、教育上よほどよろしくない〟のではなかろうか。男性教師のタバコ(嗜好品)は無制限に許容され、女性教師のお菓子は、休憩時間でさえも批判されるのである。これはおかしいのではないか。お菓子を禁止するなら、タバコも禁止すべきである。お菓子は、食品でカロリーがあり、労働のためのエネルギー源である。お菓子は煙を出したりして室内空気を汚染し、労働環境を劣化させる事はない。少なくとも他人に迷惑をかけないし、健康被害を他人に与えない。お菓子やアメ玉は、授業中しゃべり続けてノドを酷使する教師という職業にとって、特に授業後はありがたいものである。それは教師の命とも言うべき、喉《のど》や声帯を守るための必需品かつ健康食品であり、一種の薬品でさえある。筆者は喉が弱いので、100分間の講義の後は、必ずアメ玉をしゃぶって自分の喉を守るようにしている。喉を痛め台無しにするタバコと対照的である。教育上も、生徒のアメ玉問題は発生していないが、生徒のタバコ問題は、現在の学校教育上深刻な問題である。

私は、女性教師が職員室で、おおっぴらに無制限にお菓子を食べることを奨励しているのではない。節度ある、エネルギー源、喉や声帯の健康を守り疲労を取るための女性教師の職員室でのお菓子の禁止の姿勢を告発しているのである。すなわち、男性教師のタバコを放置して、女性教師のお菓子だけを批判するのは片手落ちであると主張しているのである。女性教師のお菓子を批判・禁止するならば、その前に、男性教師の学校内での喫煙を批判・禁止せよと主張しているのである。学校内においては、女性教師のお菓子やアメ玉よりも、男性教師のタバコの方がはるかに教育上も、職場の環境衛生上も、有害でよろしくないからである。

(5) タバコでダメになる教師たち

タバコの火の不始末から、校舎が焼失する例は多い。タバコは学校火災の最大の危険因子である。教師のタバコが、学校教育に計り知れない害毒を流している事に、今一度学校教師たちは気付くべきである。すなわち、教育の場での教師のタバコは、校舎焼失という物的損失だけでなく、生徒からの尊敬や信頼をも消失させる危険性を持っているのである。失礼ながら、日本の教師は殊にタバコに関しては、全くだらしがないと断言してよい。教師も人の子と笑ってすませられる問題ではない。喫煙している教師は、一種の退行現象を起しているのであろうか。喫煙マナーを注意されると一様に怒りだす。特に、注意した相手が被教育者である生徒ともなると怒りは更に激化する。

一例を示そう。先般、筆者の近くの小学校で、タバコの吸いガラの投げ捨てを児童に注意された先生が、生徒を殴り傷害事件を起すという不祥事が発生した（写真参照）。新聞の報道によれば[15]、事件のあらましは次の通りである。お別れ遠足で、下山途中の登山道路で、学年主任で学級担任でもあるA教諭（58歳）が、タバコの吸い殻を近くの草むらに投げ捨てるのを他のクラスのB君が目撃。「タバコを捨てていいのですか」と注意したところ、A教諭は「消したからいい」と答えたと言う。さらにB君が、「先生ともあろうものがそんなことをしてよいのですか」と批判したため、A教諭はいきなり他の児童の前でB君の頭をゲンコツで3回殴ったうえ、平手でも顔を強くたたいた。この時B君は鼻血を出し、2日後病院で診察を受け、レントゲン撮影をしたところ、鼻の骨を傷めている（鼻骨骨折）事が判明したと言う。

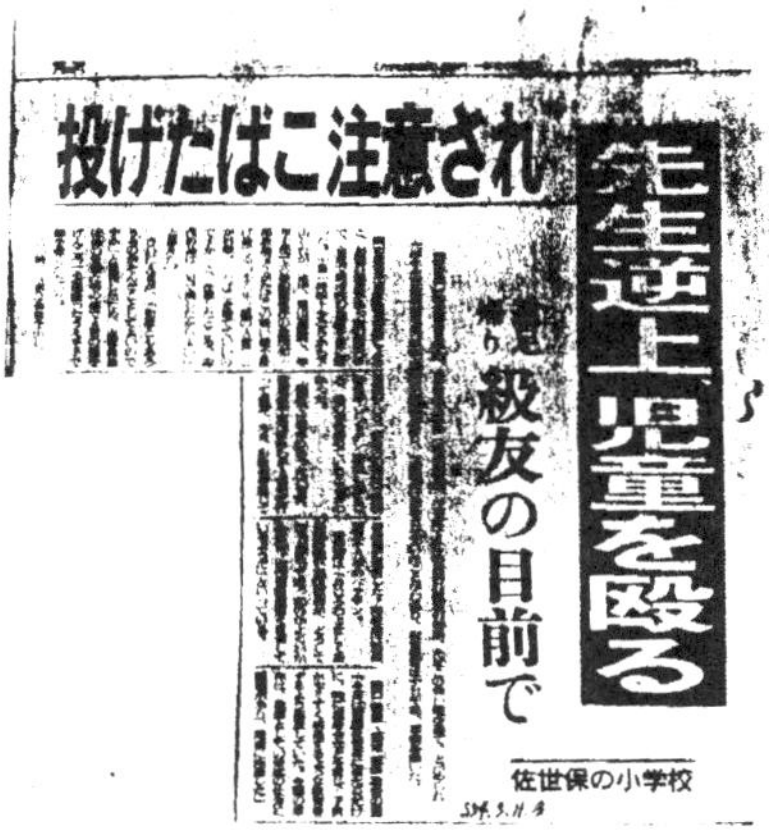
投げたばこ注意され
先生逆上、児童を殴る
級友の目前で
佐世保の小学校

このA教諭は、日頃はおとなしく責任感の強い教師であったというが、なんたるざまであろうか。教諭とは、教《おし》え諭《さと》すことを職業とする人間である事を思い起こしてほしい。ちなみに、小学校学習指導要領は、特別活動の一環として行う学校行事としての遠足を、「校外において見聞を広め、集団生活のきまり、公衆道徳などについての望ましい体験を積むことができるような活動を行うこと」と位置づけている。

読者諸氏は、このような教師は例外中の例外と思われるであろうか。遠足の時は喫煙しないという喫煙教師はまず皆無である。日常の生活習慣どおり喫煙している。それ故、遠足では、喫煙教師は皆んな生徒の前でタバコの吸いガラの投げ捨てを実行している。生徒が息をひそめて見守っているのに気付きもしないで、ついいつもの通りポイ。この瞬間からこの教師はダメ教師の仲間入りである。筆者も、小・中学生の頃、たまりかねて先生に注意した経験がある。殴られこそしなかったが、もう二度と〝タバコのみ先生〟に注意などすまい、注意して分かるような人たちではないと思った苦い経験しかない。

A教諭の場合は、傷害事件となり教育委員会に報告されたから、たまたま世間に知れ渡ったにすぎない。教育現場において、タバコに対する教師のあまりにもだらしない態度が、生徒から指摘・批判される事は、どの学校でもよく発生している現象である。小学校ではまだいい。小学生は率直に言葉に出して批判してくれるからである。中・高校生になると、もう諦《あきら》めて注意もしてくれない。黙《だま》って、これらの喫煙教師を軽蔑している事を、世の喫煙教師は心に銘記しておくべきである。

日頃おとなしく、責任感が強く、教育熱心であるA教諭のような教師は、汚職、飲酒運転事故、女性問題等のスキャンダルには無縁であり、これらの行為で生徒から軽蔑のまなざしで見られることは皆無であろう。しかし、こと喫煙に関しては、大人《おとな》しく、責任感が強く、教育熱心な教師も無防備である。タバコで生徒を失望させる教師、タバコで軽蔑される教師、すなわち、タバコでダメになる教師は多い。タバコは、教え諭すことを職業とする教師にとって、危険で恐ろしい身近な敵の一つである。

(6) 大阪府枚方市立交北小学校に学べ

日本の小学校でも、学校内での喫煙のあり方に反省を加える新しい教師集団が育ちつつある。実に喜ばしい傾向である。筆者の知っている大阪府枚方市立交北小学校も、そのような先進的小学校の一つである。交北小学校は、昭和55年10月31日以来、教師はおろか来校者ともども、タバコの煙に汚染されていないきれいな空気を吸う〝非喫煙者の権利〟を保障し、他人のタバコの煙による非喫煙者への健康被害を避けるために、学校内に喫煙室を設置し、その喫煙室以外は学校内禁煙を実行している学校である。

多田哲夫校長によれば、このような処置は、交北小学校教職員の、〝教育の出発点はまず職員室から〟、〝小学校では論議より実践を優先した教育活動を重視すべきだ〟、〝人権尊重は抽象的な事よりも、具体的、実践的に〟、〝人間生活の一番の基礎は体の健康である〟という教育哲学（思想）の反映であると言う。教職員がするどい人権意識（感覚）を持っているからこそ、このような実践が可能なのである。

交北小学校教師集団のこのような努力は、父母の共感を呼び、家庭と学校と地域社会が一体となった健康教育、生命尊重教育、人権教育の実り豊かな成果をもたらすであろう。交北小学校は、確かに禁煙・嫌煙（受動喫煙）教育の第一歩を踏み出したにすぎない。しかし、交北小学校のこの第一歩は、21世紀のあるべき日本の教育、日本の教師、日本の小学校への第一歩なのである。日本の小学校教師よ、日本の教師よ、日本の学校よ、交北小学校に続こうではないか。やる意思さえあれば、たとえ1円のお金がなくとも、今日からでもすぐに実行できるのである。

第五節　明治時代小学校禁煙・嫌煙教育の研究

明治20～30年代、日本は小学生の喫煙流行に頭を痛めた経験をもっている。明治時代の人々は、この事態を座視せず明治33（1900）年「未成年者喫煙禁止法」を成立せしめ、禁煙教育運動を積極的に展開し、この国民的危機をみごとに乗り切ったのである。これから紹介するハント夫人選、安藤太郎訳『禁酒禁煙幼年生理読本　全』（日本禁酒同盟会出版　明治36年）は、これらの難局を乗り切るために民間禁酒禁煙団体によって、精力的に行われた禁酒禁煙教育の教科書である。この読本の内容は、出版以前に禁酒禁煙雑誌『国の光』に連載紹介され、当時の禁煙教育に大いに利活用されたと言う。

1.『禁酒禁煙幼年生理讀本』の教育理論とその構成

この書物は、「真理は児女《じじょ》の解し難き術語を以て之を説くも又単純なる言語を以て之を述《のぶ》るも其間《そのあいだ》更に秋毫《しゅうごう》の差異なき」と言う考えに立脚し、「初学の生徒をして実際の人身生理を容易に理解し之をして健全に幸福に且《かつ》有益なる生活を為すの習慣を作らしめん」との目的のもとに著述・翻訳された、当時の小学生のための禁酒禁煙読本（教科書）である。

このような読本（教科書）をつくった理由は、「人の生涯に感化を及す可き美風と悪習は孰《いづ》れも其萌芽《そのほうが》を幼児に発す」るからであり、「幼年者は夙《つと》に其風習の選択すべき理由を知らされる必要がある」からである。禁酒禁煙のための教授法としては、「他の諸科に於けると均《ひと》しく是亦《これまた》学理の各部に於いて最も簡易《かんい》なる事実より説き起して次第に複雑なる段階に進み而《しこう》して又書中《しょちゅう》記する所も飲酒吸煙等《とう》の性質及《および》結果に関し初学に於ける幼年生の思想に適当なる事柄を選び且《かつ》又之を記述するにも童幼の通語を用ゆる」方法がとられている。

読本の内容は、十二章二十四課に分かれている。各章の内容は、

第一章：吾等《われら》は何故に食事を要する乎
第二章：食物の種類
第三章：水、塩、及び石灰は身体に必要なり
第四章：酒精《アルコオル》を含有する飲料
第五章：食物は如何にして血液に変ずるや
第六章：血液
第七章：血液は如何にして清潔に為るや
第八章：身体の骨格
第九章：筋肉
第十章：脳及び神経
第十一章：吾等《われら》の五感
第十二章：皮膚

である。

文章中には、たとえば〝怜悧《れいり》なる子供は煙草や又は酒類にて其成長を妨害せず〟と太字で書かれた多種多様なスローガンがしばしば登場している。これは、児童が書き取り、暗記するためのものである。

これらのスローガンを暗記し、日々の日常生活で口ずさむことにより、酒とタバコの誘惑から自らを守らせようとの考えである。また、それぞれの課の最後には、「問題」が設定されている。この問題に答える事により、復習、整理、要約、グループ討議が保障される事になっている。

2.『禁酒禁煙幼年生理讀本』と禁煙教育

第一章から第十二章にわたり、酒とタバコの害が子供たちに理解できるように、子供たちの身近な経験や事例をもちだして、絵入りで説明されている。たとえば、血管の説明にはゴムヒモ、肺はブドウの房、骨格は海月《くらげ》、関節は竹馬、脳は胡桃《くるみ》、神経は電線などが例としてもちだされ、それぞれに対する酒とタバコの害が親切に説明されているという具合である。[16]

身体の各器官へのタバコの害は、要約すれば次のように教えられている。[17]

胃………タバコを吸う人は胃弱で難渋している。

心臓………タバコは心臓の鼓動《こどう》を通常《ふだん》より早くするので弱く又不定《ふきまり》にする。

肺臓………喫煙は鼻や咽喉《のど》や及び空気を肺に導く細い管《くだ》の軟《やわらか》い裏皮《うらかわ》を害します。若《も》し人がせきをしますならば、それが喫煙でなお悪くなります。タバコを常に喫《の》む人の気息《いき》は甚だ悪い臭気《におい》がします。

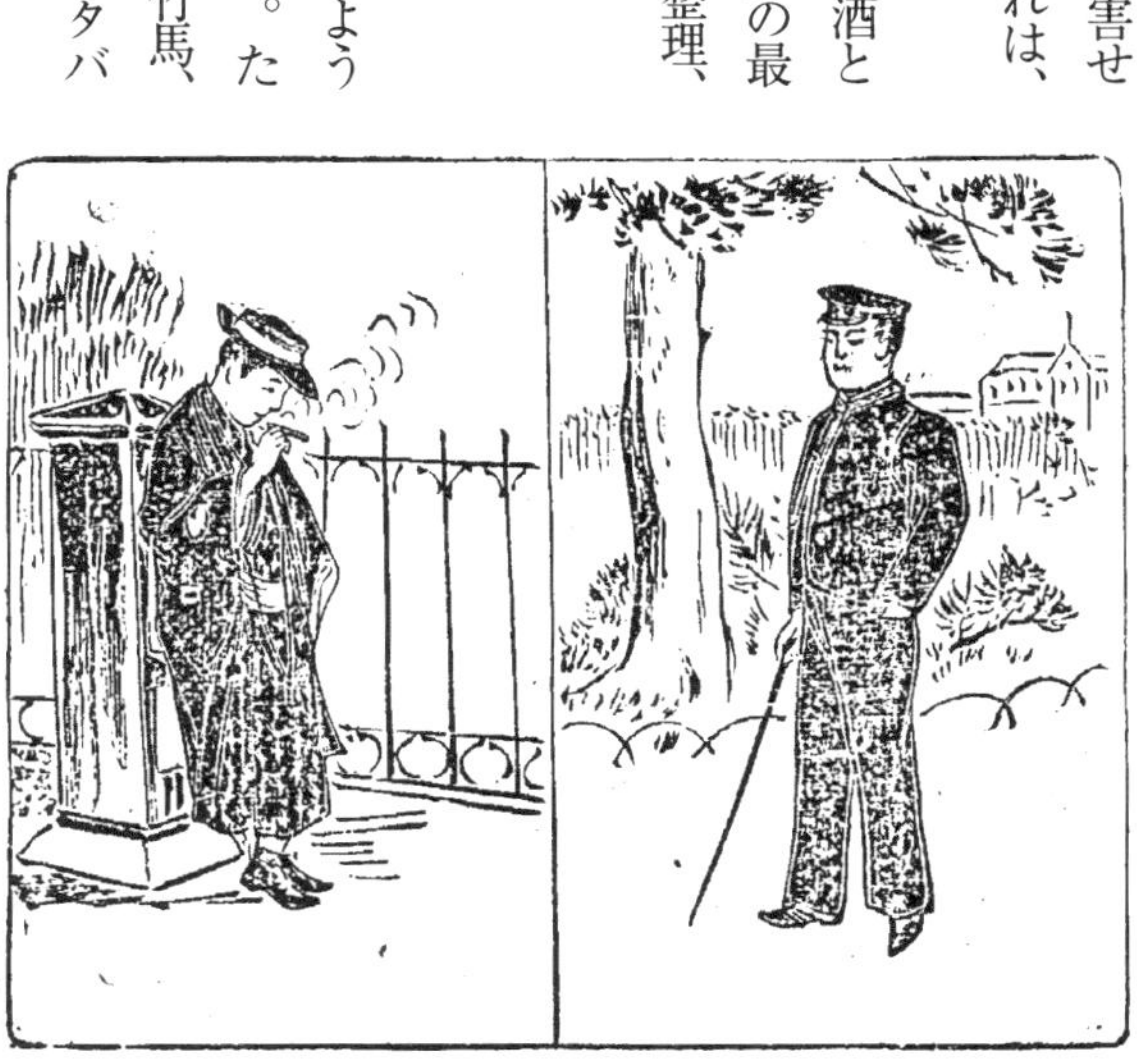

骨格………タバコは血液を害して骨を養《やしな》うことを不適当にする。タバコは骨の成長を妨げる。タバコを喫《の》む子供はそれを喫《の》まない子供のような立派な体格にはなれない。小さい時からタバコを喫《の》んでいると、骨も軟弱になり、背骨も曲

がり、姿勢も悪くなる（絵参照）。

筋肉………紙巻きタバコを吸う男児は真直《まっすぐ》に座《すわっ》たり又何かに寄掛らずに立ったりするのは困難である（絵参照）。タバコは子供の筋肉を弱くする。競争や力試《ちからだめ》しに勝つためには、酒やタバコを禁止すればよい。

脳と神経…タバコは神経をにぶくし脳を麻痺《まひ》させる。喫煙する男児《おとこのこ》は喫煙しない同級生より成績が悪い。それは、神経がにぶくなり、脳が害され同じような勉強ができにくくなるからである。

五感………神経や脳がにぶくなるので五感もにぶくなる。視神経が害を受け、味覚が鈍くなる。

書かれている内容は、筋肉に関する一部の記述を除いて、現代の医学的、生理学的研究成果からみてほぼ正確である。今から80年も前に、タバコの害を説明し、小学生の喫煙を思いとどまらせようと努力している姿は感動的である。明治以降に我々は、小学生はおろか中・高校生相手にこのような禁煙教育を一度だってやったであろうか。明治時代の先輩たちのこのような知識と気迫と情熱があったからこそ、当時の小学生の全国的喫煙流行を制圧することができたのである。私たちは明治の先輩たちに学ぶ必要がある。

3.『禁酒禁煙幼年生理讀本』と嫌煙（受動喫煙）教育

第七章「血液は如何にして清潔に為るや」は、呼吸と血液の循環につての知識を授ける章である。この章において、「清潔なる空気」（第十六課）がとりあげられている。ここにおいて、空気を汚《よご》すものとして、〝人の気息《いき》の不潔物〟、〝室内に燈《とも》して居る洋燈《ランプ》〟、〝汚物から発する毒気〟、〝室内の塵埃《ほこり》〟の他に、〝室内での煙草《たばこ》〟もあげているのは注目に値する。すなわち、「煙草の煙《けむり》のある空気は呼吸に不適当であります。人が煙草の煙りで自分の吸うべき空気を充分に不潔に致します。然《しか》し他人の吸うべき空気を同様に不潔に為《す》るのは尚《な》ほ悪いことであります[18]」と記している。更に、子供たちの討議と学習を深めるために、「人は他人が吸う可べき所の空気中に煙草の煙を吹き出すの権利あるか[19]」と問題を投げかけ、話し合いをさせている。これは、嫌煙権思想に立脚した立派な嫌煙教育の実践であると言えよう。読本は、室内空気汚染防止のための対策を述べると共に、「悪い空気は血液を害する計《ばかり》でなく肺臓をも害する」と指摘し、「清潔なる空気を吸《すふ》て肺臓を健全にし、血液を純潔にすべし」と口をすっぱくして子供たちに訴えている。

第六節　小学校における禁煙・嫌煙教育論の提唱

世の多くの親や教師は、子供（生徒）の喫煙の初体験は、高校生になってからか、せいぜい中学生になってからだと思っているようだ。確かに、喫煙の初体験は高校時代、中学時代が多いが、図①（本書308頁）や図②（本書309頁）にも示すように、小学校時代も結構多いのである。驚くべき実態であり、このままでは事態はもっと深刻になる事必至である。常習喫煙者である中学生の多くは小学校時代から喫煙しており、小学校卒業までにタバコの味をおぼえ、常習喫煙者になる（一週間に数本の喫煙も含む）子供（小学生）の割合は、過去及び現在の内外に及ぶ調査研究から、男子全体の5％前後にも達すると思われる。このような状況を考える時、〝小学生にはタバコは無縁〟であり、〝小学生への禁煙・嫌煙教育は時期尚早〟とは言えないのではなかろうか。小学生でもかなりの生徒が好奇心から喫煙した経験を持っており、未経験者でもタバコを一度吸ってみたいと言う強い好奇心や関心を持っている。また、小学生ほど周囲の成人喫煙者のタバコの煙に苦しめられている存在はない。父親や教師のタバコの煙に日夜苦しめられているので、嫌煙意識は極めて旺盛である。このように考えると、小学生にとってタバコは日常の生活経験の範囲内にある極めて身近で切実な存在なのである。

当時[20]の日本の学校では、中学校段階で直接的な禁煙教育を開始しているが、喫煙青少年の低年齢化を考える時、筆者には少し手後《ておく》れのような気がしてならない。周囲の友人がすでにタバコを手にしてしまってからではもう遅いのである。喫煙の防止、予防対策としては、小学生から教育するのが最も効果的ではなかろうか。中・高校生の喫煙防止の最前線を小学校高学年に設置したらどうであろうか。小学生はまだまだ純真かつ率直である。小学校高学年になると、タバコの害を理解するための基礎知識もかなり勉強している。だから、小学校高学年なかんずく小学校6年生段階では、教師の熱意と力量さえあれば直接的禁煙・嫌煙教育が十分可能であると思われる。

当時[20]の小学校学習指導要領においては、直接的禁煙・嫌煙教育を要請・示唆する記述はない。しかし、これまでの学習指導要領や教科書（副読本）の分析的検討から明らかになった如く、禁煙・嫌煙教育を実践できる学習場面は、小学校教育においてたくさん存在いている。いや、〝直接的禁煙・嫌煙教育を積極的に実践する事こそが、学習指導要領の主旨を最もよく生かす事である〟と解釈できる学習場面が豊富に存在するのである。そのように解釈した学習場面では、教師は十分な準備をして、禁煙・嫌煙教育の先導的試行を積極的に展開してほしい。文部（科学）省、教育委員会、父母は、健康教育、道徳教育、環境（保全）教育、良き市民的資質育成教育、生活指導などの一環として行われる禁煙・嫌煙教育を必ず好意をもって迎えてくれるであろう。また、新指導要領で提唱された〝ゆとりの時間〟において、体育科、家庭科、社会科、理科等の教科指導と、道徳や特別活動の教科外指導の統一・総合を意図した総合学習の場を設置し、そこで禁煙・嫌煙教育を実践するのも一方法であろう。あるいは、道徳と社会科、道徳と体育科、家庭科と理科と体育科等複数の教科・領域等から成る合科（的）学習の場を設定し、そこで禁煙・嫌煙教育をおこなうのも一方法である。

小学校教師に、問題意識、熱意、力量、努力、工夫さえあれば、小学校において効果的な禁煙・嫌煙教育を行う事は十分可能である。今から80年も前に、明治の先輩たちは、小学生を対象とした禁煙・嫌煙教育を勇敢に実践して、小学生喫煙流行の国民的危機をみごとに乗り切っているのである。禁煙・嫌煙教育の効果的実践において、現在はすべての点で80年前よりも恵まれている。明治の人間にできたのに、どうして昭和の人間にできないことがあろうか。

ここに収録した二つの小論、第四節「小学校におけるタバコ問題」、第六節「小学校における禁煙・嫌煙教育論の提唱」が書かれたのは、第五次改訂下の昭和52（1977）年度版小学校学習指導要領の教育実践の時期であった。平成29（2017）年の今は、小・中・高の現場は、全国のほとんどすべてが学校敷地内禁煙が常識の時代である。昭和50年代の学校のタバコ実態は、それ故、日本喫煙史に記録されるに値する知識として保存し記憶されてよいと思う。この当時提唱された「小学校における禁煙・嫌煙教育論の提唱」の中の「小学校段階での直接的禁煙教育」は、約30年後に実現し完成した。すなわち、現行第八次改訂平成19（2007）年度版小学校学習指導要領（平成23（2011）年4月全面実施）において、小学校体育科第6学年での本格的で直接的な禁煙・受動喫煙教育の実現がそれである。小学校の現今の実態については、本章第一節、第二節において言及し考察している通りである。

第七節　21世紀小学校における禁煙・受動喫煙教育への旅立ち

昭和50年代~60年代は、日本の社会はタバコ喫煙に関して無秩序・放任の時代でいわゆる〝喫煙者天国〟の時代であった。乗り物、建物、仕事中、喫煙者は自由に吸い放題であった。小学校とその教師も例外ではなかった。このような喫煙環境は、当然、小学生の喫煙にも密接に関係していたと思われる。

さて、この昭和時代、小学校卒業までにタバコの味をおぼえ、常習喫煙者（1週間に数本の喫煙も含む）になる小学生の割合は、どれくらいに達していたのであろうか。筆者は、当時の日本内外の調査研究から、おそらくその割合は、小学6年生の男子で5％前後と推定した。もちろん、最低でも5％と推定する識者も存在した。(13)

平成29（２０１７）年の現在、小学生の喫煙に関する以下のような散発的情報に接したので紹介する。昭和時代のそれと比較する時、読者諸氏は、どう思われるであろうか。

＊ 兵庫県の阪神北県民局が２００５年~２００７年にかけて、同県民局内で、小学校の4~5年生１２００人を対象とした調査によると、小学生の7・2％に喫煙経験があり、そのうちの15・8％が小学校入学前に喫煙していた。

＊ 青森県が２００７年11月~12月にかけて行った調査によれば、小学校5年生の喫煙率は3・4％であった。

＊ 沖縄本島北部で２００５年9~10月に、八つの高校約３５００人に対して行われた調査では、男子で12・3％、女子で4・9％が、小学生の時に喫煙経験があると答えた。

しかし、小学生喫煙の流れが確実に変わりそうだと思わせる兆候もみられる。文部科学省が平成18（２００６）年12月、全国の小・中・高生約6万７０００人を対象に行った「喫煙と飲酒意識調査」の結果、小学6年生の94％が、「喫煙は大いに有害」と回答し、更に、前回の２０００年の調査では、小学6年生の実に15％が、「タバコを吸いたいと思ったことがある」と回答していたのに対して、今回の調査では8％とほぼ半減したと言う。この結果は、小学校6年生で開始される本格的、直接的な禁煙・受動喫煙教育の成果か、あるいは少くともその前兆であると確信できる。小・中・高の若年層の「タバコ嫌い」、「タバコ離れ」が進んでいると解釈したい。

第八次改訂による平成19（2007）年度版現行小学校学習指導要領において、「喫煙は健康を損なう原因となる」と14文字が明記され、小学校体育科保健用教科書において、喫煙及び受動喫煙の健康被害が詳細に記述され、小学校第6学年から本格的、直接的禁煙・受動喫煙教育が開始された。

平成7（1995）年の文部省体育局学校健康教育課長の通知（喫煙防止教育等の推進ついて）、平成15（2003）年の文部科学省スポーツ・青少年局学校健康教育課長の通知（受動喫煙防止対策及び喫煙防止教育の推進について）以来、全国の幼・小・中・高の諸学校おいて、敷地内禁煙がほぼ徹底実施された。何よりも学校教師のタバコに対する姿勢が一変し、禁煙・受動喫煙教育も本気で対応してくれるようになった。これらの2回に渡る「通知」により、本書で紹介した「小学校教師のタバコ問題」も一挙に解決した感がある。

タバコから遠ざければ、喫煙者は確実に減少する。小学校学習指導要領における喫煙の害に関する14文字の明記、小学校体育科保健用教科書の喫煙の害の詳細な記述と説明、小学校敷地内禁煙の確立、教育行政当局の支援、この4点セットの充実は、今後の小学校の生徒や教師の喫煙経験者率、喫煙率のより一層の減少に貢献するであろう。平成の時代は、その点では、「21世紀小学校における禁煙・受動喫煙教育への旅立ち」の時代と総括できよう。

注

（1）文部科学省著『小学校学習指導要領』東京書籍　平成20年、100頁。
（2）戸田芳雄他著『新編新しい保健5・6』東京書籍　平成29年、40～41頁。
（3）竹之下休蔵編著『新版体育の学習6年』光文書院　昭和55年、62～67頁。
（4）竹之下休蔵編著『新版体育の学習5年』光文書院　昭和55年、66～71頁。
（5）竹之下休蔵編著　前掲書（6年）62～67頁。
（6）竹之下休蔵編著　前掲書（6年）73～74頁。
（7）英国王立内科医学会報告『喫煙をとるか健康をとるか』財団法人結核予防会　昭和54年　91頁。

(8) 非喫煙者を守る会会報『のんすもーかー』第2号、28頁。(The Japan Times 1978年2月21日号)
(9) 朝日新聞　昭和55年5月12日。
(10) 新潟県長岡地区高等学校生活指導連絡協議会編著『高校生の喫煙――その実態と煙草の有害性――』昭和51年　2頁。
(11) 牧野賢治著『タバコロジー：嫌煙・禁煙・あなたの健康』毎日新聞社　昭和53年　166～167頁。
(12) 牧野賢治著　前掲著　164～165頁。
(13) 川野正七著「憂うべき小学生の喫煙」タバコの害を追放する人びとの会編『嫌煙・禁煙』1979年　34頁。
(14) 日本キリスト教婦人嬌風会編『禁煙運動の歴史』日本キリスト教婦人嬌風会　1980年　34頁。
(15) 読売新聞　昭和54年3月11日。
(16) 米国ハント夫人選・日本安藤太郎訳『禁酒禁煙幼年生理読本　全』日本禁酒同盟会、明治36年　68頁～142頁。
(17) 米国ハント夫人選・日本安藤太郎訳　前掲書　66頁～150頁。
(18) 米国ハント夫人選・日本安藤太郎訳　前掲書　101頁。
(19) 米国ハント夫人選・日本安藤太郎訳　前掲書　102頁。
(20) 第五次改訂下の昭和52年度版小学校学習指導要領（時代）と昭和52年度版中学校学習指導要領（時代）を指す。

第十四章　中学校における禁煙・受動喫煙教育

第一節　中学校学習指導要領と禁煙・嫌煙（受動喫煙）教育

第八次改訂となる現行平成19年度版中学校学習指導要領（平成24年度より全面実施）の基礎理念は、小学校のそれと本質において同じである。[1] 現行の中学校教育課程は、次頁の表①に示す如く、9教科と道徳、総合的な学習、特別活動によって編成されている。[2] 禁煙関連教育からみた中学校学習指導要領とそれに基づく教科書の最大の特色は、保健体育科における豊富で詳細な禁煙教育と本格的受動喫煙教育の登場である。

1．教科指導の分析と検討

⑴保健体育科

直接的禁煙教育がなされて来たのは、中学校の保健体育科おいてである。以下、これまでの数次にわたる学習指導要領改訂に伴うタバコ（喫煙）記述の変遷について要約整理しておこう。

タバコ（喫煙）の害についての記述が文部省学習指導要領において登場し始めるのは、筆者の知るところでは昭和33年度版中学校学習指導要領（昭和33年10月1日施行）からである。この第三次改訂学習指導要領は、第3学年において、内容B　保健⑵　精神衛生、ア　精神の健康　の項目で、酒やタバコの害について教えるよう次のように記している。

「精神の健康は、身体の健康、家庭生活、社会生活と密接な関係があることや酒、**たばこ**、麻薬などの乱用によって精神の健康がそこなわれることおよび精神の健康がそこなわれると望ましくない行動をしがちになることを知らせ、精神の健康の意義や精神を健康に保つ必要を理解させる」[3]。

この学習指導要領に基づく当時の保健体育科教科書には、それ故、おそらくタバコ（喫煙）の害について何らかの記述が存在していたと思われる。[4]

昭和47年4月1日から実施される事になった第四次改訂（昭和44年度版）中学校学習指導要領は、保健分野　第2学年の内容(4)　健康な生活の設計と栄養、ウ　薬品・嗜好品と健康　の項目で、タバコの害についての学習を次のように指示している。[5]

「薬品・嗜好品の種類の大要を知り、特に麻薬、覚せい剤、催眠剤、抗生物質ならびに、酒、**たばこ**などと健康の関係について理解すること。また、代表的な農薬、毒物および劇物と健康の関係についても知ること。[6]」

学習指導要領のこの記述を反映して、手元にある当時の保健体育科教科書（昭和46年4月10日文部省検定済）の一つには、わずかな行数ではあるが、タバコについての次のような記述がみられる。

■　し好品

酒・**たばこ**・コーヒー・茶などのように、栄養素としては、特に必要ではないが、人の好みによって口にするものをし好品という。

し好品は、成人が適度に用いるときには、心にゆとりをもたせ、気分の転換《てんかん》にもなる。しかし、多量に用いたり、習慣になると、中毒を起こして、心身の健康をそこないやすい。特に、酒や**たばこ**は、心身の発達しつつある青少年には、少量でもその害が大きいので、未成年者の使用は、法律で禁じられている。……中略……

たばこは、ニコチンという毒素をふくみ、これが脳にはたらいて、覚せ

表①　中学校の教育課程（平成24年4月1日より施行）

区分		第1学年	第2学年	第3学年
各教科の授業時数	国語	140	140	105
	社会	105	105	140
	数学	140	105	140
	理科	105	140	140
	音楽	45	35	35
	美術	45	35	35
	保健体育	105	105	105
	技術・家庭	70	70	35
	外国語	140	140	140
道徳の授業時数		35	35	35
総合的な学習の時間の授業時数		50	70	70
特別活動の授業時数		35	35	35
総授業時数		1015	1015	1015

備考　この表の授業時数の一単位時間は，五十分とする。

い作用や精神のつかれを一時的にやわらげる効果がある。しかし、常習的に多量に用いていると、食欲の減退、視力障害、手のふるえなどの中毒症状《しょうじょう》がおこってくる。
たばこを吸うと、一酸化炭素なども吸いこむので、健康によくない。また、**たばこ**が肺がんの原因になるともいわれている。[7]」

さて、昭和56年4月1日から施行された第五次改訂（昭和52年度版）中学校学習指導要領では、タバコ（喫煙）に関する記述はどのようになっているのであろうか。残念かつ注目すべきことに、昭和33年以来、常に登場してきたタバコに関する直接記述が、この学習指導要領では消失しているのである。しかし、この事は文部省学習指導要領が、タバコの害についての教育を不必要と考えた事を意味してはいない。その証拠に、学習指導要領の解説書ともいうべき保健体育指導書（文部省著）においては、タバコの害についての教育を第3学年において要求しているからである。すなわち、保健体育指導書では、保健分野、内容(3)　傷害の防止と疾病の予防、ウ　疾病の発生要因とその予防　の項目において、「……前略……　更に、嗜好品《しこうひん》としての**煙草**の常用及び過喫による健康障害について知らせるとともに、医薬品としての麻薬、覚せい剤の誤った用い方による健康障害についても取り扱うよう配慮する。[8]」と記述されているのである。しかし、保健体育指導書の記述では、禁煙教育の一歩後退の感はぬぐいきれない。疾病の予防の項目に位置付けながらも、嗜好品としての煙草の常用及び過喫による健康障害と述べているように、嗜好品としてのタバコの概念からも抜け切っておらず、中途半端な位置付けに終始している。それから、保健体育指導書での「取り扱うように配慮する」という表現は問題である。取り扱わなくても特段、問題にはならないと軽く解釈される恐れがあるからである。

指導書から逆算すると、学習指導要領でタバコの害を取り扱う姿勢が、〝嗜好品と健康〟の視点から〝疾病の予防〟の視点へと変化したのである。確かに、健康によくない嗜好品としてのタバコよりも、疾病の発生要因としてタバコの方が、タバコの害についての正当な評価である。この点に関しては好ましい変化である。しかし、保健体育指導書にタバコの害についての記述が存在するとはいえ、学習指導要領からの消失は、禁煙教育の一歩後退のような気がして、一抹《いちまつ》のさびしさを禁じ得ない。

また、中学生への直接的禁煙教育の時期が、第2学年から第3学年に延期されたのも、中学生の喫煙開始年齢の低下という最近の傾向を考える時、問題である。文部省及び教育関係者の善処を要望する。

（2）社会科

中学校の社会科教科書には、タバコはどのような形で登場しているのであろうか。

中学校1、2年で使用する社会科地理的分野の教科書では、「南九州の畑作中心の農業」という項目でタバコが登場する。「南九州は平地が少なく、畑が水田よりも多くなっています。台風やかんばつに強いさつまいものほかに**たばこ**、野さい、茶などが栽培されています。[9]」と、シラス台地での畑作農産物としてタバコを紹介している。

中学校1、2学年で使用する社会科歴史的分野の教科書においては、ヨーロッパ人の新大陸発見に伴いタバコの存在を知り、原住民を使ってタバコの栽培を始めた事[10]、ヨーロッパ人の日本来航や南蛮貿易の結果、アメリカ大陸原産のタバコが日本に伝えられた事[10]、18世紀の江戸時代になると、商品作物としてタバコが全国各地で栽培されるようになった事[10]が記述されている。

中学校第3学年で学習する社会科公民的分野の教科書においては、〝財政の収入と国民の税負担〟の学習の所でタバコが登場している。ここにおいて、商品の価格にしめる間接税の割合が最も高いのがタバコである事[11]、歳入に占める専売納付金の割合の推移が紹介されている。[11]

（3）技術・家庭科

〝男は仕事、女は家庭〟はもう時代遅れと、ようやく中学校の技術・家庭科教育が第五次改訂（昭和52年度版）学習指導要領の実施に伴い大きく様変わりした。これまでは、男子向きと女子向きに分かれ、内容も別だったが、「男女の相互理解と協力を図る」ために教科書も男女共用の一種類（上・下2冊）になった。[12] 中学校の技術・家庭科の内容は、男子向きの木材加工（Ⅰ、Ⅱ）、金属加工（Ⅰ、Ⅱ）、機械（Ⅰ、Ⅱ）、電気（Ⅰ、Ⅱ）、栽培と、女子向きの被服（Ⅰ、Ⅱ、Ⅲ）、食物（Ⅰ、Ⅱ、Ⅲ）、住居、保育の男女合計17領域である。現行学習指導要領（平成19年度版、平成24年4月前面実施）では、男子、女子向きのワクをゆるめて、3年間で2領域以上について、例えば男子が食物、住居、保育を、女子が金属加工、機械、電気について学べるように、〝相互乗り入れ〟を認めている。どの領域を選ぶかは生徒の希望を考えて学校が決める事になっているのである。

この変化は、男子にも保育や住居を学ばせる事が可能となり、禁煙・嫌煙（受動喫煙）教育上からも好ましい変化であると言えよう。

保育の学習では、保育と環境の項目において、〝幼児の発達と環境との関係〟について学ぶ。幼児の健全な育成を考えれば、幼児のいる部屋（家庭）内での喫煙は差し控えるべきであるし、この事は将来父親になる男子中学生に是非知らせておくべき知識である。住居においては、快適な住生活をおくるための室内環境と設備について学習する。快適な住居となるための要素として、学習指導要領は採光、照明、温度、湿度、気流の調節、騒音防止をあげているが、ここでは是非とも〝清浄な空気〟もあげるべきである。そして、清浄な空気を台無しにする最大の原因の一つが、喫煙者の家庭内（室内）喫煙である事を、未来の夫たる男子中学生に熟知させておくべきである。

保育にしろ、住居にしろ、これからの男女は一致協力して、よりよき育児と住みよい家庭づくりを考えていかなければならない。保育と住居に最適の家庭環境を作り出す責任と義務の半分は、我々男性にある。これらの責任と義務をはたすために、男性は家庭（室内）での喫煙のあり方に猛反省が不可欠である事を技術・家庭科の教師らは忘れてはならない。

技術・家庭科教育を貫いている一本の柱は、危険な商品には近寄らない、いわゆる〝賢い消費者〟になるための教育である。技術・家庭科の教科書においても、消費者の権利として、〝安全を求める〟、〝知らされる〟、〝選択できる〟、〝意見を聞いてもらう〟の四つの権利について教えている。(14) タバコは危険商品、有害商品であり、喫煙者は消費者であり、被害発生源者である日本専売公社（現在は日本たばこ産業株式会社）の被害者でもある。考えてみれば、消費者としての権利から最も遠ざけられているのが世の喫煙者たちである。中学校の技術・家庭科教育は、消費者教育としての禁煙・受動喫煙教育の実践の場でもある。

以上のように禁煙・嫌煙（受動喫煙）教育の可能性を豊富に持ちながらも、技術・家庭科においては、タバコの害についての記述すら皆無なのは残念である。

第二節　保健体育科教科書における禁煙・嫌煙教育の比較研究

昭和56年4月1日から実施された第五次改訂（昭和52年度版）中学校学習指導要領において、タバコに関する記述が消失し、保健体育指導書にのみ登場するようになった。この変化は、教科書にどのような変化をもたらしているのであろうか。以下、一出版社における新旧両教科書の垂直的比較と他社の教科書間の水平的比較を試みる事により、中学校保健体育科教育における直接的禁煙・嫌煙（受動喫煙）教育の実態解明の一助としたい。

1．新・旧教科書の比較研究

中学校の保健体育科教科書シェア（市場占有率）ナンバーワンを誇る学習研究社の新旧教科書を比較してみよう。

第四次改訂（昭和44年度版）旧学習指導要領下の昭和52年4月に文部省検定に合格し翌年1月に発行されたか『新訂中学保健体育』[15]では、保健編、第V章　健康な生活の設計と栄養（第2学年配当）、第三節　薬品・し好品と健康　において、〝し好品と健康〃のテーマで、タバコの問題は次のように取り上げられている。

「酒・**たばこ**・コーヒー・茶などのように、栄養素としてはとくに必要ではないが、人の好みによってたしなむものをし好品という。し好品は、適度に用いると心にゆとりをもたせ、気分の転換《てんかん》になり、ときには食欲を増すが、あまりに多く用いたり、習慣になると、健康をそこなうことがある。

とくに、心身の発達がさかんな青少年期の飲酒と**喫煙**《きつえん》は、少量でも害が多いので、未成年者の使用は、法律で禁止されている。成人でも、常習的な飲酒と**喫煙**は、高血圧症・動脈硬化《こうか》症・心臓病の原因になりやすい。酒には………（省略）………

たばこは、ニコチンやタールのような毒素を含んでいる。そのため、長い間にはこれらが脳・胃腸・血管などに作用し、食欲の減退、動脈硬化など、種々の症状をおこす。

たばこは、一時的に疲れを取るような気分になるため常用されやすいが、いつのまにか中毒症状をおこすようになるものである。また、**たばこ**は、肺がんの原因になるとも言われている。[15]」

昭和55年3月に文部省検定に合格、昭和56年1月に発行された第五次改訂（昭和52年度版）新学習指導要領下の教科書『中学保健体育』[16]において、タバコに関する記述が登場しているのは、保健編　第Ⅳ章　病気とその予防（第3学年配当）、第一節病気とその予防、においてである。(1)病気とその種類、(2)病気の発生、というテーマのあとに、(3)病気の予防として次のように登場している。

(3)　**病気の予防**

これまでに学習してきたように、病気のおこり方はさまざまであるが、その要因は、多くの場合、主体・環境・病因の三つに整理できる。したがって、病気を予防するには、これらの要因のそれぞれに対して、適切な対策を講じることが、必要であるといえる。

ここでは、この三つについて、病気を予防するために必要な対策について考えてみよう。

①　**病気に対する抵抗力をつける**。

病気を予防するためには、わたしたち主体の側に、病気にかかりやすい要因をつくらないことが、一つの有効な方法である。わたしたちのからだは、病原体が侵入してきたときに、その活動をおさえて発病をくいとめたり、また、発病しても軽いうちに病気の進行をくいとめようとする能力をもっている。この能力が抵抗力である。

抵抗力が弱いと、病原体や病気の進行に負けて発病したり、病気が重くなったりする。したがって、病気を予防するには、病気に対する抵抗力を強くしておくことが必要になる。

抵抗力に影響するものには、先に学習したようにいろいろあるが、わたしたちの日常生活で最も重要なのは、栄養や疲労の状態である。とりいれる栄養素のバランスが悪かったり、栄養不良をおこしているときや、睡眠《すいみん》不足・過労の状態が続いているときには、抵抗力が弱くなっている。

したがって、日常生活でまず重要なことは、偏食《へんしょく》のない調和のある食事をすることや、食事・運動・睡眠などの生活のリズムを整えることである。また、コーヒー・紅茶・清涼《せいりょう》飲料水や菓子《かし》などの間食のしすぎは、消化器の負担になり、それが長く続くと、気がつかないうちに消化器が弱くなっていく。

たばこやアルコール飲料も、呼吸器や消化器をはじめ、内臓諸器官の負担を大きくし、成人病などの要因を少しずつ蓄積《ちくせき》することになる。とくに、発育途上《とじょう》の未成年者には、発育に悪い影響をおよぼす。

抵抗力には、もうひとつ重要なものがある。それは、個々の病原体に対する特定の免疫である。……（以下省略）……

②　良い環境をつくる（省略　タバコ記述なし）

③　病因をとり除く（省略　タバコ記述なし）」[16]

学習研究社の新しい保健体育科教科書におけるタバコ記述のお粗末さと簡単さにガックリし、さみしい思いを感じるのは私一人ではあるまい。このような取り上げ方で、中学校段階でちゃんと責任を持って禁煙教育を実施していますと国民に答えられるであろうか。[17] 禁煙教育にかかわる直接的タバコ記述は、同社の新教科書ではわずかに四行で、それこそ申し訳程度に登場しているにすぎない。旧指導要領下の教科書においては、十五行にわたってではあるが、それでもタバコの害について一応の記述が存在していた事を考えると、この教科書記述の変化は、生徒の禁煙や健康教育上明らかに後退である。

また、病気の予防におけるタバコの取り上げ方も問題である。この教科書では、①病気に対する抵抗力をつけるという項目で取り上げられているが、むしろ、②よい環境をつくるか、③病因をとり除くの項目が適切である。タバコの健康被害や喫煙という悪しき生活習慣から起因する病気が、いかに多くかつ深刻であるかの科学的知識が欠落しているものだから、このようなつけたし的な、不適切な取り上げ方しかできないのである。[18]

2.　他社の教科書との比較研究

学習研究社の新しい教科書『中学保健体育』のタバコ（喫煙）の害についての記述は、お粗末そのもので我々をガッカリさせるものでしかなかった。他の出版社の教科書はどうであろうか。大日本図書と東京書籍の教科書をみてみよう。

(1)『中学校保健体育』(19)（大日本図書）の場合

この教科書では、〝病気の発生原因とその予防〟の項目で**たばこ**がしばしば取り上げられている。「高血圧症は、栄養のとり方や、酒・**たばこ**ののみ過ぎなど、生活のしかたが一つの環境条件となり、それに人側の条件がからんで起こると言われている。(19)」、「高血圧症や、血液中の脂肪《しぼう》分が多くなって起こる動脈硬《こう》化症などは、若いときからの栄養のとり方、酒・**たばこ**などが関係すると言われている。(19)」（以上、傍点筆者）と言う記述に表れているように、この教科書は、若い時からの日常の悪しき習慣（喫煙習慣はその典型）が病気（特に成人病）の原因になっていると強調している。最近、成人病という言葉に代えて、〝生活習慣病（あなたの日常の悪い習慣が生み出す病気）〟という言葉が提唱されているが、この教科書執筆者も、このような問題意識のもとに記述している。高く評価されるべき見識である。(20)

喫煙習慣は日常の悪しき習慣の代表的なものである。それ故、この教科書は、〝し好品と健康障害〟のテーマのもとに3頁にわたって図入り（図①参照）でかなり詳細に記述している。次にそのタバコに関する記述を紹介してみよう。

「**たばこ**には、気持ちを落ち着かせるはたらきがあるといわれているが、健康上はむしろ有害である。**たばこ**の中にふくまれているニコチンやタール分は、気管支や肺の粘膜を刺激《しげき》し、長い間にがんを起こすと言われ、たくさんの**たばこ**を長期間吸っている人ほど、がんの発生率は高い。また、動脈硬化や、心臓の血管がけいれんし、心臓のはたらきをうばってしまう狭《きょう》心症や心筋梗塞《こうそく》をひき起こしたりする。さらに、妊娠《にんしん》している人が**たばこ**を吸うと、胎《たい》児にもその被害がおよび、ときには胎児の

図①　たばこの害

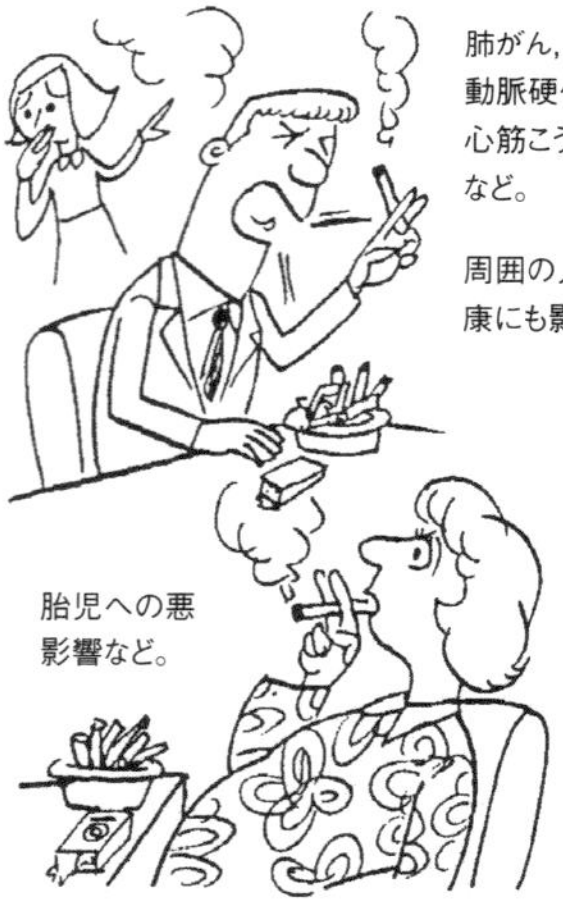
肺がん,
動脈硬化,
心筋こうそく,
など。
周囲の人の健康にも影響。
胎児への悪影響など。

〔『中学校保健体育』（大日本図書）より〕

発育がさまたげられることがある。

未成年者の中には、興味からおとなのまねをして、**たばこ**を吸う者もあるが、発育のとちゅうにある未成年者の健康にとって、**たばこ**は特に悪い影響《えいきょう》をあたえる。……中略……

図②　たばこの害

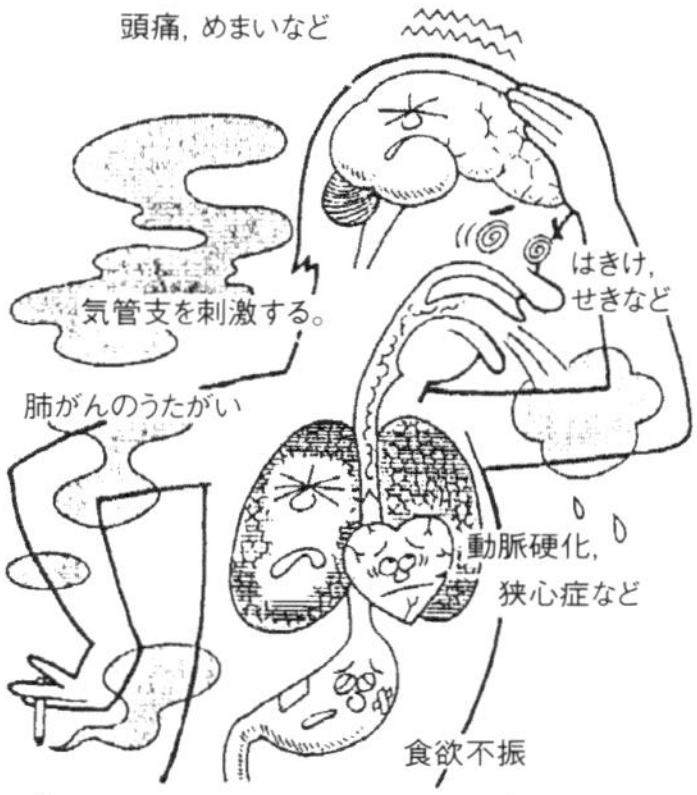

〔『新しい保健体育』(東京書籍)より〕

図③　たばこによる体重の変化
（1976年　日本公衆衛生雑誌）

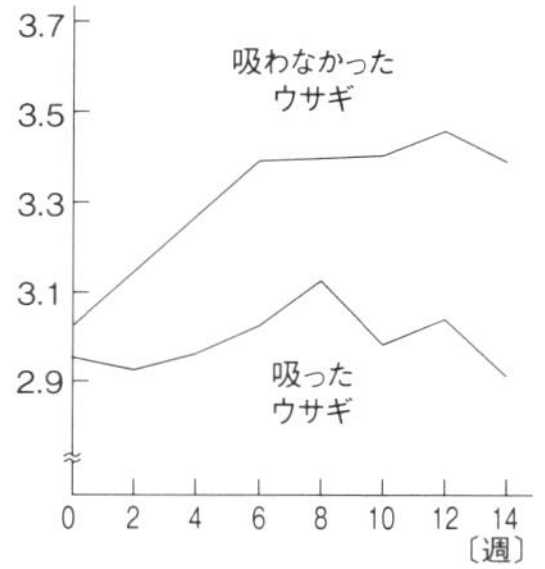

注　成長期のウサギに1日3本分のたばこのけむりを吸わせた場合。

〔『新しい保健体育』(東京書籍)より〕

たばこも酒も未成年者の健康に悪い影響をあたえるので、未成年者の喫煙《きつえん》や飲酒は法律で禁止さている。

たばこも酒も習慣になりやすいので、できるだけ自制し、悪い習慣に染まらないよう努力する必要がある。また、戸外運動や読書などで気持ちを発散させ、**たばこ**や酒の誘惑《ゆうわく》をさけることもたいせつである。(21)」

(2)『新しい保健体育』(22)(東京書籍)の場合

この教科書では、〝病気の要因とその予防〟の項目で、〝嗜《し》好品・医薬品などによる病気〟というテーマのもとにタバコの害が取り上げられている。関係部分を紹介してみよう。

「アルコール、**たばこ**などの嗜好品、麻薬《まやく》などの医薬品を常用することによって中毒症状を起こすいろいろな病気がある。

▼ ニコチン中毒

たばこを吸《す》うと、そのなかにふくまれているニコチンが、呼吸器や消化器、脳や神経に作用して、それらのはたらきがにぶくなり、頭痛、めまいなどを起こす。ニコチンは血管のかべを硬化《こうか》させて、動脈硬化、狭心《きょうしん》症その他の心臓病の誘因《ゆういん》となる。さらに、**たばこ**のけむりは、気管支を刺激して、せきの原因となったり、気管支炎《えん》を起こしたりする。また、最近では、肺がんによる死亡者が増えてきているが、特に常習的な喫煙《きつえん》者に多いといわれる。[22]」

また、この教科書では、〝ストレスによる病気〟のテーマのもとに胃潰瘍《かいよう》を取り上げ、「胃の粘膜《ねんまく》に潰瘍が発生し、ときに出血したり、ひどいときには、胃壁が破れることもある。原因としては、ストレスのほか、酒や**たばこ**、不摂生《ふせっせい》な生活などがあげられる[22]」と教えている。

この教科書もタバコの害について図（前頁図②参照）入りで中学生に分かりやすく説明している。前頁の図③は中学生という成長期に喫煙すると、成長・発達が阻害される事を教えるための一工夫と解される。教科書執筆者の禁煙教育への熱意と真剣さが察せられる。

以上、大日本図書と東京書籍の保健体育科教科書のタバコに関する記述を紹介してきた。先に紹介した学習研究社のつけたし的なおざなりで貧弱な記述と比べると、雲泥《うんでい》の差がある。タバコ（喫煙）に関する記述が学習指導要領から消失し、保健体育科指導書のなかにしかみられなくなったので、中学校における禁煙教育の後退では？と心配していたのであるが、心ある教科書編集者及び執筆者は、旧教科書以上にタバコの害について記述してくれている。[23]現場の教師は、これらの教科書編集者や執筆者の努力に答えねばならない。

文部（科学）省の検定を合格した教科書でありながら、どうしてこうも相違があるのであろうか。やはり第一に、教科書の出版社、編集者、執筆者の健康、病気、タバコ（の害）についての知識や見識の差が、教科書記述の差となっているのであろう。文部（科学）省の保健体育科教科書の検定もズサンである。保健体育科教科書調査官は、少なくとも学習研究社の『中学保健体育』における貧弱な禁煙教育の姿勢を指摘し修正させるべきではなかろうか。

今後の我々の課題は、学習研究社の教科書に代表される、熱意ある禁煙教育の欠落した教科書を文部科学省学習指導要領や指導書の方針に沿って修正させていく事である。以前のように、学習指導要領でもタバコの害を教えるよう、はっきりと直接的に明記すべしと文部科学省に働きかけるべきである。

文部科学省関係者、教科書の出版社、編集者及び執筆者に、タバコの深刻な害や中・高校生の憂うべき喫煙実態を知らせ、禁煙・嫌煙（受動喫煙）教育の重要性を認識してもらうよう努力すべきである。教科書は3年ごとに部分改訂（四分の一以内）が可能であり、実際よく改訂されている。これら保健体育教科書関係者への禁煙・嫌煙団体の抗議・激励・要望・請願の試みは、必ずや教科書のタバコ（喫煙）の害についての記述を充実・発展させるであろう。これなくして中学校現場における禁煙・嫌煙（受動喫煙）教育の充実はない。

第三節　中学校におけるタバコ問題

1．中学生の喫煙者率

(1)　外国中学生の喫煙者率

アメリカ合衆国カリフォルニア州の「サンジェゴ郡喫煙と健康教育協議会」は、禁煙教育開始前の1967年と実施後の1971年における中学1~3年生の喫煙者率を調査している。[24]それによると、禁煙教育実施後でも、中学3年男子で17・4%、中学3年女子で22・4%の喫煙者率である。

イギリスにおける1969年の調査[25]によれば、15歳の喫煙者（週に1本以上の紙巻きタバコを喫煙する者）率は、男子生徒で34%、女子生徒で22・7%であった。

カナダにおける1978年の生徒喫煙実態調査[26]によれば、14歳でタバコを毎日吸っている者の割合は、少年で15%、少女で20%であった。

以上の調査結果から、外国先進諸国の中学生の当時の喫煙者率は、男子中学生で最低15%、最高35%の間に、女子中学生で最低20%、最高25%の間にあると想定できよう。

(2) 日本の中学生の喫煙者率

1930(昭和5)年10月15日、未成年者禁酒禁煙遵法大運動(内務省・司法省・文部省後援)の一環として、日本全国の未成年者に対する「酒とたばこの調査」が一斉に実施された。この調査によれば、小学児童の喫煙者率は5・09%、女学生0・01%、中学生3・77%であった。[27]

さて、1970(昭和45)年代〜1980(昭和55)年代の日本で中学生の喫煙実態はどうであったろうか。調査年次や地域によってばらつきがあるが、以下にその代表的調査結果を紹介しよう。

まず最初に、中学生の喫煙経験者率をみてみよう。1970(昭和45)年に静岡県教育委員会が県下の中学校(30校、1209人)を対象にした喫煙実態調査によると、中学生男子の喫煙経験者率は29・7%、女子中学生は6・3%であった。[28] 1976(昭和51)年に香川県高松市少年育成センターが実施した調査(市内の中学生約2000人を対象)によると、喫煙経験者率は中学3年男子が22・1%、中学3年女子が7・5%であり、中学生全体の平均喫煙経験者率は9・4%であった。[29]

大都市の中学生の喫煙実態は、地方都市より深刻のようである。1976(昭和51)年10月、東京都内の下町のある区で、区教育委員会が中学校九校の生徒2107人(1年〜3年生から抽出)を対象に、中学生喫煙実態についてのアンケート調査を実施している。この調査によると、タバコを吸った経験のある生徒は、中学生全体では34%、学年別では1年生27・8%、2年生34%、3年生38・2%であったと言う。[30]

神戸市立神戸西高校の調査[31](1977年6月)においては、喫煙経験高校生のうち42・3%が中学時代に最初の喫煙を体験しており、小学生時代(37・2%)や高校生時代(20・5%)よりも多い結果が出ている(309頁図②参照)。中学生時代(特に中学2年生)は喫煙に対する好奇心が極めて強いことを認識しておくべきである。

表② 中学校時代からの常習喫煙者の割合
ー東京都立片倉高校生の場合ー　(　)内は%

	男子	女子	合計
調査対象者数	654	507	1161
現在喫煙者数(A)	210(32.1)	94(18.5)	304(26.2)
中学時代からの喫煙者数 (B)	93(14.2)	26 (5.1)	119(10.2)
$\frac{B}{A} \times 100$	(44.3)	(27.7)	(39.1)

我々が最も興味あるのが、中学生の常習喫煙者率である。中学校自らによる常習喫煙者率調査事例を筆者は今のところ知らないし、それ故直接的データも持っていない。高校の教師の話によると、高校生の常習喫煙者のかなりの部分が中学生時代から喫煙習慣を持っていると言われているが、次に高校での興味ある調査結果を紹介しよう。

東京都立片倉高校は1974（昭和49）年10月、全校生徒を対象とした喫煙実態調査を行い、常習喫煙高校生（よく吸う、たまに吸う）に対して、〝タバコを吸い始めたのはいつごろからですか〟と尋ねている。[32]この調査項目から東京都内の中学生の常習喫煙者率が推定できると思われる。この調査項目での中学校時代からの常習喫煙者の割合は前頁の表②に示す通りである。この調査結果から、東京都内中学生の常習喫煙者率の平均は10・2％（男子14・2％、女子5・1％）であり、常習喫煙高校生の約40％が中学校時代から喫煙習慣をもっている生徒である。中学生の常習喫煙者率10・2％は、おそらく最低限の数値であろう。なぜならば、この数値は男女共学の普通高校から得られたデータをもとにしての算定だからである。男子の多い実業高校生も加えたら、割合（％）はすべての面で上昇する事は確実である。

2. 中学生のタバコと青少年非行[33]

中学生の喫煙する動機は、もちろん好奇心がトップである。しかし、中学生の喫煙動機で注目されるのは、「大人のまねをしたいから」、「かっこいいから」、「仲間はずれにされないために」、「学校や教師に反抗するため」という理由が、高校生の喫煙動機に比べて比較的多い事である。[34]すなわち、中学生の喫煙理由には、対人的理由（集団や友だちとの一体感やグループへの忠誠心表出、または集団や個人への反抗表現としての喫煙等）が多いのである。これが高校生の喫煙と若干様相を異にする点である。

極端に言えば、中学生の喫煙は高校生の喫煙とちがって、非行化進行度を示すバロメーターと思ってもいいくらいである。中学校でタバコがひろがっている時、そこには必ず校内暴力、万引き、セックス等の他の非行も深く潜行かつ進行していると思って間違いない。中学校に存在している退廃的現象、退廃的精神の具体的シンボルが中学生の喫煙なのである。次のような青少年非行問題研究家の指摘を、我々は深く心に刻みつけておくべきである。「中学生のタバコは、その大半が他の非行と結び付いて発生している事を重視する必要がある。好奇心やいたずら心でちょっと口にしてみたいというような事は別にして、他に非行現象の見られない生徒で喫煙する中学生はほとんどいない。喫煙する生徒の多くは、うまいと思って吸っているのではない。大人のまねというより、〝つっぱり（グレている者）〟の証として、服装、頭髪と同じくかっこうをつけているのにすぎない。非行グループの自己顕示の一つなのだ。[35]」

それ故、「タバコの有害性を説くだけでは指導にならない場合のほうが多い。喫煙の問題については、非行の問題として、毅然たる態度で子供たちにせまる必要がある。[36]」中学生の喫煙問題は、「喫煙する生徒の精神のありようを問い、学校のありようを問う指導の中で[36]」取り扱われる必要がある。

3．中学校職員室での教師のタバコ　―昭和時代中学校喫煙風景点描―

学校の職員室と言う時、多くの日本国民に最初に浮かぶイメージは何であろうか。筆者は小・中・高校時代の体験から、モウモウたるタバコの煙が立ちこめた部屋がまず最初に頭に浮かぶ。タバコの煙とタバコ特有の刺激臭が立ち込めた職員室、とにかくいやであった。そんな職員室に小・中・高の12年間にわって、日本の学校生徒は出入り（掃除や連絡、教師からの呼出し等のため）を強制されて来た。

小･中･高を問わず、教師の学校内（特に生徒の出入りする職員室）での喫煙のあり方に、近年国民の関心と注目が集まっている。教師の職員室での喫煙のあり方については、世論は当時以下に述べる二つに大きく分かれていた。『世論時報』誌上で展開された論争を取り上げながらこの問題について考察してみよう。

名古屋市の主婦　綾部宏江（41歳）さんは、〝職員室での禁煙を訴えたい〟と次のように主張されている。

「先日私の家の近くで登校中の中学生（公立）が、タバコを吸いながら歩いているのを、自転車で通りぬけに見て、大きなショックを受けました。手に持っていたので直感でたばこだと感じたのですが、信じられなくて自分自身の目を疑い、もう一度振り返りました。その時、堂々と口にくわえているのです。その後1週間して、その中学校に出向きますと職員室は煙でもうもうとしていました。すぐ生徒指導の先生にお会いし、報告致しますと『今度その生徒を見た時は、すぐ電話を下さい。至急現場に走りますから』とのことで『昨日もそのようなことがありました』と言われました。でも、何か事があればそれに応じるといったことでいいのかと疑問に思います。

私の子供（高2）にその話をしますと、その中学に通学していた時、職員室の掃除に、たばこの吸いがら集めをさせられたと言います。たばこは年齢が低いほど脳を冒すなど、その害は大きいということで社会問題にもなっているくらいです。先生は生徒に注意する前に、先生としての自覚を高めることが先決ではないでしょうか。禁煙をさせたいのなら、先ず職員室から禁煙にすべきだと思います。その上で父兄と話し合うことが必要だと思います。学校は生徒を導く神聖な場でなければならないと思います。[37]」

この主張に対する愛知県教育委員会の公式回答は、〝職員室は憩いの場でもありタバコもいいのではないか〟という主旨のものであった。当時の教育行政当局の考えを知るためにも、その全文を紹介しよう。

「お手紙ありがとうございました。生徒指導上の問題については、名古屋市教育委員会指導室と連携を取りながら、できる限りの対策を講じているところです。教師の喫煙と生徒の喫煙の関係は、家庭においては父親の喫煙と子どもの喫煙の関係に置きかえることができると思います。

発育盛りの未成年者については、これを保護するという見地から法が制定されており、学校では、法の趣旨を守るという立場から指導すべきものと考えます。だから、教師や大人の禁煙と、生徒の禁煙指導は切り離して考えるべきあり、また教師や親の禁煙が根本的にそれを、解決するものでもないと思っています。そして、職員室は、会議や事務などをする場所でありますが、また時には教師にとっての憩いの場でもあることをご理解頂きますようお願い申し上げます。なおこれは、知事からの指示によって、担当者である教育委員会が回答させて頂きましたことを申し添えます。[37]」

読者の皆さんは、この二つの見解に対してどのような意見をおもちであろうか。綾部宏江さんの疑問と提言に対して、愛知県知事と教師を指導・監督する愛知県教育委員会が、言葉こそ丁寧であれ、〝学校教師が職員室でタバコを吸って何が悪い〟と公然と公文書でもって開き直った事に変わりはない。昭和50年代の日本教育行政当局者の正直な考えである。

筆者は、綾部さんの主張を全面的に支持する者である。綾部さんの主張は厳しすぎる、喫煙者の気持ちに無理解との批判もあろうが、欧米先進諸国を始めとする多くの外国教育関係者の間では、常識的考えであり議論の対象にさえならない自明の事である。喫煙者天国である日本だからこそ論議の対象となりえる事を確認しておきたい。

綾部さんの主張を分析してみよう。綾部さんの提言は、教師の禁煙、学校での教師の禁煙を主張するものではない。綾部さんの主張は、生徒の目に触れる場所（職員室）での教師の禁煙を主張しているにすぎないのである。その理由はただ一つ、職員室は生徒が出入りする場であり、それ故、教育の場、教え諭《さと》す場、指導の場でもあるからである。それ故、この見解は、視点を変えれば、生徒の出入りしない場所、すなわち、職員室以外の生徒の目に触れない喫煙場所（喫煙室）での教師の喫煙は許容しているとみてよい。そう考えると、綾部さんの主張は、アメリカの学校教師の間でよく守られている方式（学校内に喫煙場所を設置し、そこ以外での教師の喫煙禁止）の提案と理解される。〝教え諭《さと》すことを職業とする教師は生徒の前で喫煙するな。職員室禁煙を守ることは教師の最低の職業倫理（モラル）ではないのか。〟〝生徒の前で喫煙してどうしてまじめな禁煙教育ができようか。教育者として、教え諭《さと》す者として、教育のプロとして、少し無神経ではなかろうか〟というのが、綾部さんの投書（主張）の根底にある考えであると思われる。

問題の深刻さは別の所に存在する。綾部さんのこのような疑問が教育関係者から出て来ないという点である。圧倒的多数の教育関係者は、職員室や生徒の前で喫煙することの悪（無神経さ）に気づいていさえいない。とにかく、日本の教師の中には生徒の前で平気で喫煙する人が多い。１９８０（昭和55）年10月、神戸市内の中・高校45校の約９００名の教師を対象にした調査（図④）によると[38]、生徒の前では喫煙しない教師は、男子喫煙教師の場合10％以下である。喫煙教師の90％近くが、生徒の前でも

図④　生徒の前でタバコを吸いますか

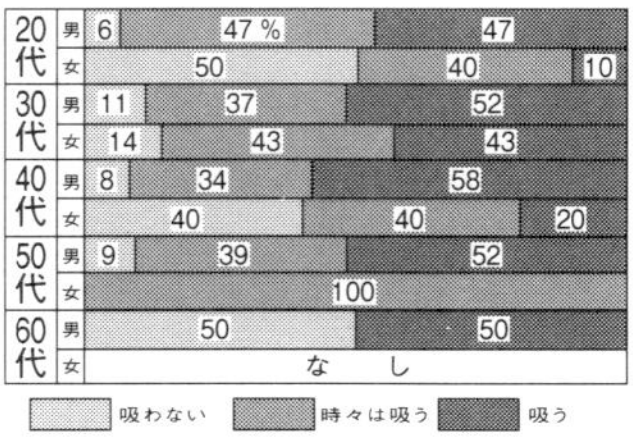

（人間性本部神戸市支所のアンケート調査による）

平気で喫煙しているのである。

私も、先ず日本の教師は、生徒が出入りする職員室での禁煙を守れる教師に成長してもらいたいと思っている。更に、フランス、イタリア、ソ連、スウェーデン等の教師のように、学校内での禁煙を守れる教師に成長してほしい。[39] 世界には、学校内での喫煙を法律で禁止している国が多数存在している事を知ってほしい。更に、外国の医師にみられるように、職業倫理としての禁煙を守れる真の意味での教育のプロに成長してほしいと思っている。国民の禁煙教育に対して、教師は医師と対等の責任と義務を負っている事を忘れてはいけない。

さて、次に愛知県教育委員会の見解の分析にうつろう。この見解は、当時の全国の都道府県教育委員会の率直な公式見解とみなしてよかろう。この見解こそが、上は教育長から下は現場の一教師に至るまで、ニコチン中毒（依存）者になりさがってしまった者の多い日本の教育者集団の平均的、常識的（？）考えなのである。

第1の問題点は、職業倫理、教育者としてのプロ意識の欠如である。「教師の喫煙と生徒の喫煙の関係は、家庭においては父親の喫煙と子どもの喫煙の関係に置きかえることができる」とあるが、とんでもない誤りである。意図的、組織的、専門的教育の場としての学校と、そうでない教育の場としての家庭とは、担うべき責任と義務の質が違う。学校における教師と生徒の喫煙関係と家庭における父親と子供との喫煙関係は、決して同列に論じられるものではない。たとえ同列に論じたとしても、自分及び生徒の喫煙に対する教師の態度（姿勢）と責任（義務）は、家庭における父親のそれよりはるかに厳しいものでなければならないはずである。

学校での教師の喫煙と家庭での父親の喫煙とでは、相手である生徒や子供、社会への責任（義務）のレベルが質的に異なるのである。両者の相違は、学校の教師は教育の専門家（プロ）であり、そのために社会からその職責にふさわしい、給料をもらっているという点である。親と教師、大人と教師を同じレベルで論じ、教師の責任と義務を決してあやふやにしてはならない。教師という職業に対する責任（義務）感が自覚されていないから、このような回答しかできないのである。

第2の問題点は、未成年者禁煙教育への姿勢である。「発育盛りの未成年者については、これを保護するという見地から法が制定されており、学校では、法の趣旨を守るという立場から指導すべきものと考えます」と言う公式回答は、学校における禁煙教育への無理解、いや誤解であると断言できる。学校で禁煙教育をやるのは、法律を遵守《じゅんしゅ》する精神を養うための遵法《じゅんぽう》教育のためではない。(40) 残念ながら、未成年者喫煙禁止法は、現在の日本においては万人が認めざるを得ない死法である。国の機関である日本専売公社がタバコ自動販売機を至る所に設置し、未成年者の喫煙を放置奨励している国で、「法の趣旨を守るという立場から指導」しても、生徒の失笑と軽蔑をかうだけである。(41) 第一、喫煙教師自身が未成年者喫煙禁止法を守らなかったではないか。(40) 言うまでもなく、未成年者への喫煙を禁止している最大の理由は、未成年者の健康を守るためである。それ故、学校における禁煙教育の本質は、健康教育であり遵法教育ではない。健康教育としての禁煙教育をまじめにやろうとするかぎり、まじめな教師は禁煙せざるを得ないのではなかろうか。少なくともまともな神経の持ち主であるかぎり、生徒の前や生徒の出入りする職員室でプカプカ喫煙できないはずである。

第3の問題点は、禁煙教育における二元論的発想である。「教師や大人の禁煙と、生徒の禁煙指導は切り離して考えるべきであり、また教師や親の禁煙が根本的にそれを、解決するものでもないと思っています」という記述がそれである。ここには、喫煙しながら行う教師（親）の禁煙教育がいかに無力で滑稽でしかない事への深刻な反省がみられない。このような姿勢でしか禁煙教育ができていないからこのざまである。禁煙教育をやらなければいけないと決意した教育（指導）者は、まじめで真剣であるならば、まず自ら禁煙すべきである。これが禁煙教育の第一歩である。禁煙さえもできない教師が、いや生徒の前や職員室禁煙でさえも守れない教師が禁煙教育をしても効果はない。生徒への禁煙教育は、教師の生き方、人生観さえ問われる厳しい教育実践なのである。教師や親の禁煙なくして、生徒や子供の禁煙教育の成功はない。

第4の問題点は、職員室禁煙、学校内禁煙、教師禁煙論の混同である。職員室禁煙論は学校内で勤務期間中は喫煙すべきでないという学校内禁煙論でも、教師という職業の持つ職業倫理として禁煙すべきだという教師禁煙論でもない。職員室禁煙論は、教育的配慮から生徒の面前での喫煙を控えて欲しい、生徒の目につかない喫煙コーナー（場所）で喫煙して欲しい。せめて職員室で喫煙しないことが教師としての最低限の職業倫理ではないのか、という主張でしかない。考えてみれば、綾部さんの主張は、教師としてのT・P・Oを考えて欲しいという要望でしかないのである。

第5の問題点は、受動的喫煙や嫌煙権への配慮（知識）がなく、喫煙しない教師の立場をまったく考慮していない点である。

確かに職員室は憩いの場でもあろう。しかし、モウモウたるタバコの煙が立ち込める職員室を憩いの場と実感できるのは、一部の愛煙家教師だけである。喫煙教師だって他人のタバコの煙にはどうもという人が多いのに、非喫煙教師はなおさらである。非喫煙者である多数の教師達がどんな気持ちで、ひたすら息もせずに職員室で堪忍《かんにん》しているかに気づいていない（回答者はおそらく喫煙者であろう）のである。モウモウたるタバコ煙の充満する職員室の中で、呼吸をするたびに受動的喫煙を強制され、教師にとって大切な喉《のど》の疲れを休めようにも休められず、アクロレイン等の刺激性有毒ガスに苦しめられている同僚非喫煙教師への配慮はみじんもみられない。この愛知県教育委員会の公式回答の視野の中には、非喫煙者である教師の存在が完全に欠落しているのである。喫煙教師は、職員室以外の所定の喫煙場所（コーナー）で喫煙すべきである。(42) 職員室はなによりも、会議の場であり、研修の場であり、生徒の教育・指導の場である。これらがまず優先されねばならない。

以上、両者の主張を検討してきたのであるが、読者の中には、学校教師が職員室や生徒の目に触れる場所での喫煙を自粛するくらいで効果があるだろうか、精神論ではないのか、という批判を持たれる方もあろうと思う。この意見に対して、私は、〝簡単なこの事こそが、本当の禁煙教育への着実な第一歩である〟〝まず身近なところから、現実的に可能な事からやってみよ。これがバネとなって、禁煙教育への新たな展望が必ず開けて来る〟とだけ答えておきたい。このような学校において始めて、禁煙教育、生徒指導、生活指導等が真に可能な、そしてこれらの教育や指導をするに値するプロとしての教師（教諭）が誕生するのである。禁煙教育を始めとする現代社会の生徒指導は、学校教師（教諭）に対して、今まで以上のまじめさと真剣さと厳しさを要求している事を忘れてはならない。教師が変わらずして、どうして生徒が変わるか、どうして生徒を変えることができるか。

国民はそのレベルに応じた政治家、医師、教師しか持ち得ないと言われている。だとしたら、我々日本国民はせめて職員室や生徒の面前でぐらい、禁煙を守れる教師を持てるように成長すべきである。いや、せめて学校内禁煙を守れる教師を持てるくらいの国民に成長すべきである。

第四節　中学校における禁煙・受動喫煙教育への提言

(1) 禁煙・受動喫煙教育の総本山 ―事後対策からの脱皮を―

中学校は学校における禁煙・受動喫煙教育の総本山でなければならない。本格的かつ直接的な禁煙・受動喫煙教育は、できるだけ早い時期に、しかも最も効果的な時期になされなければならないが、中学校段階こそその時期である。高校時代はもう完全に手後れである。小学校時代に初歩的な禁煙・受動喫煙教育を行い、中学校時代に本格的、直接的な禁煙・受動喫煙教育を展開し、しかも中学時代で完成させる必要がある。中学校教育は義務教育の最終段階である点と高校生喫煙防止の決定打にするためにも、中学校段階で禁煙・受動喫煙教育をやりとげてしまうべきである。そのためには、中学校1年生からなんらかの形で本格的、直接的禁煙・受動喫煙教育を開始すべきである。中学生段階になれば、学習した（している）知識は本格的、直接的禁煙・受動喫煙教育を実施するのに十分である。

第五次改訂（昭和52年度版）中学校学習指導要領下においては、中学校第3学年において直接的禁煙教育が保健体育科教育を通して行われていた。しかし、〝雨降り保健〟と酷評されているように、保健教育、なかんずく禁煙教育は極めて不十分にしか実施されていないのが現状である。中学3年での受験教育がこれに一層の拍車をかけている。関係者は、禁煙・受動喫煙教育の総本山たるべく、中学校段階の教育戦略をもう一度再構築すべきである。この事こそが、禁煙・受動喫煙教育で事後対策・防禦から事前予防・攻撃に転ずるための現実的で最良の道である。文部科学省を始めとする中学校教育関係者は、中学校における禁煙・受動喫煙教育をもっともっと充実させるよう、粉骨砕身努力しなければならない。

(2) 学校内禁煙を

本気で〝禁煙教育をやるぞ〟という教師集団の気迫を生徒に示すためにも、学校内での喫煙を自粛すべきである。学校内を禁煙区域に指定して、生徒・教師・父母・地域社会が一体となってこれを守るのである。職員室禁煙や喫煙コーナーの設置ぐらいでは、もうどうしようもない段階に来てしまっているように思える。学校内禁煙こそが、健康教育としての禁煙・受動喫煙教育をやるための最低限の処置ではなかろうか。

(3) 親を対象とした禁煙・受動喫煙教育の徹底を

学校ばかりが禁煙・受動喫煙教育に努力しても効果は上がらない。この教育は家庭や地域社会の協力がなければダメである。学校側は、生徒と同時に親や地域社会をも巻き込んだ禁煙・受動喫煙教育を果敢に実行すべきである。中学生はまだまだ親の言う事を聞く。禁煙した父親の知行合一は、必ずや中学生息子の喫煙を防止するであろう。

(4) 受動喫煙教育の視点を欠落させるな

小・中・高を問わず、すべての教科は男女共修にすべきであろう。その際忘れてならないのは、受動喫煙教育の視点をも重視する事である。学校教育における受動喫煙教育の新視点の導入は、〝他人に迷惑をかけていない〟とウソぶく喫煙生徒の論理を打破し、〝喫煙するのは他人の勝手、私には関係なし〟とする無関心生徒の目を覚まさせるであろう。少なくとも喫煙することがカッコイイというイメージはいだかせなくなるであろう。このことは、必ず反喫煙運動の高揚をもたらすであろう。しかるに、中学校の現行保健体育科教科書、技術・家庭科教科書を分析してみるに、この受動喫煙教育の視点が完全に欠落している教科書があるのは問題である。関係者の善処を要望する。

(5) 青少年非行とかかわってとらえよ

中学生のタバコを我々は決して楽観的にとらえてはいけない。中学生がタバコを吸っているのを知ったら、親や教師は、隠れた所で進行している諸々の非行や退廃現象の象徴と理解し、事の重大さに身震いするセンスを持つべきである。自分の健康のために、自分の命を大切にするために、他人に迷惑をかけないために、タバコを吸わないと決意する中学生に育てよう。このような決意をした中学生は決して非行に走らない。青少年の非行をまずタバコで防止しようではないか。

(6) 被害者意識を加害者意識に転化せよ

小・中・高の教師を問わず、生徒の喫煙問題に関しては、教師は加害者である。学校の中で、いや生徒の面前で喫煙する教師はもちろんの事、これらの行為を黙認・許容してきた非喫煙教師も同罪である。学校内で、いや生徒の面前でさえも喫煙する教師は、無意識にではあろうが、直接的に、間接的に生徒に喫煙を奨励し、生徒への禁煙・受動喫煙教育に敵対しているという意味において、また、教育の環境を破壊しているという意味において、まぎれもなく加害者である。

生徒の喫煙問題に関する教師集団の論議を聞いていると、本人が悪い、仲間の生徒が悪い、親や家庭が悪い、社会が悪い、我々教師はその対策に追われる被害者でさえあるというニュアンスの論議が多い。生徒の喫煙問題について、教師の側に被害者意識は強くあっても、加害者としての痛みがまるで感じとれないのである。日本の教師集団の限界であろうか。再度訴えたい。こと喫煙問題に関しては、学校教師は被害者ではなく加害者である。

第五節　21世紀中学校禁煙・受動喫煙教育への準備

これまで、第五次改訂までの学習指導要領と喫煙に関する教科書記述を分析検討し、問題点を指摘し、提言をして来た。その後第六次改訂（平成元年度版）、第七次改訂（平成10年度版、平成14年度実施）を経て、現在第八次改訂（平成19年度版、平成24年度実施）下の教育が実施されている。現在、中学校のタバコを巡る教育に、望ましい大変革が発生している。すなわち、保健体育科における豊富で詳細な禁煙教育と本格的受動喫煙教育の登場である。

(1) 学習指導要領保健分野での喫煙記述

保健分野の授業時数は、3年間で48単位時間程度を配当する。中学3年配当の内容(4)は、健康な生活と疾病の予防について理解を深める項目で、その中の ウ に、「喫煙、飲酒、薬物乱用などの行為は、心身に様々な影響を与え、健康を損なう原因となる」と記述されている。（傍点筆者。14文字の明記は小学校学習指導要領と同じ。本書３０１頁参照）

(2) 教科書『保健体育』(大修館書店　平成29年2月発行) の記述

「喫煙と健康」のテーマのもと、2頁をさいて次のように記術しているので[43]次に紹介しよう。

(1) たばこの煙には有害物質が含まれる

たばこの煙の中には様々な有害物質が含まれています。これらの有害物質はおもに肺から吸収され、血液などにより体の中に運ばれます。以下のものがその代表例です。

① ニコチン

ニコチンは、脳に働いてたばこをやめにくくさせる (依存症) ほか、毛細血管を収縮させるため、心臓に負担をかけたり、肌《はだ》の老化を進めたりします。また、高血圧や動脈硬化の原因とされています。

② タール

タールはその中に含まれるさまざまな化学物質によりがんを引き起こします。

③ 一酸化炭素

一酸化炭素は、体内での酸素の運搬を妨害し、運動能力を低下させるほか、心臓病などを起こしやすくします。そのほか、煙の中にはアンモニアなどの様々な刺激物質が入っているため、目やのどを刺激したり、慢性気管支炎など呼吸器の病気を起こしたりしています。また胃かいようなど消化器の病気にも関係しています。

(2) たばこは吸う人にもまわりの人にも害を及ぼす

① 喫煙者本人への害

これらの有害物質を繰り返し体の中に取り込んでいるので、たばこは喫煙者にさまざまな害を及ぼします。それらの害には、がんや慢性気管支炎のように長い間喫煙することにより起こるものや、肌や運動能力への影響のように吸い始めて間もなく現れるものがあります。喫煙の害はきわめて大きく、全世界では喫煙のために毎年５００万人が死亡していると言われています。

② まわりの人への害

喫煙の害は喫煙者本人だけのものではありません。喫煙者の近くにいて、たばこの煙を吸い込むこと（受動喫煙）はもちろん、喫煙する母親から生まれる子どもにも健康被害は起こります。

③ 未成年者への害

喫煙の影響はとくに若い人の体と心に強くあらわれます。たとえば、若いうちに喫煙を始めると肺がんになる可能性はより高くなり、やめられなくなる可能性が高まります。また、未成年者が法律に違反してたばこを吸うということが入口となって、違法な薬物の乱用やその他の反社会的な行動をとりやすくしてしまうことがあります。そうなると、人生に取り返しのつかない事態を招きかねません。その様な観点から、たばこの自動販売機を規制したり、たばこの値段を上げたりするなど、たばこを買いにくくする対策がとられています。

（3） 好奇心などから吸い始め、やめられなくなる

① 喫煙開始の要因

多くの喫煙者は好奇心でたばこを吸い始めています。その背景には、大人へのあこがれや広告によってつくられたたばこへの肯定的なイメージがあります。また、大人や友人などからすすめられて吸い始める人、毎日の生活が何となくおもしろくなくて吸い始める人もいます。いずれにせよ軽い気持で吸い始める人が多いのです。

② 依存性

ニコチンの作用で喫煙が習慣化すると、依存してやめられなくなります。多くの喫煙者には禁煙の経験があります。つまり禁煙に失敗したために吸い続けているのです。近年では、医療機関が治療の一環として禁煙を支援するようになっています。

以上の教科書記述を支えるために、喫煙による健康への悪影響、夫の喫煙が妻の健康に及ぼす影響、両親の喫煙が乳幼児の

突然死に及ぼす影響、喫煙開始年齢と肺がん死亡率、喫煙の習慣化の五つの図示がなされている。

以上の大修館書店教科書の記述の中に、21世紀の中学校禁煙・受動喫煙教育の模範的完成形態を確認することができる。国の内外における反喫煙の動向が、国や地方教育行政に影響し、中学校と教師を動かし、それが教科書の編集・執筆者の姿勢を変化させたのであろうと思われる。

(3)　特別活動での喫煙記述

特別活動は、学級活動、生徒会活動及び学校行事の三つから構成されている。

学級活動の内容(2)、適応と成長及び健康安全では、9項目中の7番目に　キ、心身ともに健康で安全な生活態度や習慣の形成　があげられている。この中の具体的指導事例として、学習指導要領解説は、「喫煙、飲酒、薬物乱用などの害に関すること[44]」の理解と指導を要求している。

学校行事においては、5種類の行事のうちの3番目、健康安全・体育的行事で、「喫煙、飲酒、薬物乱用などの行為の有害性や違法性」について理解させ、正しく判断し行動できる態度を身に付けさせる指導を要求している。[45]

特別活動と保健体育科保健分野での学習指導要領の喫煙記述は、基本的姿勢においてほぼ同一である。それ故、特別活動においても、保健体育科レベルの質の高い禁煙・受動喫煙教育を期待したいものである。

なお、技術・家庭科における禁煙・受動喫煙教育は、現行第八次改訂下の学習指導要領と家庭分野教科書においては確認できなかった。

第六節　21世紀中学校禁煙・受動喫煙教育への新しい旅立ち

昭和の時代には高かった中学生の喫煙率が平成の時代になり大きく減少しているようである。健康・体力づくり事業財団が公表した中学生の喫煙に関する全国実態調査[46]の一部を表③に紹介しよう。昭和45（1970）年の静岡県教育委員会による中学生喫煙実態調査によると、中学生男子の喫煙経験者率は29・7％、女子中学生のそれは6・3％であった。[47] 昭和51（1976）年香川県高松市少年育成センターの調査によれば、喫煙経験者率は中学3年生男子が22・1％、中学3年女子が7・5％で、中学生全体の平均喫煙経験者率は9・4％であったと言う。[48]

社会も学校も喫煙者天国であった頃の昭和の時代の喫煙経験者率に比べると、平成の時代のそれは、かなり低い。しかも、平成の時代のそれは年々減少の傾向にある。誠《まこと》に喜ばしい事である。

これらの中学生喫煙者減少の原因としては、

① 中学校敷地内禁煙の実施、
② 職員室の禁煙環境整備が中学生の喫煙行動を変化させた、
③ 成人識別機能付きタバコ自動販売機の全国的稼動と展開（平成20年7月より）、
④ タバコ価格の値上げ、
⑤ 中学校の禁煙・受動喫煙教育の充実・強化、
⑥ 教育行政当局の通知（喫煙防止教育等の推進について）
⑦ 健康増進法の成立と施行（平成15年5月より）

の効果等々を指摘する事ができよう。

筆者は、前述の原因の中でも、文部省（文部科学省）が全国の都道府県教育委員会に出した「通知」の影響が大きいと実感している。すなわち、平成7（1995）年の文部省体育局学校健康教育課長の通知（喫煙防止教育等の推進について）と、健康増進法施行の前日の平成15（2003）年4月30日付文部科学省（平成13年より文部省を改名）スポーツ・青少年局学校健康教育課長通知（受動喫煙防止対策及び喫煙防止教育の推進について）は、全国の学校における禁煙・受動喫煙教育を激変させたと実感している。この二つの通知により、教員の喫煙防止教育の姿勢が、昭和時代の「タバコは大人（成人）になってから」（昭和時代の学校禁煙教育のスローガン：本書62頁参照）と教師の喫煙を容

表③　中学3年生の喫煙経験率の推移（％）

			1996（平成8）年	2004（平成16）年	2014（平成26）年
中学3年生	月喫煙者	男	9.8	5.1	1.5
		女	4.5	3.6	0.6
	毎日喫煙者	男	4.6	2.2	0.5
		女	1.0	1.2	0.1

月喫煙者（この30日間に1日でも喫煙経験がある者）
〔健康・体力づくり事業財団の全国実態調査研究による〕

認した姿勢から、平成時代の教師の学校内での喫煙を禁止した「学校敷地内全面禁煙」へと変化したと考えている。この二つの通知により、学校当局、教師、教育行政側の禁煙・受動喫煙教育は本物《ほんもの》、本気《ほんき》になり、それ故に、生徒に対しても迫力をもったものになったのである。

中学生は、学校側、担任教師の禁煙・受動喫煙教育に対する決意を、身をもって感じ取り、タバコを手離し喫煙を放棄したと思われる。このように考えると、教育行政側が全国の学校に通知した二通の文書は、学校禁煙・受動喫煙教育史上の重要文書と位置づけることができよう。特に、全国の「学校敷地内全面禁煙」化を定着の方向に決定付けた、平成7（1995）年5月25日付の文部省体育局学校健康教育課長の「通知」の文書は、「21世紀中学校禁煙・受動喫煙教育への新しい旅立ち」を確実に保証した文書として高く評価されよう。

注

(1) それ故、道徳、特別活動等については、小学校で取りあげたので、中学校では重複を避ける点からも省略する。
(2) 学校教育法施行規則　第七十二条、第七十三条。
(3) 文部省調査局編『中学校学習指導要領』（昭和33年改訂、文部時報別冊）帝国地方行政学会、昭和33年、185頁。
(4) 当時使用された教科書が入手できないのが残念である。
(5) 栄養、薬品、嗜好品、疲労・休養などと健康との関係を理解させ、健康な生活の設計ができるようにするというのが、内容として設けられた主旨である。
(6) 文部省著『中学校学習指導要領』大蔵省印刷局、昭和44年、150頁。
(7) 竹之下休蔵他著『改訂中学保健体育』学研書籍、昭和52年、160～161頁。
(8) 文部省著『保健体育指導書』99頁。
(9) 大阪書籍地理的分野教科書　172頁。中学校社会科は地理、歴史、公民の3分野に分けて学習することになっている。
(10) 大阪書籍歴史的分野教科書　111頁、113頁、142頁。

(11) 大阪書籍公民的分野教科書　142頁、175頁。

(12) たとえば、開隆堂、東京書籍の教科書がそうである。

(13) 中学校の教育現場では、大変好評を得ており、この方法は定着しそうである。

(14) 渡辺茂（編著者代表）『技術・家庭下』開隆堂、昭和56年、口絵より。

(15) 竹之下休蔵他著『新訂中学保健体育』学習研究社、昭和53年、155〜156頁。

(16) 竹之下休蔵他著『中学保健体育』学習研究社　昭和56年　151〜155頁。

(17) 保健体育科教育における保健学習は、中学校教育現場では軽視されているとの評価が一般的である。すなわち、「雨降り保健」と称され、雨の日の時、仕方なく保健の授業を実施しているのが現状である。

(18) 要するに、中学校保健体育でタバコを教材として取り上げ、禁煙教育を実践する強い意志と哲学が、教科書執筆・編集者にないのである。学習指導要領においてタバコに関する直接的記述を消失させ、保健体育科指導書で「取り扱うよう配慮する」とあるから、仕方なく取り上げているにすぎないと疑わざるを得ない。

(19) 佐々木吉蔵他著『中学校保健体育』大日本図書、昭和56年　119〜120頁。

(20) 少なくとも、この教科書には、中学校保健体育科教育において、禁煙教育をやらなければならない、という強い意志と哲学を感知することができる。

(21) 佐々木吉蔵他著　前掲教科書　124〜126頁。

(22) 浅川正一他著『新しい保健体育』東京書籍　昭和56年　150〜153頁。

(23) 嫌煙（受動喫煙）教育は、日本の中学校では以前から実施されてはいない。しかし、昭和56年発行の大日本図書の教科書に、たばこの害として、「周囲の人の健康にも影響」と小さく取り上げている（本書332頁図①参照）事は、画期的である。

(24) アメリカ合衆国保健教育福祉省衛生総監報告書要約『喫煙と健康』（厚生省内部資料）昭和54年　182頁。

(25) 英国王立内科医学会報告『喫煙をとるか健康をとるか』財団法人結核予防会、昭和54年、91頁。

(26) 朝日新聞　昭和55年5月12日。
(27) 日本キリスト教婦人嬌風会編『禁煙運動の歴史』　日本キリスト教婦人嬌風会　1980年　34～35頁。
(28) 菱村幸彦著『生徒指導の法律常識』　第一法規　昭和53年　138～139頁。
(29) 朝日新聞　昭和51年2月1日。
(30) 牧野賢治著『タバコロジー：嫌煙・禁煙あなたの健康』　毎日新聞社、昭和53年　164頁。
(31) 牧野賢治著　前掲書　166～167頁。
(32) 月刊生徒指導編集部編『喫煙問題にどうとり組むか』　学事出版　1975年　76～78頁。
(33) タバコと青少年非行の関係については、本書　第十一章の「家庭におけるタバコと子育て」とりわけ　第三節の「禁煙非行防止論」（本書270～277頁）を参照されたい。
(34) それ故、大人になってから、法律で禁止されているから等の理由による禁煙指導は、あまり効果がないと思われる。佐賀県中学校生徒指導連盟の「タバコは成人になってから」の禁煙ポスター（本書62頁参照）は問題である。
(35) 能重真作・矢沢幸一郎編『非行』　民衆社　昭和51年　59頁。
(36) 能重真作・矢沢幸一郎編　前掲書　60頁。
(37)『世論時報』通巻338号　昭和54年7月号　世論時報社、28～29頁。
(38) 人間性本部編著『人間性復活』（人間性復活運動広報誌）　通刊第93号、昭和56年4月　5頁。
(39) もちろん、教師にばかり要求しても無理である。日本社会が学校内禁煙を守れる教師を持てるぐらいに成長することが第一である。なぜなら、学校教師のレベルは、国民（社会）のレベルの反映でしかないからである。
(40) それだったら、男性教師のかなりの割合が禁煙教育ができなくなるであろう。人間性本部神戸支所の昭和55年度神戸市での調査によれば、20代の男子喫煙教師の約半数が、未成年時代から喫煙していた事を告白しているからである。教師自らできなかった事を生徒に強制できるであろうか。
(41) 筆者は、法律の趣旨を守るという立場からの指導を全く否定はしない。しかし、その様な指導は効果が少ないという事を主張したいのである。

(42) どの学校もやろうと思えば、喫煙コーナーを設置する事は十分可能である。

(43) 本村清人他著『保健体育』大修館書店　平成29年　126～127頁。

(44) 文部科学省編『中学校学習指導要領解説　特別活動編』ぎょうせい　平成20年　36頁。

(45) 文部科学省編　前掲書　79頁。

(46) 健康・体力づくり事業財団は、1996年から全国調査を開始し、「未成年の喫煙・飲酒状況に関する実態調査研究」(厚生労働科学研究費補助金による)として、2017年にその結果をインターネット上に公表した。

(47) 菱村幸彦著　前掲書　138～139頁。

(48) 朝日新聞　昭和51年2月1日。

第十五章　高等学校における禁煙・受動喫煙教育

第一節　高等学校の教育課程と禁煙・受動喫煙教育

高等学校の教育課程は、各教科に属する科目、総合的な学習の時間及び特別活動によって編成されている。高等学校の各学科に共通する各教科は、国語、地理歴史、公民、数学、理科、保健体育、芸術、外国語、家庭、情報の10教科から構成されている。この10教科の各教科に属する科目は、国語（6科目）、地理歴史（世界史A、世界史B、日本史A、日本史B、地理A、地理Bの6科目）、公民（現代社会、倫理、政治・経済の3科目）、数学（6科目）、理科（10科目）、保健体育（体育、保健の2科目）、芸術（12科目）、外国語（7科目）、家庭（家庭基礎、家庭総合、生活デザインの3科目）、情報（2科目）の合計57科目から編成されている。高等学校の各学科に共通する各教科、各教科に属する科目の中で、禁煙・受動喫煙教育に関係する教科（科目）は、保健体育（保健）と家庭（家庭基礎、家庭総合）の2教科（三科目）である。高等学校における禁煙教育は、これまで保健体育科と家庭科の2教科（3科目）と特別活動によって実施されて来た事が特徴的である。

第二節　保健体育科（保健科目）における禁煙・受動喫煙教育

現行第八次改訂下の平成20年度版高等学校学習指導要領（平成25年4月全面実施）は、保健科目[1]の目標を「個人及び社会生活における健康・安全について理解を深めるようにし、生涯を通じて自らの健康を適切に管理し、改善していく資質や能力を育てる」と規定している。

この目標を達成するため、学習指導要領は、内容(1)現代社会と健康のテーマのもと、ア：健康の考え方と イ：健康の保持増進と疾病の予防（健康の保持増進と生活習慣病の予防には、食事、運動、休養及び睡眠の調和のとれた生活を実践する必要があること。**喫煙**と飲酒は、生活習慣病の要因になること。）を学習内容として提示している。

「喫煙は生活習慣病の要因になる」、「健康の保持増進と疾病の予防には禁煙が大事である」事を理解させるために、保健体育科保健科目の教科書にはどのように記述されているのであろうか。

保健科目の教科書[2]（『現代高等保健体育』大修館書店）には、「喫煙と健康」のテーマのもとに、2頁にわたって次のように述べられている。

喫煙は世界的な健康問題であるとして、日本をはじめ各国で様々な対策が進められています。喫煙は、なぜそれほどまでに大きな問題とされているのでしょうか。

1 喫煙の健康影響

[1] たばこ煙中の有害物質

たばこの煙には様々な有害物質が含まれています（表①）。そのため、喫煙は人体にさまざまな悪影響を及ぼします。たとえば、運動時に息切れしやすくなったり、肌の老化を早めたりといった影響は、喫煙を開始してからそれほど時間をおかずにあらわれます（急性影響）。更に喫煙を続けると、がんや心臓病などの生活習慣病にかかりやすくなります（慢性影響）。また、これらの害は、喫煙を始める時期が早ければ早いほど大きなものとなります。それは、発育の途上にある体の諸器官が有害物質の影響を受けやすいためです。

表①　たばこ煙中のおもな有害物質とその健康への悪影響

有害物質	作　用	健康への悪影響
タール	●健康な細胞をがん細胞に変化させ（発ガン作用）、増殖させる（がん促進作用）。	●各種のがん
一酸化炭素	●ヘモグロビンと強く結合し、血液が運ぶ酸素の量を減少させる。 ●血管壁を傷つける。	●細胞が酸素不足の状態になり、心臓に負担 ●動脈硬化《どうみゃくこうか》
ニコチン	●末梢《まっしょう》血管を収縮させ、血圧を上昇させる。 ●それなしではいられなくする（依存性）	●動脈硬化 ●喫煙の習慣化
シアン化物	●組織呼吸を妨《さまた》げたり、気道の線毛を破壊したりする。	●慢性気管支炎や肺気腫《はいきしゅ》

そのほかにも、アンモニアやカドミウムなどが含まれる。

[2] 大きく広がる喫煙の害

喫煙の害は喫煙者本人にとどまりません。喫煙者以外の人が喫煙による健康被害を受ける受動喫煙《じゅどうきつえん》の害（喫煙者が吸いこむ煙を主流煙、たばこの先から立ち上る煙を副流煙という。周囲の人も副流煙を吸いこんでいる。保健編・用語解説「受動喫煙と副流煙」の項参照）も深刻です。たとえば夫が喫煙者である場合、非喫煙者の妻の肺がん死亡率が高くなります（図①）。また妊婦の喫煙によって、早産《そうざん》や流産《りゅうざん》などの可能性が高まります（このほかにも、出生時に2500g未満の低出生体重児が生まれる可能性も高まることがわかっている）。さらに喫煙による病気や死亡のために医療費が増大したり（喫煙のために増加している医療費は、毎年数千億円から数兆円になると言われている）、貴重な労働力が失われたりするなど、社会全体に大きな悪影響を及ぼします。

２ 喫煙開始の要因と依存症

図②　喫煙の習慣化

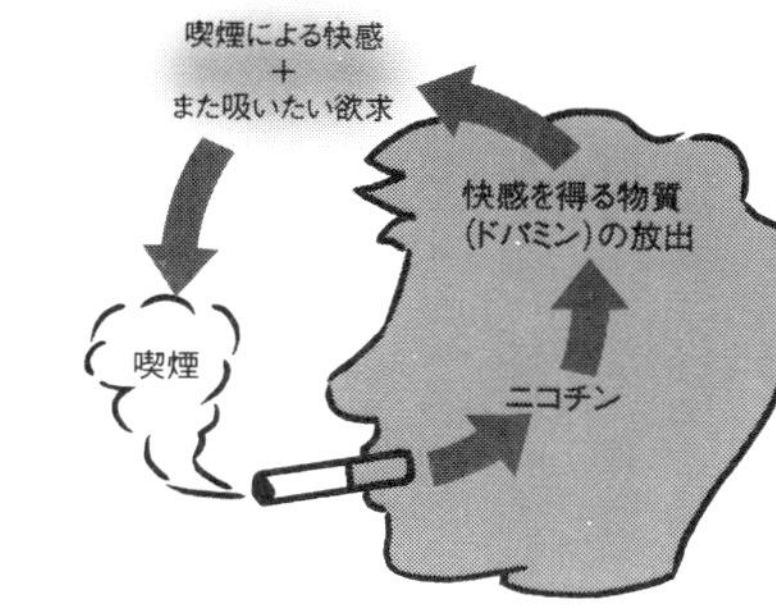

図①　夫の喫煙が妻の健康に及ぼす影響
（厚生省「厚生白書」1997年）

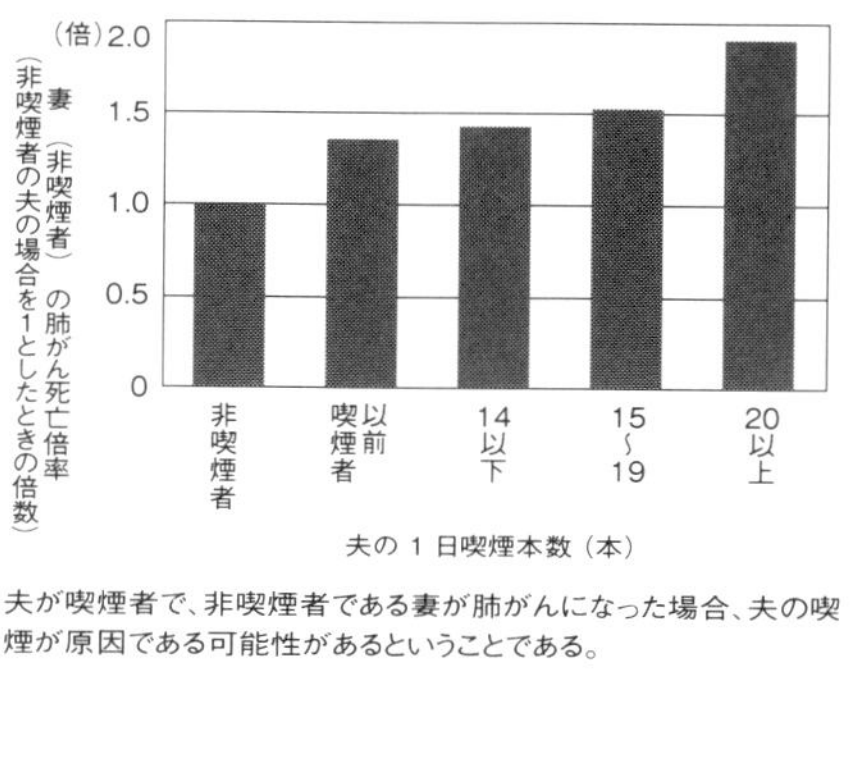

夫が喫煙者で、非喫煙者である妻が肺がんになった場合、夫の喫煙が原因である可能性があるということである。

[1]　喫煙の開始要因

喫煙の開始には、好奇心や低い自己肯定感などの個人的な要因が関係しています。また、家族、友人などの影響やすすめといった周囲の人々との行動、あるいはマスメディアによる宣伝・広告、ドラマでの喫煙場面の放映などの社会的な要因も喫煙開始の要因と考えられています。

[2]　喫煙の依存性

ニコチンには依存性があります。そのため、喫煙者は自分の意志で喫煙を始めるものの、習慣化すると自分の意志ではやめることが難しくなり（各種の禁煙法に関する調査によれば、禁煙を試みる人の80～90％は1年以内に挫折するとされている。）、そのまま喫煙を続けていることが多いのです（図②）。

3 喫煙への対策

[1] 健康被害を防ぐ法的取り組み

健康増進法では、公共の場での禁煙や分煙が義務づけられており、非喫煙者の健康を守るために役立っています。また、未成年者喫煙禁止法も、若い人の喫煙による健康被害を防ぐためにも役立っています。また、世界的にもさまざまな対策がとられています。WHOではたばこ規制枠組条約が採択され、たばこのパッケージへの警告表示の強化（日本でも、あいまいな文言が具体的な表現に改善された。）や広告の規制、自動販売機で未成年者がたばこを買えない仕組みをつくることなどが求められ（図③）、わが国も努力を続けていますが、まだ課題が残されています。

[2] さまざまな喫煙対策

喫煙者を減らすには、新たな喫煙者を増やさないことも重要です。そのため、正しい知識の普及や、それにもとづく健全な価値観の育成が不可欠です。わが国では、小学校から喫煙に関しての学習をしています。また、ニコチン依存によってたばこをやめられない人を病気とみなし（ニコチン依存症と言う）、医療保険で治療を受けられるようにするなどの禁煙への支援をおこない、喫煙者と喫煙の被害を減らそうとしています。

＊考えてみよう

喫煙の健康被害を防ぐために、喫煙者・非喫煙者に対し、どのような対策がとられているか、具体的な例をあげてみよう。

図③　たばこの警告表示とtaspoカード

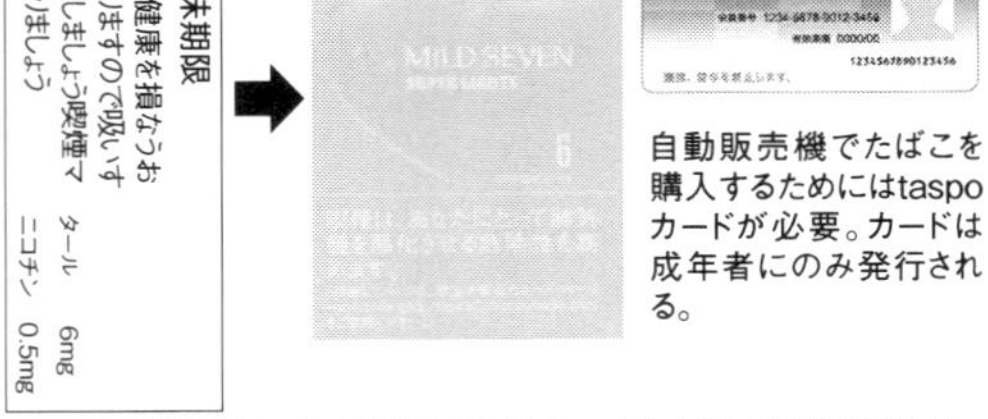

自動販売機でたばこを購入するためにはtaspoカードが必要。カードは成年者にのみ発行される。

かつての警告表示に比べ、現在の表示はスペースも大きく、具体的な健康影響が表記されている。また自動販売機でたばこを購入するためのtaspoカードには顔写真が掲載され、発行には公的身分証明書のコピーが必要である。

以上、保健体育科保健科目における教科書『現代高等保健体育』（大修館書店）の記述を転載する事により、高校における禁煙・受動喫煙教育の実態を紹介した。日本の中等教育界に長く君臨して来た伝統的禁煙教育のスローガン「たばこは成人になってから」と比較考察する時、禁煙・受動喫煙教育の質的発展に心から満足感を覚えるのは私だけではないと確信する。

第三節　家庭科における禁煙・受動喫煙教育

家庭科は、家庭基礎、家庭総合、生活デザインの3科目からなり、標準単位数は順に、2単位、4単位、4単位であり、うち1科目が必履修科目である。家庭基礎は、原則として同1年次で、家庭総合及び生活デザインを複数の年次にわたって分割して履修させる場合には、原則として連続する2ヵ年において履修させることになっている。家庭基礎科目の教科書は12冊、家庭総合は7冊、生活デザインは1冊（実教出版のみ）が教科書として出版されており、ここでは東京書籍出版の二つの教科書を紹介し分析する。

1．「家庭基礎」科目における受動喫煙記述

「家庭基礎」科目は、目標として「人の一生と家族・家庭及び福祉、衣食住、消費生活などに関する基礎的・基本的な知識と技術を習得させ、家庭や地域の生活課題を主体的に解決するとともに、生活の充実向上を図る能力と実践的な態度を育てる」事をあげている。

この目標を達成するため内容に(1)人の一生と家族・家庭及び福祉をあげ、このテーマのもと、イ　子どもの発達と保育について学習する。この単元では、乳幼児の心身の発達と生活、親の役割と保育、子どもの育つ環境について理解させることを目的とする。

「家庭基礎」の教科書は学習指導要領の記述を反映すべく、「子どもの生活と保育」の小単元を設定し、「子どもの健康と安全」の小テーマのもとに、次のように記述している。

「乳幼児は病気や環境の変化に対する抵抗力が弱いので、健康状態には特別な配慮が必要である。食事や睡眠を十分に取らせ、薄着に慣れさせ、外気浴《がいきよく》や戸外での遊びなどによって、丈夫な体をつくるように心がける。また受動喫煙《じゅどうきつえん》など、周囲の環境が子どもの健康に悪影響を与える可能性にも留意しなければならない。(3)」

2.「家庭総合」科目における受動喫煙記述

「家庭総合」科目は、目標として「人の一生と家族・家庭、子どもや高齢者とのかかわりと福祉、消費生活、衣食住などに関する知識と技術を総合的に習得させ、家庭や地域の生活課題を主体的に解決するとともに、生活の充実向上を図る能力と実践的な態度を育てる」事をあげている。

この目標を達成するため、内容に　(2)　子どもや高齢者とのかかわりと福祉　をあげ、このテーマのもと、ア　子どもの発達と保育・福祉　について学習する。この単元では、子どもの発達と生活、子どもの福祉などについて理解させ、親の役割と保育の重要性や地域及び社会の果たす役割について認識させるとともに、子どもを生み育てることの意義や、子どもとかかわることの重要性について考えさせることを目的としている。

「家庭総合」の教科書は、学習指導要領の趣旨に沿って、「子どもの誕生」、「子どもの生活と保育」の小単元を設定し、それぞれ、「母体の健康管理」、「子どもの健康」の小テーマのもとに、次のように記述している。

「**母体の健康管理**：胎児の発育は、母体の心身の状態による影響を受けやすい。本人が妊娠に気づく前から、脳や心臓、脊髄《せきずい》などの重要な器官が形成され始めているの

表③　受動喫煙の健康への影響(乳幼児，児童の場合)

- 乳幼児突然死症候群(SIDS)※
- 肺の発達の遅れ
- 呼吸器症状(せき，たんなど)
- 急性呼吸器感染症
- 耳疾患(中耳炎など)
- より頻回で重症度の高い喘息《ぜんそく》発作

※　乳幼児突然死症候群(SIDS:Sudden Infant Death Syndrome)それまで元気に見えた乳幼児が睡眠中などに突然死する症候群。0歳児の死因では第3位。原因は不明だが、両親の喫煙，うつぶせ寝，人工栄養等が発生の因子とされている。

表②　妊婦の1日の喫煙量と早産児・低体重児の発生率

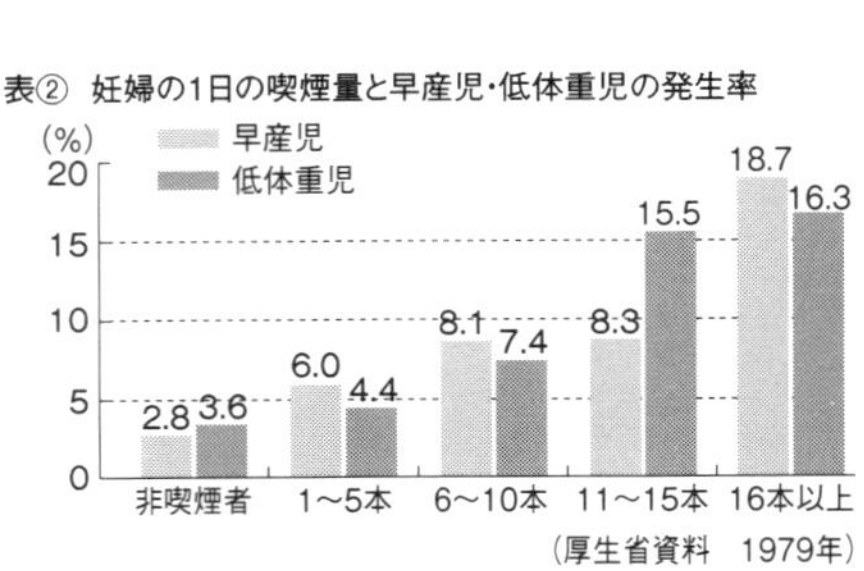

(厚生省資料　1979年)

で、母体の健康管理が大切になる。胎児の成長とともに、母体も変化していく。過労や喫煙、過度の飲酒を避け、早産や低出生体重児《ていしゅっしょうたいじゅうじ》の出生に気をつけたい（表②参照）。妊娠初期には、つわりなどの母体の変化や流産が起こりやすい。妊娠中期になると母体も安定し、胎動を感じ、親としての実感が得られるようになる。妊娠後期には、胎児が成長して体重が増え母体への負担も増えるので、休養を心がけ、転倒事故などに注意する。妊娠中の母親が心穏やかに過ごせるよう、周囲の配慮が望まれる。(4)」

「**子どもの健康**：乳幼児は病気や環境の変化に対する抵抗力が弱いので、健康状態には特別な配慮が必要である。食事や睡眠を十分に取らせ、薄着に慣れさせ、外気浴《がいきよく》や戸外での遊びなどによって、丈夫な体をつくるように心がける。また、受動喫煙《じゅどうきつえん》など、周囲の環境が子どもの健康に悪影響を与える可能性にも留意しなければならない。(5)」（表③参照）

3．家庭科における禁煙・受動喫煙教育の課題

以上、家庭科における、「家庭基礎」科目、「家庭総合」科目の喫煙関係記述をみてきたが、二つの課題を指摘したい。

一つは、家庭科における喫煙記述が、学習指導要領レベルでは「子どもの発達と保育」、教科書レベルでは「子どもの生活と保育」にのみかかわって記述されている点である。タバコ問題は、「住居と住環境」にも密接に関連している。タバコによる室内環境汚染、受動喫煙による同居生活者の健康被害は深刻である。家庭科においては、今後、住環境におけるタバコの害についての本格的記述の登場が切に希望される。

もう一つの課題は、保健体育科の保健科目と特別活動との合科的・関連的指導の充実である。特に保健科目の詳細で豊富な禁煙・受動喫煙関係知識は、家庭科における禁煙・受動喫煙教育のより一層の充実に貢献するであろう。

第四節　特別活動における禁煙・受動喫煙教育

日本の小学校、中学校、高校における特別活動は、ホームルーム活動（小・中は学級活動）、生徒会活動（小は児童会活動と

クラブ活動）、学校行事の三種類の活動から構成されている。日本の学校における特別活動の中では、高校段階に重点を置き、意図的、伝統的な禁煙教育を実践して来た歴史を持っている。高校の特別活動の中では、ホームルーム活動と学校行事が禁煙教育に携わって来た。

1．ホームルーム活動における禁煙教育

高等学校学習指導要領は、ホームルーム活動の目標を次のように示している。

「ホームルーム活動を通して、望ましい人間関係を形成し、集団の一員としてホームルームや学校におけるよい生活づくりに参画し、諸問題を解決しようとする自主的、実践的な態度や健全な生活態度を育てる。」

高校のホームルーム活動は、⑴ホームルームや学校の生活づくり、⑵適応と成長及び健康安全、⑶学業と進路の活動内容　に整理され、それぞれの活動内容においては、入学から卒業までを見通して取り扱うものとして、それぞれ複数の項目が示されている。

禁煙教育にかかわる活動内容は、⑵適応と成長及び健康安全　であり、アからケまでの九つの内容項目の中の8番目の項目ク：心身の健康と健全な生活態度や規律ある習慣の確立　で取り扱われている。

高等学校学習指導要領解説　特別活動編は項目　ク　について次の様に解説している。

「高校生の心身の発達は目覚ましい。中学生の時期に比べ落ち着いてきてはいるが、身体的な発達に心理的な発達が十分に伴わず、心身のバランスを崩し不適応に陥ってしまうこともあることを考え、自己の心身の健康状態についての理解と関心を深め、生涯を通じて積極的に健康の保持増進を目指すような態度や規律ある習慣の育成に努めることが大切である。特に、生活習慣の乱れ、ストレス及び不安感が高まっている現状を踏まえ、心の健康を含め自らの健康を維持し、改善することができるように指導・助言することが重要である。　……中略……

さらに近年、高校生の飲酒や喫煙の問題の深刻化、さらに薬物乱用なども指摘されている。これらの問題については、心身の健康とのかかわりや薬物乱用等に陥る心理や背景などについて具体性に富んだ取り上げかたをすることが大切であり、

特に薬物乱用については、その有害性、違法性について正しく理解させ、薬物乱用は絶対に行ってはならないし、許されることではないという認識を身に付けさせることが必要である。

具体的には、心の健康や体力の向上に関すること、……中略……、**喫煙**、飲酒、薬物乱用などの害や対処方法に関すること、……中略……ストレスへの対処と自己管理や規律ある習慣などについて生徒の発達の段階やホームルームの実態を踏まえて題材を設定し、身近な視点からこれらの問題を考え意見を交換できるような話し合いや討論、実践力の育成につながるロールプレイングなどの方法を活用して展開していくことや、専門家の講話やビデオ視聴を通しての話し合いなどの活動の展開も考えられる。こうした活動を通して、自らの健康状態についての理解と関心を深め、望ましい生活態度や規律ある習慣の確立を生徒自らが図っていくことが望まれる。(6)」

2．学校行事における禁煙教育

高等学校学習指導要領は、学校行事の目標を次の様に示している。

「学校行事を通して、望ましい人間を形成し、集団への所属感や連帯感を深め、公共の精神を養い、協力して、よりよい学校生活や社会生活を築こうとする自主的、実践的な態度を育てる。」

学校行事の目標を達成するため、学習指導要領は、学校行事の内容を5種類示している。儀式的行事、文化的行事、健康安全・体育的行事、旅行・集団宿泊的行事、勤労・生産・奉仕的行事の五つの学校行事がそれである。

学校行事は、全校若しくは学年又はそれらに準ずる比較的大きな集団の中で、生徒の積極的な参加による体験的な活動を行うことによって、学校生活に秩序と変化を与え、全校及び学年集団への所属感や連帯感を深め、日常の学習の総合的な発展を図るとともに、学校生活の充実と発展に資する体験的な活動を行うものである。

学校行事において、禁煙教育に関係するのは3番目の学校行事である「健康安全・体育的行事」の、特に「健康安全」に関する行事である。「健康安全」に関する行事としては、健康診断、疾病予防、交通安全を含む安全指導、薬物乱用防止指導、避難訓練、防災訓練、健康・安全に関する意識や実践意欲を高める行事などが考えられている。高校における禁煙教育は、健康安全に関する行事の中の、疾病予防行事、健康・安全に関する意識や実践意欲を高める行事の中に位置づけられている。学習指導要領解説「特別活動編」は、健康安全に関する行事の記述の中で、「喫煙、飲酒、薬物乱用などの行為の有害性や違法性、防犯や情報への適切な対処や行動について理解させ、正しく判断し行動できる態度を身に付けること」(7)と述べ禁煙教育に言及している。

以上考察したように、高校段階の特別活動における禁煙教育は、学級レベルにおいてはホームルーム活動において、学校や学年レベルの大きな集団の中では、健康・安全に関する学校行事の中で実施されている。

3. 特別活動における禁煙教育の課題

ホームルーム活動においてはホームルーム担当の教師が、学年レベルの健康・安全に関する行事においては、学年の教師集団が指導に当たるわけであるが、内容に応じて多くの学校内外の人材を利活用し一層の効果を上げるようにすべきである。保健体育担当教諭、養護教諭、栄養教諭、学校医、学校歯科医、学校薬剤師、各分野の専門家等を動員し協力をお願いし魅力ある禁煙教育を実施してほしいものである。

第五節 「総合的な学習の時間」における禁煙・受動喫煙教育

高等学校におけるこれまでの伝統的禁煙教育は、保健体育科と家庭科、特別活動の三つの領域において実施されて来た。しかし、平成10年7月の教育課程審議会の答申に基づいて行われた第七次の学習指導要領改訂（高校は平成11年度版）において、小・中・高の教育課程に「総合的な学習の時間」が新設された（高校は平成15年度実施）。

この「総合的な学習の時間」は、「教科の枠を超えた横断的・総合的な学習、生徒の興味・関心等に基づく学習」、「福祉・健康などの横断的・総合的な課題についての学習活動」、「各教科・科目及び特別活動で身に付けた知識や技能等を相互に関連付け、学習や生活において生かすこと」、「名称は各学校で適切に定めること」を求めている。これから、健康を一つのキーワードにしている「総合的な学習の時間」は、高校段階における禁煙・受動喫煙教育の新たな時間になる可能性がある。

総合的な学習の時間の授業時数の配当については、卒業までを見通して3～6単位（105～210単位時数）を確保するとともに、学校や生徒の実態に応じて、適切に配当することとしている。総合的な学習の時間の授業においては、国際理解、情報、環境、福祉・健康などの横断的・総合的な課題を、探求的に学習し、そこでの学習や気付きが自己の在り方生き方を考えることに結び付いていくことが期待されている。

総合的な学習の時間の授業テーマとして、「タバコと健康」または「タバコ問題の総合的・横断的研究」と題した企画案を提唱したい。参加する教科・科目と探求視点等を以下に述べてみたい。

(1) 地理歴史科

科目「世界史A，世界史B」

タバコは1492年、コロンブスが西インド諸島の一つ、サンサルバトル島に上陸した時発見し、西インド諸島の風土病であった梅毒と一緒にヨーロッパに持ち帰り、両者は約200年で世界を一周した。

科目「日本史A，日本史B」

日清戦争、日露戦争にかかわる財政上の必要、戦費調達の必要から、タバコ税、専売納付金等を考える。タバコ税収と戦費調達は日本史上の重要テーマとなり得る。

科目「地理A，地理B」

農業産品としての葉タバコ、葉タバコ生産県、生産農家と自民党農林議員との共生関係がある。農業産品としての葉タバコを地理的に考察する。

(2) 公民科

科目「政治・経済」

財政制度と租税から、タバコ税を考える。タバコ税(国税、間接税)都道府県タバコ税(地方税、間接税)市町村タバコ税(地方税、間接税)タバコの価格を巡る財務省的発想について考察する。

(3) 保健体育科

科目「保健」

喫煙を健康問題から考える。喫煙のために増加している医療費は、タバコ税収をオーバーする。タバコ価格を健康被害から考える厚生労働省的発想について考察する。

(4) 家庭科

科目「家庭基礎」、「家庭総合」

子供の生活と保育の小単元のもとに、「子供の健康と安全」、「母体の健康管理」、「子供の健康」、「住居とタバコ」の小テーマでタバコの健康被害について考察する。

(5) 特別活動

ホームルーム活動において、高校生の喫煙問題の深刻化について考える。

学校行事の中の「健康安全」に関する行事として、疾病予防、健康・安全に関する意識や実践意欲を高めるタバコと健康に関する行事を実施する。

以上、試論的かつ私論的な「総合的な学習の時間」の授業を構想した。今後の企画立案の参考にしていただければ幸いである。

なお、最後に、「総合的な学習の時間」の実施による特別活動の代替えについて述べておく。高等学校学習指導要領　第一章　総則　第四款の8において、「8：総合的な学習の時間における学習活動により、特別活動の学校行事に掲げる各行事の実施と同様の成果が期待できる場合においては、総合的な学習の時間における学習活動をもって相当する特別活動の学校行事に掲げる各行事の実施に替えることができる。」と述べられている。それ故、「喫煙と健康」をテーマにした「総合的な学習の時間」の授業開発研究が今後期待されていると言えよう。

第六節　21世紀高等学校禁煙・受動喫煙教育への新しい旅立ち

平成の時代になり、高校生の喫煙率が大幅に減少しているようである。健康・体力づくり事業財団が公表した高校生の喫煙に関する全国調査[8]の一部を表④として紹介しよう。このような望ましい傾向をもたらした原因として、①高校の禁煙教育の充実と強化、②高校敷地内禁煙の実施、③高校教職員の禁煙環境整備が生徒に反映した、④成人識別機能付きタバコ自動販売機の全国的稼動と展開（平成20年7月より）、⑤タバコ価格の値上げ、⑥文部省（平成13年より文部省科学省と改名）の喫煙防止教育の全国の学校への通知徹底等が指摘できよう。喫煙しにくい環境づくりが、高校生の喫煙を劇的に減少させた事は確実である。

大学においては、２００３（平成15）年5月より施行された健康増進法を契機に、大学敷地内禁煙を実行する大学数が増加しつつあるが、全国の小・中・高校は、大学よりも8年も前に敷地内禁煙への移行を開始していた。すなわち、平成7（１９９５）年5月25日付の文部省体育局学校健康教育課長の通知（喫煙防止教育等の推進について）が、全国の小・中・高校を学校敷地内禁煙に踏み切らせ始めた。更に、平成15（２００３）年4月30日付の文部科学省スポーツ・青少年局学校健康教育課長の「受動喫煙防止対策及び喫煙防止教育の推進について」（通知）が、全国の小・中・高校の敷地内禁煙を徹底化させた。

これらの通知により、昭和の時代の教師の禁煙教育姿勢は、教師の喫煙は容認する「タバコは大人（成人）になってから」（本書62頁参照）から、平成の時代の教師の喫煙も禁止する学校「敷地内全面禁煙」の時代へと転化・移行したのである。禁煙・受動喫煙教育に対する高校側、国家行政側の決意を感じ取り、高校生たちもタバコから遠ざかり、喫煙を断念しだしたと思わ

表④　高校3年生の喫煙経験率の推移（%）

			1996（平成8）年	2004（平成16）年	2014（平成26）年
高校3年生	月喫煙者	男	11.5	8.7	2.2
		女	8.5	5.4	0.9
	毎日喫煙者	男	25.4	13.0	2.4
		女	7.1	4.3	0.6

月喫煙者（この30日間に1日でも喫煙経験がある者）

〔健康・体力づくり事業財団の全国実態調査研究による〕

れる。喫煙しにくい環境づくりが、高校生の喫煙を減少させたのである。このように考えると、平成7（1995）年5月25日は、「21世紀高校禁煙・受動喫煙教育への新しい旅立ち」の日であったと言っても決して過言ではない。

注

（1）「保健」は、原則として入学年次及びその次の年次の2ヵ年にわたり履修させるものとする。
（2）和唐正勝他著『現代高等保健体育』大修館書店　平成29年　24～25頁。
（3）新井映子他著『家庭基礎』東京書籍　平成29年　47頁。
（4）新井映子他著『家庭総合』東京書籍　平成29年　45頁。
（5）新井映子他著『家庭総合』前掲書　58頁。
（6）文部科学省編『高等学校学習指導要領解説：特別活動編』海文堂出版　平成21年　26～27頁。
（7）文部科学省編　前掲書　61頁。
（8）健康・体力づくり事業財団は、1996年から全国調査を開始し、「未成年の喫煙・飲酒状況に関する実態調査研究」（厚生労働科学研究費補助金による）を公表した。

第十六章　予備校における禁煙・受動喫煙教育

第一節　多い浪人受験生の喫煙者率

毎年1月になると大学入学のための大学共通一次試験（1990年からは大学入試センター試験）が、全国一斉に実施される。さて、この種の共通試験の試験監督者になり、ビックリした事が一つある。それは、喫煙する受験生の多さである。佐賀大学試験会場だけが例外ではなかろう。試験終了後、待ちかねたようにロビーや廊下、玄関横や校舎軒下で、それこそ貪《むさぼ》るように喫煙する男子受験生のなんと多いことか。その一種異様な光景に驚きを示した大学教員は多い。他人事ながら、「あれじゃ、戦う前から不利で、合格は無理だろうな」と試験監督者の間で話題になったほどである。

喫煙している男子受験生を観察していると、服装、集団、会話等から判断して、それらの多くが浪人中の予備校生であるように思われる。ここに昭和51（1976）年当時の愛知県内5大学の男子大学新入生喫煙者率調査（表①）がある。[1] 現役か浪人かの違いによる非喫煙者率を見てみると、現役入学者56・2％、一浪入学者49・6％、二浪以上入学者31・3％であり、非喫煙者は現役入学者が最も高く、浪人の期間が長くなるにつれて非喫煙者率は低くなる傾向が認められる。それにしても、当時の男子大学新入生の喫煙者率はすごいものである。

予備校生の高い喫煙者率の原因としては、予備校側のタバコの害への無理解と無関心、浪人中の不安感、イライラ、孤独、さびしさ、親や教師の監視からの解放感等が指摘できる。浪人した予備校生の高い喫煙者率は、男子大学新入生の喫煙者率調査（表①）でも裏付けられている。筆者の勤務する佐賀大学では、毎年入学式後、研究室単位で大学新入生と教員や在学生と

表①　男子大学新入生の喫煙者率　（%）

区　　分	N	すわない	時々すう	毎日すう
現　　役	429	56.2	19.3	24.5
一　　浪	143	49.6	25.2	25.2
二浪以上	48	31.3	12.5	56.3
計	620	52.7	20.2	27.1

〔村松常司らの研究（1976）による〕

の対面式が持たれている。この時、筆者は、新入生に喫煙習慣の有無を質問する事にしている。いや、質問する前に、毎日喫煙する常習喫煙新入生は、唇《くちびる》の色からほとんど間違いなく判定できる。現役入学の喫煙新入生もいるにはいるが、毎日喫煙常習新入生のほとんどが、予備校生活を経験した浪人出身である。予備校時代に、かなりの浪人生が喫煙習慣を身に付けているようである。大学に入学すると、これらの浪人経験喫煙者が一種の保菌者、病原菌の役割をはたし、新入生間に喫煙（タバコ）病という伝染病（流行病）をもたらすと極言しても、決して言い過ぎではないであろう。

最近、敷地内全面禁煙にして、浪人生らを想定して「入学者は非喫煙者とする」と明記した大学さえ出現した。熊本県の私立崇城《そうじょう》大学薬学部である。2011(平成22)年から実施している。入学後もタバコを吸わない事を前提としていると言う。「薬剤師は健康増進、病気の予防が仕事。学生も喫煙して欲しくないという大学の意思表示であると言う。崇城大学によると、因果関係は不明だが、その後受験者は増加しているとの事である。

予備校は、禁煙・受動喫煙教育の一大盲点(死角)である。予備校では生徒(その大部分が未成年者であるのだが)の喫煙問題は、まったく無視されていると言っても過言ではない。大学新入生への禁煙・受動喫煙教育の体験から、筆者は、喫煙習慣がついてしまいニコチン中毒（依存）者に成り果《は》ててしまった浪人新入生への禁煙説得は効果が少なく、もはや手遅れのような気がしてならない。大学での禁煙・受動喫煙教育を効果的に実施するためにも、そして大学生の喫煙者率を低下せるためにも、予備校段階での禁煙・受動喫煙教育は、もっと注目され重視される必要がある。

第二節　受験生の喫煙は愚かな行為

我々の受験生時代には、「合格したかったらタバコは絶対に吸うな。頭に爆弾を投げつけるようなものだ。タバコを吸うなら国立大学はあきらめろ」と、予備校や高校の進学指導教師から、口をすっぱくして注意されたものである。予備校生（自宅浪人）諸君、全力を尽《つ》くし、死力を尽くして狭き門をめざす限り、絶対に喫煙してはならない。以下にその理由を述べる如く、喫煙は大学合格に極めて不利に働くのである。

受験戦争という戦いの場で勝利するためには、戦士は自ら率先して不利になる事をしてはならない。一度受験に失敗し、背水の陣の予備校生は、特にそうである。受験生が喫煙をするという行為は、知的、肉体的戦いにおいて、自らハンディキャップを背負いこむという愚かな行為でしかない。

1．勉強能率を低下させる

〝勉強中にタバコを吸えば、頭もすっきりし、落ち着き、学習能率もあがる〟と主張する喫煙受験生は多い。しかし、これはタバコ（ニコチン）の持つ覚醒作用と鎮静作用から来る主観的錯覚《さっかく》であり、決して頭の働きが良くなり能率が上がっている訳ではない。その様に感じるだけであり、これはもう立派な薬物（ニコチン）依存者の誕生である。

常習喫煙者における脳波の変化から見ると、喫煙が大脳の覚醒レベルを高めるにしても、残念ながら、それが頭の働きを良くしている事には必ずしもならない。

20歳前後の男子について、光線銃を用いた射撃と暗算とを組み合わせた知能作業と身体作業の効率を調べた、P・クセック（チェコスロバキア）の研究によると、常習喫煙者がシガレット1本を喫煙しても、非喫煙者に比べて少しも良い成績を得られなかった。それは喫煙継続中ばかりでなく、終了後もしばらくの間続いているのである。この実験についての感想では、非喫煙者も常習喫煙者もすべてが「努力を要し、かなり疲れた」と述べている。また常習喫煙者群の過半数（62％）は「緊張して良い成績は取れなかったけれども、喫煙はこの緊張感を和らげるのに役立った」と付け加えている。この研究結果は、喫煙によって主観的、自覚的に精神状態がリラックスしたと感じても、客観的には頭の働きを良くしているとは言えない事を意味している。[2]

国立公衆衛生院の浅野牧茂博士らの男子医科大学生の常習喫煙者の協力を得て調べた研究（喫煙の知能作業能率に及ぼす影響）結果も、自覚的には「頭がスッキリした」と感じても、喫煙が頭の働きを良くするという証拠は見出せなかったと言う。[2]

これまでに世界中で報告されている膨大な喫煙による健康障害を考え合わせると、個人的な嗜好とはいえ、頭の働きを良くするために喫煙するのは賢明とは言えず、むしろ愚かな行為と言える。たとえもし、浪人喫煙受験者の〝勉強中にタバコを吸えば、頭もすっきりし、落ち着き、学習能率も上がる〟という主張を、百歩譲って認めたと仮定しても、喫煙に伴うニコチン、タール、一酸化炭素、浮遊粉塵《ふんじん》、シアン化合物、窒素酸化物等の有害化学物質（毒物）の体内摂取によって、〝頭もすっきりし、落ち着き、学習能率も上がる〟と主張する事自体が、すでに極めて異常である事に気付くべきである。覚せい剤や麻薬を注射して、〝頭がすっきりし、落ち着き、仕事もはかどる〟と主張する薬物中毒（依存）者や麻薬中毒者の論理と本質的に同一だからである。

喫煙は本人への害だけではない。同室を余儀なくされている者にも、タバコの煙は襲いかかるのである。建物内喫煙は、必ず屋内での受動喫煙被害を引き起こす。浪人喫煙受験生のタバコの煙に日夜苦しみ、悩まされている非喫煙受験生が多数存在している事を、予備校経営陣はご存じだろうか。タバコの煙に汚染され、工場の安全基準さえもオーバーする室内汚染環境の中で、能率ある受験勉強ができるはずがない。予備校関係者は、予備校生に対しては禁煙・受動喫煙教育を、予備校舎に対しては完全分煙体制か敷地内禁煙の改善策を実施すべきである。

2．学業成績を悪化させる

喫煙すると学業成績が振るわず、目的の大学に合格できないと主張すると、必ず次のような反論がやって来る。〝私は、浪人中喫煙していても良い点数が取れたし、目的の大学にも合格できた〟と。これに対する筆者の答えは一つ。〝もし、君が喫煙していなかったら、もっと良い成績がとれて、もっと良い難関大学に合格できていたはずだ。残念な事である。〟

喫煙は、知的作業能率だけでなく、記憶力も低下させる。イギリスのエジンバラ大学の精神科教授　ウィーク博士は、医学専門誌に発表した論文で、タバコは脳への血液供給を妨げ、その結果、記憶力が鈍化するとの実験結果を発表している。[3]スウェーデンのK・アンダーソンらによる女子大生についての研究では、常習喫煙者におけるシガレット1本の喫煙は、記憶力の検査成績を低下させる事が示されている。[4]

一般的に、悪い学業成績の代償行動が喫煙を招き、その喫煙が更に学業成績を悪化させるという悪循環が存在していると言われる。この事は、愛知県下の大学男子新入生喫煙調査[5]でも証明されている。調査した五つの大学の非喫煙者率は、名古屋大学（71・1％）、愛知教育大学（64・8％）、私立工業大学（48・0％）、私立医科大学（34・2％）、私立文系大学（31・9％）と、合格難関度、学業成績の良さ、非喫煙者率の高さは見事に一致し比例している。[5]（本書281頁表④参照）　喫煙していては、難関大学への合格の可能性は急低下するのである。

3．健康と体力にマイナス

厳しい受験競争に勝利するためには、なによりも健康でなければならないし、体力が必要である。セキが出て、ノドを痛め、カゼをひきやすくなる、食欲がなくなり、体重が減少し、持久力がなくなる等の、喫煙に伴う障害（喫煙病の初期症状）の発生は、喫煙者自身が一番よく承知のはずである。受験戦争の戦場は、何も教室や試験場だけではない。日頃の日常生活の場でもすでに戦いは開始されているのだ。タバコに対してどういう態度をとるのか、もうここから戦いは始まっているのだ。戦いにおいては、競争相手よりも有利な条件を持つ事、不利な条件を持たない事、これは必勝の定石である。競争相手やライバル、敵に喫煙をすすめる事こそすれ（これはあくまでもブラック・ジョークであるが）、決して自分から喫煙してはならない。

4．堕落や頽廃《たいはい》の原因をつくる

受験生活とは、誘惑、禁欲、自分の欲望との戦いの連続の日々である。合格するような受験生の生活は、修道士や修業僧の生活姿勢と同じである。あらゆる欲望や雑念を断ち、能率的に、集中的に学業に励《はげ》まなければならない。このような生活を送る受験生にとって、タバコは誰にでも忍び寄る、恐ろしい身近な敵である。マージャン、酒、パチンコ、スロット等、受験生の敵であるこれらの背後には、タバコが常に存在いているし、喫煙がそれらへ接近させる引き金になる場合もあろう。喫煙し始めたら若い受験生は、これらの誘惑源に一直線に引き付けられていく危険がある。考えてもみたまえ。禁煙を自覚的に緊持できる受験生が、どうしてマージャン、酒、パチンコ、スロット等々にうつつを抜かすであろうか。喫煙する受験生は、戦う前に生活姿勢や心がまえにおいて、すでに敗北しているのである。タバコに費やすお金だってもったいない。浪人受験生として、もっと有用な金の使い道があると思う。

第三節　予備校経営戦略と禁煙・受動喫煙教育

日本の予備校は、現在でも過当競争状態にあると言われている。筆者の住む福岡県内でも大学予備校は平成29年現在、23校も存在し、うち12校は福岡市内にひしめいている。それ故、予備校間の生徒募集はし烈である。どの予備校も進学実績を上げ、評判を高めようと、質の高い受験生確保に懸命である。中には、生徒数減で経営が悪化し、倒産したり吸収されたりする予備校もあろうと思われる。とにかく、今後の日本の予備校経営は、決して楽観できない状況であることは確かである。

実績を上げ、評判を高めるために採用された予備校経営戦略には、講師陣の充実、カリキュラムの充実、校舎や図書室、学習室の充実、入試情報サービスの充実、進学指導の充実、冷暖房完備で家庭教師つき男女学生寮の完備等々が目玉商品としてあげられている。もちろん、これらの事柄は、実績を上げ、評判を高める不可欠の要素である。しかし、これらの事柄は、ほとんどの予備校の経営方針として募集要項にうたわれており、オヤッと思う新鮮味はない。それにこれらの多くは、教科指導の充実を保証するものがほとんどである。だが、これらの方針だけでは、浪人生の親として、浪人生の母校教師として、〝よし、この予備校にぜひ入校させよう〟という決定打を欠いているように思われる。

浪人及びその両親からの信頼と評価を得る最も大切な条件に、すべての予備校経営陣はまだ気付いていない。その条件とは、予備校生に対する受験生活指導の充実と強化である。受験生の生活指導を具体的・可視的にタバコを通して、タバコを中心にして、タバコだけでやるのである。我が予備校はタバコ（喫煙）に対しては、厳しく対処し予備校生を甘やかさず、受験生活指導＝禁煙教育指導の姿勢で教育に当たると公言し約束するのである。

とにかく、〝あの予備校に入校させたら、絶対に喫煙しない浪人受験生に教育してくれる。タバコにさえもそうなら…〟と考える浪人生の親たちの信頼と評価を得る事は確実である。受験に関する小手先のテクニックより何よりも、非喫煙を中心とした受験生活指導が重要である。

予備校経営を今後一層安定させ強固なものにするには、非喫煙を中心にした受験生活指導の充実強化を経営戦略の第1位に置き、第2位に、そのような受験生活指導を行う経営陣の予備校教育に対する気迫、情熱、使命をアピールし、浪人生とその親達の信頼獲得に努力すべきである。これをタバコだけで、禁煙・受動喫煙教育だけで遣《や》り遂《と》げるのである。

具体的には、厳しい受験生活の敵であるタバコ、酒、マージャン、パチンコ、スロット等を厳禁すると宣言し、予備校生から誓約書をとるのである。もちろん、予備校生は守らないであろう。第一に監視は不可能であるし、時間も人手もない。予備校生は隠れて、予備校当局にわからないようにコッソリやるであろう。それはそれで仕方がないのである。但し、タバコにだけは、喫煙にだけは、目を光らすのである。タバコにだけは、喫煙にだけは妥協せず一人の例外もなく約束を守らせるのである。

タバコや喫煙行為は、予備校や寮生活の場に必ず持ち込まれ、隠すことはできない。これをしっかり監視し、取り締まるのである。予備校内や学生寮内での喫煙を発見したら、規則違反、契約違反として、断固たる処置（最大の罰は退校）をとるのである。タバコ、喫煙、禁煙をテコにして、受験生活指導の厳しさを予備校生に認識させるのである。禁煙を守れる予備校生は、マージャン、パチンコ、スロット、酒等からも自らを守れるであろう。すなわち、意識的、自覚的に禁煙が守れるということは、浪人受験生としての生活と精神が充実しているという具体的、象徴的現象なのである。これが学業成績に反映しないはずがない。

次に、予備校経営陣は、予備校教育に対してもっともっと気迫と情熱、使命感を持たねばならない。前述の浪人受験生の生活指導を効果的に実行するためにも、予備校経営陣の意識改革がまず必要不可欠である。予備校は、学生を大学に入学させるためだけの学校ではないのだ。予備校とは、大学で学問するに値する人間、大学で学問できる人間に、予《あらかじ》め準備してやる教育機関（学校施設）なのだ。予備校教育は、予備校生の人生教育、人間教育、職業教育の場でもあるのだ。

大学教員としての経験から、最近の筆者は、予備校教育を高く評価する人間に変わりつつある。大学生と話していて、〝予備校の教師から、初めて学問を、そして学問することのおもしろさを教えてもらったような気がしています〟〝予備校の先生のあの一言《ひとこと》で、目から鱗《うろこ》が落ちた気持ちになりました〟〝予備校の講師から、科学、法則、科学的とはどういうことか、科学の探究法等について教えてもらいました〟〝予備校時代の時ほど真剣に…、私の出身校は○○予備校です〟〝1年間の予備校生活の中で、大学で専攻する自分の専門分野を見つけられました〟と語りかける大学生が何と多い事か。高校時代ではなく予備校時代の思い出を、生き生きと楽しく大学教員に語る学生が何と多い事か。予備校も予備校教師も、人気商売であるため一生懸命なのであろう。予備校生も一度失敗して後がないため必死なのであろう。生徒と教師が一生懸命であるが故に、予備校教育は他の教育機関よりもはるかに充実した良い教育をしているのでなかろうか。大学教員である私は、この頃そう実感している。

予備校でも思い切り学問について、科学について、人生について、大学生活について語り合う事が大切である。大学で学問をし、一流の研究者、サラリーマン、良き市民になるために、やむを得ず予備校で準備教育をしているのである。予備校では、人生をも教えているのだ。目的に向かって一心不乱に努力する人生の教育、精神の教育の場として、予備校は最適の道場である。予備校経営陣は、若者の人生教育、精神教育、人間教育の最適の場として、自らの予備校教育を位置付けよ。そして、そのような予備校経営陣と予備校教師（講師）陣の情熱と気迫とプライドを、世間（社会）にアピールすべきである。

このような企《くわだ》てこそが、予備校経営陣への信頼強化の王道であり、そのような予備校の姿勢は、必ず受験生や彼らの両親に評価され、その予備校の評判は高まるであろう。

最後に、予備校経営戦略としての禁煙・受動喫煙教育の具体策の提案に移ろう。次の事柄を直ちに実行すべきである。

㋐ 受験生の生活指導（精神教育や人生教育）の重視を宣言し、禁煙を守れない者の入校を断る旨を募集要領に明記する。

㋑ 入校式に際しては、禁煙・受動喫煙教育の講話を実施し、予備校生に禁煙を誓約させる。

㋒ 最初の3ヵ月間は、禁煙指導期間を置き、喫煙常習者のための禁煙指導を徹底する。3ヵ月後からは、校舎や寮内での喫煙をすべて禁止し、違反した者は即刻退学にする。

㋓ 予備校のセールスポイントとして、予備校生の禁煙厳守を、広く社会に周知徹底させること。このためには、経営陣や教職員の禁煙も不可避である。

自分の予備校に入校してくれる大学受験生を、絶対に喫煙者にしてはならない。喫煙する大学受験生をつくらない。経営陣のたったこれだけの決意と努力が、浪人受験生の学業成績を上げ、大学合格率を上げ、予備校の評判上昇に結果するのである。校舎内禁煙、敷地内禁煙の経済的利益も莫大である。校舎内外の清掃費用の減少、空調設備の保守・維持費の節約、火災防止上の効果もある。費用対効果の比は極めて大きい。投資した金額の何百倍となって帰って来るであろう。

注

（1）村松常司他著「喫煙の経験、習慣に影響を及ぼす諸要因の研究　第2報　男子大学新入生について」、『学校保健研究』第18巻1号　１９７６年、34～39頁。

（2）浅野牧茂著「たばこは頭を良くする魔薬か」、『科学朝日』　40巻12号、１９８０年12月号、52～56頁。本書２８２頁参照の事。

（3）毎日新聞、佐賀新聞　昭和55年1月19日。本書第十一章第四節の２８３頁参照の事。

（4）浅野牧茂著　前掲論文　56頁。本書２８２～２８３頁参照の事。

（5）村松常司他著　前掲論文　34～39頁。調査結果の詳細については、本書第十一章第四節の２８１～２８２頁を参照されたい。

第十七章　大学における禁煙・受動喫煙教育

第一節　佐賀大学教育学部教授会における禁煙決議とその後の経過
《全国大学教授会へのアピール》

1．はじめに

教授会とは、学校教育法第59条「大学には、重要な事項を審議するため、教授会を置かねばならない」の規定に基づき設置された、大学の最も重要な会議が行われる審議及び決議機関である。その構成員は、原則として教授であるが、ほとんどの国公私立大学では、助教授や講師をも正規の教授会構成員として認めており、佐賀大学教育学部でも、講師以上の81名から構成され、2週間に1回のペースで、教授会が開催されている。

昭和54（１９７９）年4月10日の教授会において、会議中における喫煙問題が議題としてとりあげられ、審議の結果、圧倒的多数で会議中における禁煙が議決された事は、すでに新聞やテレビ等で報道された通りである。喫煙によって発生する有害な一酸化炭素、ニコチン、浮遊粉塵《じん》等によるすさまじいばかりの会議中における室内空気汚染の実態は、日本及び世界における最近の諸研究(1)によって、明らかにされているが、大学教官の大多数は、このことに無知である。大部分の大学教授会のこの喫煙による室内空気汚染への無知無策を改善する事は、いやしくも理性ある良識の府でありたいと希望するならば、緊急にやらねばならない事である。この小論が、全国の大学教授会構成員への問題提起にでもなれば幸いである。

2．教授会における喫煙の実態―もうもうたる煙の中での会議―

当学部の教授会が開催される会議室は、面積１０３平方メートルであり、換気扇二基、冷暖房装置を持っている。この会議室に、常時65～75名の出席者が存在し、そのうち、24名から29名の喫煙者は気の向くままに喫煙する自由を享楽していた。出席者の割に会議室が狭いという点で、おそらく全国の大学教授会でも最悪の会議条件であろう。3、4時間も続行される会議中、あちこちから紫煙がたちのぼり、その煙で部屋は曇《くも》り、かすみがかかった状態になり、黒板の文字が見えにくくなる状態と表現しても決してオーバーではなかった。全国の大部分の教授会でよく見られる普通の光景である。特にひどいのは、夏と冬の冷房、暖房の時間である。部屋を密閉するし、我々非喫煙者の最後のたよりである二基の換気扇も、冷暖房効果を半減させる、やかましいという喫煙者側からの抗議によって、しばしば停止させられた。たまりかねて窓をそーっとわからないようにあけると、タバコの煙に苦しがっている人間がこの世の中に存在するという事を夢にも思った事がない人たちからの、「せっかく冷暖房をしているのに、何てバカなことをするんだ」と言わんばかりの抗議の前に、ちぢこまっていた私たちであった。

このような雰囲気の中で何時間も会議が続行されるわけであるが、この時間は、我々非喫煙者の大部分にとっては、本当につらい、精神的、肉体的にも一種の煙ぜめによる拷問であったと思っている。「尊敬すべき職場の同僚が出す煙じゃないか、もっと協調性を持たなければ」と自分に言い聞かせて我慢してきたが、アクロレインやシアン化合物に気道粘膜を刺激されてせきこみ、建築物における環境衛生基準はおろか、工場における労働衛生基準をもオーバーする一酸化炭素や浮遊粉塵を含むタバコ煙を吹きかけられ、これらの煙を強制的に吸いこまされつづけて、ついに、ついに決断した。そしてつくづく実感させられた。被害者が声を上げ抗議をしなければ、加害者は自ら率先して自己規制はしないということを。私だけではなく、他の人々も声を出してきだした。「これはちょっとひどい」、「なんとかしなきゃ」の声もちらほら。悲鳴をあげた動機はただ一つ。タバコの煙が苦しい！　呼吸ができずやりきれない！　きれいな空気の中で会議をしたい！

3. たちあがった禁煙・嫌煙派教官――意外！　喫煙派は少数――

非喫煙者との接触を通していろんな事実が分かった。教授会構成員の年齢は、20歳代から60歳代まで（定年は65歳）多様である。特に60歳を越えた非喫煙者の中には、慢性気管支炎、気管支ぜん息等の呼吸器系の病気を持っている人、狭心症及び心筋梗塞の発作の心配をしながら出席をしている人、高血圧症の人などが存在しており、これらの人は、すべてタバコの煙に悩まされ苦しめられている事が判明した。これらの人々にとって、最大の危険因子はタバコの煙であることは、言うまでもない。教授会メンバーへの面接、聞き取り、観察等の諸調査から、次のような事柄が判明した。（表①参照）ここでいう非喫煙者とは、過去6ヵ月間、1本のタバコも喫煙していない人の事である。

㋑ 教授会メンバーの喫煙者率は42％である。

㋺ 男性教官のみの喫煙者率は45・9％（注　全国成人男子の喫煙率は約75％）である。

㋩ 喫煙者34名中で、他人への迷惑を考えて会議中は喫煙しない教官は4名（11・8％）で、残りの30名（88・2％）は、会議中も喫煙する人たちである。

教育学部はその性格上、文科系、理科系、芸術系、体育系とすべてにわたる分野の多方面の教官がそろっている。その点で、全国の大学教官の平均値を示していると思われる。明確にいえる事は、全国の教授会構成員の過半数（おそらく55％～60％）は、非喫煙者であり、喫煙者は少数派であるという事である。

表①　教授会喫煙調査

	男	女	合計
喫煙者	34	0	34
非喫煙者	40	7	47
合計	74	7	81

4. 非喫煙者との対話と喫煙者対策

非喫煙教官が多数派である事に勇気づけられて、嫌煙教官有志と会合をもったり、個人的に意見聴取をしたりした。その結果、次の諸意見がでてきた。

A. 教授会は禁煙とする。議長である学部長は、議題のきれ目をみはからって、適宜10分程度の休憩時間をとる。この時喫煙者は、会議室以外の場所で喫煙したらよい。

B. 教授会は禁煙とし、隣の小会議室を喫煙室とする。休憩時間は別に設定しない。喫煙したくなったら、適宜自由に席を立ち喫煙室でタバコを吸ったらよい。

C. 会議室の一角を区切って、喫煙コーナーを作る。喫煙者は、このコーナーに入って喫煙したらよい。

D. 喫煙者と非喫煙者の席を別々にして、お互いを分離する。

これらの意見の中で、A案とB案のどちらかが適当であろうという非喫煙者集団の総意が形成されてきた。もちろん、非喫煙者の中には、タバコの煙は別段気にならないという人々が存在したのも事実である。また、かつての喫煙者であった頃の名残りが、タバコの煙がむしろなつかしいという非喫煙者も少数であるが存在した。しかし、ほとんどの非喫煙者教官は、A案とB案について賛同をしてくれた。

次に、喫煙者の意見も聞かなければという事になり、あまり恐ろしくない、良識ある？　喫煙者と思われる愛煙家同僚への面接と意見聴取を行った。「何の相談ですか？どうぞ、どうぞ」。一人の例外もなく、早速タバコをとりだしうまそうに喫煙する同僚を前に、会議中の禁煙について相談をするのは気がひけてつらかった。さすがに座がしらけたりする事も多く、こちらも七人目で意見聴取を打ち切ってしまった。

5. 喫煙教官との対話とその意見

喫煙教官のうちでも、いわゆるヘビー・スモーカーと言われる人たちの率直な意見として次のようなものが確認できた。

イ. 会議中禁煙と決まればタバコは吸わん。灰皿を出すからいかんのだ。前に灰皿を置いとくから、ついタバコに火をつけて吸うのだ。禁煙と決まれば、灰皿は絶対に出してくれるな。

ロ. とんでもない。こまる。君たちはすぐに人為的な努力による解決法を採用したがる。文科系教官の悪い点だ。他の解決法もいっぱいある。できれば、機械力による解決法を採用してほしい。たとえば、会議室の中央天井に強力な排煙（排気）装置を取り付けたらよいではないか。そうすると、タバコの煙は真直ぐ垂直にたちのぼり、君たちに迷惑をかける事なしに、室外に排出される。この方法で、両者の共存ができる。工事に必要な予算については、皆んな賛成するはずだ。

ハ. 反対である。空気清浄機や毒ガス除去装置など、現在では便利な機械が、40万から50万円ぐらい出せばすぐに手にはいる。これを備え付ければ、この問題は解決できる（機械のカタログ紹介）。

ニ. えーっ！　そんなにタバコの煙が苦しいんですか。今の今まで全く気がつきませんでした。全くうかつでした。私は、こう見えても吸いガラやタバコの灰には気を付けています。しかし、タバコの煙のことにまでは。全く煙のことには気がつきませんでした。それやったら、やっぱし、教授会は禁煙にしなければいけません。

主に、以上の様な意見を聞かせてもらった。読者の中には、もっと強硬な、「何というケシカラン事をたくらんでいるのだ！会議中だからこそタバコが必要なのだ。非常識な事はやめたまえ！」という意見はなかったのかと思っておられる人も多かろう。私の知るかぎりでは、ここまで堂々とした愛煙家教官は皆無である。

6．教授会禁煙の提案、決議及びその後

以上の経過で、4月10日の当学部教授会において、教授会禁煙の議題が、A案の型で学部長提案として出された。注目すべきそして我々にとって思いもよらなかった点は、部局の長であり、教授会の議長で会議の責任者でもある学部長が、自ら自分の名において提案して下さった事である。

部局の長たる者、とくとこの事実を考えてほしい。学部長がこのような事をなされたのは、おそらく、我々非喫煙者の提案を、教授会という重要な会議を清浄な空気のもとで持ちたい、環境の良い、快適な状態のもとで会議をしたいという会議に対する前向きの提案と判断されたからだと思われる。ちなみに学部長は、1日20本は喫煙される自他ともに認める愛煙家である事を付記しておく。

教授会での審議の結果、結果的には、B案が採用された。その主な理由は、わざわざ休憩（喫煙のための）時間をもうける必要はない、喫煙したくなったら、議事進行をさまたげない範囲で、各自自由に隣の喫煙室（小会議室）で喫煙したらいい、基本的に便所に行くのと同じとみたらよい、という事からであった。あっさりとしこりも残さず可決してしまった。隣室を喫煙室にした事が愛煙教官をさして刺激しなかったのではと考えている。次回の4月24日教授会からは、会議中は禁煙にする事、灰皿は追放して一切出さない事、喫煙室でのみ喫煙する事が再度確認された。私は、ああ、教授会でのタバコの煙はこれが最後だなあ、と思いそこら一面にたちこめているタバコの煙を思いきり肺に吸い込んだ。

さて、まちにまった4月24日の教授会は、私にとっては一生忘れられない感動的な会議であった。タバコの煙の存在しない

会議を私の人生の中で初めて経験したのだ。

思えば、私の35年の人生の中で、いろいろな会議に出席した（いや、職務上出席を義務付けられ強制されてきた）。そこには常にタバコの煙が存在して私を悩ましてきた。しかし、これからは、少なくとも私の職場ともいうべき定期的に開催されるこの会議では、タバコの煙が存在しないのだ。喫煙者には、おそらくこの喜びと感動は理解してもらえないと思う。第一回の禁煙教授会での同僚たちからの感想をいくつか記しておく。

・ほう、黒板の字がよく見えるよ。
・空気が澄んで蛍光灯の照明が気のせいか明るい感じ。

表②　教授会禁煙後の吸ガラの変化

教授会開催日	4月10日	4月24日	5月15日	6月12日	6月26日	9月11日	10月16日
開催時間（分）	2.5 (150)	2.5 (150)	4.5 (270)	2.0 (120)	2.5 (150)	2.0 (120)	3.3 (200)
出席者数	69	70	68	65	70	73	68
喫煙者出席数	25	29	26	26	28	26	24
吸いがらの本数	73	22	42	15	20	22	18
1時間当りの喫煙本数	29.2	8.8	9.33	7.50	8.0	11.0	5.46
喫煙者一人当りの喫煙本数	2.92	0.76	1.62	0.58	0.71	0.85	0.75
喫煙者一人の1時間の喫煙本数	1.17	0.30	0.36	0.29	0.29	0.42	0.23
出席数にしめる喫煙者の割合(%)	36.2	41.4	38.2	40.0	40.0	35.6	35.3

・やっぱり、気持ちがいいもんだなあ。
・やっぱし君たちはいいことしたよ。

私も心の中で、「きれいな空気のもとで、会議する事は、こんなに快適ですがすがしいものであったのか。ようし、もうこの喜びと権利は絶対に手離さないぞ、少なくとも私の目の黒いうちは」とつぶやいたものだ。さて、喫煙者教官の反応であるが、別段これと言った事もなく、皆んなルールを守り、一人の違反者もなかった。各自適切に対応していたようだった。喫煙室の灰皿には22本の吸いがらがあった。次に教授会が禁煙になった4月24日以降の喫煙室における吸いガラの数を、教授会での喫煙が自由であった4月10日の教授会でのそれとの比較のもとに示そう（表②参照）。教授会禁煙前においては、平均80本前後の吸いがらが確認できたのであるが、禁煙になった場合、喫煙室での喫煙本数は、最低三分の一、最高五分の一までぐらい減少するようである。教授会という会議の場で喫煙する教官の割合は、せいぜい35％から40％ぐらいのようである。

次に教授会禁煙後に明らかになった諸点を列挙してみよう。

㋐思っていたほどの事もなく、いとも簡単に会議中の禁煙は守られている。一人の違反者も今のところでていない。会議中の禁煙により、構成員がいらいらして、そのために会議が混乱したという事は皆無である。すっかり定着してしまったというのが半年後の感想である。

㋑喫煙者は適当な時期に退席して、喫煙室で喫煙してくるわけであるが、この事により議事進行が妨げられた事も今のところない。各喫煙者は良識に従って、議事進行を妨げない範囲で、自由に喫煙してくれている。

㋒教授会を禁煙にすると、愛煙家教官が一刻も早くタバコを吸いたいがために、早く会議が終わるのではとの少数意見があったが、そのような兆候はまったくみられない。

㋓これが一番ビックリした点であるが、会議中あれほどひんぱんに、まるで親の仇（敵）と言うほどに喫煙していたヘビー・スモーカーの人々が、会議中禁煙になったとたんに、平気で3時間も4時間もタバコを手にせずにいられるのはどうしてだろうか？　喫煙室はすぐそこにあるわけだし、自由に皆んな吸っているのに、喫煙しようとしない。私への無言の批判？　抵抗だろうか？　とも考えたが、どうもそうではないようだ。こちらが気をきかして、「喫煙室で吸って来られたらどうですか？　苦しいんじゃないですか？」とたずねたら、「灰皿がなくて、誰も吸っていないからだろうか、別に吸いたいとも思わないから不思議。わざわざ席を立って喫煙室まで足を運んで喫煙したいとは思わない」との返事。タバコのためなら千里の道もいとわないのが愛煙家と思っていた私は、そういうもんだろうかと認識を新たにした。

㋔前記のヘビー・スモーカー氏の例にも見られるように、「わざわざ席を立って喫煙室でタバコを吸うくらいなら、むしろ我慢して、タバコを吸わない方がよい」という喫煙者がかなり多いのには驚かされる。もちろん吸いたい人は、ちゃんと喫煙しているわけであるが、少なくとも半数以上（おそらく60％～65％ぐらい）の喫煙者は、会議中、席を立って自由に喫煙できるという権利と自由を行使していない。

㋕ 本心かどうか不明であるが、かなり著名な愛煙家教官から次のような感想をいただいた。「私みたいなタバコ飲みにとっては、今度のような決定がかえってありがたい。今までは周囲の人に気兼ねしながら、本当に遠慮しいしい喫煙していた。今じゃソファ付の喫煙室で、ゆったりと、堂々と誰はばかることなく喫煙できるし、私はこちらの方がよい。教授会では、適当な時間をみはからって、一気に、3、4本吸って席にもどっています。」

㋖ 筆者の知る限りでは、すでに二人の禁煙成功者がでている。他にも、私の知らない禁煙決意者もおられるのではないだろうか。禁煙までにはいたらないが、自分の金でタバコを買うことを中止した同僚が三人出現した。どうしても吸いたい時には、他人から1本もらって喫煙する事にしたと言う。一挙両得とは、まさにこの事であろう。教授会禁煙決議は、タバコをやめたくてもやめられなかった仲間への確実な環境的、精神的援助となっているようである。

㋗ 今度の教授会禁煙を好意をもって歓迎してくれた人は、非喫煙者の大部分の男性教官、全員が非喫煙者である女性教官、これを機会に禁煙しようとしてついに成功したかつての喫煙教官及び会議終了後いつも40個近い灰皿を洗わされていた女性事務官たちである。一方この事により、不便？　不利益？　をこうむったのは喫煙教官である。少なくとも喫煙しようとすれば、席を立ち15歩か20歩ぐらい移動しなければならなくなったのだから。今回の決定に好意を持たないのが人情であろう。しかし、ここではっきりしていることは、喫煙問題の処理は、喫煙者か非喫煙者のどちらかが不便を引き受け、我慢しなければ解決しないという事である。今回の当学部の決定は少数者に不便を引き受けてもらい、多数者の欲求をとうさせてもらったにすぎない。きわめて常識的な処理だと思っている。

以上が、禁煙決議後の経過である。実施してからもう半年になるが、すっかり定着しもう今では話題にもならない。こんなちっちゃなことでも、しかし、当学部の何十年という歴史の中で、初めての事である。これもひとえに、禁煙・嫌煙運動諸団体のおかげである。今まで我々は言いたい事も言えず、泣き寝入りをしてきたが、非喫煙者保護運動の高まりの中で、やっと人間としての当然の権利を主張できる世の中になってきた。本当にありがたい世の中になってきたものである。

7. おわりに：全国大学教授会へのアピール

換気の不十分な室内で喫煙が行われた場合、喫煙者本人はもちろんの事、同席を余儀なくされた他の非喫煙者にまで多大の生理的、精神的健康上の障害を引き起こすという事実は、最近の公衆衛生学の研究成果が示す通りである。日本でも国立公衆衛生院生理衛生学部の浅野牧茂博士らの研究[(1)(2)]があり、是非一読をすすめたい。喫煙にもルールが必要であり、野放し状態の日本こそが例外的である事を銘記しておかねばならない。ことタバコ問題に関しては、日本は明らかに世界の二流国であり、日本国民は、世界の二流国民でしかない。

世の大学教官に、はっきりと申し上げておきたい。大学の校内をタバコを吸いながら歩いたり、喫煙場所以外の所で喫煙したり、映画館や公共輸送機関の中で喫煙したり、他人が多数在室している部屋で喫煙したりする大学教官が非常に多いが、そんな教官は、たとえ学歴があり知識があろうとも、しょせん二流の市民でしかありえないと。喫煙についての社会常識が、社会の変化とともに変化したのである。大学教授会及び大学教官の喫煙に関する行動様式は、今や重大な修正をせまられているのである。今までは、タバコの煙をくゆらせながら、公害や環境保全を論じ、道徳教育や医学を語れたかもしれない。しかし、今後は許されまい。自分が主張している事と自分が実際やっている事との違い、隔たりを国民から厳しく追及される時代になっているのだ。

教育学部、教育大学の同僚諸氏に訴えたい。世界保健機関（WHO）は、教師養成機関における、小・中・高校生の禁煙指導、禁煙教育ができる力量をもった教師の養成を強く勧告し続けている。[(3)] 教員養成に責任を負わされている我々は、一度なりともこの視点から教師教育を考えてみたことがあるだろうか。

話を教育現場にもどそう。今、中学校、高校の教師を悩ませている、いやお手上げにさせている教育問題の一つは、生徒の喫煙問題である。この問題にまともに取り組める力量をもった現場教師は少ない。ことタバコ問題に関して、どうしてこんなにもだらしない教師を教育学部や教育大学は世に送り出したのであろうか。自分はタバコを吸いながら、生徒には「健康上体に悪いからタバコを吸ってはいけない」と平気で説教する教師。こんな無神経な教師を教育現場に送ったのは、学生諸君に、「他人に迷惑をかけるな、環境を汚染させるな、公害企業を免罪するな、理性的に生きよ、欲望にとらわれる事なく主体的に生きよ、生徒の人格形成を助け生徒の命と健康を守れる教師になれ」と教壇の上から講議し、その舌の根も乾かぬうちに、タバコを取り出し、校内を歩行喫煙し、教授会で平気でタバコを吸う大学教官であり、またそれを黙認し、抗議の声一つあげえなかった我々大学教官である。考えてもみたまえ。我々が日頃主張することを最も台無しにし、嘲笑《あざわら》う行為が喫煙という行為なのだ。教育学部の教官は、その職にとどまるかぎり、せめて、自分一人しかいない自分の研究室でしか喫煙しないと言う最低限の職業倫理を身につけてもらいたい。

医学部教授会は、教授会禁煙をどれくらい実行しているのであろうか。まだまだ少数のようだ。健康を破壊する行為を自ら実行しながら、生命と健康を守る仕事に精を出すことぐらい喜劇的な事はない。タバコの煙が充満する医学部教授会、その中で平気でいる教官らが養成する医師は、本当に大丈夫であろうか。

教育学部、医学部以外の他の学部も、同様な課題を持っている。「えらそうな、かっこいい事ばかり言って、大学の先生の日常やっている事は、言っている事とかなり異なっている」という真実を見抜く国民は、今後ますます増えていくであろう。大学教官の思想、研究姿勢を見抜く最も手っとり早い現代の踏絵は、大学教官の喫煙行動に注目する事であると公言する国民が出現しつつある事を忘れてはならない。

国民からこれ以上軽蔑されないように、せめて教授会ぐらいは即刻禁煙にすべきである。この事は、次の理由により、極めて簡単に実行に踏み切れる。

㋐　教授会構成員の過半数は、非喫煙者である。当学部の場合、喫煙者率は42%であるが、この割合は、たまに開かれる宴会の席で他人からすすめられたタバコを吸った人まで含めてのことである。教授会ででも喫煙したいという本当の意味での喫煙者は、当学部で37%しかいないのである。大学教授会での多数派は、非喫煙者である事実を知るべきである。教授会の議長である学部長は、自らの職責として、この多数派を形成する非喫煙者の便宜を図るべく直ちに行動を開始すべきである。それが、長たる者の見識というものであろう。善良な多数者が、少数の個人的欲求充足のために、出席が義務づけられた公的機関において、重大な健康上の被害を受けている事を放置してはならない。教授会は、ストリップ劇場やバーではない。教授会は、出席が自由な宴会やレクレーションの場ではないのだ。

Ⓘ 幸いな事に、教授会の部屋のそばには、たいてい小会議室か準備室が存在する。ここを教授会の時の喫煙室にすればよい。教授会禁煙は、大学教官にとっては、一種の職場禁煙である。職場禁煙は、大変むづかしい事ではあるが、喫煙室さえ確保できたら可能である。大学教授会の場合、このような喫煙室の確保は極めて簡単なことであろう。喫煙室をもうければ、教授会禁煙がいかに簡単で、プラス効果が大きいかは、佐賀大学教育学部教授会の6ヵ月の経験が雄弁に物語っている。

元立教大学の教授であった武谷三男博士は、教授会で周りの教授連中が吸うタバコの煙に耐えきれず、ついに立教大学を辞められたとある新聞は報じている。(4) 数年前の事のようだ。非喫煙者保護運動が盛り上がった現在、想像もできない事であるが、当時としては、辞める事より他に方法はなかったのであろう。しかし、現在はそんな時代ではない。ここ2、3年の間に、喫煙をめぐる社会常識は変化したし、変化しつつある。出席を強制される公的な会議の中で他人への迷惑、健康障害も考えず、あえて個人的な趣味・嗜好を満足させようとするその考えこそ追放されなければならない。喫煙問題に関して、喫煙者と非喫煙者との利害が対立した場合、妥協点が見つからない場合、人類の進歩のために、ためらわず非喫煙者の意見を優先させる社会が健全な社会である。考えただけでもこの事は明白である。

喫煙者とは、健康を害してでも、有害なタバコを吸ってニコチンの薬理作用でもって精神的安定とやすらぎを得ようとする人々である。非喫煙者とは、健康のことを考えてタバコを手にせず、また有害なタバコの煙に極めて敏感に反応する人々である。生物体としては、非喫煙者のほうが正常かつ健全である。

教授会や日々の公的会議で、タバコの煙に悩まされている教官の皆さん、勇気をもって問題提起をしてみようではないか。遠慮している時ではないのだ。タバコの煙一つ追放できなくて、どうして公害がなくせる。研究者とは、悪い事は悪い、いやなことはいやだと正直に言える人ではなかったのか。仲間は、周囲にいっぱい、しかも確実に過半数はいるのだ。ただ、喫煙教官に遠慮して沈黙しているにすぎない。誰か一人、タバコの煙が本当に苦しい、何とかしてくださいと発言すればいいのだ。

私も最初は一人で立ち上がった。一人ででも十分だと思う。大学教授会を禁煙にする事ぐらい。自分の身の回りの身近なところから、言っている事と自分が日常のレベルで実際やっている事との間のへだたりを、一つ一つ埋めていく作業を我々大学教官は怠ってきたのではなかったのか？　そんな気がする。私だけにあてはまる批判であろうか。教授会禁煙の問題も、大学人がうめなければならない一つのへだたりであることは間違いない。

付記

この論文は、非喫煙者を守る会会報『のんすもーかー』第5号（昭和54年12月5日発行）に掲載された筆者の論文「大学教授会における禁煙決議とその後の経過―佐賀大学教育学部の場合―」を、非喫煙者を守る会の許可を得て、そっくりそのまま転載したものである。当会は、「松尾論文に刺激されて、必ずや他大学でも教授会禁煙の実施に踏み切るものと確信して」、会報第5号を全国の大学に贈呈することを決定し、かつ実行した。

その結果、筆者には教授会禁煙決議に関心を持つ全国の国公私立大学学部長（教授会議長）からの賛同や問い合わせ、禁煙決議の成功や失敗の報告例など、多数の手紙が寄せられた事を付記しておく。

第二節　佐賀大学内及び他大学への拡大

1．教授会禁煙決議の歴史的意義

昭和54（1979）年4月10日の教育学部教授会において、教授会禁煙が決議された。この事実はたちまち世間のニュース

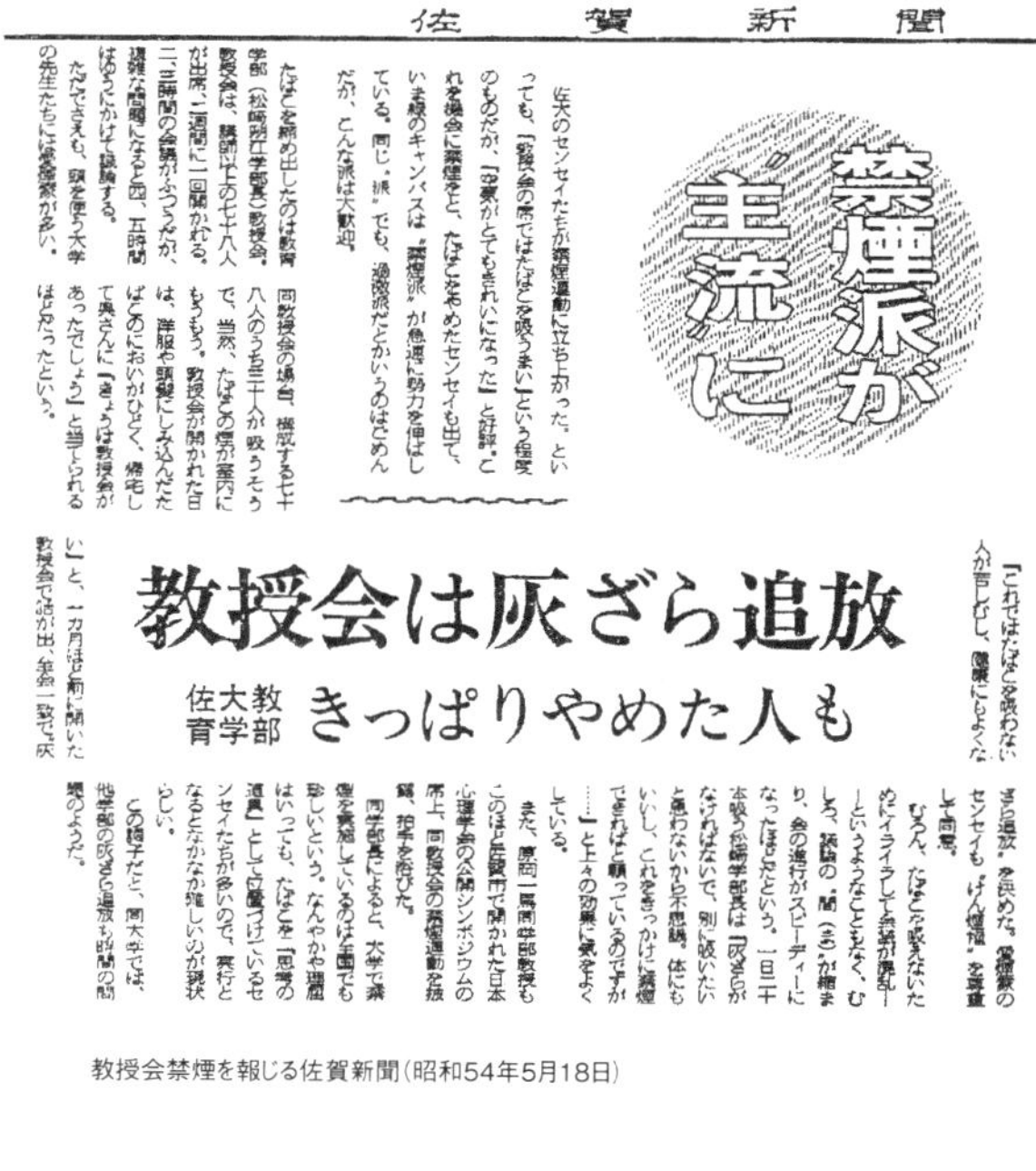

佐賀新聞

禁煙派が主流に

佐大のセンセイたちが禁煙運動に立ち上がった。といっても、「教授会の席ではたばこを吸うまい」という程度のものだが、「空気がとてもきれいになった」と好評。これを機会に禁煙をと、たばこをやめたセンセイも出て、いま緑のキャンパスは“禁煙派”が急速に勢力を伸ばしている。同じ“派”でも、過激派だとかいうのはごめんだが、こんな派は大歓迎。

たばこを締め出したのは教育学部（松崎明江学部長）教授会。教授会は、講師以上の七十八人が出席、二週間に一回開かれる。二、三時間の会議がふつうだが、複雑な問題になると四、五時間にかけて議論する。ただでさえも、頭を使う大学の先生たちには愛煙家が多い。

同教授会の場合、構成する七十八人のうち三十人が吸うそうで、当然、たばこの煙が室内にもうもう。教授会が開かれた日は、洋服や頭髪にしみ込んだたばこのにおいがひどく、帰宅して奥さんに「きょうは教授会があったでしょう」と当てられるほどだったという。

教授会は灰ざら追放

佐大教育学部　きっぱりやめた人も

「これではたばこを吸わない人が苦しむし、健康にもよくない」と、一カ月ほど前に開いた教授会で話が出、全会一致で“灰ざら追放”を決めた。愛煙家のセンセイも“げん煙派”を尊重して同意。

むろん、たばこが吸えないためにイライラして会議が混乱―ということもなく、むしろ、議論の“間（ま）”が縮まり、会の進行がスピーディーになったほどだという。一日二十本吸う松崎学部長は「灰ざらがなければないで、別に吸いたいと思わないから不思議。体にもいいし、これをきっかけに禁煙できればと願っているのですが……」と上々の効果に気をよくしている。

また、原岡一馬同学部教授もこのほど佐賀市で開かれた日本心理学会の公開シンポジウムの席上、同教授会の禁煙運動を披露、拍手を浴びた。

同学部長によると、大学で禁煙を実施しているのは全国でも珍しいという。なんやかや理屈はいっても、たばこを「思考の道具」と位置づけているセンセイたちが多いので、実行となるとなかなか難しいのが現状らしい。

この調子だと、同大学では、他学部の灰ざら追放も時間の問題のようだ。

教授会禁煙を報じる佐賀新聞（昭和54年5月18日）

となり、「佐大のセンセイたちが禁煙運動に立ち上がった」、「緑のキャンパスは禁煙派が急速に勢力を伸ばしている」とテレビや新聞等で全国的に報道され話題となった。「教授会の席ではタバコを吸うまい」という程度の事が話題になるほど、今から38年前の日本社会は、会議中喫煙は常識？ であった。会議中だから喫煙をするのだ、会議中禁煙を要求する人間は、協調性の欠落した非常識な欠陥人間であるという見解が流布《るふ》していた。

当時の社会の喫煙事情を紹介してみよう。現在の列車は原則禁煙で、一部の喫煙車輌のみ喫煙が許可されている。しかし、当時は私鉄、国鉄を問わず年中列車内喫煙は自由し放題であった。いや、飛行機をはじめすべての乗り物で喫煙が許される喫煙者天国であった。会社でも会議中、執務中の喫煙が容認されていた時代である。

日本の大学の喫煙状況も、社会のそれと同一であった。ほとんど全ての大学教授会は、もうもうたるタバコ煙の充満する会議室で開催され、誰もこれに異議を唱《とな》える事など許されなかった。医学部の教授会でさえ、もうもうたる煙の中で会議をしていた時代である。

その様な喫煙者天国の日本社会の会議中喫煙に対して、佐賀大学教育学部教授会は、異議を唱えたのである。おそらく、全国の国公私立大学教授会での最初の禁煙決議であると自負している。

教授会禁煙は、学部内で直ちに各種委員会（学生委員会や教務委員会等）、教室会議、学科会議等にまで、それこそまたたく間に拡大された。当然の事であり、当然の成り行きである。

佐賀大学教育学部教授会禁煙決議は、これから続く日本の大学における禁煙・受動喫煙教育の小さな、しかし着実な第一歩を踏み出した出来事として記憶される歴史的意義を持っている。

2．佐賀大学全体への拡大

佐賀大学教育学部教授会禁煙決議の影響は、全学の最高決定機関である大学評議会の会議に変化をもたらした。大学評議会とは、学長を会議の議長とし、学部長、各学部から選出された二名の評議員、大学の理事、副学長、事務局長等から構成される大学の最高の審議決定機関である。教育学部からも学部長と学部教授会選出の二名の評議員が出席している。もうもうたる煙の漂う大学評議会で、教育学部教授会禁煙決議が話題にならないはずはない。タバコの煙のない清浄な空気の中での会議の快適さが教育学部選出評議員から紹介され、教授会構成員の間で好評であり、すっかり定着し何の問題もないという事がわかると、大学評議会も会議中禁煙を採用する事になった。

この大学評議会禁煙は、教育学部以外の経済学部、教養部、農学部、理工学部の各学部教授会禁煙を成立させてしまった。各学部教授会禁煙は、各学部各種委員会、全学各種委員会の会議中禁煙に連動した事は言うまでもない。教官側の会議中禁煙の動きは、事務側へも波及した。

このようにして、佐賀大学において建物内に喫煙室、屋外に禁煙コーナー等を設置して不完全ながらも分煙体制による受動喫煙防止対策が始動する事になったのである。

3. 他大学への拡大

佐賀大学教育学部教授会禁煙決議のニュースは、テレビや新聞等を通して　全国の大学に発信されたようである。全国に散らばる学会仲間やタバコの煙に悩まされている大学教員から、多くの賛同の電話や手紙をいただいたものである。

日本の国公私立大学は、それぞれの各分野において、全国規模の協議会と全国各地域の協議会体制を確立している。たとえば、筆者の場合、全国規模の日本教育大学協会の下に、九州地区教育大学協会があり、九州地区の教育学部が集まり、共通の議題について審議し、情報交換をする協議会の場を設けている。

佐賀大学教育学部教授会禁煙決議のニュース情報は、九州地区教育大学協会の協議会の場でも話題となり、佐賀大学代表の協議会代議員の説明と経過報告が求められる事になる。これらの経緯《けいい》の中で、ほとんど例外なく、会議中の禁煙が確立されて行くという具合である。九州地区教育大学協会が開催する協議会に出席した各教育学部代表代議員（教育学部長と教授会選出の教員一名）は、佐賀大学教育学部教授会禁煙の情報をそれぞれの教育学部教授会に持ち帰り、やがて九州地区の教育学部教授会の禁煙の原動力となったのである。このようにして、佐賀大学の教授会禁煙の情報は、九州地区の大学教授会禁煙を促進し、やがては、全国の大学教授会の禁煙確立に貢献したと確信している。佐賀大学教育学部教授会禁煙決議後、今日まで35年間が経過するが、現在では、日本の大学の教授会ではほとんどすべての教授会が禁煙であると断言できる。

全国の大学の教授会禁煙に貢献した民間反喫煙団体である「非喫煙者を守る会」の活動も忘れがたい。非喫煙者を守る会（札幌市）は、全国の主要な各大学に、拙著論文「大学教授会における禁煙決議とその後の経過：佐賀大学教育学部の場合」（全国大学教授会へのアピール・会報『のんすもーかー』第5号掲載）を贈呈した。これを読んだ全国の大学の学部長は、教授会の議長として、教授会禁煙決議を勝ち取ったのである。一番スムーズに教授会禁煙が成功したのは、医学部教授会である。燎原《りょうげん》の火の如く、あっという間に全国の医科大学や医学部の教授会は禁煙となった。

次に続いたのが、教員養成を担当する教育大学や教育学部の教授会であった。それに薬学部、歯学部等の医療系学部が続いた。順次、文学部、経済学部、理学部、農学部、工学部等と拡大した。最後まで難航したのが法学部教授会であった。禁煙決議にからむ諸問題を〝嫌煙権確立問題〟と関連させ、〝嫌煙権は確立するのか否か〟と議論が紛糾《ふんきゅう》し、教授会禁煙にいたらなかったと言う。数大学の法学部長から、教授会禁煙成功のアドバイスを要請されたが、「むづかしい論議をしてはいけない。タバコの煙が苦しい、清浄な空気のもとに、教授会を開催したいと率直に訴えれば、必ず成功しますよ。なぜなら、教授会の圧倒的多数派は非喫煙者ですから」といつも返答していた。

全国の多数の大学・学部において、教授会禁煙が確立し、これを出発点として、建物内に喫煙室や喫煙コーナーを設置し、これ以外の場所を禁煙にするという、不完全ではあるが、一応の分煙体制が確立したわけである。

大学における禁煙・受動喫煙教育の出発点は、大学の教授会禁煙である。大学教授会禁煙決議により、大学教職員の喫煙及び受動喫煙に対する意識変革が発生する。その点において、国公私立大学で最初の教授会禁煙を決議し、全国の大学教授会禁煙への道を作った佐賀大学教育学部教授会の行為は、高く評価されよう。

第三節　健康増進法の成立と受動喫煙の防止

全国の多数の大学や学部においては、教授会禁煙が確立し、これを出発点として喫煙に対する意識変革が起こり、建物（校舎）

内に喫煙室や喫煙コーナーを設置し、この場所以外を禁煙にするという、不完全ではあるが、一応の分煙体制が確立していた。しかし、大学の不完全分煙体制を一掃《いっそう》し、完全分煙を義務付ける法律が出現した。平成14年8月2日に、「健康増進法」（平成14年法律第１０３号）が制定・公布され、平成15年5月1日より施行されたのである。

この法律は、その第五章第二節に受動喫煙の防止をあげ、第二十五条で次の様に述べている。

「学校、体育館、病院、劇場、観覧場、集会所、展示場、百貨店、事務所、官公庁施設、飲食店その他の多数の者が利用する施設を管理する者は、これらを利用する者について、受動喫煙（室内又はこれに準ずる環境において、他人のたばこの煙を吸わされることをいう。）を防止するために必要な措置を講ずるように努めなければならない。」

健康増進法第二十五条は、多くの人が利用するような場所では、建物内・それに準じる場所での受動喫煙防止の措置が施設管理者に義務付けられ、禁煙または完全分煙でない場合は法律違反となると宣言したのである。そして同条は、大学も含めて、学校をそのような、受動喫煙防止の対策をすべき施設として真っ先にあげたのである。もちろん、健康増進法の適用範囲にかかわらず、建物外においても、受動喫煙が起きないようにする事は当然の帰結となろう。

大学における施設管理者が、受動喫煙を防止するために必要な措置として考える第一の対策は、完全分煙対策であろう。完全分煙対策には、建物内禁煙、屋外喫煙場所の設置、指定喫煙場所以外での喫煙禁止、歩行喫煙の禁止の四つの対応策が不可欠であろう。健康増進法の施行後、完全分煙化への移行が顕著となるが、施行13年後の時点（平成28年12月）で、７７５校の4年制大学の約四分の三の大学が採用している完全分煙対策の典型的具体例として、福岡教育大学の場合をみてみよう。福教大は、健康増進法施行の翌年（２００４年）の11月に、次の四項目の対策を公表した。

① 建物内全面禁煙（教員研究室を含む）。
② 喫煙場所マップを学内に掲示。屋外22カ所を喫煙場所として指定。
③ 指定場所以外の喫煙、歩行喫煙を禁止。

④　学生・教職員に対して、喫煙教育や禁煙指導を随時行っている。なお、福教大は、敷地内禁煙については、現状では検討中ではあるが、実施時期については未定であるとしている。

第四節　健康増進法の成立と大学敷地内禁煙

健康増進法の施行（平成15年5月1日）で、４年制大学の約四分の三の大学が完全分煙化に移行し、受動喫煙防止体制を確立した。しかし、健康増進法施行を契機に、大学を全面禁煙にする大学が増加しつつある。日本学校保健学会の「タバコのない学校」推進プロジェクト代表の家田重晴・中京大教授によると、大学敷地内の全面禁煙、いわゆる敷地内禁煙を導入した４年制大学は、平成28（２０１６）年12月時点で７７５校のうち１８６校で、およそ四分の一を占めると言う。

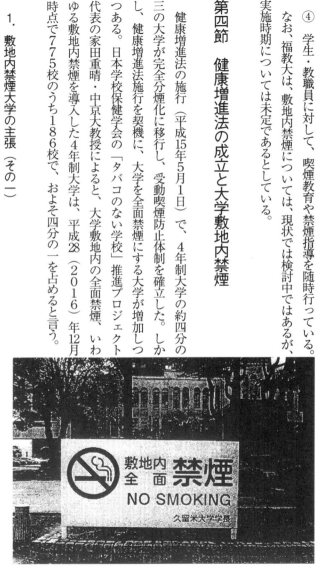

平成29年6月筆者撮影
学長名で、学生,教職員,市民に対して、大学敷地内禁煙を宣言する正門横の立看板(私立久留米大学の場合)

１．敷地内禁煙大学の主張（その一）
―タバコの煙のない教育環境の整備―

健康増進法の受動喫煙防止措置として、完全分煙化を更に一歩進め、敷地内禁煙を宣言した大学の主張をみてみよう。

岡山大学は、平成26年4月1日から敷地内禁煙を実施する事を決定したが、その理由に、「高等教育機関であるとともに、多くの人々が集う公的機関であることを踏まえ、タバコの煙のない快適な教育環境を確保し、喫煙による健康被害から学生、職員、市民の皆さまの健康を守るため」をあげている。

鳴門教育大学は、平成22年7月に敷地内禁煙を実施したが、社会に対して、「①タバコの煙のない、学習環境を整えます。②

喫煙しない学生を育成し、社会に送り出します。」と言うノースモーキング宣言を発表している。

岐阜大学は、平成17年4月に敷地内禁煙を実施したが、大学の内外に発表した学長のメッセージは、「健康的で美しい禁煙キャンパスを目指して」というものであった。

これらの敷地内禁煙大学の宣言の背後には、禁煙教育とタバコの煙のない学習環境整備への強力な意志を確認する事ができる。

2．敷地内禁煙大学の主張（その2）―禁煙教育への強力な意思と熱意―

敷地内禁煙に踏み出した大学の中に、禁煙教育を最重要視し、喫煙しない大学生を育成しようとする教育方針を具体的に公表し、実施する大学が出現しつつある。禁煙教育への強い意思と熱意が見られる大学を紹介しよう。

第1のグループは、私たちの大学・学部に入学する人は、非喫煙者に限ります。大学生になっても非喫煙学生でなければいけないと主張する大学である。

ⓐ　北海道薬科大学は、入学条件に「タバコを吸わないと確約できる者」と記載している。

ⓑ　崇城《そうじょう》大学（熊本県）薬学部は、平成11年度から、「入学者は非喫煙者とする」と募集要項に明記している。受験生の多くは喫煙が法で禁じられた10代だが、浪人生らの成人を想定し、入学後もタバコを吸わないことを前提としている。要項に反しても明確な処分はないが、「薬剤師は健康増進、病気の予防が仕事。学生も喫煙して欲しくないという大学の意思表示」であると大学関係者は語っている。崇城大学によると、因果関係は不明だが、その後受験者は増えているそうである。

ⓒ　名古屋女子大学は、学生たちに「大学内外における禁煙の誓約書」を提出させている。違反すると自主退学という文言がある。

第2のグループは、大学生を喫煙者にしないため、講義等によって積極的に禁煙教育を実施している大学である。

ⓓ　山形県立保健医療大学は、年度当初の新入生オリエンテーションの場で、「タバコと健康」講座を用意し、受講させて

いる。

ⓔ　熊本保健科学大学は、1年次必修科目として、「健康障害論」を設け、この科目の中でタバコの害に関する講義を実施している。

ⓕ　活水女子大学（長崎県）は、1年次学生に対して「大学生活入門」という講義を設けている。この講義の中で「喫煙の害」についての知識を与え、禁煙指導の時間を設けている。

第3のグループは、非喫煙大学生を世に送り出すことを目指して、日々禁煙教育に努力している大学である。

ⓖ　関西福祉大学（兵庫県赤穂市）は、「21世紀を担う大学生を非喫煙者で社会に送り出す」事を目指して、学内に「大学禁煙プロジェクト」を発足させ、禁煙者への全面的支援をおこなっている。「喫煙は緩慢《かんまん》な自殺行為であり、緩慢な殺人行為です」等の各種キャンペーンを実施し、学内での禁煙教育への取り組みを強化している。

ⓗ　鳴門教育大学は、学内外に対して、ノースモーキング宣言を発し、①タバコの煙のない、学習環境を整えます、②喫煙しない学生を育成し、社会に送り出します、との二つの事を公約した。

ⓘ　立命館大学は、「喫煙者を作らないことが大学の責務である」と標榜《ひょうぼう》し、敷地内禁煙を平成25年4月から実施した。

第五節　21世紀大学禁煙・受動喫煙教育への新しい旅立ち

平成14年8月2日に健康増進法が制定・公布され、平成15年5月1日から施行された。同法第二十五条に受動喫煙防止に係《かか》わる努力義務が規定された事を受け、厚生労働省から文部科学省に対し、所轄する施設等について適切な受動喫煙防止が講じられるよう協力の要請がなされた。そして、健康増進法が実施される前日の平成15年4月30日、文部科学省スポーツ・青少年局学校健康教育課長より、国公私立大学事務局長に対して、「受動喫煙防止対策及び喫煙防止教育の推進について」の通知が送付された。平成15年の健康増進法の実施と文部科学省の通知を契機にして、大学の受動喫煙対策が大きく前進した。すべての国公私立大学が受動喫煙対策を講じ、平成29年の時点で、4年制大学の四分の三の大学が完全分煙体制（教員研究室を含む建物内全面禁煙、屋外喫煙場所の設置、指定喫煙場所以外での喫煙と歩行喫煙の禁止）を確立し、残りの四分の一の大学は、敷地内禁煙を実施している。しかも、敷地内禁煙宣言大学の数は、今後益々増加する傾向にある。このような喫煙しにくい環境にしていけば、喫煙者は減少し、喫煙率も必ず低下するはずである。

最近、喫煙する大学生が減少した、大学生の喫煙率が減少したという風聞《ふうぶん》を耳にする事が多い。筆者も大学生喫煙者率は、昭和50年代をピークにして、平成時代に入ると徐々に減少しているのではないかという漠然とした印象判断をしている。

２０００（平成12）年以降の最近の大学生喫煙調査結果のいくつかを紹介してみよう。まず、高い喫煙率の報告例としては、２００８（平成20）年に大学生世代２１８０名の喫煙調査を行い、喫煙者率は21・5％、男26・9％、女14・3％とした報告がある。[5] また、低い喫煙者率の報告例としては、埼玉県立大学の学部学生の二〇一〇（平成22）年の調査で喫煙率4・7～9・4％。男10～14％、女2・8～5・3％とする報告がある。[6]

就職情報大手マイナビが、２０１６（平成28）年12月、インターネットで行ったアンケートでは、20歳以上の大学生の男女３９９人のうち、９割の３５９人が「喫煙しない」と回答したと言う。

吸わせない環境づくりは、喫煙率の低下に貢献すると思われるが、この事を実証する研究調査が発表されている。埼玉県立大学は、２００５（平成17）年6月1日に敷地内全面禁煙を実施し、5年が経過してその効果について敷地内全面禁煙が学生の喫煙率にいかなる影響を与えるか、本学学生を対象とした調査から大学敷地内全面禁煙化の効果を検討した。

２００５（平成17）年から２０１０（平成22）年に、全学生を対象とした無記名調査を実施し、6年間の在籍学部生７４４１人、調査紙回収６９４７枚（件）を対象に解析した。結果として、学部学生の喫煙率の推移が、２００５年9・4％、２００６年6・1％、２００７年5・5％、２００８年5・5％、２００９年4・7％、２０１０年5・3％と減少した。これらの事実から、調査研究者らは、「大学敷地内全面禁煙化実施後の喫煙者比は有意に減少し、敷地内禁煙化は喫煙者を減らすことが出来た。大学敷地内全面禁煙は有効であり今後も堅持される必要がある」と結論づけている。[6]

「吸わせない環境は喫煙率低下に一役買う」、「吸いにくい環境をつくれば、喫煙者は減少する」のは間違いない。大学敷地内全面禁煙化の動きは今後益々進展すると思われるが、これを進展させる大学は、二つの狙いを持っていることに注目したい。

一つは、受動喫煙の防止、二つ目は禁煙教育の推進である。特に二つ目の狙いの根底に流れているのが、未成年の大学新入生からタバコを遠ざけようとする意図である。立命館大学の２００９（平成21）年度の調査では、大学1年生の喫煙率はわずかの2％だが、大学4年生になると21％に跳ね上がる事が分かったと言う。立命館大学は２０１３（平成25）年4月から、大学敷地内を全面禁煙にした。大学広報課は、「喫煙者を増やさないのも大学の使命だ。今の1年生が4年生になる年には、喫煙する学生は大幅に減るはず」と期待している。この期待は必ず現実のものとなろう。

大学生の喫煙率は、近年減少しつつある。健康増進法が施行された２００３（平成15）年5月1日は、日本の大学にとっては、21世紀大学禁煙・受動喫煙教育の記念すべき旅立ちの日である。

注

（１）楢崎正也著「喫煙と室内空気汚染」『空気清浄』、第14巻、第4号、昭和51年。和田　直編『喫煙と大気汚染の医学』金原出版、昭和45年。浅野牧茂著「パッシブ・スモーキング（Ｐａｓｓｉｖｅ　Ｓｍｏｋｉｎｇ）―その環境と生体影響―」『医学のあゆみ』第１０３巻、第6号、昭和52年。

（２）浅野牧茂著「非喫煙者に及ぼす喫煙の影響」『日本胸部臨床』第36巻、第10号、昭和52年。

（３）ＷＨＯ　専門委員会報告『たばこの害とたたかう世界』財団法人結核予防会、昭和51年。

（４）西日本新聞　昭和53年4月30日。

（５）漆坂真弓他著「Ａ県内の大学生・専門学校生の喫煙の実態」、『青森県立保健大学雑誌』10の⑵、２００９、１７５～１９０頁。

（６）小牧宏一他著「大学における5年間の敷地内全面禁煙化が喫煙率に与える効果」『禁煙科学』４巻、２０１０年。

第Ⅴ部

地域社会における禁煙・受動喫煙教育

第十八章　肥満とタバコ

禁煙・嫌煙運動に携わってきた人々は、〝肥満防止のために喫煙している人々〟に対して、十分な対話と説得を試みてきたであろうか。その無知や非合理性、非科学性にあきれるあまり、彼らの切実な悩みに十分耳を傾けて来なかったという反省はないであろうか。我々がどう考えようとも、肥満防止や減量のために、喫煙する人や禁煙をためらっている人は意外に多く、彼らはその行為の正当性をまじめに主張する。彼らは肥満の害を知っておりかつそれを克服する努力（誤った努力ではあるが）を実践している点において、十分な健康保全意識を持っている人々であり、それ故、今後の禁煙・嫌煙運動の有望な開拓対象者である。これらの人々に対して、我々もまじめな対話を試み、肥満解消（予防）のためには別途の科学的、合理的方法がある事を説得しなければならない。

第一節　出世にも影響する肥満とタバコ

社会的成功者としての重役タイプのイメージは、欧米でもかつては、でっぷりと肥っていて絶えず葉巻かパイプをくゆらしている姿であったという。確かに、食料生産が十分でなく嗜好品はおろか食欲さえも満足させる事ができない社会においては、腹いっぱい食べられる事やタバコという嗜好品をたしなむ事ができる事は、富裕階級のみに許された特権であったのであろう。ごく最近まで、やせていれば結核かと疑われた日本では、まだこのイメージは残っているが、欧米先進諸国では完全に過去のイメージとなっている。これらの国々では、肥満と喫煙は、完全にマイナスイメージとして国民の間に定着してしまっている。

アメリカの大統領になるためには肥満していてはダメであると言われる。肥満していては国民から支持が得られず、選挙に敗北してしまうと言う。アメリカの大統領を問わず、各界でトップの座にある人をじっくりと観察してほしい。例外なくスマートであり、肥満タイプはまずいない。

さてもう一つ、アメリカの各界トップの人の記者会見で、喫煙しながら会見しているシーンを見た人はまずいないであろう。たとえその人が喫煙者であっても、喫煙場面を新聞やテレビで人前にさらすへまはまずしない。国民の前に恥をさらすようなものだと理解されているからである。選挙運動中は特に立候補者は喫煙シーンに敏感である。喫煙している場面をテレビや新聞に報道でもしたら、他意がなくても、悪質な選挙妨害として告訴される場合もあると言う。立候補者のイメージダウンに連なるからであろう。

アメリカにおける男性のタバコ離れ現象は、中産階級より上の、いわゆるエリート層ほど顕著であり、医者はその象徴的存在であると言われている。ちなみに、１９７５年度のアメリカ医師の喫煙者率は21％（１９４９年は60％）であり、同年のアメリカ成人男子の喫煙者率39％より断然低い。アメリカ医師のタバコ離れ現象は現在も依然続いており、１９８０年の時点で20％を割っていることは確実である。

アメリカだけでなく、欧米先進諸国において、男性エリート層の中で、肥満とタバコがかくもマイナスのイメージをもってみつめられるのはなぜであろうか。その理由として一般的に次のような事柄が指摘されている。

(イ)　肥満とタバコが健康に対する重大な障害要因である、という認識がすっかり国民の間に定着している。健康な社員の存在は即企業利益につながり、健康でなければいい仕事はできないという考えが、すべての分野で定着している。特にエリート層においてはそうである。

(ロ)　そのように健康に悪いとはっきり分かっている事を回避できない事は、みっともない、恥ずかしい事であると理解されている。喫煙を継続する事は、それ故、意志薄弱か無知のシンボルと誤解される危険がある。

(ハ)　自分自身の健康管理すらできない者に、どうして管理者の資格があろうか、という無言の社会的圧力が存在している。

(ニ)　スポーツを始めとして、様々な教養と娯楽のための施設と機会があるのに、満腹する事と喫煙する事の楽しみしか見いだせないのは、経済的に余裕のない人たちのする事であり、無趣味、無教養な人間とみなされる危険がある事。

日本においては現在のところ、ここまでには至っていない。知性と教養を自認（?）している日本のインテリ層の中には、タバコを手放す事のできない人はまだまだ多いようである。欧米先進諸国のこの現象は、早晩日本にも上陸してくるであろう。歓迎すべき事であろう。肥満と喫煙を自慢する社会よりもそうでない社会が、医学的、健康的に健全な社会であるからである。いや、すでに日本でもこの傾向は若干見え始めているように思われる。というのは、少なくとも肥満とタバコがプラスのイメージを持って、社会的な成功、地位、特権のシンボルとはみなされていないからである。いやそれどころか、マイナスのイメージをもって見つめられつつある。特にタバコの場合その感が強い。

第二節　喫煙減量の研究

1．肥満の基準

長年肥満の治療に当たって来られた慶応大学医学部講師の片岡邦三氏は、肥満を「体に余分な脂肪がつきすぎた状態である」と定義し、「どんな理由があろうとも、食べ過ぎが原因である」と断言されている。

子供のころから肥満だった人は別として、医学的に理想の体重というのは、男女ともに20歳代前半の体重であると言われている。成長が終わって肉体的に完成した時の体重が一生続くのが望ましいと言われている。20歳前半の体の細胞は活気に満ちて物質代謝が盛んだから、この時期は食欲のままに食べてもまず過食にはならないのである。ところが、30歳を過ぎる頃から活動的な細胞が次第に減り始めるので、物質の代謝率が落ちてくる。

この事をしっかりキモに命じておかないと、必ず中年太りになる。体細胞の代謝率は落ちても、食欲は若い時と変わらないのであるから、食欲に任せて食べている内にどんどん太ってくる。需要は少ないのに供給が多いと、余った分は脂肪組織や脂肪細胞に貯蔵されてしまう。かなりの人が糖質の過食については神経を使うようになってきているが、糖質であれ、タンパク質であれ、過食の分は体内で脂肪に変えられ貯蔵される事に変わりはない。

大人の肥満は、肥満児から大人の肥満に移行するものと、中・高年になってから太りはじめるものとの二つのタイプがあるが、後者が圧倒的に多い。肥満児の場合は離乳期の栄養過剰が脂肪細胞を増やして肥満を起こすわけであるが、中年太りは脂肪細胞の増加ではなく、一つ一つの脂肪細胞が肥大した結果による。肥大した脂肪細胞は減食で体重を減らせば、いったんはしぼんで小さくなるが、ちょっと油断して過食すると、すぐに元通りの大きさに戻ってしまうからやっかいである。中年太りになった人にその理由を聞いてみると、多くの人が「過食しているとは思えないのに太ってしまう。水を飲んでも太るっていう感じ。体質なんでしょう」と答えられる。確かに、一卵性双生児の観察から肥満の遺伝は立証されているが、体質的な事よりも過食するという環境の影響のほうが大である事はまちがいない。

さて、一体自分の体重がどれくらい以上になったら肥満し、どれくらい以下になったらやせたりしているのであろうか。肥満防止は自分の体重に関心をもつ事が第一歩と言われているが、次にその判断資料[1]として標準体重表（表①）を紹介しておくので、各自で自己評価をしてもらいたい。現在の自分の体重を標準体重表と比べ、プラスマイナス10％以内に安定させ、次にできるだけ標準体重に近づける努力をすべきである。この場合、肩幅が広く、腰が張っていて骨太の体格の人なら、標準体重のプラス10％でも良いと言われている。逆に、肩幅が狭く、体格のきゃしゃな人が、標準体重プラス10％の体重ならば、その人はきっとおなかが出張っているはずである。そのような人は標準体重よりマイナス10％の体重のほうが好ましいと言われており、標準体重プラス10％を超えている人ともども、減食したほうがよいとされている。体重の測定は週1回ぐらい、曜日を決めて早朝排便後に、だいたい同じような着衣の状態で行うのが最適であると言う。筆者の場合は入浴前に測定するのを常としている。

表①　標準体重表(kg)
(松本駿慶大教授の研究による)

身長(cm)	男	女	身長(cm)	男	女
148		49.7	165	59.8	58.9
149		50.1	166	60.5	59.6
150		50.5	167	61.2	60.3
151		51.0	168	61.9	61.0
152		51.5	169	62.6	61.7
153		52.0	170	63.3	62.4
154		52.5	171	64.0	
155	54.0	53.0	172	64.7	
156	54.5	53.5	173	65.4	
157	55.0	54.1	174	66.1	
158	55.5	54.7	175	66.9	
159	56.1	55.3	176	67.7	
160	56.7	55.9	177	68.5	
161	57.3	56.5	178	69.3	
162	57.9	57.1	179	70.1	
163	58.9	57.7	180	70.9	
164	59.1	58.3			

2. 喫煙減量は愚かな行為

さて、前掲の標準体重表プラス10％をオーバーしている肥満タイプの人は、さっそく体重を減少させる努力をしたほうがよい。

体重減少を行う場合、科学的かつ合理的な人は、次のような思考のプロセス（過程）をたどるであろう。太りすぎは、収入（食事）と支出（運動）のバランスが崩れて黒字になった（脂肪の蓄積）状態である。それ故、減量対策は、そのバランスが保たれるよう食事を制限するか、運動する（エネルギー燃焼）かのどちらかである。これが理性的人間の合理的、科学的体重減量行為である。ところが、日本においては、この方法とはまったく異質の非合理的方法を採用する人が多い。すなわち、喫煙を開始したり、喫煙を強化継続したりして喫煙減量作戦を展開するのである。

昭和55年2月16日の読売新聞〝人生案内〟欄の相談内容テーマは、「隠れてタバコ吸う娘―やせるためと言うが元気ない―」と言うものであった。思い悩んだ母親は次のように相談し、担当者の野木一雄氏（大手前病院長）からアドバイスを受けておられる。

[問い]　娘（24歳）の喫煙について悩んでいます。短大を卒業するまでは健康そのものでしたが、勤めてから元気がありません。初めは慣れない仕事のせいと思っていましたが、隠れてタバコを吸っている事を知りました。問い詰めると、やせられるからというのです。身長162センチ、体重50キロ、私としては太っているとも思いませんが、若い娘はこうまでして容姿を気にするものでしょうか。タバコの害は怖いと聞きますが、大丈夫でしょうか。それに、友だちも実行していると言って、昼食はサラダ程度ですませているそうで、家でもご飯をあまり食べません。縁談が起こっています。どうすればよろしいでしょうか。

（大阪・T子）

[答え]　娘さんが勤めだしてから元気がなくなった原因は、おっしゃるように、タバコかも分かりませんが、やはり一度、医師の診察を受け、病気の有無を確かめる事が大切です。また職場での人間関係に問題はないかなどをよく聞いて下さい。やせる目的でタバコを吸うのは、むちゃで、愚かな事と言わねばなりません。期待通りやせられたとしても、多かれ少なかれ自分の健康を犠牲にしているのですから。若い女性の最大の魅力は、生き生きした健康美であり、病的な美は避けるべきです。あなたの娘さんの身長、体重から推しても、故意にやせなければならない理由は考えられません。タバコの害は中年以降の成人病や肺がんの発生に関係するほか、結婚後の妊娠、育児にも良くない事が分かっています。美しい容姿はバランスのとれた栄養と適度の運動、睡眠からくる事を、娘さんによく理解させて下さい（大手前病院長）。

彼女にとってみれば、喫煙する事はやせるための真剣な行為であったのである（しかし、なかには、自分の喫煙行為を正当化するための口実に、やせるための喫煙を主張する人も多いが）。〝タバコを吸うとやせる〞〝禁煙すれば肥える〞という声をよく耳にする。彼女もこの声にとらわれた人である。軽率であり無知のなせる業《わざ》である。

インテリ（?）であろうとなかろうと、老若男女を問わず、このような喫煙減量を採用する人間は意外に多い。昭和52年に、京都女子大学の小田義彦教授が、京都市内の女子大生を対象に喫煙動機を調査された事がある。その時の喫煙動機の上位3順位（複数選択可）は、1位、興味を持った（55・1%）、2位、カッコよさにひかれ（44・8%）、3位、やせるため（40・6%）であった。〝やせるために喫煙〞している人間は、最高学府に学ぶ女性でも4割に達しているのである。まったく、本当にもう、情けないかぎりである。

もちろん、女子（大）学生の間で〝やせるための喫煙〞が流行したのは、今に限った事ではない。昭和初期から肥満を防ぐための一種の美身術として、女子学生の間に喫煙が流行した[2]。しかし、同じく喫煙するにしても、現在の女子（大）学生より若干知性的（?）である。彼女らの科学的（?）根拠は、「いわゆる〝やせる薬〞の主成分である甲状腺ホルモンの分泌が、ニコチンの刺激によって平生よりも盛んになるから」と言うものであった。もちろんこれは俗説でしかない。〝ニコチンの作用でやせる程に甲状腺ホルモンを分泌させるためには、タバコをそれこそ中毒になる程、文字通り猛烈に吸わねばダメである。それ故、現実にはタバコでやせるのは不可能に近い事である〞と言うのが、当時の医学関係者の見解であった。まさに〝歴史は繰り返す〞の教訓通りであるが、喫煙によってやせる科学的、合理的根拠を考案した（?）ぶんだけ、現代女子大学生よりやや立派である。

女性に限らず男性の中にも、〝やせるために喫煙している〞、〝肥満を恐れて喫煙を続けている〞と主張する人は意外に多いのである。社会的地位や教養もある立派な紳士が、心からそう思い、恥ずかしげもなくまじめに公言するのだから驚きである。筆者の勤務する佐賀大学にも、そんな大学教授や科学者が多数おられる。もちろん、このような男性喫煙者の喫煙の理由（禁煙しない理由）をまともに受け取る事は問題である。体重増加の他の要因はほったらかしにして（そういう人に限ってよく食べている）、喫煙する事によってのみやせようとするのは、どう考えても体重減少に本気で取り組んでいるとは思えないからでである。本心、本音は、自己の喫煙の合理化、正当化であるような気がしてならない。禁煙する事ができない自分、自分の意志の弱さをごまかす理由として、〝やせるための喫煙〟を主張しているのではなかろうかと思われる。しかし、なかには本気で、やせるために、これ以上肥満しないために、喫煙したりあるいは喫煙を継続強化している人も多いようであるので、喫煙減量について更に考察を続けよう。

3. 喫煙と体重減少の関係

一般的に、喫煙していた人が禁煙すると体重が増加する場合が多く、逆に、喫煙を開始すると体重減少をきたす場合が多いと言われている。私たちの周囲の人々の経験でも、一般的にこのような傾向があるようである。もちろん、これはあくまでも一般的傾向であり、喫煙や禁煙によっても体重変化を来たさない人も多数おられるのも事実である。それではいったい、喫煙するとなぜ体重が減少するのであろうか。タバコを吸うとやせるのは、どのような根拠やメカニズムによるものであろうか。医学研究者たちは次のような理由をあげている。

(1) 胃の調子悪化説

喫煙は胃の調子を悪くすると言われる。事実、喫煙者には胃炎が多いし、胃の調子が悪く、むかつくと訴える人のほとんどが喫煙者である。毎日、多量の有害物質を摂取（？）しているのだから当然であり、それが自然である。私の周囲の喫煙者の中にも、朝、歯ブラシを口に入れただけで吐き気をもようし、ウエーッとなってしまうと嘆いている人は多い。胃炎や胃の調子が悪ければ、当然、食事もおいしくないし、食欲もわかずあまり食べられない。

(2) 食欲（食思）不振説

毎日喫煙していると、ニコチンによる一種の慢性中毒症状を引き起こすと言われている。こうなると、食欲不振（食思不振）、不眠、手指の震えなどの症状がでてくる。食欲が減退すれば摂取カロリー数はへり、当然やせてくる。

(3) 空腹感減少説

タバコを吸うと空腹感が減少し、一種の軽い満腹感を覚えるという人は多い。これは医学的にも十分納得のいく訴えである。

喫煙によって、胃の飢餓《きが》収縮が反射的に抑制されるためであると言われている。1本の紙巻きタバコによる抑制は、通常、15分から1時間も持続すると言われている。

以上、喫煙すればなぜ体重減少をきたすかについて、その理由をいろいろあげてきた。要するに一言でいえば、〝食べたくなくなる〟からやせるのである。食欲（食思）不振→摂取カロリーの減少→体重減少となるのである。

この方法は肥満解消、肥満防止策としては賢明な方法ではない。なぜなら、タバコの有害物質による副作用を利用してやせようとしているからである。薬物による、いや毒物による体重減少を試みているからである。

なぜ我々は肥満解消や肥満防止の努力をするのであろうか。それはひとえに、肥満が健康への障害となっており、病気の原因になりやすいからである。端的に言えば、健康維持のためである。喫煙は、その目的である健康維持の最も悪質な敵である。健康のために健康を破壊する方法を採用する、これは喜劇であり悲劇である。肥満は喫煙によって確かに防止した、しかし、健康も害したでは本末転倒である。我々は肥満の解消や防止を図る場合、タバコに頼る事なく、摂取カロリー数を自然に、合理的に減少させ、適度な運動により摂取エネルギーを燃焼させて、体重を徐々に減らしていくべきである。これが正しいやせ方であり、肥満解消（防止）、体重減少の王道である。

第三節　禁煙と体重増加の研究

禁煙したいのに、禁煙後の体重増加を恐れて、なかなかそれに踏み切れない喫煙者も多いようである。また、せっかく禁煙に成功したのに、体重増加を理由に再度喫煙する人もいる。いったいどうして日本人は、禁煙→体重増加→喫煙→体重減少という、短絡的方法を容易に採用するのであろうか。一つは、禁煙と体重増加や喫煙と体重減少について無知であるからではなかろうか。

1. なぜ禁煙は体重増加を招《まね》くか

なぜ禁煙をすると体重増加が起こりやすいのであろうか。東京衛生病院外科部長の林　高春氏と新赤坂クリニック（東京）松本康夫院長は、その理由を次のように整理されている。

(イ) 胃の調子がよくなる。その結果、胃液の分泌もよくなり、食欲が増し、つい食べ過ぎてしまう。
(ロ) 禁煙した後は口さみしくなり、ついアメをしゃぶったり、菓子を食べたりなどの間食が多くなってしまう。
(ハ) 口腔内の荒れなどもなくなり、食物の匂《にお》いや味に敏感になり、料理や食べ物がおいしくなり、つい食べ過ぎてしまう。
(ニ) ニコチンを始めとする有害な諸毒素が体内から抜ける。
(ホ) ニコチンによって生じる脂肪の血液中への遊離がなくなる。つまり、非喫煙者のほうがカロリーの消耗が低い。
(ヘ) ニコチンは交感神経を刺激して血圧や脈拍をあげるから、アドレナリンの分泌を促し、体の代謝を促進させる。つまり、遊離脂肪の場合と同じように、タバコを吸わなければ、それだけカロリーを消費しないですむ。

いろいろな諸原因を指摘されているが、要するに、胃の調子や体調がよくなって、食欲が増し腹が減って、つい食べ過ぎてしまうから太るのである。(ホ)と(ヘ)の見解については論争のあるところと言う。アメリカ保健教育福祉省の報告書では、「禁煙後、体重が増加するという人が多いが、喫煙のカロリー消費効果を示す証拠はない(3)」として、禁煙後の体重増加の原因とみなしていない。

2. 体重増加、タバコ、健康の相互関係

体重増加、肥満、タバコ、健康、これらの相互関係について、これまでに発表された内外の医学研究者の見解を紹介しよう。医学関係者の共通見解と理解してもよかろう。

(イ)　非喫煙者よりもわずかに体重が重く、喫煙をやめた後の体重増加が問題になる事もある。しかし、この不利益は、禁煙から来る全体の利益よりもはるかに小さい（英国王立内科医学会報告[4]）。

(ロ)　体重増加は禁煙の一問題である。禁煙した英国の医師は、平均して約1・8キログラム増加したが、10年後には約450グラムの増加にまで減少した。一方、鉄鋼労働者は、平均して約4・5キログラムの体重増加があった。しかし、タバコをやめても、うまく体重を増加させない人も沢山いる（英国王立内科医学会報告[5]）。

(ハ)　体重増加による健康への過剰危険は、禁煙の効果を無効にする恐れがあると、言われてきた。禁煙後は、冠動脈性心疾患、肺ガン、気管支炎の過剰死亡が減少する事、やせた喫煙者は太った非喫煙者より冠動脈性心疾患の危険性が高い事をみれば、事実はそうでない事がわかる（英国王立内科医学会報告[5]）。

(ニ)　タバコをやめると匂《にお》いや味がよく分かるようになり、また胃腸の働きも良くなるため食欲が増進します。そして多くの人は太ってくるのです。しかしこの体重増加は10人中六、七人までは一時的なもので、しばらくすると一定して、それ以上ふえなくなるのが普通です（林　高春東京衛生病院外科部長[6]）。

(ホ)　禁煙して3ヵ月ぐらいは、体重の7～20％ぐらい増加しても、気にする事はありません。3ヵ月が目安です。それが過ぎてなお体重増加が続けば、その時真剣に対策を講じればいいんです（東京衛生病院上田　建氏[7]）。

(ヘ)　タバコをやめた人の多くは体重は増えていません。約三分の一の人は増加し、約三分の一の人は運動と食事療法の組み合わせによって体重は変わらず、残り三分の一の人は減少しています。タバコをやめる事は、少しぐらい体重が増えるより、はるかに健康にはよいのです。普通の喫煙者がタバコをやめる事によって得る健康に対する効果は、体重が75ポンド（約33・8kg）以上増加しても埋め合わせができるほどです（米国保健教育福祉省公衆衛生局国立衛生研究所のタバコと体重増加についての公式見解[8]）。

結論は英国や米国の権威ある公的文書が明瞭かつ簡潔に断言している。「（禁煙による体重増加という）この不利益は、（禁煙から得られる）全体の利益よりもはるかに小さい」と。安心して禁煙に突入されたい。考えてみれば当然の事である。体や胃腸の調子がよくなり、食欲が旺盛になり、つい食べ過ぎて太る事は、健康な証拠であり、自然の成りゆきなのである。喫煙に伴う毒物の副作用でやせるよりも、はるかに自然であり健康的である。体重増加をあなどってはならないが、〝やせた喫煙者〟になるくらいなら、〝少し太った非喫煙者〟になったほうがよい。健康的、医学的には後者の方が利益がはるかに多いからである。喫煙者の皆さん、安心して禁煙に踏み切ってもらいたい。禁煙中の皆さん、安心して禁煙を続行してもらいたい。体重増加、肥満、太り過ぎなどは、理性と意志の力によって、過食をいましめることによって十分克服できるはずである。良識ある理性的市民は、この事により体重のコントロールに成功しているのである。

3．禁煙後の死亡率低下がなによりの証拠

肥満は望ましい事ではない。表②に示すごとく、肥満は〝やせ〟や〝正常体重〟に比較して、より病気になりやすいからである。[9] しかし、ここで忘れてはならない事は、タバコは肥満以上に病気と密接に関係している事である。我々は少しぐらいの体重増加や軽度の肥満を恐れてはいけないし、これらの対処方法として喫煙による減量を採用してはいけない。正しい対処方法は、ためらわずに禁煙し、あるいは禁煙を続行し、過食防止や食事（カロリー）制限、適度の運動等による解決法である。

世の中には、〝禁煙後の体重増加による健康への過剰危険は、禁煙の効果を無効にする〟と主張し、禁煙をためらい喫煙を続行する人が多い。いかし、この事を肯定する医学的、科学的研究事実は、日本専売公社（現・JT）や国際タバコ資本の莫大な資金援助による研究にも関わらず、現在のところ皆無である。いや、それどころか、医学的、科学的研究は、図①に示す如く、このような主張がまったく誤っていることを雄弁に教えてくれている。[10]

図①　喫煙中止後の死亡率の低下

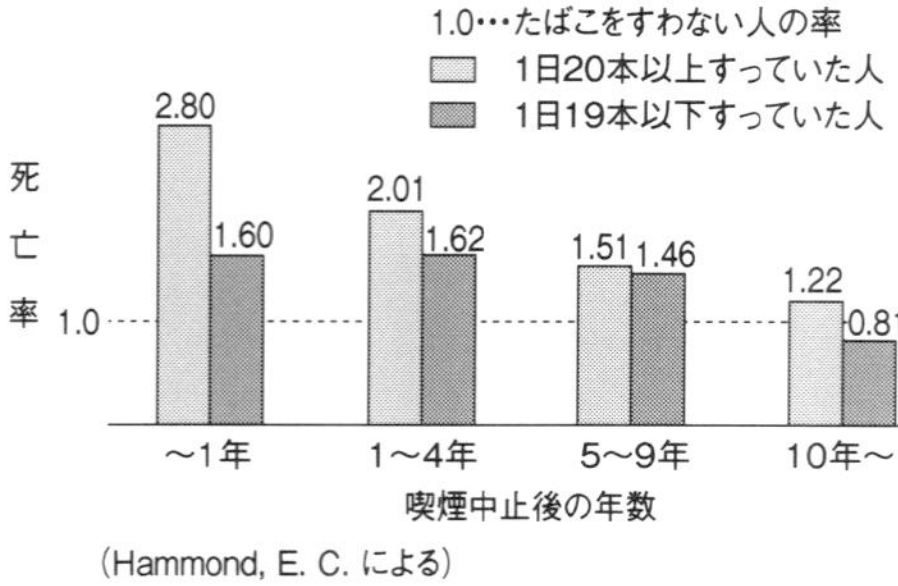

（Hammond, E. C. による）

表②　肥満と病気

病　名	肥　満	正常体重	や　せ
糖尿病	16.5%	7.6%	4.7%
心筋障害	27.8	13.3	13.4
高血圧	57.6	35.1	30.7
眼底動脈硬化	27.3	21.4	7.9

対象：40—69歳の男性（725例）

（松本駿慶大教授の研究による）

アメリカ合衆国保健教育福祉省報告書は、〝前喫煙者と死亡〟と題して、この問題に関するこれまでの研究成果を要約整理しているので[11]、それをそっくりそのまま紹介してみたい。

(イ)　前喫煙者はシガレット（紙巻きタバコ）の喫煙をやめてからの年数が経過するにつれて、全死亡比が減少する。前喫煙者の全死亡比は、喫煙をやめてから5年以内は変わらず、15年以上経過すると喫煙経験のない人と同様になる（米国在郷軍人調査）。

(ロ)　前喫煙者の全死亡比は、それまでに吸ったシガレットの本数に比例する。

(ハ)　前喫煙者の全死亡比は、喫煙開始年齢に逆相関する。

(ニ)　タバコをやめた時病気であった、あるいは病気のために医師から喫煙中止を勧告された前喫煙者は、健康への障害を回避するために事前にやめた前喫煙者に比べ、高い死亡率を示す。ハモンド博士らは、やめた最初の年においては前喫煙者の全死亡比が現喫煙者に比べて高く、1年後から徐々に低下する現象を報告しているが、そのようなやめた理由にもよるであろう。

(ホ)　どのくらい長期間、どのくらい多量に喫煙していようと、その人が喫煙中止した時点から全死亡の減少が起こる。ただし、中止した時に病気でなかった事が条件である。

健康のために、体重減少や肥満防止に取り組んでおられる喫煙者の皆さん、肥満や体重増加を恐れて禁煙に踏み切れないでいる皆さん、体重増加のため再度喫煙してしまった皆さん、安心して禁煙してほしい。医学研究、科学的研究が保証しているのだ。肥満や体重増加は確実に防げる道があるのだ。以下においては、その事について考察をしよう。

第四節　運動と肥満

太るメカニズムは、収入（食事によるカロリー摂取）と支出（運動などによるエネルギー消費）のバランスが崩れて黒字になり、脂肪が体内に貯蔵されるからである。この第四節においては、カロリー発散、エネルギー消費、すなわちスポーツや運動による肥満防止、体重減少の可否について考察する。

1．肥満対策としての運動について

『週刊朝日』（昭和54年11月30日）の誌上に、東京港区の主婦（46歳）の次のような質問と相談を兼ねた記事が掲載された。

主人（51歳、会社員）は、肥満を気にしてランニングを始めたのですが、逆に体重が増え、首をかしげています。

これに対する解答者は、東京学芸大学教授小野三嗣博士（運動生理学）である。小野教授は次のように診察しアドバイスされている。

一般の人の運動による減量は、発汗による単なる水分の脱失であることが多く、本来の目的になる体脂肪の分解効果は、ほとんど期待できません。ただ、運動をすれば食欲が抑制され、一方で消化吸収機能も下がるので、体重は徐々に減るのが普通です。しかし、「運動をしたんだから食べてもいい、食べなくては……」との潜在意識がはたらくと、余計に食べることになり、太ってしまうわけです。

減量の方法としては「走る」より「歩く」ことをお勧めします。長時間の歩行では、運動量が増えるとともに食欲抑制効果も持続し、結果的に減量につながると思います。減量には運動と食事の両面からの作戦が必要です。あせらす、1ヵ月に1キロぐらいの目安を立て、長期計画で当たって下さい。

運動ではバトミントン、テニス、バレーボール、卓球、ゴルフなどを。ランニングのような連続的なものとは別の効果も得られます。

最近、運動不足や肥満解消を目的として、ランニングやジョギングをする人が増えており、特にこれらは中年以上の人たちの間に人気があるようである。結論から先に述べると、運動量を多くして体重減少を試みる事は、訓練をしていない普通の凡人にはまず無理である。先程の投書した主婦のご主人のように、かえって体重増加をもたらすのがおちである。運動の後の空腹感が強過ぎてかえって沢山食べるからであろうか。あるいは、運動すれば食事の方は気にしなくてもいいという気持ちが働くからであろうか。多くの人達は体重減少に失敗したり、苦労したりしているようである。

そもそも、運動による減量が可能なのは、20歳代の運動選手ぐらいなものであるという事実を我々は認識しなければならない。年輩者がそのような運動による減量を試みれば、第一に体に悪いし、むしろ逆効果ですらある。またそのような運動は、やろうと思っても特別な訓練なしにはできないし、そうして長続きもしないであろう。激しい運動は中年や高齢になるまで続けられるはずはなく、それを強いて続けようとすると命取りになったりする。運動によって減量を期待するのは好ましい事ではない。〝運動は確かに欠かせないけれども、それによって減量を期待せず、あくまでも運動は足腰を衰えさせないためのトレーニングと考えるべきである〟というのが、運動生理学者の共通した見解である。我々凡人にとっての減量作戦は、合理的な食事制限、すなわち過食の防止こそが最善かつ唯一の方法である事を銘記すべきである。

2. 肥満者の最適ランニング速度

過食をいましめランニングによる適度の運動をする事は、肥満の解消と防止に最適である事はまちがいない。体力と忍耐、意志の強さを持った人には、ランニングを推奨したい。長期間続ければ確実に減量の効果があるからである。

さて、ランニングをする時、誰しも気になるのが〝走るスピード〟である。ただやみくもに走ればすぐにバテるし、といって楽な走り方をしていれば運動の効果がない。それ故、中・高年向きや肥満者向けの最適ランニング速度が知りたいわけである。最近、鳥取県立健康増進センターの島雄道朗所長らが、その目安の一つとして「最適ランニング速度」を算出されているので紹介したい。同センターは、昭和47年、厚生省の指導で設けられた全国に十数ヵ所あるセンターの一つである。これらのセンターは、成人病予防のための運動処方や食事処方を通じて、個人別に健康な体づくりを指導することを主要な活動目的としている。

同センターがこれまでに実施した三千数百人の人たちの5分間ランニング（5分走）の成績や、走行に伴う異常反応の有無から得られた結論は、次のような事である。「40歳以上の中・高年の人の場合、体に特別の故障がない正常の人ならば、毎分、男性で150メートル、女性で125メートル、肥満した人ならば、男性は145メートル、女性は120メートル。また、軽度の高血圧を持つ人では、男性140メートル、女性110メートルが適当な走り方である[12]」。この速度は、年齢と体調を加味して計測された平均速度の約7割に相当し、この速度で走れば15分間走っても、脈拍、血圧、心電図所見に異常が見られない事が確認されている。

さて、減量の効果について見てみよう。毎分120メートルとか145メートルといった速度は、普通の人にとってはかなり楽なスピードである。いったい、このような速度で走って減量の効果はあるのだろうか。これにつて、同センターは追跡調査を実施している。40歳代で肥満度（標準体重に対する割合）が130〜148%の太った女性5人に、一定の栄養処方と同時に、毎分125メートルで20分間のランニングと15分間の体操を課してみた。その結果をみると、減量は初期に著しく、3ヵ月で3〜9キログラム、6ヵ月で4〜10キログラム体重が減少し、2年間続けた後、結局、8〜11キログラムの減量効果を上げている。特に、皮下脂肪の厚さの減少と血圧の低下傾向が一様に顕著であったと報告されている。過食をいましめ、食事や栄養処方の前提条件の元に実行すれば、確かにランニングは減量効果があるようである。

第五節　食事と肥満

肥満解消や体重減少の王道は、自己の意志によって食事を管理し、過食をいましめ、摂取カロリーをコントロールする事である。いくら運動をしてもこの事に注意しなかったら、減量作戦は決して成功しない。過食防止が体重減少にとっていかに重要であるかが認識できよう。その点からも、以下の基礎知識は是非知っておいてほしい。

1．成人1日必要カロリー数

摂取カロリー数をコントロールする際ぜひ必要なのは、成人が普通の生活を営むのに必要なカロリー数についての知識である。成人は１日平均２０００キロカロリー（女性）とか２２００キロカロリー（男性）が必要と言われているが、医学的には身長から算出した標準体重を基準にして、その１キログラム当たり25～30キロカロリーを１日の必要摂取熱量とし、それをタンパク質と糖質と脂肪にビタミン、ミネラルを配分して取れば十分と言う事になっている。１日に、どれだけのエネルギーが必要かは、年齢、体重、性別、職業によって変わる。主婦や事務系サラリーマンの場合を考えてみよう。表③をみてもらいたい。たとえば、25歳の主婦で体重が52キロの人ならば、表の年齢と体重を物差しで結んで線を引いてもらいたい。エネルギー所要量の線との交差点がその数字である。１日に必要なエネルギー量は１８００キロカロリーと出た。個人差はあろうが、炊事、洗濯、育児と手抜きせずにまじめに働いていれば、１８００キロカロリーの摂取でオーケーというわけである。体重を少し減少させたければ、この主婦の場合、摂取量を１６００キロカロリーぐらいにすればよいわけである。消費エネルギー数よりも摂取エネルギー数を２００キロカロリー[13]少なくしたら必ず体重減少がおこる。９キロカロリーは脂肪１グラムに相当するので、脂肪細胞中の脂肪が計算上１日に22グラムずつ減少する事になるからである。

表③　あなたは1日どれだけ必要か

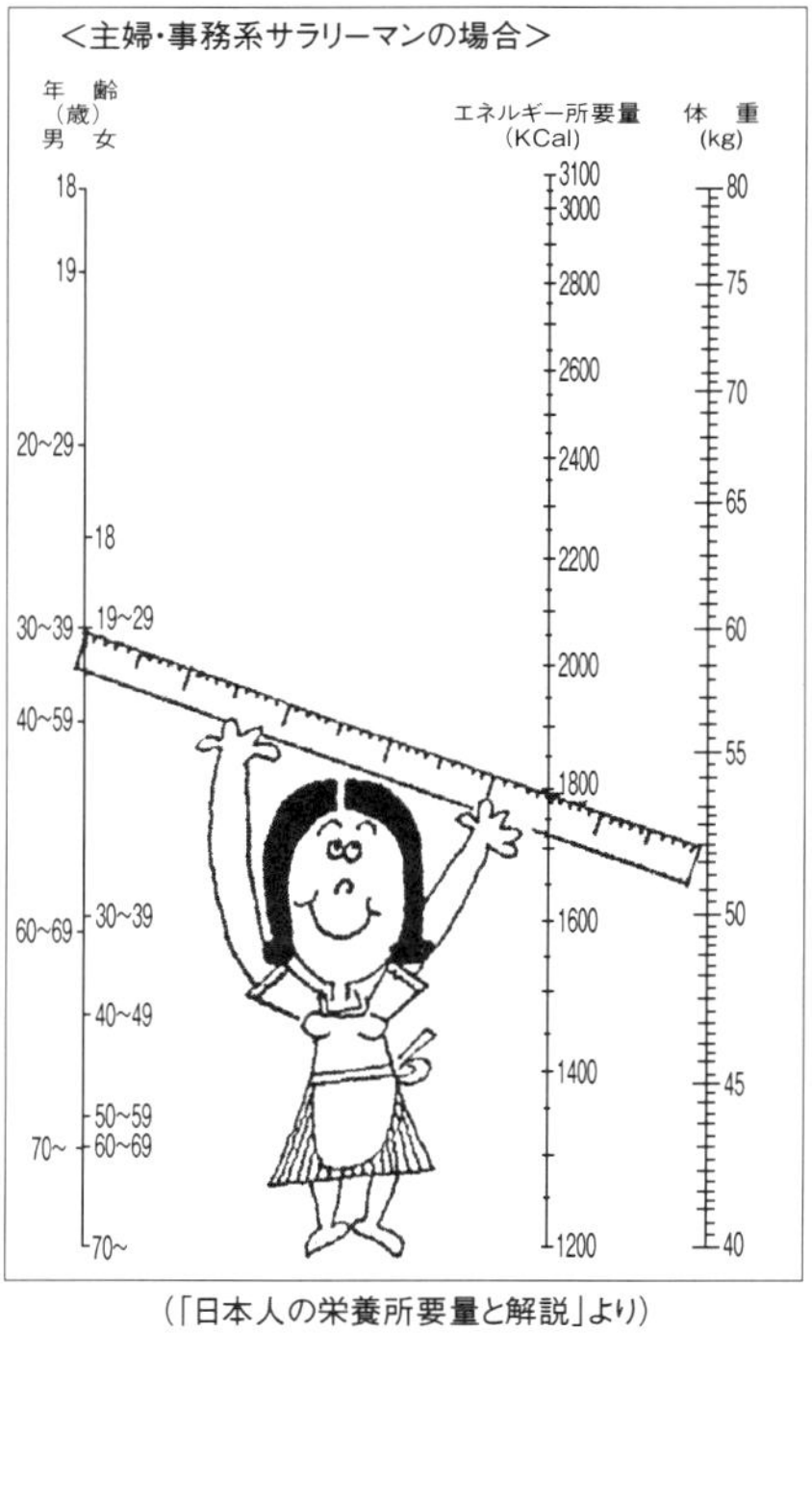

（「日本人の栄養所要量と解説」より）

もちろん、表③の数字が絶対的なものではない。成人に必要な総カロリー数については、栄養学者の間でも様々な考えがあるようである。たとえば、小食が健康のもとと主張する論者は、栄養素の配分さえよければ（栄養のバランスに気をつけ、特に、タンパク質は体重1キロ当たり最低1～1・5グラムをとるという条件さえ守れば）、1日に1000キロカロリーでも十分であると主張しているほどである。上限（表③のカロリー数）と下限（最低1000キロカロリー以上）を考慮して、栄養のバランスと必要タンパク質（1日60グラム以上）に注意しつつ、体調が快適な状態で徐々に体重減少を試みる事が肝要である。

2. 食事の内容と肥満

どの食物をどれだけ食べれば、何カロリー摂取したかを知っている人は少ないであろう。

表④　100キロカロリーはこのくらいです

	品目	相当量
穀類	米飯	茶わん1/2
	パン	薄切り1枚
	そば	玉1/2
	うどん	1/3玉
	中華そば	1/3玉
	もち	1切
肉や魚	牛のもも	約70グラム
	〃 しもふり	〃 25グラム
	豚のもも	〃 35グラム
	豚のばら	〃 20グラム
	鶏ひな	〃 90グラム
	まいわし（生）	中1尾
	まいわし（干）	1 〃
	さけ	1切
	あじ（干）	小1尾
	さんま	1/2尾
	いか	1/2枚
	芝えび	10匹
	ロースハム	2枚
	プレスハム	3枚
	ベーコン	1枚
	ウインナソーセージ	2本
	鶏卵	1個
野菜と果物	ピーマン	400グラム
	ほうれん草	400グラム
	こまつ菜	600グラム
	だいこん	400グラム
	たまねぎ	400グラム
	ブロッコリー	400グラム
	かぼちゃ	200グラム
	なす	600グラム
	きゅうり	1キロ
	にんじん	200グラム
	かぶ	400グラム

	品目	相当量
野菜と果物	セロリ	600グラム
	アスパラガス	400グラム
	春菊	600グラム
	もやし	600グラム
	キャベツ	400グラム
	ごぼう	100グラム
	はくさい	800グラム
	たけのこ	600グラム
	さやえんどう	200グラム
	トマト	100グラム
	いちご	12～13個
	夏みかん	中1個
	みかん	中3個
	なし	中1個
	りんご	中1個
	もも	小2個
	バナナ	1本
	レモン	中3個
	甘柿	小1個
乳製品	牛乳	2/3本
	ヨーグルト	1本
	アイスクリーム（小カップ）	1/2個
	チーズ	1/8箱
菓子類ほか	大福もち	1個
	どら焼	1/2個
	カステラ	1/2切
	かりんとう	5～6個
	甘納豆	おおさじ2
	チョコレート	1/3枚
	砂糖	おおさじ3
	はちみつ	おおさじ1 1/2
	ウイスキー	シングル1杯
	ビール	コップ1杯
	日本酒	銚子1/3本

資料は慶応大学病院治療食指針および食品成分表による

栄養士でもない限り、そんな事を計算していたら、せっかくの楽しい食事が台無しになってしまうと言うのが大方の読者の実感であろう。だが、喫煙や運動による減量作戦をとらず、食事（過食防止）による減量作戦を採用する限り、食物の種類や量とカロリーとの関係についてのある程度の知識は必要である。〝減量には努力が30％、頭が70％〟と断言する栄養学者もいるくらいである。そこで参考にしてもらいたいのが表④である。茶碗半分のご飯が100キロカロリーだから2杯食べれば400キロカロリーという具合である。少々面倒だが摂取カロリー数の総量を考える時、参考になろう。この表④からも明らかなように、肥満に一番影響を与えるのは、穀類や菓子類、すなわち炭水化物の食物である。またアルコール類もカロリー数が高く要注意である。できるだけこれらの食物を控える事が大切である。たとえば、アイスクリーム（小カップ）1個で200キロカロリー、チョコレート1枚で300キロカロリーもある。ちなみに、200キロカロリー[13]を消費するために必要な運動量は歩いて1時間、走って30分、泳いで20分である。このことを頭において、できるかぎりこれらの食物をとらないようにする事である。この表④からどの食物に注意しなければならないかが理解できると思われる。

むつかしい事はさておいて、炭水化物を控え、野菜と肉類を多く食べるように心がける事が、減量や肥満解消のキーポイントのようである。極端にいえば、野菜と肉類ならば、腹一杯食べても太らないと言ってもよかろう。空腹感が怖ければ野菜をはじめとする低カロリー食品[14]を腹一杯食べればよい。これくらいの心がけと努力は意志の力で実行しなければならないであろう。頭を使ってやせるのは、このような事を言うのである。

3．食べ方と肥満

食事の内容ばかりでなく食事の方法も、肥満や体重増加に密接な関係をもっているようである。次に紹介する三つの方法は、体重を減少させるための基本原則として、関係者の間では常識となっている知識である。ぜひ守ってもらいたい。

⑴　3度の食事をきちんととる事

朝食抜きの人が多いが、この方法は、かえってまとめ食いをするので、効果がない。やはり、朝、昼、晩の三食をきちんととる方法が楽にやせられるようである。〝相撲取りの朝食抜きの二食主義が肥満の原因である〟という日本相撲協会診療所の林盈六《えいろく》医師の指摘を心に銘記すべきである。この事は1日分の食事を2回と3回に分けて食べた場合、2回食のほうが太りやすいという実験結果からも証明されている。[15]やせたい一心で食事回数を減らし、一度にドカ食いをするのが、一番太るもとである事を忘れてはならない。

(2) **間食をしない事**

凡人は間食を思い切って一切中止する事である。特に、夜寝る前に取った食物は消費されずに蓄積されやすい。[16] 料理研究家の金沢紀子さんは、「夜7時以降は何も食べないようにしています。3ヵ月前から実行していますが、それまでと同じに食べていても徐々にやせています」とその効果を紹介されておられる。この方法もやせるためには確かに参考になる方法である。

(3) **夕食を軽くする事**

これは夜に食物を多く摂取すると肥満になりやすいという経験的事実から出てきた対策である。太って困ると言う人の中には、朝食を抜いて昼食はでん粉類などですませ、夕食事にこってりしたものをドカ食いするという習慣をもっている人が多いようである。夕食とか夜食など、夜寝る前に取った食物は消費されず、体内に蓄積されやすい事を銘記すべきである。

第六節　結語：肥満解消の科学的処方箋

以上、肥満とタバコについて考察してきた。肥満は決して好ましい事ではなく、できるだけ速やかに解消した方がよい。しかし我々は、これまで肥満解消においてあまりにも短絡的、非科学的、非合理的であった。肥満解消は、タバコにたよる事なく、科学的、合理的に為されるべきであり、それは次のような要件を満たしながら努力されるべきである。

(イ) 喫煙減量は愚かな行為であり、過食防止が減量作戦の基本とされるべきである。

(ロ) 運動による減量を減量作戦の基本とすべきでない。この減量方法は、中年、高年、あるいは凡人（?）には無理である。我々はあくまでも過食防止を最重視すべきである。運動は大切であるが、あくまでも足や腰の衰えを防ぐくらいを目的にして行うべきである。

(ハ) 食事管理に当たっては、栄養のバランスを取る事、タンパク質は最低1日に60グラムを摂取する事に留意すべきである。1日摂取総カロリーは、1000キロカロリーを最低限として、上限を決してオーバーしないように注意することが必要である。

(ニ) 食事の方法にも注意すべきである。三度の食事をきちんととる事、間食を避ける事、夕食を軽くとる事などが、肥満防止の基本的食事法である。

注

(1) これまで良く知られている標準体重の簡易算出法としては、（身長cm－100）×0・9＝標準体重という方法がある。
(2) 宇賀田為吉著『健康と煙草』　羽田書店　昭和21年出版。
(3) アメリカ合衆国保健教育福祉省衛生総監報告書要約『喫煙と健康』（厚生省内部資料）、1979、105～106頁。
(4) 英国王立内科医学会報告『喫煙をとるか健康をとるか』、財団法人結核予防会、昭和54年、10頁。
(5) 英国王立内科医学会報告　前掲書　89頁。
(6) 林　高春著『5日でタバコをやめる本』光文社、昭和46年、204頁。
(7)『週刊現代』（第22巻第17号）昭和55年4月24日刊、50頁。
(8) 米国保健教育福祉省公衆衛生局国立衛生研究所発行パンフレット『たばこをやめたいのです』　28頁。
(9) 国家公務員共済組合連合会編『健康のしおり』、財務出版、昭和54年、37頁。
(10) 岩井和郎著『新版たばこと健康』財団法人結核予防会、昭和53年、74頁。
(11) アメリカ合衆国保健教育福祉省　前掲報告書　11～12頁。
(12) 朝日新聞　昭和55年6月14日。
(13) 因《ちな》みに、200キロカロリーというのは、歩いて1時間、走るなら30分、泳ぐ場合20分の運動によって消費されるカロリーに匹敵する（順天堂大学石河利寛教授の研究による）。

(14)（特に代表的なものは、コンニャク、きのこ、海藻類である。これらだったら、好きなだけ食べても、100キロカロリーにはならないと言われている。きゅうりも低カロリー。甘柿は意外にも高カロリーである。

(15)食べる量が同じでも、回数が少ないと、なぜ脂肪がつきやすいのであろうか。徳島大学歯学部の竹田義朗教授（生化学）は、「一度に多く食べると、一時的にカロリー過剰状態になり、そっくり脂肪に変わるのが主な原因である」と説明されている。

(16)同じ量の間食をしても、夜寝る前の方が昼間より太りやすいという事が確かめられている。

第十九章　美容とタバコ ─禁煙美容論の提唱─

第一節　美容に合理性と科学性を

美しくなりたい、男性の注目と関心を引く魅力ある女性になりたいと言うのは、地球上の全女性の切実な願いであろう。そのために努力する女性の行為や心情は、我々男性にも十分に理解できる事である。しかし、以下の事はどうしても理解できない。最近、10代、20代の若い女性喫煙者が激増している。昭和55年1月発表の日本専売公社による20代女性の喫煙率は、史上最高の16・4％であり、50代（16・3％）、60代（15・4％）の女性のそれを上回っているのである。何とおばあさんより若い娘さんの方がタバコ好きなのである。今後も20代女性の喫煙率は上昇することが予想され、タバコ売上増に必死の日本専売公社の最も重要な消費対象層に位置づけられている。日本専売公社は、この現象に狂喜し、美人モデルを登場させたりして、〝タバコは動くアクセサリー〟などと宣伝したり、女性週刊誌や婦人雑誌などへの広告、宣伝を強化している。美容に日夜努力している日本の若い女性は、タバコは美容の敵である事をご存知ないのであろうか。

美しくなる化粧のためにお金と時間をかける女性の気持ちは、我々男性にだって十分理解できる。しかし、本当に美容に真剣であるならば、どうして同時に美容を台無しにする喫煙をするのであろうか。一方で努力し、一方でそれを台無しにする事を同時にやる。人間の行動として合理的ではない。科学的ではない。おそらく、このような非合理的、非科学的行動を引き起こしているのは、喫煙に伴う人体への悪影響に関する知識の欠如であろう。タバコは女性の、なかんずく若い女性の憎むべき敵である事を忘れてはならない。

これまでの女性の美容は、金と時間と努力を総動員した、〝○○をする〟事による美容論であった。しかし、金と時間と努力を要しない〝○○をしない〟美容をもっと重視すべきである。〝○○をしない〟事によって、ずいぶん美容上の改善が可能である。喫煙をしない事による美容、禁煙美容もその一例である。

第二節　なぜ喫煙すると体重が減少するのか

女性の喫煙動機の特色の一つは、肥満解消、肥満予防、体重減少、やせるため、ほっそりとなるため、というのが男性より顕著に多い点である。一般的に、喫煙を開始すれば体重が減少すると言われている。また、喫煙をしていた人が禁煙をした場合、体重が増加する人が多いと言われている。これはもちろん、あくまでも一般的傾向である。中には、喫煙をしても、あるいは禁煙をしても、体重の増減をみない人も多数存在する。

さて、なぜに喫煙をすると体重が減少しやすいのであろうか。このことのメカニズムやからくりについては、前第十八章〝肥満とタバコ〟のところで、詳述している通りである。要するに、タバコに含まれるニコチンや喫煙の際に発生する毒物（毒素）の体内注入によって、胃腸の調子が悪くなり、食欲が減退し、吸収が阻害され、その結果として、摂取カロリーが減少し、体重減少を来たすのである。いわば、喫煙による毒物の副作用によって体重減少を引き起こすのである。タバコによって引き起こされる一種の慢性症状の結果が体重減少なのである。ヘロインなどによる麻薬中毒、ヒロポンなどの覚醒剤中毒も確実に体重減少を来たす。ニコチン中毒及びその結果としての体重減少も、そのメカニズムと本質においてこれらと全く同じである。ニコチン中毒の場合、幻覚作用がなく、禁断症状が著しく軽微であるのが違うだけである。

なぜ禁煙すると体重が増加しやすいのであろうか。これは毒物の注入が中止されるからである。胃腸の調子が良くなり、料理のニオイや味に敏感になり、料理をおいしく感じ、食欲が増し、つい食べ過ぎたりするからである。

体重の増加は、収入（食事）が支出（運動）をオーバーした時に起こる自然現象である。だから、体重減少や肥満解消のためには、カロリーを取りすぎない事、すなわち、過食をいましめればいいわけである。これが、体重減少の自然な方法である。何も喫煙によって減量する必要はないのである。禁煙したら、増大する食欲を考慮して、食べる量を心もちセーブすれば、肥満しないわけである。意志の力により過食しないように努力する事こそ、体重減少の王道であり、最も自然な、合理的、科学的方法である。

第三節　喫煙減量は膚《はだ》を犠牲

1．男性の半分は太めの女性に魅力

なぜ女性は皆やせたがるのであろうか。明らかな肥満体は別として、少しぐらい太めであっても決して心配する必要はない。少し太めな女性は、グラマーで、ボリウムがあり、豊満な肉体を持っており、肉感的であると言って賛美する男性は多い。少なくとも男性の半数は、太めの女性をプラスに評価する審美眼を持つ。私たち男性からみると、ボリウムがありグラマーな女性だなあとプラスに評価しているのに、当の女性は、もうやせたい一心でタバコを吸いはじめる。いや、喫煙減量を試みている女性に限って、それほど太っているとは思えない女性が多い。たとえもし、体重減少、肥満解消、肥満予防の必要性を感じたとしても、喫煙減量という愚かな道を選ぶべきではない。食事管理による過食の防止と適度の運動によるエネルギーの発散という科学的、合理的、自然的方法を採用すべきである。

それからもう一つ世の女性に忠告しておきたい事がある。男性が女性に魅力を感じるのは、スタイル（プロポーション）の立派さだけではないことを思い出してもらいたい。スラリとし、ほっそりしておれば、もうそれで良いというわけではない。スタイル（プロポーション）は、魅力ある女性のための望ましい一つの条件にすぎない。いや、スタイルは、魅力ある女性になるための不可欠の条件ではない。スタイル以外の他の条件が備わっておれば、我々男性は十分に魅力を感じるのである。

2．本当に太っているのか

そう太ってもないのに、自分で勝手に太っていると思いこみ、ひそかに喫煙減量を試みている女性は多い。いったい、何を基準にして、太っている、減量しなければと判断しているのであろうか。まったく主観的に、しかも悪く判断している女性が多いのではなかろうか。科学的な判断の基準があるので、それから判断し、体重減少のため過食の防止に努力すべきである。身長と体重の関係から、太り過ぎとやせ過ぎの基準があるので紹介しよう（図①）。各自で自己評価してほしい。また、太り過ぎを通り越して、自分は肥満症ではないかと人知れず悩んでいる女性のために、慶応大学医学部松本　駿教授の研究による女性の身長別肥満度表（表①）をあげておく。この表は次のように利用してほしい。例えば、身長が158センチの女性ならば、標準体重は54・7キロ、59・8キロ以上だったら肥満体であり、65・5キロ以上は肥満症になる。反対に49・4キロ以下は体重不足であり、特に、43・9キロ以下は〝るいそう（痩）〟と言って「やせ過《す》ぎ」である、という具合に読み取ってほしい。肥満体、肥満症の女性は喫煙減量にたよることなく、過食を戒めることにより体重減少に成功してほしい。

図①　ふとりすぎ・やせすぎの判定図表（厚生省）

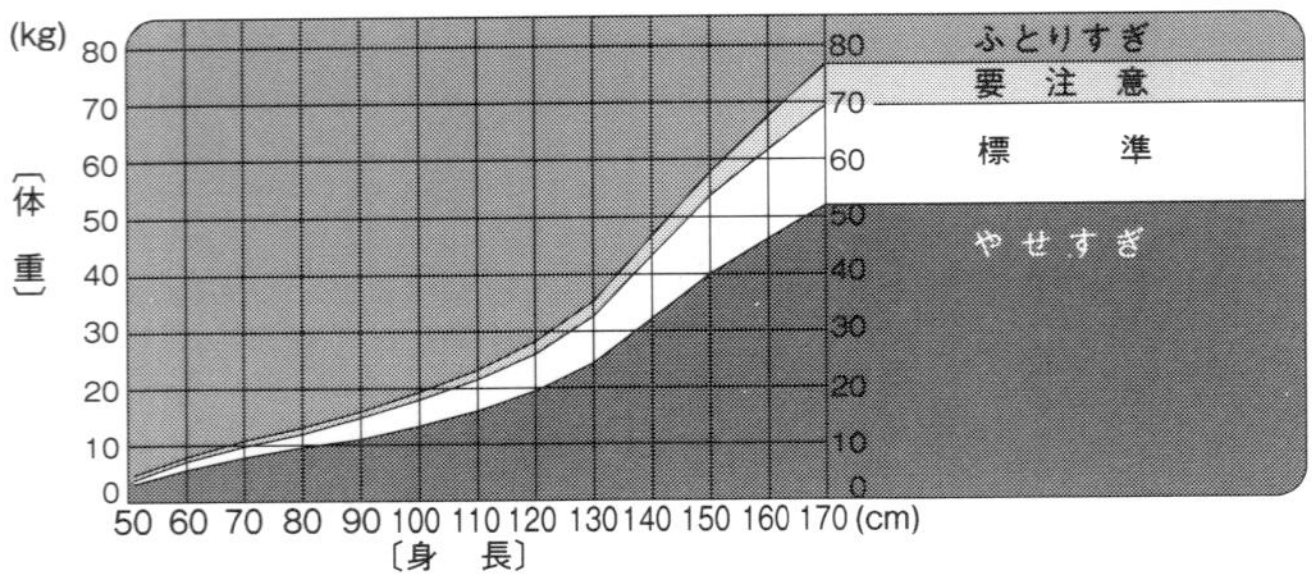

表①　女性の身長別肥満度表

肥満体重体		標準体重体		不足体重体	
（肥満症）		身長cm	体重kg		（るいそう）
59.6	54.6	148	49.7	44.8	39.9
60.1	55.0	149	50.1	45.1	40.1
60.5	55.4	150	50.5	45.5	40.5
61.0	55.9	151	51.0	45.9	40.9
61.5	56.4	152	51.5	46.4	41.4
62.4	57.1	153	52.0	46.9	41.9
62.9	57.6	154	52.5	47.4	42.4
63.6	58.1	155	53.0	47.9	42.9
64.1	58.6	156	53.5	48.4	43.4
64.9	59.2	157	54.1	49.0	43.6
65.5	59.8	158	54.7	49.4	43.9
66.3	60.8	159	55.3	49.8	44.3
66.9	61.4	160	55.9	50.4	44.9
67.7	62.1	161	56.5	50.9	45.3
68.5	62.8	162	57.1	51.4	45.7
69.1	63.4	163	57.7	52.0	46.3
69.9	64.1	164	58.3	52.5	46.7
70.5	64.7	165	58.9	53.1	47.3
71.4	65.5	166	59.6	53.7	47.8

（慶応大学医学部教授松本　駿氏の研究による）

3. 膚《はだ》を犠牲、ニコチンの血管収縮作用

タバコの中の主たる毒物ニコチンは、女性の敵、美容の敵である。ニコチンは女性の美容に対して、なかんずく、女性の膚に対して二つの方面から大変な悪さをしでかすのである。一つは、ニコチンの膚への直接的な悪影響であり、他の一つは、ビタミンCの破壊を通しての間接的な悪影響である。ここにおいては、前者に焦点を絞って考察してみたい。ニコチンは血管を収縮させる働きを持っている。すなわち、ニコチンは副腎髄質を刺激して、アドレナリンというホルモンを分泌させる。このアドレナリンが、末端の血管を急

激に収縮させる性質を持っているのである。このために、皮膚表面の毛細血管の血流が阻害されたり、あるいは、血の巡《めぐ》りが止まってしまったりするのである。中央の写真（B）がその時の姿である。血行が完全に停止しているのに注目願いたい。このような血管収縮作用は、特に細い血管で顕著である。[1] 図②は、上腕皮膚内における3本の毛細血管の血流状態を、微細光電プレチスモグラフィーという機械によって同時に記録したものである。わずか一服の喫煙が、目には見えないが、体内の毛細血管に影響を与え、確実に血行障害を引き起こしていることを確認できよう。図②の記録の中には、吸煙時を含む極めて短時間の一過性の血行障害と、吸煙しておよそ15秒ないし30秒後に起こるやや持続性の著しい血行障害がみられ、また、吸煙服数が進むと血液レベル全体が確実に下降している事[2]が明かに読み取れる。

喫煙による毛細血管内の血行停止

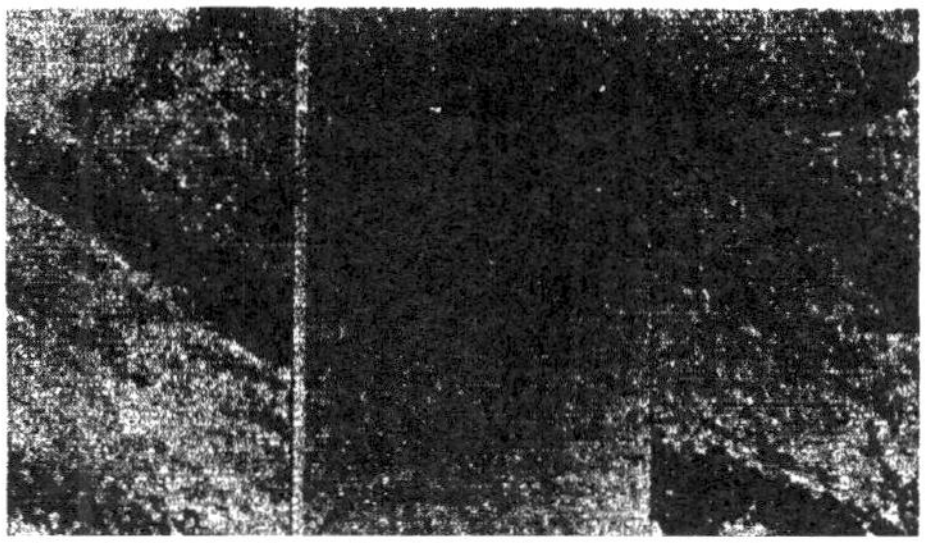

（喫煙前　血行は正常）　（喫煙30分後　血行は完全に停止）　（喫煙終了後　血行は正常に回復）

東京港区の国立公衆衛生院浅野牧茂先生の実験による。

図② 三本の皮膚内毛細血管流同時記録

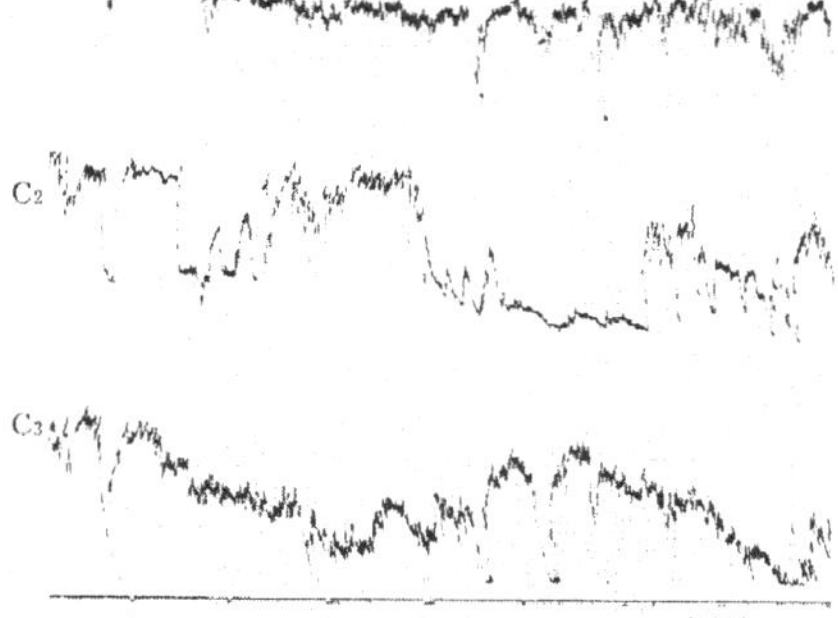

喫煙は30秒毎に1服，合計13服

（国立公衆衛生院浅野牧茂氏の研究と実験の成果による）

この事は皮膚温度にも影響を与えてくる。血行障害、血流停止がおきれば、皮膚温度も低下するのが当然である。この事を最も良く可視的に示してくれるのが、サーモグラフィー装置で見た喫煙の影響についての実験である。次頁の写真を見てもらいたい。タバコを1本吸い終わると、ブラウン管に白く、不気味に輝いて見えていた手がぼんやりかすみ、やがて5本の指は消えてしまう。体内に吸収されたニコチンの作用で、手の血管が収縮し、皮膚の温度が下がった結果である。[3] ちなみにサーモグラフィー装置とは、人体表面から放射されている赤外線を測定し、皮膚表面の温度の変化を知らせてくれる高精度の医用機械である。

喫煙中の人の手や喫煙終了直後の人の手を握ってもらいたい。ひやりと冷たいはずである。タバコを吸うと、皮膚の表面温度はどれくらい変化するかが研究されているので紹介しよう。[4] 喫煙の影響を生理学的に研究しておられる国立公衆衛生院の浅野牧茂博士は、1日に20本前後を吸う常習喫煙者の医学生六人に協力してもらい、皮膚温度の変化を調査された。1時間にショート・ピースを5本、吸口から3センチまで残し、1分間に一服の割合で、8分間吸い5分間休むペースで喫煙するというのが実験条件である。なお、この実験では、皮膚の表面温度を測定するために、サーミスタ温度計という特殊な装置が使用されている。

手の指先の温度変化は、個人差があるが、調査者六人のうち典型的な変化を示した三人の変化は次のようなものであった。喫煙前、34度前後あった皮膚温度は、喫煙を始めると下がり始め、1時間後には5~6度も低い28・29度になってしまった。しかし、喫煙を中止すると回復し始め、喫煙中止1時間後にはほぼ喫煙前の状態に戻った。この温度変化は、足の指先でも大体同じ傾向だったと言う。[5]

サーモグラフィー装置で見た喫煙の影響

吸う前(左)　　タバコ1本を吸った後(右)(日本電子提供)

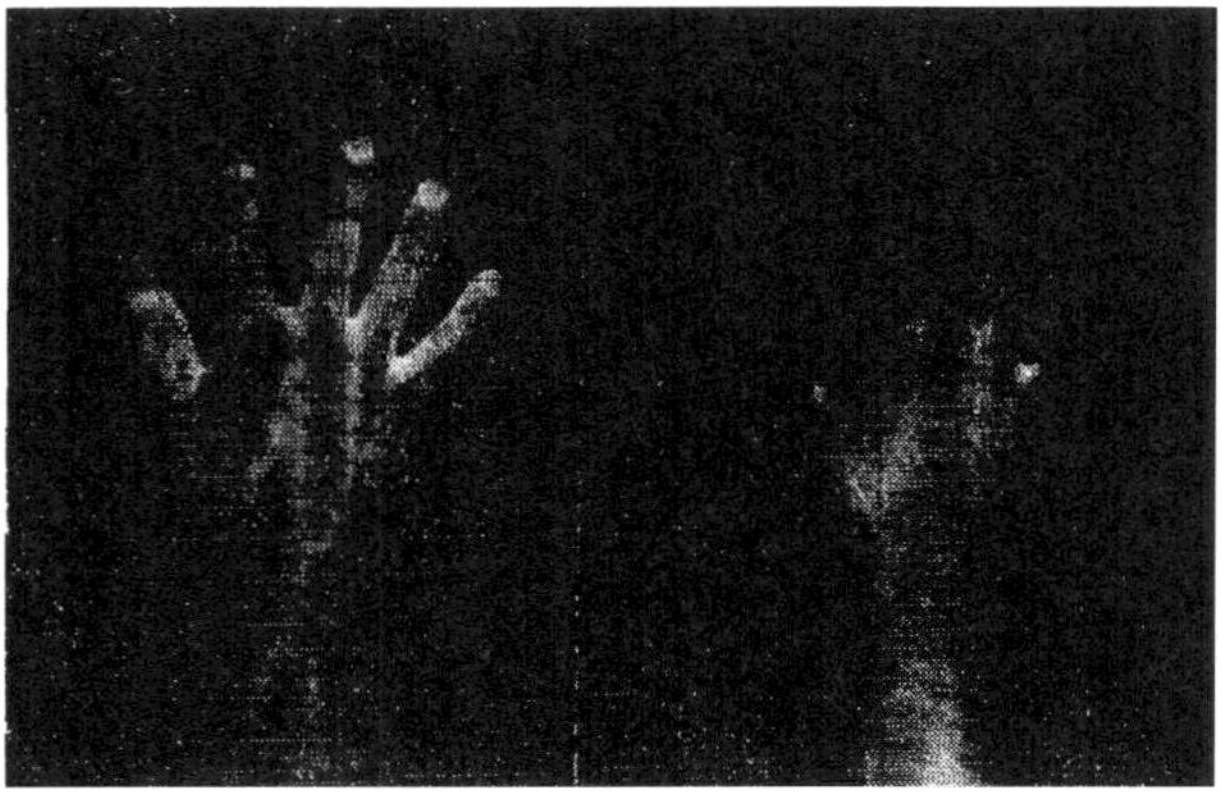

タバコは私たちの想像する以上に、目に見えない所で、血管や皮膚にひどい悪さをしている事が理解できたと思う。血管や血液は、栄養や酸素を運ぶ大切な役目をしている。これらの役割が障害されては、栄養や酸素を膚に届けられるはずがない。いや、そればかりか、皮膚にたまった老廃物や二酸化炭素などの除去もできなくなるのである。それ故、皮膚細胞の〝生き〟が悪くなり、膚は荒れだし、健康美も消えてしまうと言う事になるのである。しかも、これらの血管収縮作用は男性よりも女

性に強く、女性の方が長時間の影響を受ける。また、年齢が若ければ若いほど、これらの血管収縮性が高いと言う。[6] まさに、タバコは女性の敵、美容の敵である。タバコは美を求める女性の敵、いや人類の敵である。美容に熱心な若い女性がなぜ喫煙するのであろうか。

第四節　ビタミンCとタバコ

1．望ましいビタミンCの摂取量

ビタミンCの欠乏が壊血病《かいけつ》を起こす事はよく知られている。昔は船員などが長い航海で苦しめられたと言われている。この壊血病を防ぐだけならば、ごく微量のビタミンCで足りると言われており、一般に1日50ミリグラムで十分であると言われてきた。今でも健康人の1日平均ビタミンC摂取量は50ミリグラムで十分で、150ミリグラム以上摂取しても尿から出てしまうので意味がないという俗説を信じ込んでいる人は多い。この見解は誤りである。このような俗説に対して、1954年にノーベル化学賞を受賞したアメリカの著名な化学者でビタミンCの研究者でもある、ライナス・C・ポーリング博士は、「40年ほど前に、ビタミンCを150ミリグラム以上摂っても意味がないといった栄養学者がいる。このことが研究もされずに受け売りされているだけだ。10グラム（1万ミリグラム）も摂ると、15％ぐらいは尿などから出て行くが、残りはちゃんと使われている[7]」と反論されている。ビタミンCの摂取は多ければそれなりに効果があるのである。

一般に、草食動物は人間の体重（70キロ）に換算して、1日2～3グラムのビタミンCを植物から得ている。そのうえに、更に毎日10グラムほど肝臓で生産している。ヤギなどは1日に13グラムのビタミンCを体内で作っている。植物から摂るだけでは十分でないからである。ビタミンCは動物にとって非常に重要な、そしてたくさん必要とする物質なのである。しかし、動物の中でも、人間やサルなどの霊長類、モルモット、コウモリの一種であるフルーツバットなどは例外で、ビタミンCを体内で作ることができない。当然植物などから補給しなければならないわけである。いったい我々はどのくらい摂ったらよいのであろうか。ポーリング博士は、これら草食動物のビタミンCの利用データから、「個人差はあるが、成人で1日10グラム（1万ミリグラム）摂ればよいだろう。自分も錠剤で10グラムのビタミンCを毎日摂っている。10グラムのビタミンCをオレンジ・ジュースで摂るには、２００ミリリットルのグラスで１１０杯飲まねばならない。それは不可能なので、錠剤を飲んでいる。合成ビタミンCは、天然のものと変わりがない」[8]と語られている。

2．喫煙者とビタミンC

（1）ペルティエの研究C

カナダの予防医学者ペルティエは、タバコを吸う人は血液中のビタミンCが著しく減少しているという研究成果を発表し、話題をさらっている。[9] ペルティエは、１９７５年、カナダ全州から喫煙者１２４３人と非喫煙者８１２人をサンプリングし、血液と排尿中のビタミンCを検査した。その結果、１日20本以下の喫煙者は、吸わない人に比べ血液中のビタミンCが25％、20本以上の人は40％も減少している事が明らかになった。喫煙者の血清及び白血球のビタミンCレベルは、非喫煙者より低い事は、今では医学的常識とさえなっている。この事実は、アメリカ合衆国保健教育福祉省の報告でも確認されている。[10] 体内で生産はできないが大量に必要とするビタミンCが、血液中において非喫煙者よりもかくも少ないのはなぜであろうか。

（2）喫煙はビタミンCを破壊する行為

どうして喫煙者の血中ビタミンC濃度は、非喫煙者に比較してかくも大幅に低いのであろうか。タバコの主成分であるニコチンが、ビタミンCの破壊者であるのは、ほぼ学界の常識となっている。この事実を疑う人はいまい。タバコ一本の喫煙によって、20～25ミリグラムのビタミンCが破壊されていると言われている。[11] ちなみに、これは、レモン一個分に含まれているビタミンCの総量に等しい。

3. 美容とビタミンC

さて、喫煙はビタミンCを大量に破壊する行為であることが理解できたわけであるが、この事が美容上決定的ダメージを与えるわけである。ビタミンCは、実に様々のプラス効果（利益）を我々に与える。体内での解毒作用への協力、体を構成している細胞と細胞をつなぐ間組織を健全な状態にする、動脈硬化の原因と言われるコレステロールを変性させて毒性をなくす、動脈硬化や高血圧の予防をする、新陳代謝を盛んにし病気に対する抵抗力を強める、疲労の回復を早める、大量投与による制がん効果とがん患者の大幅な延命効果など、健康への貢献は計り知れないものがある。しかし、ビタミンCの最もよく知られた貢献は、美容への効果であろう。ビタミンCが美容ビタミンと言われる理由がここにある。

ビタミンCは、膚の美容に欠かせないものである。ビタミンCはシミやソバカス、その他の皮膚の色素増加を抑制（防止）し、皮膚の老化を防ぐのに役立っている。そのビタミンCが喫煙によって大量に破壊されるのである。大量に破壊されれば、皮膚の健康や美容上、大きな打撃を受ける事は、小学生の子供にでも分かる事である。ビタミンCの大量破壊は、美容の上では決定的ダメージである。

福岡チャーミング・スクール（福岡市中央区大名二丁目）の亀崎世史子校長は、女性喫煙者のスタイル（プロポーション）と膚について、盾の両面を次のように語っておられる。「どだい、タバコを吸ってやせるのは無理な話です。かりに喫煙で食欲が落ち、やせたとしますね。スタイル、プロポーション的には満足でしょう。しかし、お膚を美しくするのに必要なビタミンCが破壊され、膚にうるおいをなくします。[12]」

女性の喫煙は、ビタミンCの破壊を介して、女性の美容に多大のダメージを与えていると断言できよう。

注

（1）桃山学院高等学校生活指導部編著『BYE　BYE　SMOKING』学事出版、1979、42頁。
（2）浅野牧茂著「禁煙の生理衛生学」、『公衆衛生』医学書院　第43巻11号、1979、17頁。
（3）牧野賢治著『タバコロジー：嫌煙・禁煙・あなたの健康』毎日新聞社、昭和53年、93頁。

(4) 牧野賢治著　前掲書　94頁。
(5) 牧野賢治著　前掲書　94～95頁。
(6) 浅野牧茂著　前掲論文、17頁。
(7) 毎日新聞〝ビタミンC効用論〟昭和55年4月16日。
(8) 毎日新聞　前掲記事。
(9) 毎日新聞〝あすのからだ〟昭和53年5月27日。
(10) アメリカ合衆国保健教育福祉省　衛生総監報告書要約『喫煙と健康』（厚生省内部資料）昭和54年度健康づくり調査研究委託費　喫煙と健康に関する調査研究班による。
(11) 川野正七著『恐るべきタバコ公害』九州禁煙協会（北九州市立八幡病院内）１９７８年、９頁。
(12) 毎日新聞　前掲記事〝あすのからだ〟

第二十章　自動車運転とタバコ

―八千万非喫煙者の立場からの21世紀交通安全対策への提言―

はじめに　―私が追突事故の被害者に―

平成29年5月27日午後3時50分、福岡県筑後市大字倉数５８０、国道２０９号線大堤信号にて赤信号のため停車中の私の自家用車に、若い女性ドライバーが激しく追突した。

私の車の後部は大破し、修理に約1ヵ月半の期間を要した。幸いにも、運転席の妻は奇跡的に無事だったが、助手席の私は、頚椎捻挫《けいついねんざ》（むちうち症）と腰椎捻挫《ようついねんざ》で両手足がしびれ、示談成立までに6ヵ月間のリハビリ治療を要した。彼女はわき見運転を否定するが、運転中の喫煙は認めた。私は、タバコ喫煙に起因するわき見運転か前方不注意が追突の原因と確信している。現場検証した警察は、この追突事故の原因を運転者の前方不注意として処理した。女性運転者の前方不注意の真の原因である運転中の喫煙は、不問にされた。

第一節　追突される不安と恐怖　―東名高速道路追突大事故に思う―

自分は交通ルールを守り安全運転に徹しているので、絶対に交通事故は引き起こさないという自信を持っているドライバーは多い。しかし、交通ルールを守り安全運転に徹しているので、絶対に交通事故に巻き込まれないという自信を持つドライバーは皆無であろう。このようにさせた最大の原因は、追突事故の増加である。特に、高速自動車道を走行する時は、安全運転に徹している善良なドライバーでも、常に追突の不安と恐怖を実感している。どんなに自分が安全運転に徹していても、後続車から追突される危険性は少しも減少しない。善良な安全運転者の命は、追突事故に関しては、後続車輌の運転者の手にゆだねられている。実に恐ろしい事である。

　追突事故は車の出現と同時に存在したであろう。追突への不安も昔から存在したと思われる。しかし、追突される可能性や危険性、追突事故の悲惨さ、追突の不安などの程度は、昔（以前）とは雲泥の差がある。災害は時代とともに進化すると言われる。交通災害も例外ではない。最近、高速自動車道での追突による重大事故が多い、と実感している国民は多い。事実、昭和54年度『警察白書』によれば、高速自動車国道で起こった死亡事故の半数が、駐停車車輌や走行車輌への追突死亡事故である[1]と言う。高速道路における追突死亡事故は、今後も増加するであろう。高速自動車道の増加、交通量の著しい増加、貨物自動車の混入率の増加、車輌の大型化、危険物運搬車輌の増加などがこの予想の根拠である。

　このような私の予想を裏付けるように、昭和54年に東名高速自動車道で、二つの悲惨な追突大事故が連続的に発生した。まだ生々しく記憶されている人も多かろうと思う。一つは、静岡県焼津市の東名高速道日本坂トンネル内で、7月11日夕方、大型トラックと乗用車計6台が五重追突事故を起こし、１６０台の車の車輌火災が発生し七人が焼死した事故である。自然渋滞で停車していた前方の車に気付いて急停車した大型貨物車に、後続の運送会社の大型トラックが追突し、さらに後続の乗用車がその後ろの大型トラックとの間に挟まれる形で、計6台が玉突き衝突をしたのである。このような追突大事故を引き起こした原因は何であったのか。車間距離不保持、スピードの出し過ぎ、わき見運転、前方不注意のいずれかであると思われるが、第一当事者を始め追突関係車輌のドライバーたちが死亡しているので、真の原因は未確定である。

　それから四十数日後に、東名高速道路で再び追突大事故が発生した。昭和54年8月23日午後1時20分ごろ、神奈川県足柄上郡大井町山田の東名高速道路大井松田インターチェンジから東京寄り約1キロの下り線で、道路清掃作業中のため渋滞で停車していた愛知県三河ナンバーの乗用車に、静岡県富士宮市の望月保三（32歳）氏運転の大型トレーラーが追突したのである。この追突で乗用車は前に押し出され、計8台が次々に玉突き追突した。この追突事故で三河ナンバーの乗用車を含め、タンクローリーやトレーラーの6台が炎上し、三河ナンバーの車に乗っていた三人が逃げ遅れ焼死、他の車の八人が重軽傷を負ったのが、この追突大事故の概容である。

　大型トレーラーの運転手と言えば、いわば運転のプロである。どうして運転のプロが、ドライバーの最も恥ずべき追突事故を引き起こしたのであろうか。この追突事故の場合、第一当事者の望月保三運転手が生存しているので原因ははっきりしている。神奈川県警高速道路交通警察隊の調べによると、いわゆるわき見運転が原因であると言う。しかし、私がこの論文で訴えたいのは、まさに、このわき見運転の原因（本当の原因）である。なぜプロのドライバーがわき見運転をしたのかを、交通関係者及び国民の皆様と共に考えたいというのが、私の論文執筆の主要な動機である。

取り調べに対して望月運転手は次のように述べている。「走行中〝右に寄れ〟の工事標識を見たが、タバコを取り出して吸おうとわき見をし、再び前方を見たところ、約100メートル先を乗用車が走っており、ブレーキをかけたが間に合わず追突した[2]」と（傍点筆者）。三河ナンバーの乗用車に乗っていて全員死亡したのは、浜松医大外科医師綿貫《わたぬき》誠司さん夫妻と綿貫さんの母葉子さんの三人である。道路清掃作業中の渋滞のために、やむなく停車していた綿貫さんに過失はない。おそらく安全運転に徹した善良なドライバーであったに違いない。明日は我が身である。人事《ひとごと》ではない。

昭和54年の高速道路における二大追突事故のうちの一つは、運転中のタバコが原因による事故であったのである。私たちは高速道路に限らず、日常しばしば運転中のタバコが原因で引き起こされた、わき見（前方不注意）運転による追突事故を見聞している。その一例として、追突された経験を大分県中津市の主婦池口澄子さんが、〝運転中は運転に集中しよう〟というテーマで新聞に投書されておられるので[3]紹介しよう。

「信号待ちしていたら、後ろからドスンと追突されました。追突したのは初心者マークを付けた若い青年で、〝すみません、タバコの火が車の床に落ちたので下を向いていたら追突した〟と言うのです。私の車はバンパーがへこんだだけで、〝これから気をつけて運転するのよ〟と言って許しました。ほんのちょっとしたわき見運転で、どれだけ他人に迷惑をかけるか分かりません。ひげをそりながら運転している人、子供を抱っこして運転している人などよく見かけますが、一つ間違えば他人に迷惑をかけ、また自分自身を滅ぼすことになります。お互いに運転中は運転することのみ心がけようではありませんか」

これは交通事故としても記録されなかった追突事故である。そしてわき見（前方不注意）運転の真の原因は、タバコ（喫煙）

運転であったのである。

第二節　これまでの交通安全対策の死角

運転中のタバコ（喫煙）は、これまでの交通安全対策で盲点ないしは死角であったのではなかろうか。少なくとも、これまでの交通安全対策で、運転中のタバコ（喫煙）は追突と言う交通事故発生の重大な原因である、タバコ（喫煙）運転は飲酒運転にも匹敵する恐るべき違反行為である、という意識（認識）でとらえられた事は一度もなかった。

警察当局もタバコ（喫煙）運転の危険に無関心である。昭和53年度の第一当事者の違反別死亡事故件数の第1位は、最高速度違反（22・6％）、第2位はわき見運転（18・1％）、第3位は酒酔い運転（10・0％）である。[4]〝わき見運転〟という表現で片づけられており、わき見運転の大部分の真の原因であると思われる〝タバコ（喫煙）運転〟については気付いてさえいない。気付いていれば、〝わき見運転〟の項目の中に解消するのではなく、別途にタバコ（喫煙）運転の項目を新たに設けるはずである。事実、警察はアルコールには厳しいが、もう一つの国民の嗜好品であるタバコについては、無関心であり寛容である。いったい、運転しながらの喫煙を警察官からとがめられた国民がどれだけ存在するであろうか。警察自体がタバコ（喫煙）運転を違反行為とみなしていないのであるから、恐らく皆無であろう。

タバコはわき見（前方不注意）運転の最大原因となるばかりではない。第1位の最高速度違反とも密接に関連している。スピードを上げているから、ちょっとタバコを吸おうとした時、不注意になり、気がついた時はもう手遅れであったという場合も多いと思われる。この場合、事故の原因はスピードの出し過ぎとして処理されるであろう。しかし、この事故の真の原因はタバコ（喫煙）運転であるとみなせなくもない。あるいはまた、タバコ（喫煙）運転のため片手運転によるスピード違反走行をしたために、ハンドル操作が不十分で交通事故を引き起こしてしまったという場合もあろう。わき見運転とスピード違反は、密接に関係しており、この二つを背後で支えているのが、運転中のタバコ（喫煙）である。いや、タバコは第1位、第2位の原因だけでなく、第3位の酒酔い運転ともからんでいるのである。飲酒するとむやみにタバコを吸いたくなるという男性は多い。

喫煙すると血液中の一酸化炭素へモグロビン（CO - Hb）濃度が急激に増加する。この濃度が10％に上昇するのはすぐである。[5]血中一酸化炭素へモグロビン濃度が2％に上昇しただけでも、ものごとを判断する働きが鈍くなってくる。[6]飲酒により認知能力が減退した上に、喫煙運転によって判断能力も更に減退させられる。更に、タバコ（喫煙）運転に伴う片手運転が、飲酒によって減退された運転操作能力の一層の減退に追い打ちをかける。

このように、運転中のタバコ（喫煙）は、違反別死亡事故件数の上位3位のすべてと密接に関係している。だのに交通安全対策上まったく無視され続けてきた。わき見運転、最高速度違反、酒酔い運転の違反原因の背後に、運転中のタバコ（喫煙）が密接にからまっているのを見抜かなければならない。警察当局もまだこの事実を見抜いているとは言えない。私が運転中のタバコ（喫煙）は、これまでの警察当局の交通安全対策の死角（盲点）であったと断定する理由もここにある。

行政当局はどうであろうか。タバコと自動車運転との関係を明記した唯一の法律（規則）を持っているのは運輸省である。運輸省は道路運送法の規定に基ずき、旅客自動車運送事業等運輸規則（昭和31年、運輸省令第44号）を制定している。その第三十三条は、旅客自動車運送に当たっている乗務員（タクシーの運転手など）の喫煙行為を次のように禁止している。第三十三条の2は、前項の乗務員は、次に掲げる行為をしてはならないとし、その禁止行為の第三番目に、「旅客の現存する事業用自動車内で喫煙すること」を掲げている。すなわち、タクシーの運転手などは乗客を乗せた場合、絶対に喫煙してはならない事が法律（規則）によって規定されているわけである。しかし、これが全く守られていない事は、我々が日常良く経験する事である。乗客も運転手も、会社側も行政当局も、このような法律（規則）がある事すら知らないのではないかと思われる。

タクシー運転手の喫煙について私の指摘を受けた佐賀新聞社記者のインタビューに対して、佐賀陸運事務所の担当係官は、「事故の恐れのある過労運転などには注意しているが、タバコについての苦情はまだ聞かないし、特別に指導はしていない」[7]と正直に告白している。日本全国の他の陸運事務所も同様であろう。苦情がないわけではない。国民はそんな法律（規則）がある事も知らされていないし、苦情の申し込み先も知らないのである。たとえ苦情が殺到していなくても、陸運行政当局はこれらの法律（規則）が守られるよう行政指導を義務付けられているのである。知っていてやっていないのなら行政当局の職務怠慢である。ついでに、この運転中喫煙禁止の項目を検討してみると、少なくともこの規則は、交通安全対策上の視点から発想されたものではない事がわかる。旅客が現存していなければ、タクシー運転手は運転中の喫煙が可能である。また、乗客の喫煙は禁止されていない。タバコ（喫煙）運転は、交通安全上危険な行為ではないという発想が基本にある。タクシーの運転手が非喫煙者で、タバコ煙に対して肉体的、精神的、健康的ハンディキャップをもっていたら、どうなるであろうか。たとえそうではなくても、長時間の勤務で疲労しているうえに、冷暖房中の密閉車内で乗客が喫煙したらどうなるか。閉鎖された車内はたちまち劣悪なる労働環境へと一変する。安全運転に障害や支障が現れるのは必定である。

以上の事から分かるように、少なくとも現段階においては、法律的にも行政的にも、警察当局も行政当局も、タバコ（喫煙）運転は安全運転のための障害にはならないという見解にたっている。それ故に、タバコ（喫煙）運転は、交通安全対策上一考だにされなかったのである。しかし、これが誤りであることは明らかである。多くの事実と経験と外国での研究がこの事を証明してくれる。

タバコ（喫煙）運転はこれまでの交通安全対策上の死角、盲点であった。もちろん、警察当局や行政当局の、これまでのタバコ（喫煙）運転への寛容さとその危険性への無知を一方的に非難するのは片手落ちであろう。国民自体がタバコ（喫煙）に対して極めて寛容であり、その害に対して無知であるのがそもそもの根本原因である。警察や行政当局のこれまでの姿勢は、このような情けない国民の意識（認識）の忠実な反映であるのである。我々国民は、そのレベルに応じた警察官と役人しか持てないのである。

第三節　タバコと交通事故の関係についての研究

警察、行政当局、国民の以上のような意識や認識を反映して、タバコと交通事故の関係についての研究は、日本国内においてはおそらく皆無に近いであろう。少なくとも私はその方面の研究物を努力しても入手できなかった。タバコ（喫煙）運転が直接原因による交通事故もわき見運転や前方不注意運転として処理されている。わき見運転の中にタバコ（喫煙）運転によるわき見がどれくらいあるのかさえも、統計的に明らかにされてはいない。なぜ、わき見（前方不注意）運転をしたのか、わき見（前方不注意）運転の真の原因追求がなされていないのである。

それ故、これまで私が主張してきたタバコ（喫煙）運転の危険性についての科学的知識は、主として以下に紹介する外国の研究成果に立脚したものである。しかし、日本におけるタバコ（喫煙）運転の危険性は外国以上である。その理由として、ドライバーの多数派を形成する成人男子の75％が喫煙者（日本専売公社昭和53年度調査による）であり、外国の先進諸国の中でもケタはずれに高い喫煙者率である事（ちなみに、同時期のアメリカ成人男性のそれは39％）、日本国民は世界でも珍しいくらいタバコ（喫煙）に極めて寛容であり、その害に無知である事、超過密社会の中での自動車数の増加、自動車走行密度が極めて高い点などがあげられる。

1．アメリカのコロンビア大学の研究

アメリカのコロンビア大学の研究によると、その因果関係についてはまだ明確に解明されてはいないが、タバコを吸う人は、タバコを吸わない人に比べて4倍も交通事故を起こす率が高いという統計的結果が出ている。(8)

2．アメリカのミシガン大学の研究

ミシガン大学は、タバコが反射運動を遅《おそ》くさせることにより、交通事故の発生に貢献していることを明らかにしている。(9)同大学は、四十五人の健康な男子にニコチン含有量の多いタバコを吸わせたところ、1分以内に反射運動が鈍《にぶ》り始め、4分後には67％も鈍くなった。ニコチンを含まないレタスの葉で作ったタバコを吸わせた時は、反射運動はまったく変わらなかった。ニコチン含有量の低いタバコでは、反射運動が鈍くなる程度も少なかった。タバコを吸い終わると反射運動は正常に戻り始め、約20分で正常になった。2本目のタバコを吸いはじめると、やはり同様に反射運動が鈍くなってきた。

3．アメリカ合衆国保健教育福祉省の研究

同省はその報告書(10)において、喫煙によって発生する一酸化炭素（CO）と一酸化炭素ヘモグロビン（CO－Hb）濃度及び自動

車運転との関係について、次の様に要約し報告している。

㋑ 比較的低レベルの一酸化炭素でも、精神運動機能に若干の影響があるとされ、この機能は特に自動車の運転者に関係する。

㋺ ヤブロフ（Yabroff）らの研究によると、一酸化炭素ヘモグロビンが約2%という低いレベルで、運転に必要な作業が悪影響を受けると結論されている。運転に必要な作業とは、警戒（視覚と聴覚）、色覚と認識力（尾灯やブレーキ灯、信号に対する識別）、光度認識力（距離推定の手がかりとして重要）、周辺視覚、まぶしい光に対する復元力、言語能力などである。

㋩ レイ（Ray）らの研究によれば、一酸化炭素ヘモグロビンの増加につれて、時間の推定は短くなり、距離の推定は長くなり、尾灯の認識及び先行車の速度変化の推定に時間がかかる事が明らかになっている。

4．英国王立内科医学会の研究

同医学会報告書[11]において、喫煙者と危険意識、アルコール、交通事故との関係について、その研究結果が次のように要約報告されている。

㋑ 大人の喫煙者は、非喫煙者と比べて衝動的で、興奮を求め、危険を愛し、冒険的で権威に対して好戦的な傾向を示す。

㋺ 大人の喫煙者は、お茶やコーヒーをよく飲み、アルコールを含めてその他の薬物を用いる傾向が強い。

㋩ 大人の喫煙者は、非喫煙者よりも離婚しやすく、職を変えやすく、自動車事故を起こしやすく、安全ベルトをあまり着用しない傾向にある。

5．世界保健機関（ＷＨＯ）の研究

喫煙制圧に関するＷＨＯ専門委員会の報告書[12]は、次のように述べている。

㋑ 小さな換気の悪い空間でタバコが吸われると、一酸化炭素の濃度は工場で許される限界を超えるレベルに到達する。そのような事は、例えば自動車、オフィス、バー、酒場の中でも起きうる。そのような曝露《ばくろ》を受けると、非喫煙者の一酸化炭素へモグロビンは中等度に上昇する。

㋺ 刺激の認知や反応の能力を高く保つことが重要な、例えば自動車の運転手や航空機のパイロットなどの場合には、タバコの煙に由来する一酸化炭素に曝《さら》された場合の影響は問題であると言われている。一酸化炭素がアルコール、疲労、高空飛行などの悪条件と重なりあって作用する可能性も考慮に入れなければならない。

以上、タバコ（喫煙）と交通事故に関係する外国の諸機関の研究を紹介してきた。タバコ（喫煙）運転は、少なくとも、交通事故発生数の増加と無関係ではない。いや、交通事故発生数の増加に貢献していることは、これらの研究からも明白である。だがしかし、これらの外国の研究でも、喫煙運転とわき見運転の関係から、タバコと交通事故の関係を追求したものがないのには考えさせられる。

タバコ（喫煙）運転の本当の危険性は、一酸化炭素へモグロビンの増加による判断力の鈍化というプロセスの上にあるのではないからである。タバコ（喫煙）運転は、必然的にわき見（前方不注意）運転と片手運転を誘発させる。ここにタバコ（喫煙）運転の真の恐ろしさがある。タバコ（喫煙）の恐ろしさは認知能力の瞬間的ないしは短時間の完全喪失及び応答動作の不適応にあるのである。タバコを吸うためにちょっと目をそらしたすきに、あるいは喫煙中に片手運転を余儀なくされたために重大な交通事故が発生しているのである。わき見をすることは、眼を閉じて運転することに等しい。タバコ（喫煙）運転は、このことを不可避ならしめるのである。

第四節　タバコ（喫煙）運転はなぜ事故を引き起こすのか

1. 運転に必要な条件と喫煙に必要な条件

自動車を安全に運転するには、きわめて多くの能力と細心の注意が要求される。走行中は、刻々に変化する周囲の状況を頭に入れつつ、速度、車間距離、標識、対向車、後続車、路面状況、自転車、歩行者等に気を配らなければならない（万全《ばんぜん》の認知）。そして、同時に、加速、減速、停止、左折、右折、照明調節等を行うべきか否かを瞬時に、しかも適切に判断し、それを迅速に実施しなければならない（応答動作）。認知を怠ったり、判断を誤ったり、応答動作に手間取ったりすると、車はたちまちにして一大凶器になってしまう。換言すれば、自動車の運転者は、走行する車輛集団の中で自分の車を安全に運転管理する完璧なまでの能力を要求されているのである。この事は、高速自動車道において特にそうである。ドライバーのこのような安全運転管理への配慮は、場合によっては、飛行機のパイロットのそれにも匹敵すると言っても過言ではない。

さて、タバコ（喫煙）運転にはどのような動作が必要とされるであろうか。運転をしながら、次のような多様な動作が必要である。タバコの箱を取り出す、タバコを1本取り出す、それを口にくわえる、タバコの箱を元の場所に置く、車内のシュガーライターの点火ボタンをおす、点火したシュガーライターを引き出す、タバコに点火する、シュガーライターを元のシュガーソケットに差し込む、タバコを一口吸う、灰皿を出す、灰が服や床にこぼれ落ちないよう気を配りながら吸う、タバコの火を消す、灰皿に吸いガラを入れる、灰皿をしまう、といった具合である。このようにタバコの箱を取り出してから喫煙を終了するまでに、実に、14の動作が必要なのである。自動車の運転がおろそかになるはずである。非喫煙者に比べて喫煙ドライバーは交通事故が4倍も多い（本書前節４３７頁のアメリカのコロンビア大学の研究）と言うのも道理である。

2. わき見運転と片手運転は不可欠

この一連の喫煙動作の中で、わき見運転と片手運転をしないという事は絶対に不可能である。1本のタバコを吸い終わるまでに、数回のわき見（前方不注意）と数回の片手運転は不可欠である。自動車の運転中にタバコを吸う事は、安全運転管理への配慮を犠牲にしてのみ可能な行為なのである。

第1に、運転中喫煙すれば、自動車安全運転管理に不可欠の認知能力が障害される。たった1秒前後のわき見（前方不注意）が、しばしば重大な追突事故を引き起こすのである。第2に、タバコ（喫煙）運転をすれば、必ず片手運転を強制される。片手運転であれば、とっさの時のハンドルさばきが障害をうけ、かつ、適確な応答動作を迅速に実施できなくなる。

ここに熟練したプロのドライバーが、なぜ追突事故というドライバーにとって最も恥ずべき交通事故を引き起こすのか？への一つの解答を見出《みいだ》す事ができる。運転技術の未熟さではなく、運転技術の熟達に伴う油断が追突事故を引き起こすのである。

運転に慣れると、喫煙者は必ず喫煙運転をする。喫煙が生活習慣であるので、喫煙運転も日常の生活習慣となってしまうのである。

一時的にせよ認知能力が完全に喪失する事、そしてその時は、片手運転の時が多く適確な応答動作が実施できない。このような悪条件が重なれば、たとえプロの運転手だって、交通事故、なかんずく追突事故を引き起こす。始めにこの章の第一節（432頁）で紹介した、東名高速道路追突大事故の第一当事者である望月保三運転手の場合がまさにその典型例である。

手足の不自由な身体障害者にも自動車免許証が交付されている。しかし、身体障害者が引き起こす交通事故は少なく、むしろ優秀ドライバーとして表彰を受ける確率が高いと言われる。彼等は、集中力と感覚を総動員し、それへの応答動作に一所懸命に努力しているからであると思う。おそらく、タバコ（喫煙）運転をしている身体障害者は皆無であろう。運転中における認知能力を高度に保っておく事が、交通事故を引き起こさないための第一条件であると言われている。タバコ（喫煙）運転こそ、この第一条件を台無しにする張本人である。ちなみに、携帯電話使用等（交通の危険）には、現在違反点数2と9000円の反則金が課せられている。タバコ（喫煙）運転は、携帯電話使用運転と同等か、それ以上に交通の危険を引き起こす運転行為ではなかろうか。

第五節　これからの交通安全対策のための意識変革

タバコ（喫煙）運転は、わき見（前方不注意）運転を誘発する最大の原因である。それ故、タバコ（喫煙）運転は、交通事故発生の確実な重要原因の一つである。私たちは飲酒運転にはだんだんと厳しくなりつつある。飲酒運転に関しては法令や罰則も整備され、国民の意識も徐々に変革されつつある。喜ばしい事である。

それに比べ、同じ嗜好品であるタバコは、交通安全対策上、野放しにされているのは、片手落ちではなかろうか。喫煙の習慣性、反復性、頻度は、酒の比ではない。この事は、喫煙者の中で、飲酒運転は守れても、喫煙運転はほとんど守れていないという事実からも明白である。安全運転のイロハである認知が妨げられる危険は、飲酒運転以上である。タバコ（喫煙）運転は、飲酒運転に匹敵するくらい恐ろしい安全運転違反行為ではなかろうか。その点で、交通の危険行為として運転中の携帯電話使用を禁止し、違反点数2、反則金9000円を課している現在の制度は高く評価されよう。

飲酒運転は、いわば社会的失格者のする行為であり、喫煙運転に比べて数もはるかに少ない。また、1日中飲酒しているわけではないし、運転中も飲酒していることはまずない。それに、幸か不幸か、飲酒運転事故を起こす人は、重大事故を引き起こす前に大半は自爆?している。飲酒運転による事故の約半分は、車輌単独事故である。これら飲酒運転者は、他人に危害を加える以前に、ガードレールや分離帯に衝突したり、道路から飛び出したり、転落したりして、自ら自爆している。いや、明らかな飲酒運転はすぐに警察に通報され、即逮捕である。飲酒運転には、重い罰と社会的制裁が課せられている。

一方、タバコ（喫煙）運転はどうであろうか。日本専売公社の昭和54年度における成人男女の喫煙人口の推計は、3480万人（男性2840万人、女性640万人）である。このうち、運転免許証を所持し、現に自動車を運転している大人の数はどれくらいになるであろうか。おそらくその数は、2000万人を下らないと思われる。ということは、毎日、2000万人以上の人々が、タバコ（喫煙）運転を公然と何一つとがめられる事なく、四六時中実施中という事である。安全運転のために、運転中はひたすら運転に集中し、喫煙しないという喫煙者はきわめてまれである。いや、逆に、運転中こそ喫煙しなければ、いらいらしてとても安全運転?ができないのが、大多数の喫煙者の実態である。社会的地位のある人も、教養ある紳士も、プロのドライバーも、喫煙者である限り、ことタバコ（喫煙）に関しては実にだらしがない。ニコチンによる薬物依存のなせる業《わざ》である。

このように、喫煙者はほぼ全員が、運転中も喫煙をし続けていると思って間違いない。それ故、タバコ（喫煙）運転の危険性は、喫煙の習慣性、反復性、頻度、公然性から見て、交通安全上、飲酒運転の危険性にも匹敵すると言っても決して過言ではない。事実わき見運転の死亡事故は、飲酒運転のそれよりはるかに多く、約2倍にも達している程[13]である。このわき見運転を誘発させている原因こそ、運転中の喫煙なのである。後続車輌を運転しているドライバーが、タバコを吸うために一瞬わき見（前方不注意）を余儀なくされたその瞬間が、ちょうど渋滞等のために、急ブレーキを踏む事を余儀なくされた自分の一瞬間と一致したらどうなるであろうか。追突されること必至である。

最初に紹介した東名高速道路での追突大事故は、この一例である。大型トレーラーの望月保三運転手が、喫煙のためにわき見（前方不注意）運転をし、渋滞のために停車していた自家用車に追突し大事故を引き起こしているのである。喫煙によるわき見（前方不注意）運転が原因で追突される危険性は、特に高速道路を走っている場合極めて高い。因《ちな》みに時速１００キロで走行する車輌は、1秒間に約28メートルも進むからである。成人男子の75％[14]が常習喫煙者であるという事は、後続車輌の7割近くが常にタバコ（喫煙）運転実施車輌であるとみなしてよかろう。飲酒運転車輌、飲酒運転者の割合は、これに比べたらはるかに少数である。

誤解されないように申し上げておきたい。私は、飲酒運転よりタバコ（喫煙）運転の方がより危険だと主張しているのでは決してない。飲酒運転は極めて悪質な違反行為であり、極めて危険であり、飲酒運転者は今後も社会的に糾弾していかなければならない。私がこの論文で主張しているのは、わき見（前方不注意）と片手運転を必然的に引き起こすタバコ（喫煙）運転も安全運転義務違反ではないのか、タバコ（喫煙）運転も携帯電話使用運転と同じくらい危険な運転行為ではないのか、タバコ（喫煙）運転も飲酒運転に劣らず危険ではないのか、放置しておいていいのか、という事にすぎないのである。

来《きた》るべき21世紀の交通安全対策の一つに、タバコ交通安全対策が講じられる必要がある。そのためには、これからの20年間に、私たちは、自動車運転中のタバコ（喫煙）に対する意識変革を行わなければならない。タバコ（喫煙）運転は、走行する車輌集団のなかでも最も危険な追突大事故を引き起こす元凶である。タバコ（喫煙）運転は、安全運転義務違反であり、前方不注意行為であるという意識を定着させる必要がある。そのためにも、自動車（自転車）運転中の喫煙は禁止されるべきである。自動車運転中は喫煙しないという一人のドライバーの出現は、今後の交通安全対策上の強力な点となることができる。このような強力な点は、自動車の走行に伴い強力な線となることができる。このようなドライバーが増加すれば、それは道路上では強力な面となる事ができるのである。

減少し続けていた交通事故発生件数、交通事故死者数も停滞し、昭和52、53年頃を境にして、逆に増加傾向を示しつつある。罰則や取り締まりの強化、道路や交通安全施設の改善による交通安全対策は、今や一つの限界に達した感がする。年間９０００人死亡、60万人負傷というこの限界を突破するには、新たな意識改革がどうしても必要である。制度・施設改善と意識改革は並行して行われねばならない。しかし、意識改革ほど困難なものはない。高速自動車道走行時代における意識変革の具体的事例が、運転中のタバコ（喫煙）の禁止処置である。

運転中のタバコ（喫煙）禁止処置、すなわち、タバコ交通安全対策は、21世紀に向けての交通安全対策改善の確実な第一歩であり、必ずや実りある成果をもたらすであろう。運転中には絶対に喫煙せず、運転する事に集中するという国民意識の形成は、制度の改革よりも難しい。しかし、この意識改革はこれからの20年間に、ぜひとも我々日本人がやりとげねばならない、交通安全対策上の重要課題の一つであると確信する。

第六節　これからの交通安全対策への一提言—タバコ交通安全対策の具体的処置—

21世紀へ向けての交通安全対策の一環として、今後の20年間に、タバコ（喫煙）運転は飲酒運転や携帯電話使用等（交通の危険運転）にも匹敵する安全運転義務違反であるという意識を、国民の間に定着させる事が必要である。そのためには、次のような処置は不可欠である。

① わき見運転による交通事故の中で、タバコ（喫煙）運転から発生したわき見（前方不注意）運転の実数を実証的に研究し明らかにする事。おそらく、直ちにタバコ（喫煙）運転を禁止するに足るデータが現れる事は確実である。

② 前項の実数が明らかになったら、第一当事者の違反別交通事故件数、違反別死亡事故件数の統計表の中に、タバコ（喫煙）運転ないし喫煙によるわき見（前方不注意）運転の実数を銘記すべきである。新たに付加するに足る数字となり、国民に大きな衝撃を与える数字となるであろう。

③ データが明らかになったら、タバコ（喫煙）運転を規制ないし禁止する処置をとるべきである。高速道路、大型自動車運転手、危険物運搬車輌運転手、タクシー運転手、安全運転管理者などがまず規制の対象となるべきである。そしてやがては、自転車を含む道路上のすべての車輌に拡大されるべきである。もちろん、これらの規制と並行して、喫煙と休

憩が可能なパーキング・エリアを整備する事も必要である。

④ 交通違反の点数一覧表の中に、携帯電話使用等（交通の危険）の項目に準じて、タバコ（喫煙）運転の項目を新たに設けるべきである。違反点数は、携帯電話使用等よりも重い点数3、反則金1万円を課すべきである。

⑤ 自動車教習所等において、携帯電話使用等（交通の危険）に準じて、タバコ（喫煙）運転の危険性について十分教育すべきである。

⑥ 運転免許習得のための学科試験問題の中に、タバコ（喫煙）運転の危険性についての講義が、学科教習課程の一教程として登場すべきである。

⑦ 運転免許証更新時の安全運転講習において、タバコ（喫煙）運転の危険性を知らせる問題を出題すべきである。

⑧ 企業の安全運転管理者（正・副）に、タバコ（喫煙）運転の危険性についての講義か講話を義務付けること。管理に生かせるよう陸運行政を改善する事。

注

（1）警察庁編『警察白書』（54年版）大蔵省印刷局、昭和54年、251頁。
（2）毎日新聞　昭和54年8月23日。
（3）毎日新聞　昭和54年6月28日。
（4）警察庁編　前掲白書　212頁。
（5）浅野牧茂著「タバコの生理学的影響」、『からだの科学』、通巻93号、日本評論社、昭和55年、86頁。
（6）アメリカ合衆国保健教育福祉省衛生総監報告書（要約）『喫煙と健康』（厚生省内部資料：昭和54年度健康づくり調査研究委託費、喫煙と健康に関する調査研究班）、87頁。
（7）佐賀新聞　昭和54年6月5日。
（8）林　高春著『5日でタバコをやめる本』光文社、昭和54年、71～72頁。
（9）林　高春著　前掲書、72頁。

(10) アメリカ合衆国保健教育福祉省　前掲報告書、86〜87頁。

(11) 英国王立内科医学会（報告）『喫煙をとるか健康をとるか』（富永祐民他訳）、結核予防会、昭和54年、106頁。

(12) 喫煙制圧に関するＷＨＯ専門委員会報告『喫煙流行の制圧』（平山　雄他訳）、結核予防会、昭和55年、34頁。

(13) 警察庁編　前掲白書、212頁。

(14) 因《ちな》みに、平成29（2017）年の日本人成人男性の平均喫煙率は28・2％、30代〜50代男性のそれは35％前後を推移している（日本たばこ産業株式会社調査）。

第二十一章　室・車内空気汚染とタバコ

第一節　大気汚染から室・車内空気汚染の発想へ

1．空気汚染の概念とその構成要素

日本には、公害対策基本法の実施法として、大気汚染防止法が存在する。この法律は、工場及び事業場における事業活動に伴って発生するばい煙の排出等を規制し、並びに自動車排出ガスに係る許容限度を定めること等によって、大気の汚染に関し国民の健康を保護するとともに、生活環境を保全する事を目的としている。これからも明白なように、この法律はもっぱら屋外（室外）の大気汚染を取り締まる法律である。日本においては、工場等の生産現場の環境条件については比較的早い時期から問題にされ注意されたし、大気汚染についても前述の法律を制定するなど、環境保全にはかなり敏感になってきている。喜ばしい事である。しかし、事務室内、車内、家屋内、家庭室内での環境条件の改善には、驚くほど無頓着かつ無関心である。

我々は空気汚染という視点から、我々の日常の生活環境を再点検する時期に直面させられているのではなかろうか。具体的に提言すれば、広域空気汚染（工場のばい煙、自動車の排気ガスによる大気の汚染）と狭域空気汚染（市民生活の中で、喫煙等によりその周辺の室内空気を汚染する）、室外空気汚染（大気汚染）と室内空気汚染（車内も含む）、社会的空気汚染（主として労働生産過程で起こる汚染）と個人的空気汚染（主として市民の消費過程で起こる室内、車内の汚染）と言うように、空気汚染の視点から我々の生活環境をとらえ直し、そして、その空気汚染の二大構成要素として、大気汚染と室内（車内）空気汚染を位置づけることが必要である。

2．タバコによる室・車内空気汚染

我々は、屋外（室外）の空気汚染、すなわち大気汚染にはかなり厳しいが、室内や車内の空気汚染には無頓着で寛容である。

もっと端的に言えば、タバコ煙による閉鎖された空間の空気汚染には極めてだらしなく、無関心である。この事は、以下の理由から全くの片手落ちであり、喜劇的ですらある。

中央公害対策審議会の専門委員会は、二酸化窒素（NO_2）に係る環境基準を昭和53年度から、「1日平均値が0・04ｐｐｍから0・06ｐｐｍまでのゾーン内、又はそれ以下」とする事を政府に答申した（従来までは1日平均値は0・02ｐｐｍ以下）。これに対して、総評、主婦連、野党議員、労働組合幹部らは、「現行の環境基準の約2倍の緩和になる」、「国民の健康を守る役所である環境庁の姿勢としておかしい」と厳しく追及したと言われる。しかも、タバコをぷかりぷかりふかしながらである。これらの人々の環境保全へのこれまでの努力を評価する事に決してやぶさかではない。しかしタバコの煙の中に含まれている二酸化窒素の濃度をご存知であろうか。タバコ煙の充満した部屋の二酸化窒素の濃度を知っておられるのであろうか。平均250ｐｐｍ前後であると言われている。最低でもまず120ｐｐｍ以下はない。ガスストーブの真上でさえも1・1ｐｐｍぐらいである。我が目を疑って欲しい。論議している基準の約6000倍である。もちろん、タバコ煙中の二酸化窒素は室内の空気中に拡散されて濃度が薄められるにせよ、緩和されたと追及している環境基準の数十倍から数百倍の濃度である。

タバコを吸いながら環境汚染なかんずく大気汚染を論じる事は喜劇である。梅田博道（名古屋保健衛生大学医学部）教授は、たまりかねて、「二酸化窒素対策でまずやるべきことは、禁煙・嫌煙運動でしょう」と発言されたそうであるが、もっともな事である。国際的に見て、欧米の環境基準は日本のそれと比べて甘いのも事実（約2倍ぐらい）である。しかし、これらの欧米諸国は、長期の行政目標としての環境基準は、日本より甘くゆるやかであるが、身近な室内、車内の空気汚染源であるタバコの煙には実に敏感で厳しい。喫煙行為に対しては実に厳しいルールが存在している。中には法律まで制定し、規制を加え、最も身近で長時間を生活しなければならない室内（車内）空気環境の保全に努力している国もあるのである。いや、欧米先進諸国のほとんどすべての国がそうであると断言できる。

それに比べて日本はどうであろうか。日本社会においては、公害反対市民運動に結集する人々も、ことタバコには極めて無頓着で寛容である。その理由は明確である。自分が喫煙者であるか、あるいはタバコの有害性について無知であるかのどちらかである。

一例を紹介しよう。昭和54年6月5日、午前10時より佐賀県唐津市文化会館で、「唐津市の公害をなくする市民会議」の総会が開かれた。会議室は禁煙という標示があるにもかかわらず、ご丁寧《ていねい》にも、机の上には灰皿が置いてある。この会場を設営したのは、唐津市の公害センター職員である。出席者はこれをいい事にタバコをスパスパ。皆さん、環境保全についてごもっともな意見をおっしゃりながら、口からはタバコの煙をモクモク。当然室内はタバコの煙でモウモウ。浮遊粉塵《ふんじん》、一酸化炭素、窒素酸化物等による室内空気汚染は、もうすざましいの一語につきるほどの状況である。居合わせた西日本新聞社の記者もたまりかね、「こんな状態で公害追放ができるのだろうか。どこかで公害がほくそ笑んでいるようである」と嘆くことしきり[1]。何もこの状態は佐賀県唐津市にかぎった事ではない。全国どこの市・町・村でも見られる光景である。何たるザマか。こんなザマで公害を論じても軽蔑と失笑をかうだけである。

環境保全や公衆衛生の仕事に携わっている役人も、タバコに関しては実にだらしがない。例えば、筆者は昭和50年代当時、仕事上の用件で、佐賀県庁保健環境部をしばしば訪問した。訪問のたびに、タバコの煙がもうもうと立ち込める室内にビックリした次第である。室内に入ったとたん、強烈な刺激臭を伴う汚染された空気に一瞬たじろくほどであった。おそらくこの事務室内の汚染度は、彼らが県内各地で測定する汚染の何十倍いや何百倍にも達していたであろう。灰皿から立ち上《のぼ》る煙、仕事をしながらの喫煙、ひどいのになると電話中もスパスパ。「こんなひどい環境の中に平気でいられる人たちに、そしてそのことに気付きもしていない人たちに、環境保全や公衆衛生の仕事を任せて大丈夫であろうか?」と言う不安、やりきれなさをいだいて帰った経験を思い出す。

このような光景は、昭和の時代においては佐賀県庁だけでなく全国すべての県庁や地方自治体に見られる普通の光景であった。私がこう断言するに足る一つの証拠がある。毎年全国の47都道府県の衛生部長、局長が一堂に集合する会議が開かれる。昭和54年度のその会議には厚生大臣も出席し挨拶をした。その会議が何とタバコの煙でモウモウだったと言う。当時聖マリアンナ医科大学教授であった佐々木忠正氏が、かつて川崎市衛生局長だった頃、何回も出席されて確認されているから間違いない。佐々木氏は、これは何とかならんかと何回も訴えられたそうだが、まるで馬耳東風であったと言う[2]。

何故にかくも日本人はタバコにだらしなく、タバコの煙に寛容かつ無頓着なのであろうか。理由は実に簡単である。若干の例外はあろうが、知事、部局長、課長、係長、政治家、教育者、公害運動家、労働組合リーダー等々、自分自身が喫煙者であり、ニコチン中毒者であり、タバコに骨抜きにされてしまっているからである。残念ながら日本では、社会の地位と権力はすべてこのような成人男性に独占されてきた。平成の時代は別にして、昭和の時代は、その成人男性の約75%～80%が喫煙者であり、そのほとんど全てがニコチン中毒者であった。昭和の時代までは、成人男性の中では、非喫煙者の方が少数派であった。(3) だから、成人喫煙男性は所かまわず傍若無人《ぼうじゃくぶじん》に喫煙しまくったのである。上から下までタバコに関しては共同戦線が暗黙のうちに結成されていたのである。彼らだって知ってはいたのである。タバコ煙が充満した室内がいかに汚染されているかぐらいは。ただ、そんな事を言い出したり、賛同したり、認めたりしたら、自由に、いつでも、どこでも、タバコが吸えなくなるので、知らない振りをしたり、無視したりしたのではなかろうかと思っている。

誤解のないよう明確に断《こと》わっておきたい。私は、産業公害、なかんずく大気汚染は、もはや大きな問題ではなく、これからはタバコによる室内空気汚染が重要だ、と主張しているのでは断じてない。光化学スモッグなどの原因となる二酸化窒素の平均濃度は、昭和49年以降はほぼ横這い状態であり、東京、大阪などの大都市地域では、むしろ増加傾向さえあるからである。私は、大気汚染と同時に、我々の身近な生活環境であるところの、室内の空気汚染にも注目して改善の努力をして行かないと、片手落ちであると主張しているに過《す》ぎないのである。

汚染空気に曝露《ばくろ》される時間の長さ（喫煙者は睡眠時間以外はタバコ煙を排出し続ける。それ故、家庭、通勤途上、職場においてタバコ煙に曝露される）、汚染地域の広範さ（大気汚染は局地的であるが、汚染源である喫煙者は北海道から沖縄まで、それこそ人間の住む所はどこにでも存在している）、汚染源との近接性（喫煙者と一緒に社会生活をしなければならない）を考慮する時、タバコによる室内、車内空気汚染問題は、決して大気汚染にも劣らない深刻さを持つ問題であると主張しているに過ぎないのである。

これからの環境保全問題においては、空気汚染という発想が必要であり、そして、それを考える視点として、大気汚染（室外空気汚染）と室内（車内）空気汚染の二つの視座を設定することが不可欠である。大気汚染という一つの視座しかないのが問題なのである。再度強調しておきたい。反喫煙運動に反感を持つニコチン中毒喫煙者たちは、「彼等は大気汚染よりタバコの煙のほうが悪いと主張する」と批判するが、我々反喫煙運動家は、そのような阿呆《あほ》らしい主張をした事は断じてない。

第二節　室内空気汚染対策の緊急性と必要性

我々日本人は、人類がかつて経験した事のない閉鎖・密閉された室内空間に滞在する事を余儀なくさせられつつある。このような閉鎖・密閉された生活空間内で汚染物質が排出されると、たとえその量がわずかでも、長期間滞留・蓄積され、汚染濃度は高くなり、我々の生活に急性、慢性の諸被害をもたらす。以下、閉鎖・密閉された室内で生活せざるを得なくなった背景や諸事情について考察してみたい。

①　住宅の過密化と小型化

日本は国土が狭少である割に人口が極めて多い。しかも、人口の一部地域への集中が激しく、それらの地域では住宅（地）の過密化が不可避的に進行している。住宅の過密化の最大原因は地価の高さである。狭い宅地に目いっぱいの住宅を建築するため、家と家が接近してしまい、通風を悪くし、夏は灼熱《しゃくねつ》地獄となる。だから無理してでもクーラーを設置せざるを得ない。冬は日光が十分入らないから暖房が不可欠となる。このような冷暖房化は気密化と連動する。住宅の高度設備化、特に冷暖房化は、居住環境が悪く冷暖房設備によってしか居住性が保てなくなっているという事情の反映という側面もあるのである。また、宅地の狭少さ、土地代金に建築費の大半を取られる等の悪条件は、住宅の小型化へと結果することは言うまでもない。住宅の過密化、小型化への対策は、超過密社会日本が避けて通る事ができない宿命的課題である。

②　アルミサッシの普及と気密性

アルミサッシが急速に普及しつつある。新築の家はすべてアルミサッシの窓である。住宅は昔のままでも、窓だけはアルミサッシに変えている家庭も多い。アルミサッシの普及以前においては、窓を閉めていても適当にすき間風が入り、1時間に3回ぐらいの自然換気が確保されていたのである。たしかに、アルミサッシの普及は、部屋の気密性を高めるなど、我々の日常生活に多くの利便を提供した。しかし、気密性の高い密閉された部屋で喫煙が行われると、極めて高濃度の室内空気汚染をもたらす等、新しい問題を発生させている。

③　冷暖房の普及

幸いにも快適な居住条件をもった住宅に住んでいるにもかかわらず、より一層の充実した住環境を求めて、冷暖房装置を設置する家庭が増加している。冷暖房は必然的に住居の気密化を伴う。冷暖房化の際には、ぜひ喫煙に留意してほしいものである。そうしないと、温熱条件は改善されたが、それに引き換え室内空気汚染の悪化をもたらし、総体的に居住環境が悪化したという結果にならないとは言えないからである。我々非喫煙者にとっては、タバコ煙に汚染された空気を強制的に吸わせられる事ほど、つらくて苦しい事はない。タバコ煙に汚染された空気を吸うくらいならば、冷暖房はしないほうがよい。少し、暑くても、少し寒くてもこのほうがよい。暑ければ窓をあけ風を入れればよい。冷房はしてあるがタバコの煙が充満した室内(車内)よりも、窓を開けた風通しの良い室内（車内）のほうがよっぽど快適である。

環境の快適条件は温熱条件だけではないし、また、これは喫煙者と非喫煙者の間でも異なるようである。冷暖房化は必ずしも室内（車内）環境の快適化を保障するものではない。冷暖房化が真に環境の快適化を保障するのは、その閉鎖された空間で喫煙がなされない時のみである。喫煙場所の制限（喫煙室や喫煙車輌の設置）が伴わないと、非喫煙者には歓迎されない。いや、喫煙者にだって歓迎されないのである。喫煙者は自らタバコの煙を吐き出し室内（車内）の空気を汚染しているのであるから、空気の汚れはあまり気にしないのではないかと予想していたのであるが、新聞によるタバコ世論調査を見ると、喫煙者と非喫煙者の間には全く差がない事が明らかになっている。喫煙者もきれいで新鮮な空気の中で呼吸をするのが好きなのである。

④　建築様式の変化

家屋の小型化はやむを得ないとしても、最近の建築様式の注目すべき変化は、壁で四方を囲まれた小さい部屋を多く作るという傾向である。この傾向は、家族のメンバーにできるだけ個室を与え、個人のプライパジーを守るという配慮の反映であろう。この事は個人のプライパジーを守るというプラスがある反面、気密性の高い小部屋をふやし、部屋の通風機能を弱め、湿度の高い家屋や小部屋を生み出す欠点をもっている。この小部屋の中で一たび喫煙が行われた場合、室内の空気汚染はすざましいものになる事を忘れてはいけない。

第三節　タバコによる室内空気汚染の実態調査

1. 自宅四畳半の部屋

世間では、自動車の排気ガス中の一酸化炭素（CO）が問題になっている。この場合自動車は、一酸化炭素等の有毒ガスを吐《は》き出す困った存在とみなされ、社会は排気ガス規制に関する法規を定めその排出を監視・制限している。部屋の中で平気で喫煙する人も、やはり自動車と同様に、一酸化炭素を始めとする有毒ガスや有毒物質を吐き出すため、まったく困った存在である。いや、閉鎖された室内空間でしかも逃げ場のない人間最後の安息の場ともいうべき住居のための室内で、有毒な煙や物質を排出するのであるから、自動車よりもかえって始末が悪い存在である。いったい、部屋の中でタバコを吸ったら、室内の一酸化炭素濃度はどれくらいになるであろうか。この実験を、暮らしの手帖社研究室が、建設省建築研究所の協力を得て行っている[4]ので紹介しよう。

図①　タバコと部屋の中の一酸化炭素（CO）

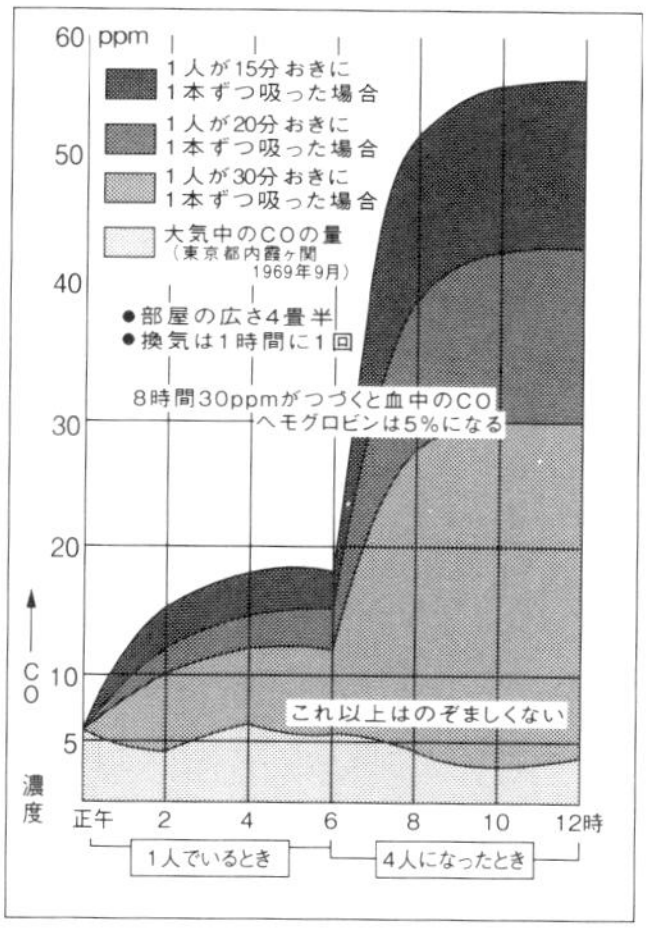

（暮しの手帖社研究室の研究調査による）

この実験結果のあらましは、図①に示す通りである。実験は、1時間かかって一通り空気が入れかわる、四畳半の部屋で行われた。その部屋で一人で1時間に2本づつタバコを吸っているとすると、2時間後には部屋の中の一酸化炭素は10ｐｐｍになる。もし、1時間に3本吸うと、4時間後には15ｐｐｍになってしまう。もし、1時間に4本も吸う、いわゆるヘビースモーカーなら、2時間後に16ｐｐｍになってしまう。

さて、この四畳半の部屋に数人の喫煙者いたらどうなるであろうか。四畳半の部屋に一人が午後ずっと6時までいる。そこへ、友人がどやどやとやって来て、マージャンを始めたとする。誰でもすぐ想像がつくように、部屋の中の一酸化炭素は、グンと増えてくる。こういう時には、とかくタバコをやたらにスパスパ吸うものであるが、四人がかりに1時間3本ずつの割で吸うとすると（それまで部屋の中が15ｐｐｍになっているとする）、マージャンが始まって1時間後には、34ｐｐｍにもなってしまう。2時間後には40ｐｐｍを超す。もし、皆が1時間に4本ずつタバコを吸う時は、1時間後にはもう44ｐｐｍ、2時間後には52ｐｐｍと、大変な事になって来る。こうなると、もうカンも鈍るし、判断力も衰えてくる。どうかすると、目まいや頭痛がする。

しかし、それは身から出たサビだ、自分たちの吸うタバコが原因で苦しむ（？）のだから仕方がないと言えばそれまでの事だが、もしこの部屋にタバコを吸わない人が、一人でもいたら、どういう事になるであろうか。もしこの部屋に、赤ん坊や病気の人が寝ていたらどういう事になるか。慢性気管支炎、喘息《ぜんそく》、狭心症発作等の、タバコの煙とかかわりの深い病気をもった人が、この部屋に滞在を強制されるとしたら（最近の住宅事情の劣悪さを考える時、2Ｋや2ＤＫの部屋しかない家庭は多い）、いったいどういう事になるか。想像しただけでも、身ぶるいがする。もはやこれは一種の広い意味での《犯罪》とさえ断定できる傷害行為、人権侵害行為ではなかろうか。

さて、大気汚染がひどいと言われている地域の、大気中の一酸化炭素濃度と比較してもらいたい。前頁図①中に、自動車交通量が多いと言われている東京都千代田区霞が関での一酸化炭素濃度の測定結果（１９６９年9月当時）が載せてある。とくとご覧頂きたい。そこでの最高値が6ｐｐｍ程度であったのである。最近、自動車排気ガス公害問題としてマスコミにも大きく取り上げられた、東京都環状7号線大原交差点での一酸化炭素濃度は、最大1時間値がたかだか12・2ｐｐｍであった(5)（同環状7号線上馬交差点では、最大1時間値は9ｐｐｍであった）から、タバコの煙による室内空気汚染のすざましさが理解できよう。ちなみに、公害対策基本法の一酸化炭素の環境基準は、8時間平均値20ｐｐｍ以下、24時間平均値10ｐｐｍ以下であり、建築物における衛生的環境の確保に関する法律（略称ビル管理法）では、一酸化炭素濃度は10ｐｐｍ以下にしなければならないと規定されている。

2．換気不良のビル会議室

空気調節設備のある近代的ビルディング内での室内空気汚染防止法令としては、ビル管理法、すなわち、建築物における衛生的環境の確保に関する法律（昭和45年4月、法律第20号）及び同法律施行令（昭和45年10月、政令第三百四号）が存在する。これらの法令においては、国民の健康を守るために、「建築物環境衛生管理基準」を定め、ビル内の空気が基準値を超えないよう管理する事を義務付けている。ちなみに、ビル管理法施行令第二条によって定められている基準は、浮遊粉塵《ふんじん》量は空気1立法メートルにつき0・15mg以下、一酸化炭素濃度は、10ppm以下である。

さて、換気不良なビル会議室内で喫煙が行われた場合、会議室内の空気はどの程度汚染され、人はそれにどのように反応するのであろうか。この事については、すでに大阪大学工学部建築工学教室の楢崎正也氏の研究（「喫煙と室内空気汚染」、『空気清浄』第14巻第4号、1976年）があり、本書においてもすでに紹介した（第五章の第三節107～108頁）。この実験の対象となった会議室の規模、平面図、換気及び実験条件については、本書107～108頁及び図①を参照されたい。この実験でも、一酸化炭素濃度が法令で定める建築物環境衛生管理基準をオーバーする事は言うまでもないが、今回は特に、喫煙によって発生するタバコ煙からの浮遊粉塵に着目[6]してみたい。

ビル管理法に定められた浮遊粉塵の環境基準は、1立方メートル当たり0・15mg以下であるが、図②に示す通り、すざましいばかりの浮遊粉塵濃度である。喫煙開始後1時間で、法令に定められた基準値の約8倍（1・15mg）にもなり、最高約15倍（2・16mg）の汚染度に達している。[6] もちろん、浮遊粉塵のすべてがタバコの煙に起因するものではない。しかし、浮遊粉塵のうちで、タバコの煙に起因するものの割合は、一般の会議

図②　浮遊粉塵濃度の経時変化(mg/m³)

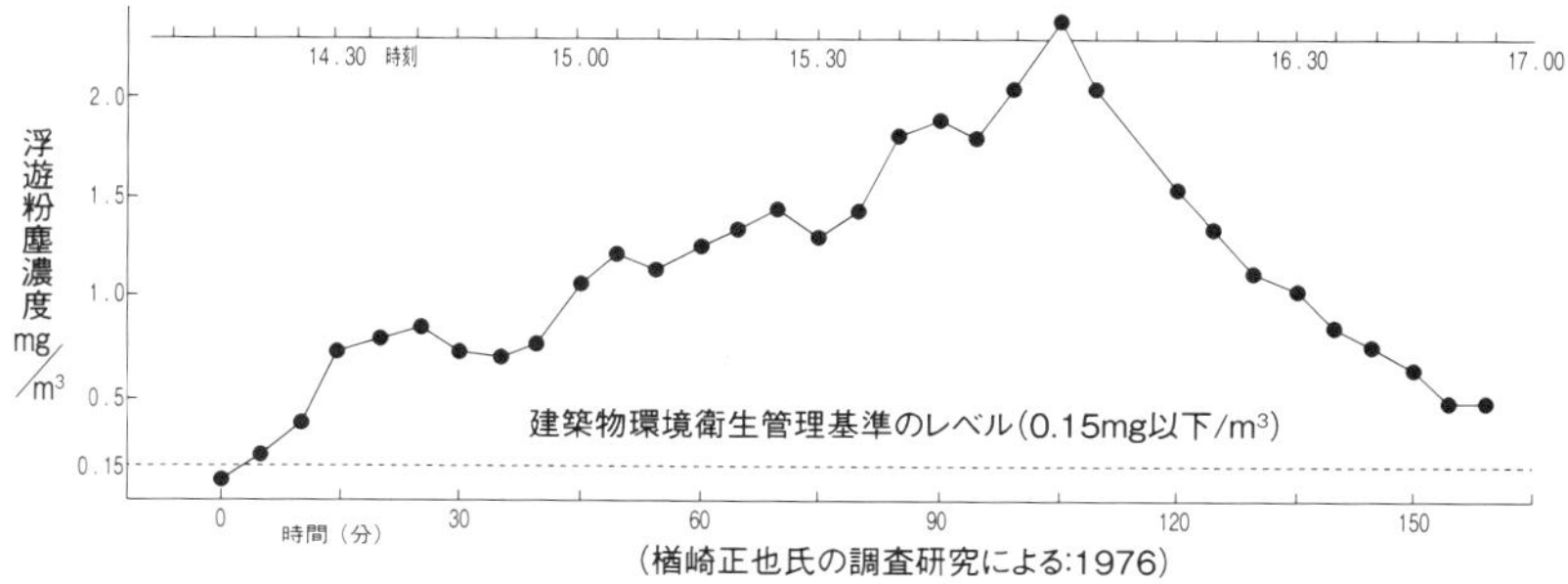

(楢崎正也氏の調査研究による:1976)

室や事務室では65％～70％、休憩室では85～90％の割合を占める事が、労働科学研究所の研究によって明らかにされている。(7)
なおタバコ1本当たり発生する浮遊粉塵量は、これまでの研究によれば、平均約19ｍｇであったと言う報告例と、7・7～12・6ｍｇと言う報告例が出されている。

3．換気良好なビル会議室

高性能の空気調和設備（換気回数1時間当たり8・6回）を備えた会議室での、タバコ煙による室内空気汚染の実態はどの程度であろうか。これについての詳細な実験研究が、１９８０年の春、東京で開かれた財団法人「ビル管理教育センター」主催の研究集会で発表された。この研究はマスコミでも話題になり、新聞でも報道されたので(8)ご記憶の方も多いであろう。〝十五人の会議で二人の喫煙者いると、室内の浮遊粉塵濃度は、1時間で10倍以上にはね上がる〟、〝法律による基準値以下に抑え込むには、室内の空気を28回もそっくり入れ替える必要がある〟というのが、主な報告内容であるが、このような研究結果を知ると、「会議にタバコは付き物さ、君、会議中だからこそタバコが必要なのだよ」という愛煙家の論理を、我々非喫煙者はもはや容認するわけにはいかなくなる。

実験報告をしたのは、阪急不動産（本社は大阪）の下中純宏管理事務所長ら、同社の研究スタッフである。各種会議の実態調査から、「15人程度の会議では、常時2人が喫煙している」ので、これを前提に、１９７９年12月、大阪市内のビルの一室（床面積38・4平方メートル）を使って測定し研究したと言う。

それによると、換気回数が1時間当たり8・6回という標準的なエアコン設置（空気調和設備）があるにも関わらず、常時喫煙者二人が存在すると、室内環境は次に示すように変化すると言う。室内の浮遊粉塵《ふゆうふんじん》濃度は、最初に1立方メートル当たり0・04ｍｇだったものが10分後に0・22、30分後に0・30、1時間後には0・43ｍｇにはね上がった。これはビル管理法（通称）定められ基準値（0・15ｍｇ以下）のほぼ3倍にも達する高濃度の汚染である。

また炭酸ガス濃度は５２０から１１８０ｐｐｍ（基準値は１０００ｐｐｍ以下）に、一酸化炭素濃度も4・5から7・3ｐｐｍ（基準値は10ｐｐｍ以下）に上がったが、浮遊粉塵ほど極端な変化は見られなかったと言う。さらに調査スタッフは、この会議室の規模に見合った空気清浄機を持ち込んで測定したと言う。その結果、浮遊粉塵濃度は最高0・26mg（30分後）まで下がったが、やはり基準値の0・15mgはオーバーした。これについて下中氏は、「空気清浄機を使わず、エアコンだけに頼った場合、基準値を守るには換気回数を28回に増やす必要がある」と報告しておられる。これだったら机上の書類は確実にふっとぶそうである。

最近、専門家の間には喫煙による本人の健康被害とともに、周囲の非喫煙者への悪影響を心配する声が急速に強くなってきている事は既に述べた通りである。これらの研究成果に触発されて起こった市民運動が、嫌煙運動、嫌煙権確立運動、非喫煙者保護運動である事は言うまでもない。国立公衆衛生院の浅野牧茂・生理衛生学部室長は、「タバコによる浮遊粉塵は、その60～80％がタール分。その中にはニコチン、フェノール類が含まれ、目やノドの粘膜を刺激し、アレルギー体質だと、ゼンソクなど呼吸器系疾患の原因になる」と警告を発せられている事を忘れてはならない。それだけに今回の阪急不動産研究スタッフの測定データの持つ意味は大きい。この方面の監督官庁である厚生省は、この研究報告について、「換気回数を増やすと室温が変化し、それだけに冷暖房に要するエネルギーが必要になる。〝省エネ〟が叫ばれている時だけに頭の痛い問題だが、単に建物の管理基準など法規制を強めるだけでは解決しない以上、結局は喫煙を止めるしか方法がないのでは……」（環境衛生局企画課）とコメントをしている。

換気良好なビル会議室でも、喫煙が自由に許可されているかぎり、このようなひどい汚染状態である。もちろん、このようなタバコの煙に汚染された会議室で会議をしたからと言って、健康な人であれば即刻病気になるわけではない。しかし、誰が一体このように汚染された会議室での会議を好むであろうか。重要な会議であるほど、清浄な空気のもとに会議をしなければ能率は上がらないし、注意力や集中力も減退する。喫煙者の個人的嗜好のために、逃げ出す事のできない、出席を強制される会議で、有害なタバコ煙に汚染された空気を強制的に吸わされる事は、まっぴらごめんである。会議中は喫煙者は喫煙を遠慮すべきである。休憩時間に、或いは会議の前後に、喫煙が許可された、他人に受動的喫煙を強制しない状況のもとに、喫煙をすべきである。これができない人間は、紳士とは言えない。これが守れないような人間は、いかに金、社会的地位、学歴があろうと、しょせん二流の市民でしかない。

4．事務室及び休憩室

最近のオフィスビルでは高性能の空気清浄装置が設置されるなどして、事務室や休憩室内の空気は、かなり清浄に保たれるようになってはきている。しかしこのような事務室でも、空気の清浄度に問題がないわけではない。一般の事務室での発塵源としては、紙などの繊維、衣服やはきもの、床などからの発塵、喫煙によるタバコの煙、大気汚染による外気からの影響などが考えられよう。

労働科学研究所の木村菊二氏は、都心にある幾つかのビルの中の事務室（オフィス）、休憩室、機械室内の浮遊粒状物（浮遊粉塵）を測定しておられる。[9] 氏は、まず紙の繊維や衣服から飛散したと見られる粒子をメンブランフィルターを用いて測定を試み、次に、分光濾紙塵埃計《ぶんこうろしじんあい》を用いて外気から侵入した煤塵《ばいじん》とタバコの煙の分離測定を試みられている。その結果は、表①の通りである。表①は中央空調設備のあるオフィスビル内での測定結果で、室内に数名の喫煙者がいる場合、浮遊粒状物《ふゆうりゅうじょうぶつ》（粉塵《ふんじん》）のうちタバコの煙のしめる割合は、一般のオフィス（事務室）では65〜70％、休憩室では85〜90％にも達する事が明らかにされている。法令で定められた環境基準は、一立方メートルにつき0・15mg以下であるから、調査したオフィスビルは、基準値の2倍から4倍の高濃度汚染をきたしているわけである。測定値は、喫煙の程度あるいは換気の条件によっても異なるが、一応の目安にはなるであろう。

一番汚染されているのが休憩室であり、次が事務室であり、そして一番清浄な空気であるのが、皮肉にも機械室のそれである。この順位は、他の研究者の調査でも同様である。このような喜劇を演出する張本人は、タバコの煙である事は、調査結果からも明白である。喫煙が禁止されていないかぎり、休憩室は決して我々非喫煙者にとって安息や憩いの場所ではない。実態は逆である。喫煙者の罪は重い。

次頁の図③は、空調設備はなく自然換気だけの事務室についての測定結果である。仕事始めの9時頃に汚染のピークが見られる。この事務室では、朝作業者が集まってきて、9時頃が人員が最も多く、それ故、喫煙者も最も多いからである。後はセールスその他で出かけるので人員は減少する。9時のピーク時にはタバコの煙による粒状物濃度が1立方メートル当たり1・0m

表①　オフィスビル内での浮遊粒状物の測定結果
（木村菊二氏の研究による）

測定場所	粒状物濃度 mg/m^3	粒状物のうちタバコの煙のしめる割合％	外気中の粒状物濃度 mg/m^3	備考
一般のオフィス	0.26 〜 0.31	65 〜 70	0.10 〜 0.15	数名の喫煙者あり
機械室	0.19 〜 0.20	0	0.15 〜 0.25	喫煙者なし 作業場内禁煙
休憩室	0.49 〜 0.59	85 〜 90	0.10 〜 0.15	喫煙者多数

gを越えており、事務室内の空気汚染の中で大きな役割を果たしている。その後、次第に減少するが、常に事務室内の浮遊する粒状物《りゅうじょうぶつ》（粉塵《ふんじん》）のうち、タバコの占める割合が50%を越えている事が注目に値する。私達の常識では、朝の仕事始めの室内空気こそ最も清浄なかつ新鮮であると思いたくなるのであるが、実態はこれまたまったく逆である。喫煙者の罪は本当に深い。

5. 室内空気汚染とエアコン

エアコンディショナー（air conditioner）、略してエアコンと呼ばれている空気調節装置は、一般の人には、快適な温度と湿度を持った新鮮かつ清浄な空気を供給する機械であると信じられている。私の知人にも、エアコンの除塵《じょじん》装置があるから、タバコ煙による浮遊粉塵汚染は解決していると思っている人が多い。しかし、専門家は一様に、「きれいな空気を供給していると思ったら、とんでもない誤りですよ。室内で発生したタバコの毒ガスや浮遊粉塵をかき回し、まき散らしているだけなんです。」と指摘している。

１９７７年10月に開かれた日本公衆衛生学会において、東京都衛生局ビル衛生検査班と労働科学研究所研究員によって、「空気汚染物の拡散による考察―ビル内における測定例―」と題する報告がなされた。調査対象は東京都千代田区霞が関にある地上17階、地下2階、延《の》べ床面積は約３万５０００平方メートルの近代的オフィスビルデングである。空調施設は各階ごとに設置されている立派なビルである。

実験は、広さ１４４０平方メートルの事務室で、12人が17分間に合計40本のタバコを吸った場合に、その喫煙された事務室と、隣接した喫煙されていない同一空調系統の事務室での浮遊粉塵濃度が、時間とともにどうなるかを解明する目的をもって行わ

図③　あるオフィス　内の粒状物,タバコの煙の時刻的変動
（分光濾紙塵埃計による測定値）

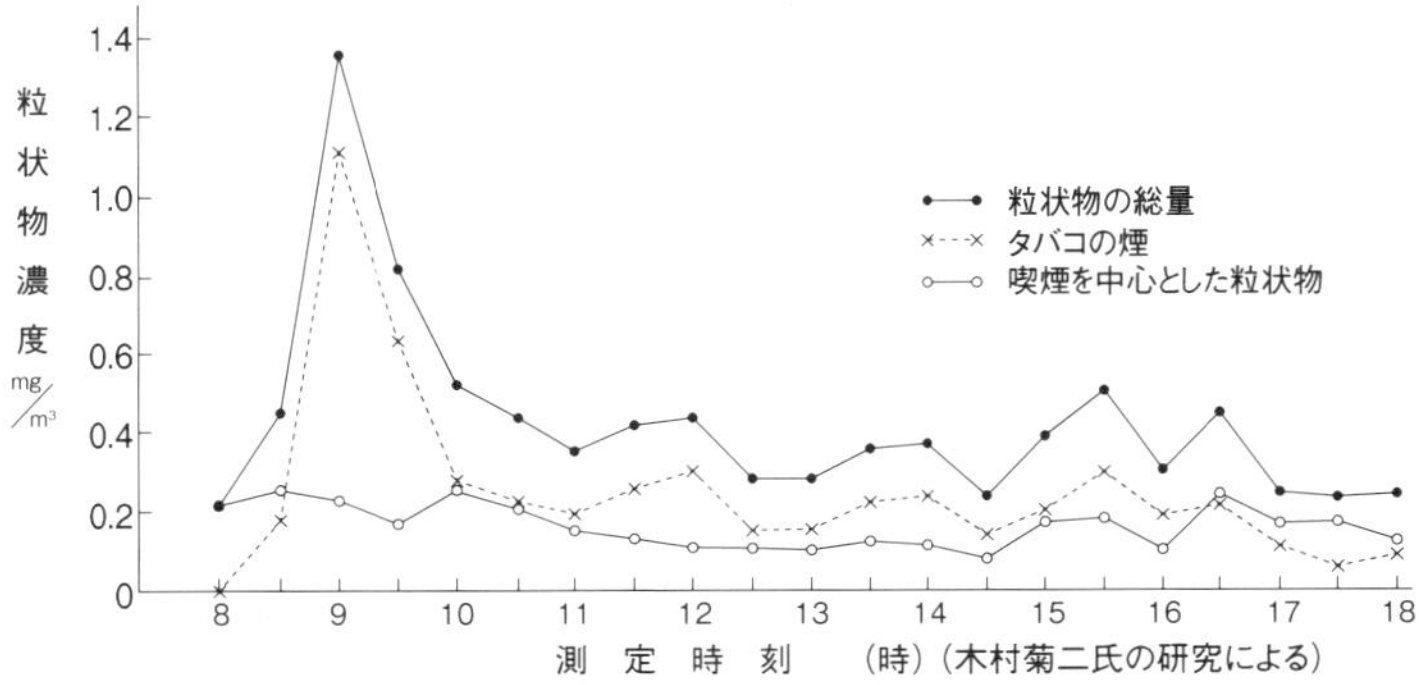

（木村菊二氏の研究による）

れた。

測定は空調を停止した場合と運転した場合の双方にわたって行われた。すると、空調停止の場合は、喫煙事務室の浮遊粉塵濃度は、初め一立方メートル当たり0・05mg前後だったのが喫煙開始とともに急上昇し、10分後には同1・0mg、そして17分後には同1・5mgと管理基準値の10倍に達した。そして空調が停止しているため、30分後にはまだ同1・0mgもあった。

それでは、空調を運転した場合はどうなるであろうか。喫煙終了の2分後から空調を運転した場合、喫煙事務室の濃度は、そのために急激に減少し、運転前同2・0mgもあったのだが、11分後には同0・5mgまで低下した。しかし、その一方で、隣接の非喫煙事務室のほうは、空調運転開始とともに急激に汚染濃度が高まり、同0・6mgに達し（管理基準の4倍）、11分後には喫煙事務室と同じレベルの同0・5mgとなったのである。

何という事はない。エアコンは汚染を拡散させるとんでもない役割を果たしている事が明らかになったのである。ここにビルの中央管理方式による空調の欠点、すなわち、ある室内の空気汚染は、同一換気系統の他の部屋にも広がるという問題点が露呈《ろてい》されている。空気が循環されている結果である。だから、もし同一空調系統に喫煙量が多い休憩室や会議室があれば、禁煙の部屋であっても空気吹出口《ふきでぐち》からタバコの煙が吹《ふ》き出し、タバコ煙汚染の民主化（？）が進行するわけである。「喫煙の多い休憩室などからは、絶対に循環空気を取らない事だ」というのが、労働科学研究所の木村菊二氏の指摘であるが、しかし、実際には、どれだけのビルでこうした配慮がなされているだろうか。残念ながら皆無と言っても、決して言い過ぎではなかろう。

「ビルの浮遊粉塵対策は、タバコの煙対策に尽きると言ってよい。タバコは、ビルの空気を汚染している最大の原因です。特に問題なのは、滞在時間、勤務時間の長いオフィスですよ。長期的、慢性的浮遊粉塵曝露《ばくろ》が、そこで働く労働者の健康をじわじわとむしばんで行くのです。」と言うのが専門家の一致した結論である。東京都衛生局ビル衛生検査班が、昭和52年度中に立ち入り検査した500近いビルのうち、浮遊粉塵濃度が環境基準をオーバーしていたビルは約60％であったと言う。いわゆる事務所ビルでは70％を超えていたそうである。その主犯がタバコの煙であった事は、いまさら言うまでもない事である。

エアコンはどうして、タバコの煙による室内空気汚染に無力なのであろうか。こうした空調設備による汚染を防ぐには、喫煙がなされている部屋から循環空気を取り入れないか、あるいは、清浄能力が強力な高性能のフィルターを取り付けて、タバコの煙をできるかぎり除去する二つの方法しかない。ところが、東京都衛生局ビル衛生検査班が、都内のビル700ヵ所を調べたところでは、83%のビルが性能のよくない不織布《ふしょくふ》フィルターを使用していたと言う。全く役に立っていない不織布のフィルターが、再循環空気を汚していると言える。不織布メーカーのカタログでは、「80%以上の除塵《じょじん》効率」とうたっている。ところが、東京都衛生局で実際に測って見ると、10~30%しか取り除いていなかったのである。肝心のタバコの煙はどうかと、実験装置で試してみると、除塵効率はゼロから最高5%だったのである。タバコの煙に含まれている浮遊粉塵は小さいので、いとも簡単にフィルターを通り抜けてしまうのである。「除塵していないに等しい」というのが東京都衛生局ビル衛生検査班主査の村松　学副参事の結論である。それもそのはずで、不織布は大きなゴミを取るもので、もともとビルのエアコン用に作られたものではないのである。

ビル内の室内空気汚染をひどくしているもう一つの原因がある。エアコンでは、「最低三分の一は新鮮な外気を取り入れなければならない」のに、エネルギー消費を節約するため、ほとんどのビルが外気取り入れ量を五分の一以下に絞《しぼ》っていると言われる。効果の少ないフィルターを使っているうえに、この外気取り入れ量を減らしていることが、ビル内の空気汚染に拍車をかけているのである。

エアコンの吹き出し口に、ススが黒くこびりついていたら、先ず空気浄化度ゼロのビルであると断定してよいと言われる。不完全なエアコンによって、無理やり〝受動的喫煙〟を強制されているのが実状である。エアコンは、汚染空気吸入の民主化(?)、タバコ煙汚染の民主化(?)に貢献しているにすぎない。〝エアコンは、新鮮な空気を供給してくれる機械である〟これは全く神話でしかない。タバコ煙に対する対策が放置されている限り。

第四節　室・車内空気汚染対策への提言

読者諸氏は、これまでの研究報告の紹介から、タバコ煙に起因する一酸化炭素や浮遊粉塵による室内・車内空気汚染の実態とその深刻性を理解されたと思う。まさにタバコは、室内や車内の空気汚染の元凶《げんきょう》である。もし、タバコの煙さえなくなれば、仕事場、家庭、車内の空気はどれほどきれいになるであろうか。私たち非喫煙者の、タバコの煙に汚染されていない清浄な空気のもとで生活したいという願いは、日本の社会では非常識な、容認され得ない願望であろうか。

たしかに、タバコ煙に起因する浮遊粉塵濃度が、法令で定められた基準値を3～4倍もオーバーしたからと言って、明日から即刻我々の健康に悪影響を及ぼすわけではない。しかし、我々は、以下の理由から、直ちに室内や車内の空気環境改善のための第一歩を踏み出すべきである。第1に、有害なタバコ煙の充満する環境は、憩いの場所、労働の場所、生活の場所として、決して快適ではない。いや、極めて危険でさえある。誰がこのような環境を好むであろうか。第2に、法令で定められた環境基準は、国民の健康保全のために必要であるという科学的根拠から定められたものである。それ故、法令によって定められた環境基準は、法治国家日本の国民として、やはり守っていく義務がある。

第3に、短期間、短時間、一過性的タバコ煙曝露《ばくろ》と、長期間、長時間、慢性かつ常習的タバコ煙曝露の、健康被害への深刻さの相違を認識する必要がある。1回や2回のタバコ煙曝露、30分や1時間のタバコ煙曝露でどうもなかったからと言って、30年間にわたり、毎日8時間以上あるいは16時間以上も絶えずタバコの煙に曝露されている人もどうもないはずだという理論は、いかに無茶であるか明らかである。職場におけるタバコ煙曝露と家庭生活におけるタバコ煙曝露は、まさにこの種の長期間、長時間、慢性的、常習的なものである。退職するまで、家庭内の喫煙者が死亡か離婚が成立していなくなるまで、勤務時間中、家庭にいる間中、それこそひっきりなしに、有害なタバコ煙に曝露され続けるわけである。健康に害がないはずがない。事実、世界保健機関（WHO）、英国王立内科医学会、アメリカ合衆国保健教育福祉省の諸機関、内外の医学者、公衆衛生学者はそろって、タバコ煙曝露による健康障害の研究事実を発表し、その危険性を指摘し、一刻も早くこの憂慮すべき事態を改善せよと、声を大にして警告を発し続けている。この事は、本書ですでに多くの箇所において詳細に紹介した通りである。

対策はただ一つ、喫煙をやめるか喫煙場所を限定するしかない。前者は個人の趣味、嗜好、人生観にもかかわるので、過度の干渉は差し控えなければならないであろう。しかし、後者は、特に公共の場所においては、法律を制定して、社会的ルールとして確立する必要がある。世界の先進諸国は、それらの法令を実行にうつしている段階であり、日本だけが遅れており、例外的存在にしか過ぎない。

1．家庭における対策―家庭の主婦K・Nさんの場合―

家庭は私的生活の場であるため、法律による喫煙規制はすべきではないし、また不可能である。しかし、タバコの煙によってこうむる被害は公共の場所と変わるところはない。いや、かえって深刻でさえあるかもしれない。改善すべきだと思うならば、即刻実行すべきである。家庭においては、改善のための色々な方法がある。筆者の周囲でも色々な努力がなされている。娘さんをけしかけてお父さんにタバコを止めてもらった例、非喫煙者の家族員が団結し喫煙する家族員にベランダでしか喫煙しない事を約束させた例[10]、喫煙する時は必ず窓を開けるよう約束させた例、人のいる部屋では喫煙しないというルールを作った例、お父さんの書斎や個室でしか喫煙させないようにした例、冷暖房中の部屋では喫煙しないよう父に約束させた例など、実に多様な改善策が実行されている。それぞれの家庭の事情に応じて、家族員のかけがえのない健康を守るために、様々な自衛策を考え出す事が必要である。

私事にわたって恐縮であるが、我が家では何十年も喫煙してきた家族員（私の父親）にきっぱりと禁煙してもらうという解決策を採用した。以来、我が家にはタバコの煙は皆無である。禁煙し始めの1～2週間は少し苦しかったようだが、父親は難なく禁煙に成功してしまい、今では、かえって感謝されているくらいである。

家庭でのタバコの煙対策を考え、そして実行に移すという事は、家庭で禁煙・嫌煙（受動喫煙防止）運動をおこす事である。最も小さな禁煙・嫌煙市民運動を組織し、運動を展開するという事である。そのためには、協力者を得、その賛同者と共同戦線(?)をはり、喫煙者の論理を打破する論理と知識が不可欠である。家庭内において禁煙・嫌煙運動に勝利（?）した人々は、例外なくこれらの条件を満たし、陽気で、議論好きの民主主義的な人たちである。これらの人々の代表として、山口県徳山市の主婦K・Nさん（29歳）の家庭内嫌煙（受動喫煙防止）運動、〝嫌煙権、我が家ではこうやった〟[11]を紹介する。

K・Nさんの家庭には、〝国が売るのになぜ悪い〟を合言葉のスモーカーが2人存在し、所構わず喫煙していた。子供が生まれて、母と二人で家庭内嫌煙権運動を展開し、喫煙場所以外での喫煙は禁止となり勝利したと言う。喫煙場所を台所の換気扇に最も近い一隅と書斎に決め、以来二人はこの場所以外では吸わなくなったと言う。

お母さんとの共同作戦、二人のスモーカー（たぶん夫と父であろう）との論議、タバコの害についての豊富な知識が、家庭内嫌煙（受動喫煙防止）運動を勝利に導びいた要因である。台所の換気扇の近く、屋外のベランダやテラス、駐車場、屋上、家の周囲と最適の喫煙場所はいたる所に存在する。

2．職場における対策―禁煙手当支給会社に学ぶ―

職場における喫煙対策において、世界で最も進み、我々非喫煙者にとって理想的とも言える段階に到達している国は、東欧の社会主義国ブルガリアであろう。この国では、非喫煙者を健康上害のあるタバコの煙から守るという明確な理由から、1969年の夏に、国民保健相が、工場や事務所などすべての職場における喫煙規制令を出している。この法令の主たる内容は、「非喫煙者が就業している会社や職場では、非喫煙者が文書で喫煙を許可している場合以外は禁煙とする。ただし、非喫煙者の許可があっても、妊婦と授乳中の母親が働いている職場では絶対禁煙とする」(12)と言うものである。科学的研究成果に立脚した最も人道的処置である。喫煙者にとっては住みにくい国と映るであろうが、喫煙者の味方ばかりして、タバコの煙ぐらい我慢しなさいと言う政府や国家よりも、私はブルガリアのような政府や国家をより信頼する。これはもうイデオロギーを超えた、非喫煙者の動物的、本能的判断である。タバコに対する態度で、政府や国家の人権意識、保健意識、やさしさ、人道性がずばり分かるのである。日本政府が、日本国民が、ブルガリア並みになるのは、何時《いつ》の事であろうか。社会体制やイデオロギーとは別問題である。問われているのは、政府や国民の質的レベルであり、人権意識や健康意識のレベルである。

職場における素晴らしい禁煙・嫌煙対策を発案し実行している一例を、次に紹介しよう。この会社は、禁煙できない人たちのためには職場に喫煙室をつくり、禁煙した人と非喫煙者には禁煙手当を支給しており、いわば21世紀の来《きた》るべき会社像を先取りしているすばらしい会社である。

1978年（昭和53年）4月1日、〝タバコをやめたら禁煙手当5000円を支給します〟と言う会社が、佐賀県に出現した。この会社はマスコミにも一部紹介されているので(13)、ご存知の読者もおられるかもしれない。佐賀市北川副町木原、諸井税理事務所（諸井多久一所長）が、21世紀の会社像を先取りする話題の〝ノースモーキング会社〟である。ねらいは健康増進と仕事の能率アップ、お客の書類保全であるが、手当も支給されるとあって、この〝一石四鳥〟の禁煙・嫌煙（受動喫煙防止）運動、確実に職場の労働環境のクリーン化に成功している。

この会社は従業員45人。うち女性は16人で全員非喫煙者であるが、男子所員は1年ほど前まで全員が愛煙家であった。事務所ぐるみで禁煙・嫌煙に取り組みだしたのは、昭和52年末、事務所の一角にガラス張りで独立していたタイプライター室の仕切りを取り払ったところ、タバコを吸わないタイプ室とタバコの煙もうもうの事務室との天井の境界がくっきりと色が違っていた事からである。「これをみて、職員の健康にもいいはずがない、健康のためにタバコを減らそう、やめよう、煙に注意しよう、と努力を始めたんですよ」とは、副所長の中西義一郎氏（当時50歳）の弁。むろん強制はなく、先ず最初にトップの一人中西副所長がきっぱりと禁煙し、同時に喫煙室を設置した。事務室の机から灰皿が消えた。「それなら私も……」と禁煙を決意する所員が続出し、喫煙する人のタバコの本数もグッと減った。

これを見ていた諸井所長は、さっそく〝禁煙手当支給細則〟を作り、「禁煙を誓い、実行する者には手当を支給する」と通達し、4月1日から実施したという次第である。4月分から月額5000円の禁煙手当が給料に組み込まれ支給されている。支給対象は、禁煙した男性所員6人とタバコを手にしない女性全員。「タバコの煙が消えて職場はさわやか、健康にはいいし、タバコ代は節約できるし、それに手当までもらえる」と所員にとっては4つのメリットがあると言う。禁煙への決断のつかない男性もまだおられるようだが、禁煙から1ヵ月で禁煙手当を支給された片淵秋磨さん（当時34歳）は、「とても女房が喜んで……」と話しておられた。中西副所長は、「事務所としてはお客の大切な書類を預かっているし、焦《こが》したりする心配もなくなり、長い目で見れば事務能率も上がるでしょう。こんな禁煙・嫌煙運動をケムたがるのは専売公社さんだけでしょうなぁ」と話された。すばらしいトップたちであり、すばらしい会社である。この運動は、会社にも多くのメリット（所員の健康増進による病気欠勤率の低下、清掃費用の節約、仕事上の能率向上、お客から、社会からの仕事に対する信頼や評価の上昇等）をもたらすであろう。このような会社が、いい加減な仕事をするはずがない。仕事上の注文は増加する事必定である。今後は、このような禁煙手当支給会社の出現が増加するであろう。

3．車内における対策―捕《と》らわれの乗客を救出する方策―

国鉄・私鉄を問わず乗客サービスの一環として、昭和の時代に車内の冷暖房化が推進された。冷暖房化それ自体は良いことであり、確かに乗客サービスになる可能性大であろう。だが、車内の冷暖房化もタバコ対策への視点や配慮が欠けた場合、サービスとは正反対のひどい仕打ちになることを知っておくべきである。車内の快適環境条件は温度だけではなく、新鮮で清浄な空気も重要な条件である。浮遊粉塵、一酸化炭素、ニコチン、アンモニア、アクロレイン、シアン化合物などの有害物質を含み、鋭い刺すような刺激臭のあるタバコの煙の立ち込めた車内空気こそが一番困ると言う乗客は多い。温熱条件は、車内の窓を開ける事によりかなり克服できるからである。あるいは、着物を身につけることにより、何とかなるものである。喫煙が放置されている冷暖房中の密閉車内に、乗客を閉じ込めるほどひどい行為はない。冷暖房中は乗客は車内の窓をあける事はできない。特に新幹線や特急列車はそうである。その様に閉鎖された車内で喫煙されると、非喫煙者はもうどうする事もできない。できるだけ息をしないよう努力するのだが、限界があり、すぐ呼吸してしまう。列車から逃げ出すわけにはいかない。じっとただひたすら目的地まで耐えるより他に方法はない。まさに〝捕らわれの乗客（captive passenger）〟である。何が乗客サービスか、喫煙者過剰サービスにしか過ぎないと怒るのは、私たち禁煙・嫌煙市民運動関係者ばかりではない。

さすがに民間の私鉄は、国民の大多数を占める非喫煙者への配慮が国鉄よりもはるかになされていた。私鉄においては、冷暖房中の車輌は、おおむね禁煙である。禁煙車輌も国鉄よりはるかに多いし、また早くから実施していた。このような私鉄が非喫煙者に人気があり、国鉄よりよく利用されるのは当然である。何も料金が安いからだけではないのである。このような国民の大多数を占める非喫煙者国民への配慮は、私鉄の大幅な営業収入増加に貢献しているとみてよい。どれだけ多くの非喫煙者が、タバコ煙の充満している国鉄車輌に耐えられず、私鉄や飛行機をやむなく利用しているかを、国鉄の責任者はいったいご存知であろうか。

国鉄の長距離冷暖房車輌で禁煙車輌なのは昭和57年7月当時で、東京・大阪間の新幹線こだま16号車だけである。東京・九州間の長距離になると愛煙家が困るであろう、東京・大阪間ぐらいだったら愛煙家もなんとか我慢してくれるであろうというのが国鉄当局の見解である。こだま号の16両の車輌のうち、たった1輌を禁煙車輌にするのでさえも、このような東京・大阪間のみという制限を受けるのである。喫煙者だけにはなぜかとても配慮をしてやるのである。関係者が全員喫煙者でニコチン中毒者であり、タバコの煙に無頓着であるからであろう。

日本では喫煙人口は、昭和54年7月当時で、わずか３４８０万人にしか過ぎない。その2倍以上の約８０００万人は非喫煙者である。喫煙者は数の上からは少数者に過ぎないのである[14]。世の中はその75%[15]が喫煙者である成人男性[15]ばかりで構成されているわけではない。女性もいるし、赤ちゃんや子供もいるし、病人や老人もいるし、タバコの煙に耐えられない人、有害・有毒なタバコの煙が嫌いな人も多数いるのである。しかも新幹線こだま号における東京・大阪間のわずか1輌の禁煙車だって、禁煙・嫌煙市民運動団体の血のにじむような運動と働きかけの結果、やっと実現したものである。ひかり号にも禁煙車輌をという願いは、禁煙・嫌煙市民運動団体の１００万人署名運動にもかかわらず、現時点ではまだ実現していない。喫煙怠策、喫煙無策、喫煙悪策しか持ち合わせていないこんな国鉄に対して、ついに、ついに、我々非喫煙者側の代表が、問題提起と非喫煙者救済を目的として立ち上がってくれた。国鉄の喫煙怠（無）策の犯罪性を、裁判所に訴えてくれたのである。〝国鉄は客車の半数を禁煙車にせよ〟という訴訟がそれである。この訴えは、昭和55年から昭和62年3月27日まで東京地方裁判所で「禁煙車輌設置等請求事件」として審理された。世界の先進諸国では、喫煙車輌しかないのにである。これはどういうことであろうか。これらの国では、列車内では禁煙が常識であり、しかし、喫煙者のために、特別に喫煙車輌を設置してやっているのである。「タバコの煙がやりきれません。せめて私たち非喫煙者のために禁煙車輌を設置して下さい」と懇願し、それでも聞いてもらえないので、裁判所に助けを求めねばならない日本と、同じ先進諸国でもこんなに差があるのである。どうしてであろうか。日本国民のみがタバコの煙にどうもないわけでは決してない。

しかし、タバコをめぐる状況は、我々非喫煙者側に有利に展開しつつある。禁煙車輌設置等請求訴訟をきっかけに、国鉄もやっとやっと重い腰を上げつつある。国鉄は、昭和55年5月27日、今秋10月1日から実施予定の旅客列車の改正ダイヤ計画を発表した。それによると、昭和55年10月1日より、新幹線のひかり号とこだま号の全車を、1号車だけに限り禁煙車とし、東京・博多間を運転する計画である。ぜひとも実現してもらいたい。我々非喫煙者にとって、国鉄史上まれにみる乗客サービスである。禁煙・嫌煙市民運動団体の１００万人大署名運動及び陳情運動の成果である。昭和55年における禁煙・嫌煙市民運動の最大の成果となるであろう。列車内における喫煙対策は、確実に力強い第一歩を踏み出しつつある。列車内における喫煙対策には、喫煙者と非喫煙者の分離以外に妥協点はない。そのためには、禁煙場所と喫煙場所を区別するしかない。禁煙車輌や喫煙車輌の設置も、一つの合理的な解決法である。

平成29（2017）年現在、国鉄は民営化されJRに。JR列車内は原則禁煙、新幹線は喫煙車輌以外の全車輌は禁煙。(16) 私鉄、地下鉄、バス、タクシー、飛行機すべて禁煙となってしまった。いや駅のホーム、待合室まで禁煙となった。タバコ喫煙に関する革命、〝静かなる社会革命〟が進行したことを実感する昨今《さっこん》である。

注

(1)西日本新聞（佐賀版）　昭和54年6月9日。
(2)『環境破壊』第10巻・第4号、1979年、33頁。
(3)昭和50年〜60年代当時の成人男性の喫煙状況。昭和40年代以降のピークは、昭和41年の83・7％。ちなみに、平成29年の日本たばこ産業株式会社（JT）の調査では、成人男性の平均喫煙率は、28・2％である。
(4)『暮らしの手帖』5号、1970年、6〜18頁。
(5)佐々木忠正著「未成年者とタバコ」、『診断と治療』第59巻・第6号、昭和46年、72頁。
(6)楢崎正也著「喫煙と室内空気汚染」、『空気清浄』第14巻・第4号、1976年、13〜14頁。
(7)木村　菊二著「オフィス内の浮遊粒状物について」、『日本衛生学雑誌』第26巻・第1号、1971年、140頁。
(8)読売新聞　昭和55年4月3日。
(9)木村　菊二著　前掲論文、1971年、140頁。
(10)ベランダでの喫煙者は、ホタル族として全国的社会現象となっている。
(11)毎日新聞　投書欄　昭和55年4月19日。
(12)WHO専門委員会報告『たばこの害とたたかう世界』（翻訳平山　雄）、財団法人結核予防会、昭和51年、96頁。

(13) 佐賀新聞　昭和53年4月5日。

(14) 平成29（2017）年現在、日本人の中の喫煙人口は、19・3％（推計1917万人）でしかない。日本人の大多数の80・7％（推計8016万人）が非喫煙者である。

(15) 日本人成人男性の喫煙者率の最高は、昭和41（1966）年の83・7％である。ちなみに、平成29（2017）年のそれは、28・2％へと激減した。

(16) 平成30（2018）年8月19日、新幹線「のぞみ35号」（東京↕博多間）に乗車した。「この列車は全席禁煙です」と明記され、喫煙車輌は消滅し、喫煙ルームのみでの喫煙が許可されていた。デッキでの喫煙も禁止ですと明記され、デッキ通路の両側に、同時に2人の喫煙者が利用できる喫煙ルーム（ボックス）が用意されているのみであった。

第二十二章　公害とタバコ　―タバコ公害は実在する―

自動車排気ガス公害、新幹線公害、畜産公害、食品公害、悪臭公害、プラスチック公害、ビニール公害、原子力公害、温排水公害など、社会や経済の変化の中で、次々と新しいタイプの公害が出現している。今までは公害とは認識されなかった現象も、社会や環境の変化の中で公害とみなされたり、科学技術の発達のおかげで新しい公害が発見されたり、国民の知識や意識の変化により、いままで容認されていたものが公害と断定されたりして、新しいタイプの公害が次々と発見され、その被害の実態があばかれていく事は、社会防衛上も極めて好ましい事である。公害の意識や認識も時代とともに、社会の変化とともに変わっていくのである。しかし、一方においては、少し自分に迷惑がかかると、すぐ無原則的に、○○公害と名付けてしまい、いささか○○公害の乱用・乱発の傾向があると指摘する識者もいるようである。

さて、〝タバコ公害〟という言葉はどうであろうか。先ほどの○○公害乱用の類に属するものであろうか。それとも、新しいタイプの公害として、市民権を得られるものであろうか。はたして、タバコ公害と言う言い方や表現は正しいのであろうか。タバコ公害という現象は、日本の社会に存在するのであろうか。タバコが国民に及ぼしている迷惑や被害は、はたして公害と断定するに足る要件をそなえているのであろうか。以下で展開される考察は、このような問題意識に立脚してなされている。

第一節　公害の定義とその問題点

公害の定義には諸説があって、現在のところ、万人に認められる統一的、普遍的な定義は存在しない。しかし、広く内外の文献を見渡すと、公害の定義は三つに大別できるようである。

第1のタイプは、我が国の公害対策基本法に代表される定義である。公害対策基本法はその第二条第一項において、「公害とは、事業活動その他の人の活動に伴って生ずる相当範囲にわたる大気の汚染、水質の汚濁、土壌の汚染、騒音、振動、地盤の沈下及び悪臭によって、人の健康又は生活環境に係る被害が生ずることをいう。」と定義している。この種のタイプの特色は、公害の種類を特定している（と感じられる）のが特色である。登場している七種類の公害、及びその法律の成立のいきさつから考えてみても、この種の定義は、事業活動によって発生する、いわゆる産業公害に力点をおいた定義であることは明白である。この種の定義の問題点としては、次の二点があげられる。第一点は、公害の種類を大まかにではあるが特定しているため、新しいタイプの、これ以外の別種のタイプの公害の出現に対応できない事である。第二点は、国民の日常の消費活動に伴って発生し、市民自体が、公害の被害者であり同時に又加害者でもある、いわゆる生活公害の視点が欠落する点である。

第2のタイプは、公害を主として責任追及と被害の側面からとらえた定義である。「公害は、資本主義的企業、個人経営の無計画な国土・資源の利用と、社会資本の不足・都市計画の失敗を原因として発生し、農民・市民の生命や生活を妨害する社会的災害であり、公害の加害者は主として資本家階級であり、被害者は主として農民・労働者階級である」と定義するのがこの典型である。この定義も産業公害のみを対象としている点で、やはり問題点を持っている。加害者は資本家階級、被害者は農漁民・労動者という見解は、悲惨な公害被害を出しているのが企業（経営者）である現実を直視する時、確かに説得力を持つ。だが、この定義も、現実の公害の一側面しかカバーしていない。

社会主義国や共産主義国でも公害は深刻な社会問題となっている。公害は資本主義国のみに固有な現象では決してないのである。また、現在の公害認識では、国民（市民）の日常生活における消費活動から発生する生活公害の視点は不可欠であるが、この定義にはこの視点が欠落している。生活公害においては、我々市民は被害者であると同時に、まぎれもない加害者なのである。産業公害と生活公害の二側面を包摂した定義こそが、必要かつ十分な定義であるが、その点この定義はまだ不十分である。

第3のタイプは、国連経済社会理事会に代表される定義である。ここでは、「公害とは環境汚染（Environmental Pollution）を意味し、人間の行為によって、環境の構成分子や状態が変化して、もとのままの場合よりも、人間がその環境を用いるのに具合が悪くなった状態」と定義されている。日本の公害研究者の中にも、この種の定義をする人は多い。たとえば、木宮高彦氏は、その著『公害概論』（昭和49年、有斐閣）において、「公害とは、人間の活動に伴って生ずる有害物質又はエネルギーが、空気、水、土壌などを媒体として、継続的な状態下において、一般公衆の健康あるいは地域的な自然環境に係る被害が生ずることを言う。」と定義されている。この種のタイプの定義の特徴は、産業公害と生活公害の双方を包摂できるその幅広さにある。この種の定義は、非常に柔軟性をもっており、現実の多様な公害を包含でき、今後発生するかもしれないあらゆる新型公害にも適応できる定義である。私は、この種のタイプの定義こそ、現在のところ最良の定義であると思っている。タバコ公害も、この種のタイプの定義に立脚してつけられた、生活公害の一種であると考えていただきたい。

第二節　公害の成立要件

なんでもかんでも○○公害と断定するのは問題である。○○公害という言葉を使用する際には、原因、過程、態様、被害の範囲や結果など、多様な視点から検討を加える慎重な配慮が必要である。

さて、ある現象や事態を公害（現象）と認定（断定）するためには、一般的には、次の五つの条件を満たしている事が必要であると言われている。

㋐ 人為的なものに起因する事（原因）。
㋑ 空気、水、土壌などの媒体を介する間接的なものである事（過程）。
㋒ 状態が継続的または継続的性格をもったものである事（態様）。
㋓ 被害が一般公衆または地域社会に及ぶものである事（範囲）。
㋔ 人の健康または自然環境に有害な影響を与えるものである事（結果）。

第三節　タバコ公害の成立根拠

さて、前述の公害の成立要件からみて、タバコ公害という公害は、成立するであろうか。タバコによって、人間及び社会がこうむっている被害は、公害と認めるに値する被害であろうか。各成立要件を、タバコの視点から順次検討してみよう。

㋐の成立要件、人為的なものに起因する事（原因）はどうであろうか。これはもう明白である。加害者である喫煙者は、まぎれもなく人間である。人間の喫煙行為によって、タバコに係る多くの被害が発生しているのである。タバコの場合、典型的にこの要件に合致する。

㋑の成立要件は、空気、水、土壌などの媒体を介する間接的なものである事（過程）となっているが、これはどうであろうか。ここでは、媒介物と間接性が問題となる。

受動的喫煙による非喫煙者への被害が、最も典型的にこの条件に合致する。タバコ煙が充満した室内の汚染空気を媒介として、間接的に非喫煙者に健康被害を与えるからである。喫煙者では、汚染濃度の極めて高い空気からなる主流煙を吸入することになり、1日20本喫煙するとして20年目頃に、すなわち、ブリンクマン指数が400ラインを超した頃に、健康被害が続出し顕在化していると言われる。その点では、被害の発生は、間接的である。この要件も、タバコは十分に満たしている。

㋒の要件は、被害状況、公害発生状況の継続性（態様）である。これは、タバコの場合に典型的である。喫煙者は、睡眠中以外は喫煙を繰り返している。家庭、通勤途上の乗物、勤務中の職場において、人間の活動する所のすべての時と場所において、必ず喫煙者が存在し、セッセセッセと有害なタバコ煙を排出し続けている。喫煙行為を野放しにしているかぎり、タバコ被害の継続性はたち切る事はできないであろう。

㋓は、一般公衆や地域社会への被害の広範囲性の問題である（範囲）。これもタバコ被害の場合典型的である。公共の場所における一般大衆（公衆）への被害が余りにもひどいために、嫌煙市民運動や非喫煙者保護（受動喫煙防止）運動が起こったのである。北は北海道から南は沖縄まで、日本国中、いや世界中、人間の住んでいる身近な生活空間の中で喫煙が行われ、被害が発生している。大気汚染が工業地帯や大都市など局地的に限定されているのに比べ、タバコ煙による室内（車内）空気汚染は、全国的、いや全地球的規模に及んでいる。山紫水明、風光明媚《めいび》な地域社会にも必ず喫煙者が出現・存在し、人間の身近な生活空間の中で有害なタバコ煙を排出し続けるばかりか、タバコの吸い殻を投げ捨ててゴミ公害に拍車をかけ、挙《あ》げ句の果てには家屋や山林火事まで引き起こしている。公害防止のための研究所や環境保全を使命とする役所の中自体が、タバコ煙に汚染されているのだから、もう処置なしである。喫煙者自身も全国的レベルで広範な健康被害を受けている。喫煙に起因する喫煙者の病気欠勤、喫煙による健康破壊に伴う医療費の増大、タバコの吸い殻を拾うための清掃費の出費等、国や地域社会に多大の被害や出費を与えている。

㊉は、健康被害と環境へのマイナスの影響（結果）の問題である。これも、タバコの場合、典型的である。喫煙者と非喫煙者の双方にわたって、重大な健康上の被害を与えている事は、すでに、タバコ百害無益論（本書第三章）や受動喫煙の理論（本書第五章）において、詳細に述べた通りである。

以上の考察からも明らかなように、タバコによる被害は、公害の成立要件のすべてを、最も典型的に満たしているのである。タバコによる被害は、公害被害の典型例の一つであると言ってもよいほどである。タバコ公害は、立派に成立する。タバコ公害の主たる加害者は喫煙者であり、主たる被害者は非喫煙者である。それでは、喫煙者はタバコ公害において、加害者の立場にばかりあるのであろうか。喫煙者への健康被害は、いわば自業自得で、公害というよりもむしろ私的害であるという意見もあるが、私はそうは思わない。彼ら喫煙者こそ、タバコ公害の最大の犠牲者、被害者である。日本専売公社（現在は日本たばこ産業株式会社と改名）の販売する有害商品（タバコ）によって、年間約10万人にも達する喫煙者がタバコ死（喫煙死）を余儀なくさせられている現実をみる時、我々非喫煙者は、加害者である企業（日本専売公社）や政府に対して、もっと抗議すべきである。喫煙者は加害者であると同時に、日本専売公社の被害者でもある。

第四節　タバコ公害と既成公害との比較

さて、読者の皆様は、タバコにかかわる一連の広範な被害は、公害として、すなわち、タバコ公害として立派に成立する事を理解されたと思う。事実、マスコミや医療関係者の中にも、しばしば〝タバコ公害〟という用語使用がなされている例に出くわす。たとえば、朝日新聞「皆んなの健康」蘭の特集記事〝愛煙家は公害発生源〟（昭和52年6月26日付）や、北九州市立八幡病院長、川野正七博士の書物『恐るべきタバコ公害』（九州禁煙協会、1978年）などがそうである。しかし、読者の中には、同じ公害でもこれまでの既成の公害と比較したら問題にもならず、被害の程度や深刻さははるかに低いと考えている方が多いと思われる。もちろん私も、既成の公害より深刻だ、タバコ公害防止への努力がより緊急だ、などと主張する気持ちはさらさらない。産業公害に代表される既成公害の被害実態は非常に深刻であり、今後も一層既成公害防止に努力して行くべきである。ただ、ここで私が主張したいのは、タバコ公害も深刻ですよ、もっと真剣に考える必要がありますよ、タバコ公害を放置していたら公害対策としては片手落ちですよ、という事なのである。公害には無縁だと思っておられる多くの国民に、我々の身近な生活の中にも公害は忍び込んで来ているのだと言う事を、最も身近な日常的嗜好品であるタバコを通して訴えたいのである。タバコ公害が既成の公害に劣らないくらいの深刻さと被害をもたらしている事を示す一例として、ここでは大気汚染を比較の対象として取り上げ考察を加えてみたい。

図①　喫煙と大気汚染の慢性気管支炎の有病率に及ぼす影響
（Lambert,P.M. と Reid,D.D.(1970)の研究による）

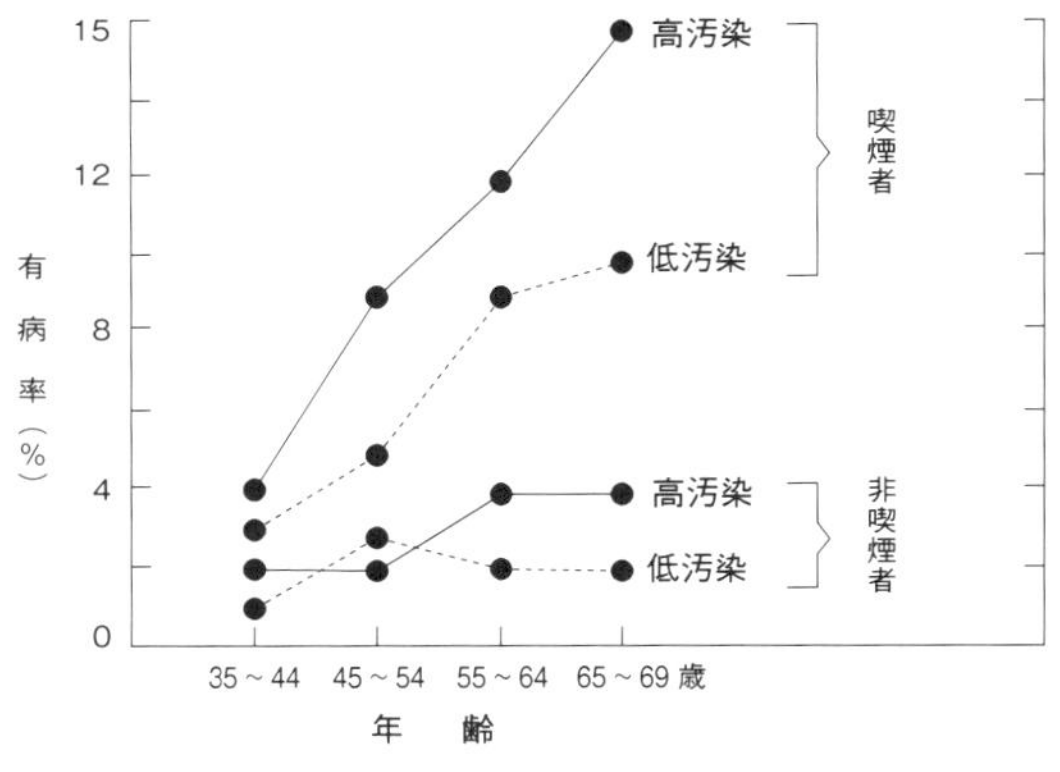

1．外国における研究

「多くの人々は、肺がん、呼吸器病、その他の病気が起きる主因子は、自分の喫煙習慣よりは大気汚染であると依然考えている。そうでない事は、多くの研究で明らかにされた。……中略……大気汚染が病気を引き起こしうる因子であるとしても、喫煙と比べると、それは小さな因子に過ぎない。(1)」

これは禁煙・嫌煙運動団体の見解の引用ではない。世界保健機関（WHO）の一専門委員会報告書からの引用である。それ故、この見解はWHOの公式見解と理解してもよい。引用文章中に、〝多くの研究で明らかにされた〟とあるが、その多くの研究の一例として、英国王立内科医学会報告書の〝喫煙と大気汚染の慢性気管支炎の有病率に及ぼす影響〟についての研究(2)を紹介しよう。

図①に示すように、喫煙者においては、慢性気管支炎の頻度は加齢とともに増加し、特に大気汚染の程度が強い地域に顕著である。非喫煙者においては、慢性気管支炎の有病率は低く、大気汚染によってもわずかに影響を受けるだけである。ちなみに、ラムバート（P.M.Lambert）らのこの研究においては、慢性気管支炎は、「歩行時の息切れを伴う持続性の湿性の咳《せき》および過去3年間の間に少なくとも3週間続く咳の悪化」と定義されている。[2] イギリスでのこの研究によって、慢性気管支炎については、大気汚染よりもむしろ喫煙のほうが、より大きな危険因子であることが理解できたと思われる。

2. 日本における研究

日本におけるこの種の疫学調査の代表例の一つとして、平山 雄氏らの研究グループによって行われた、兵庫県の尼崎市と西宮市の住民の大集団を対象とした大規模な疫学調査研究がある。この調査結果は、[3] 図②に示されるごとくである。肺がん死亡に関しては、男女とも、大気汚染よりはむしろ喫煙の方がより危険な因子であることが分かる。しかし、ここで注目されるのは、喫煙者においては同じ喫煙本数でも、大気汚染がひどい地区ほど肺がん死亡率が高いことである。特に、高度汚染地区がそうである。喫煙と大気汚染が肺がん発症の重要な危険因子であることは確実である。非喫煙者においては、肺がん発症や肺がん死亡と大気汚染との有意な関係が見られない点も注目に値する。

図②　実測によって分けられた大気汚染の程度別にみた喫煙量別肺ガン死亡率。尼崎・西宮での調査（鈴木, 平山, 一杉）

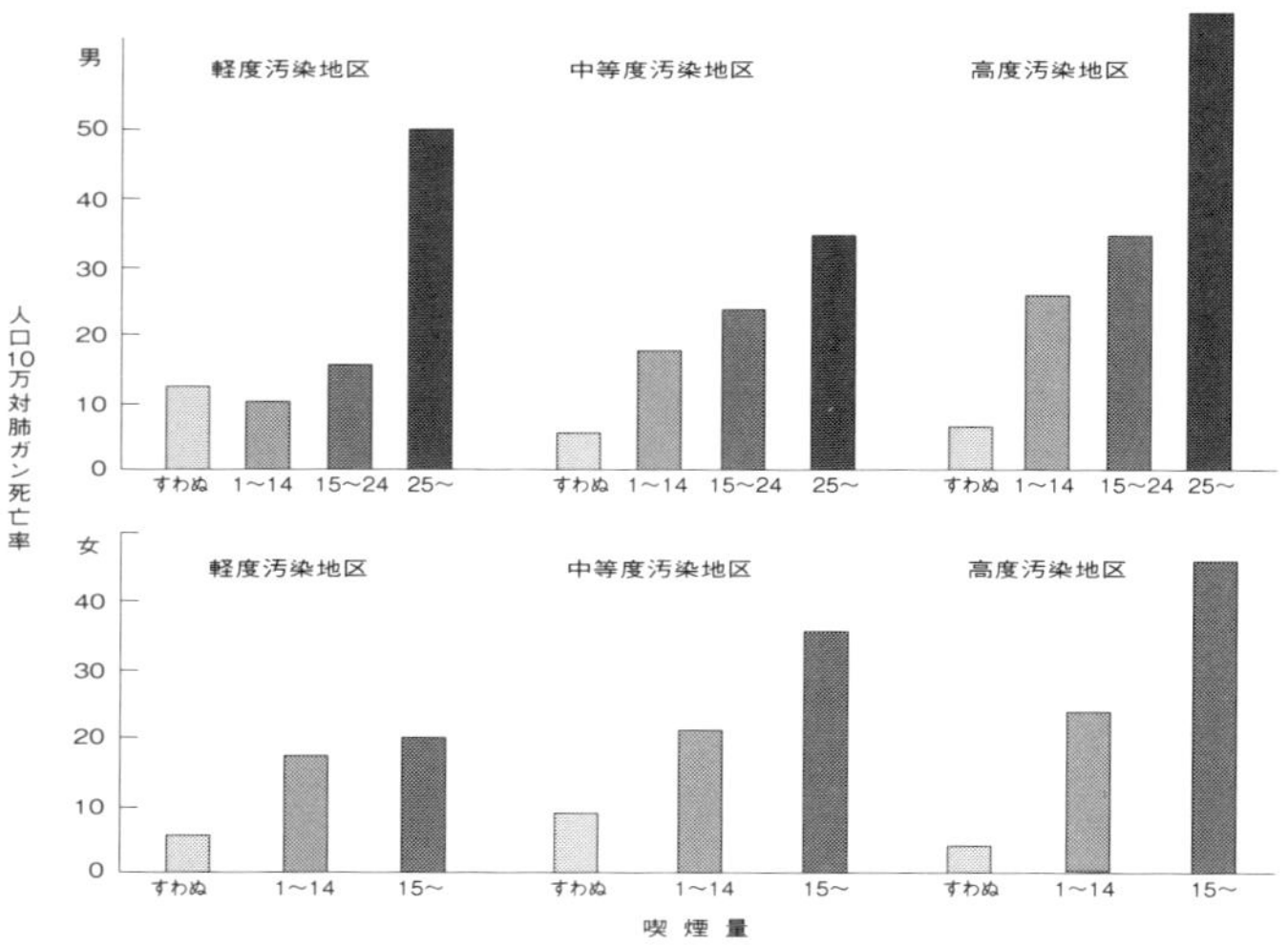

次に、春日　斉東海大学教授らが行っておられる〝交通量とゼンソクとタバコとの関係〟についての調査研究[4]を紹介しよう。

春日教授は、厚生省で予防疫学を担当したあと、環境庁で大気汚染対策を行い、1975年7月に環境庁大気保全局長を退官して東海大学医学部公衆衛生学教室に移られた方である。現在、「タバコの健康に及ぼす影響」について公衆衛生学の立場から研究を続けておられる研究者である。

春日教授らは、喫煙、自動車排気ガスと呼吸器病（特に喘息《ぜんそく》）の有訴率と有病率との関係を追及されている。データを提供したのは、東京都杉並区の二つの小学校児童1896人である。まず親へのアンケート調査で子供の喘息《ぜんそく》の有無や家族の喫煙状況を調べ、次に、子供への面接調査、肺機能検査、血液と尿の精密検査、体力測定検査を実施して、喘息様呼吸器症状を訴える子供208人（全体の10・8％に当たる）を選び出したと言う。

調査対象となった二つの小学校は、住宅地域に位置し、この地域には大気汚染源となる特定の施設は存在していない。しかし、この学校の近くには、1日の自動車交通量が4万台〜8万台にも達する環状8号線（下高井戸―荻窪）と甲州街道の幹線道路が走っている。そのために、自宅と幹線道路からの距離、家庭の喫煙量、喘息発作との関連を追及するには、もってこいの場所であるとして選ばれたのである。

図③　小児ゼンソクの訴え率
＜幹線道路からの距離、喫煙家庭別＞

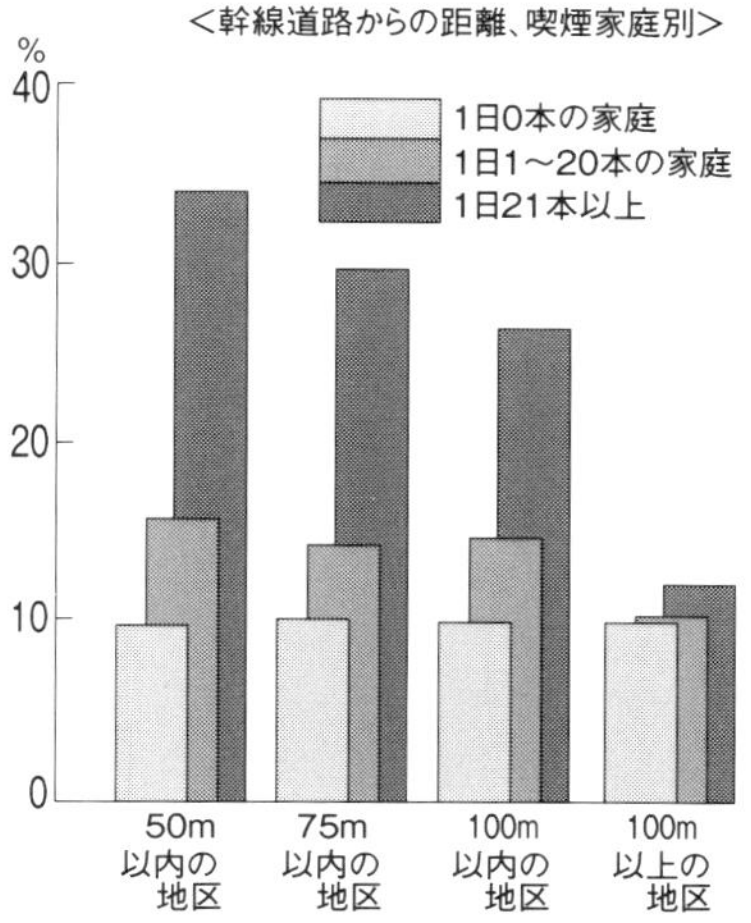

〔牧野賢治著『タバコロジー』（毎日新聞社）より転載〕

この調査結果を、小児喘息《ぜんそく》等の呼吸器病の有訴率に限定して（有病率も数％低い状態で同様の傾向を示している）紹介すれば、図③に示す通りである。[4]

この調査結果を見ると、親がタバコを吸わない家庭では、幹線道路から100メートル以上離れた家の子供の呼吸器症状有訴率は9・8％で、有訴率は家の位置が幹線道路に近づいてもあまり変わらず、50メートル以内の家でも9・8％であった。この事実から、春日教授は、「この地域の大気汚染濃度では、それだけで喘息《ぜんそく》が増加しないことを示している」と解釈されている。

ところが、この有訴率は、親がタバコを吸う家庭では、幹線道路に近いほど高かったのである。1日に1本から20本吸う中度喫煙者の家庭では、100メートル以上離れていると9・9％だが、75メートル以内では13・9％、50メートル以内だと15・9％になる。また、1日に20本以上吸ういわゆるヘビースモーカーのいる家庭でも、100メートル以上離れていると12・3％でさほど増加しないが、75メートル以内で30％、50メートル以内では37・5％と、子供の3人に1人は喘息《ぜんそく》症状を訴えている事が明らかになった。

喫煙者本人が、タバコを吸う事により咳痰《せきたん》、喘息《ぜんそく》などの呼吸器症状に苦しめられるのは当然の事であり、同情の余地はない。しかし、何の罪もない子供までが、喫煙者家族員の影響を受けて苦しめられているのは、同情を通り越してむしろ憤りさえ感じる。これが、いわゆるパッシィブ・スモーキング（受動的喫煙）という現象であり、禁煙・嫌煙（受動喫煙防止）運動に関心を持っている人間にとっては、常識に属する事柄である。「大気汚染を減らしていく事は、もちろん必要である。東京の環状7号線など、特に交通量の多い幹線の周辺では、自動車排気ガスによる呼吸器症状の増加もあろう。しかし、それ以外の場所では、親がタバコを家庭内で吸わなければ、子供の喘息《ぜんそく》などの呼吸器症状は確実に減少する」という春日教授の指摘を我々は銘記すべきである。

春日教授らのこの調査で明らかなように、子供たちの周囲の大人たちが吸うタバコによる受動的（間接的）喫煙と、自動車排気ガスを主とする大気汚染とが、「相乗効果」によって子供たちの呼吸器系病気の有訴率と有病率を高めていると結論できよう。

近畿地方大気汚染連絡調査会は、1969年にイオウ酸化物濃度からみた大気汚染の程度と喫煙と慢性気管支炎有症率との関係を調査し、その結果を図④のように要約している。これからも明らかなように、慢性気管支炎有症率は、大気汚染の程度が高くなるにつれて、また喫煙本数が多いほど高くなっていることが分かる。大気汚染の程度と喫煙量は、慢性気管支炎有症率に相加的に作用しているというのが関係者の一致した指摘である。[5]

図④　イオウ酸化物濃度・喫煙状況と慢性気管支炎との関係

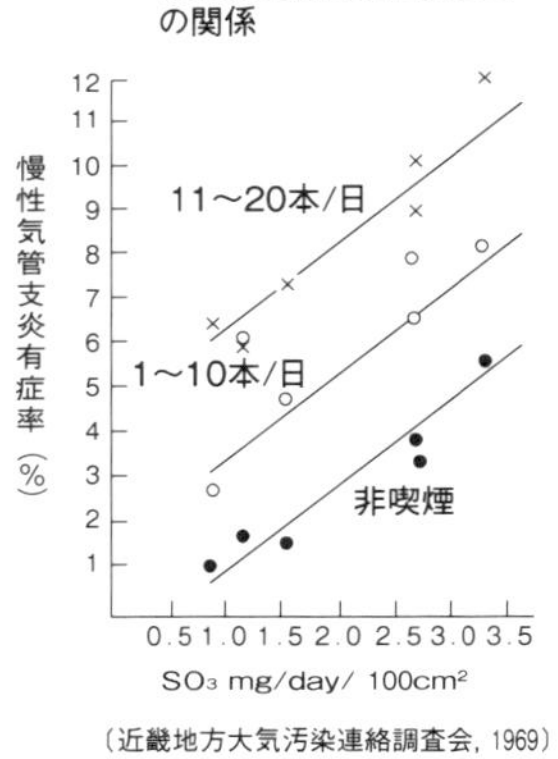

（近畿地方大気汚染連絡調査会, 1969）

以上の研究からも分かるように、大気汚染ばかり対策を立てても、喫煙対策が欠落していては片手落ちである。大気汚染については、今後も厳しく対処して行かなければいけない事は勿論である。しかし、同時に、喫煙対策にも真剣に取り組む必要がある。

第五節　大多数の喫煙者は公害発生源者

前章第二十一章の「室・車内空気汚染とタバコ」及び本章の前節における考察から、喫煙は、国民的規模において、大気汚染に劣らない健康被害を与えている事が理解していただけたと確信する。これを公害と言わずして何と言おうか、もう立派な公害である。工場の煙突から出る煙に汚染された空気も、自動車の排気ガスに汚染された空気も、タバコの煙に汚染された室内や車内の空気も、共に、我々人間が呼吸するところの空気（air which we breathe）を汚染している点において共通性をもっている。これら三者（三種類）の煙は、有害であり、我々に確実に被害を与えるという意味で、本質においては同一である。被害の広範囲性、被害の継続性をみれば、タバコの煙が最悪で、しかも最も〝たち（質）〟が悪いと言ってよい。山紫水明、風光明媚《めいび》な地域にまで、全国の国民生活の隅々まで忍び込んでいるのである。これは前の二者（二種類）の煙発生源（場所）が工場の煙突、自動車の排気マフラーであるのに、タバコ煙発生源者は身近に生活する人間であるからである。喫煙者が排出するタバコ煙による室内や車内の空気汚染は、大気汚染に匹敵する、個人的、私的空気汚染であり、喫煙者は、個人的、私的空気汚染源者であり、れっきとした公害発生源者である。

注

（1）喫煙制圧に関するＷＨＯ専門委員会報告『喫煙流行の制圧』（平山　雄ら翻訳）、財団法人結核予防会、昭和55年、33頁。
（2）英国王立内科医学会報告『喫煙をとるか健康をとるか』（富永祐民ら翻訳）、財団法人結核予防会、昭和54年、86頁。
（3）平山　雄「喫煙と健康問題の未来学的展望―健康を目指す社会への離陸―」『自然』第22巻・第3号、１９６７年、19頁。

（4）春日　斉他著「学童の健康に及ぼすｐａｓｓｉｖｅ　Ｓｍｏｋｉｎｇ（受身の喫煙）の影響、特に非特異的呼吸器疾患有病率との関係について」『日本衛生学雑誌』第32巻・第1号、１９７７年、80頁。
・牧野賢治著『タバコロジー：禁煙・嫌煙・あなたの健康』毎日新聞社、昭和53年、１４０～１４３頁。
（5）常俊義三著「大気汚染と慢性気管支炎」『大阪大学医学雑誌』、第20巻・第10～12号、昭和43年12月、３７７頁。

あとがき

今から40数年前の昭和50年代、福岡や広島に帰省時、当時まだ赤ん坊であった我が息子を両腕に抱いて、新幹線や在来線特急列車の乗客になった時の辛《つら》くてみじめな経験を思い出す。列車内に足を踏み入れた途端、大人でさえもたじろぐほどの刺激臭の強いモウモウたるタバコの煙。タバコの煙で列車内の螢光燈の光もぼんやりと霞《かす》んで見えるほどである。席に着くと、前後左右の周囲の席に必ず存在する男の喫煙者たち。この世に、タバコの煙に苦痛を感じる人間が存在するとは夢にも考えた事もない態度で、平気でタバコの煙を周囲の人達に吐《は》き掛《か》ける喫煙者たち。周囲の喫煙者が排出する有害なタバコ煙がまだ赤ん坊である息子の鼻に接近してくる。フーッと息を吹き掛けてタバコ煙の吸入防止に努めるが、呼吸する以上無理である。つくづくと、この様な社会は間違《まちが》っていると思った。禁煙車輌を、更には喫煙車両を設置する世の中にしなければ、いや、タバコの煙から逃《のが》れることができない、いわゆる〝捕《と》われの乗客〟の救出をめざして車内を全面禁煙にしなければと実感した。この時以来、私は禁煙運動、嫌煙運動、非喫煙者保護運動、受動喫煙防止運動に今まで以上に積極的に参加する活動家へと変身した気がする。

以来40数年活動後の現在、私は再び赤ん坊である我が孫を抱いて新幹線の乗客となった。新幹線車輌は禁煙車輌となり、誰一人として喫煙する乗客はいない。タバコの煙も臭《にお》いも存在しない。赤ん坊の孫も気分は良好。40数年前、我が息子を抱いて新幹線の乗客となった経験を思い出すと身震《みぶる》いがする。それ故、つくづくと、嫌煙運動、非喫煙者保護運動、受動喫煙防止運動の成果を享受できる現代社会の喫煙規制状況に大満足である。喫煙者の中には、この様な現代日本社会の喫煙規制状況社会を、「世の中が窮屈《きゅうくつ》になった」、「不自由な社会になった」、「世紀末の規制社会だ」と嘆《なげ》く人が多い。しかし、我々日本人の大多数（四分の三）を占める非喫煙者の評価は逆である。「良い世の中、健全で、まっとうな社会」になったと評価している。少なくとも、タバコ問題に関しては、日本社会は国際社会の動向に合わせる健全な方向に歩みつつあると思う。

２０２０年には、東京オリンピック・パラリンピックが開催される。外国から多くの客が訪日するが、こと交通運輸を担当する乗り物については、受動喫煙防止対策が作動しているので、外国人に対してはずかしい気分になることはなかろう。小規模飲食店等への受動喫煙ゼロ対策も、これまでの世界のオリンピック開催都市の経験と実績に学びぜひ実現すべきである。

現在、『禁煙・受動喫煙教育』丸と言う大きな客船は、タバコの害が存在しない理想の社会に向けて、フル・スピードで航海を続けている。私たちが建造し、出港させた『禁煙・受動喫煙教育』丸の船速を低下させたり、停止させたりしてはならない。そのためには、非喫煙者と反喫煙市民団体等の努力と団結が不可欠である。この書物を手にした人々が、そのような努力と団結の必要性を認識していただけるならば本望である。

最後にこの書物出版に際して、関係者の皆様に心からの感謝を述べたい。医学博士向井常博氏（前佐賀大学医学部長）には、本書の一字一句すべてにわたって医学監修をしていただき、修正、削除、改善等のためのアドバイスをいただいた。非喫煙者を守る会の代表理事黒木俊郎氏、日本禁煙友愛会代表理事清水篤志氏、西九州大学理事長・学長の福元裕二氏らからは、本書出版に際して心温まる推薦状をいただき、前人間性復活運動本部の三角正明氏には、本書出版に関する有意義な助言とアドバイスをいただいた。なお、株式会社世論時報社　代表取締役　馬場英治氏及び同社出版部の河田英治氏からも献身的な協力をいただいた。

ここに、再度感謝の意を表する次第である。

松尾　正幸（著者）略歴及び連絡先

１９４４（昭和19）年　福岡県山門郡瀬高町大江において松尾亀雄、松尾カズヱの長男として出生。

１９６８（昭和43）年　広島大学教育学部卒業。

１９７０（昭和45）年　広島大学大学院教育学研究科修了。

その後、佐賀大学教育学部教授、文化教育学部副学部長、学部長、西九州大学子ども学部教授・子ども学科長を経て、現在（佐賀大学名誉教授）に至る。この間、佐賀大学教育学部附属小学校長、佐賀大学教育学部附属中学校長、西九州大学附属三光幼稚園長を併任する。

１９９０～９１（平成２～３）年に文部省在外研究員としてロンドン大学教育インスティテュートに留学し研究に従事し、その間イギリス、アイルランド、フランス、イタリア、ギリシア、オランダの喫煙状況を研究・視察し帰国する。

連絡先

現住所　〒８３５‐００１９　福岡県みやま市瀬高町大江１２４９

電話（ＴＥＬ）０９４４（６３）６１５１

ゆうちょ銀行振替口座〔講座記号・口座番号〕０１７１０‐１‐１４８６７１〔加入者名〕松尾正幸

向井　常博（医学監修者）略歴

1968（昭和43）年　九州大学医学部卒業。
1976（昭和51）年　九州大学大学院　医学研究科修了。
1997（平成9）年　佐賀医科大学医学部教授。
2003（平成15）年　佐賀大学医学部長・医学研究科長。
2005（平成14）年　佐賀大学理事・副学長。
2009（平成21）年　佐賀大学名誉教授。
2010（平成22）年　西九州大学教授・副学長。
2012（平成24）年　西九州大学教授・学長。

禁煙・受動喫煙教育新論

―21世紀家庭・学校・地域社会からのアプローチ―

平成三十一年一月三十日　初版第一刷発行

著　者　松尾正幸

発行者　馬場英治
発行所　株式会社世論時報社
東京都世田谷区桜新町二―二六―一五
電　話　〇三―六四一三―六九八九
ＦＡＸ　〇三―六四一三―六七九九
（編集・販売直通）
email : seron2009@seronjihou.co.jp
印刷所　株式会社世論時報社
製本所　田中製本印刷株式会社

ISBN978-4-915340-95-6

世論時報社の本

禁煙は愛　禁煙は喜び

「インターネット禁煙マラソン」という画期的な禁煙システムの開発、社会環境の禁煙化に情熱を注ぐ両者が、医師の立場から「喫煙を止めたい」と思っている喫煙者に優しく禁煙できる方法を説く。

高橋裕子・加藤一晴　著　定価：本体九三三円＋税

18歳からの投票心得10カ条

18歳から国政・地方選挙の投票ができるようになった。18歳の高校生は、政治との関わりはまだ薄い。選挙や議員資格など、投票に関する基礎知識を10項目で分かりやすく解説。

石田尊昭　著　定価：本体一二〇〇円＋税